サリドマイド事件全史

川俣修壽 著

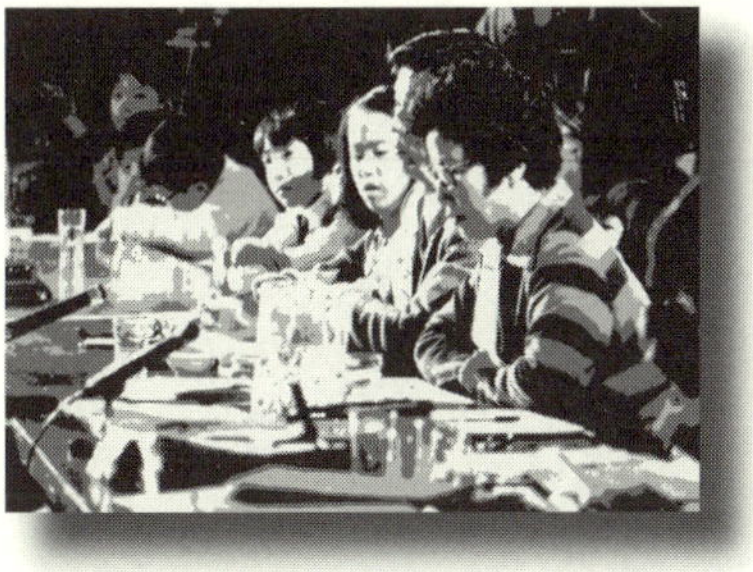

緑風出版

全ての薬害被害者に捧げる

序にかえて

サリドマイド事件とは、一九五七年から西ドイツ等先進国を中心に販売されたサリドマイド含有製剤を妊娠初期に服用したため、胎児の成長に影響を与え、四肢、内臓、耳などに障害を持つ児を出生させた薬害で、これを契機に表面化した様々な問題の総称。科学技術の発展が人類にもたらした悲劇は物理学の原子爆弾、化学のサリドマイドは双璧と言える。

第二次世界大戦後の復興が軌道に乗りはじめ、ストレス社会が到来、睡眠薬の需要は急増し、副作用が少ないと言われたサリドマイド系睡眠薬は売り上げを伸ばした。被害者の多くは、妊娠に気付かず服用してしまったが、一部にはつわりの改善のため医師や薬局で薦められ服用した。この頃の日本社会は、つわりは我慢すべきものという風潮が根強く、心身障害者差別と合わせて被害者は偏見を持って見られた。

薬害に関する論稿は、個別事件を取り上げたものから、薬害に社会学的側面から光を当てたもの、法律論から法整備、行政行為に至るまで多数の書籍や論文が発表されている。そこでは、薬害の構造と本質が繰り返し論じられ、既に論じ尽くされていると言ってよい。

それにも拘わらず、わが国では薬害が繰り返される。加害者側は、薬害の構造や本質をいくら明らかにされても少しの痛痒《つうよう》さえ感じていないと見るべきだろう。また、加害者側を援護する研究者の言説から、被害者は多くの苦痛と経済的損失を被ったがそれに対して責任を取った研究者もほとんど見当たらない。水俣病の原因物質として「有機アミン説」を唱えた研究者が、その責任を取って大学を去ったわけではないし、教授会で問責決議を受けたわけでもない。中には、研究者としての興味関心からではなく、明らかに加害者側の主張にそう非科学的な論文を公表した教授さえも、組織として学内で批判された例を私は知らない。薬害は、薬事行政と製薬会社との癒着が最大の原因であり、無責任な研究者がそれを補強している。

本書では、こうした問題を念頭に置いてサリドマイド事件の資料を可能な限り調べ、その上で事件の全貌を明らかにし、被害発生の原因者は誰で、被害を拡大させたのは誰の判断ミスか、被害者救済を遅らせたのは誰かを資料で明らかにした。その上で、各々その責任を追及した。

多くの関係者は既に鬼籍に入っているが、それでも歴史的事実としてその責任をあえて明示したのは、個別の薬害事例を徹底的に分析することが加害者側、加害者に協力する研究者、行政官に対して多少なりとも抑止力になると考えているからだ。その意味で、スモン、HIV薬害など大型薬害事件の詳細研究はぜひとも必要だ。特に、薬害エイズでは川田龍平が『龍平の現在』二五五頁以降で繰り返し和解の進め方に疑問を提示しているので、その解明を望みたい。

本書では特に和解の経緯について詳しく分析し、日本の薬害が和解で解決する理由の一端を示し、原告側弁護士の役割等も明らかにした。薬害防止の最大の方法は、薬害企業の経済的損失を最大にすることだが、近年、大衆薬で薬害を発生させることは希で、処方箋薬が原因の場合は医師が介在するため、ますます原因企業の責任追及がしにくくなってきている。

本研究の資料は、『サリドマイド裁判』全四巻、厚生省文書「J〇〇〇三 永久 サリドマイド訴訟関係綴」、原告団、支援者のビラ、パンフレット、原告団・弁護団の会議を録音したテープ、和解交渉の録音テープ、「名倉ノート」「名倉日記」などの他、新聞、雑誌および研究論文の他、大日本製薬の見解として『大日本製薬八〇年史』を使用した。もちろん、生資料の閲覧を大日本製薬に求めたが断られた。しかし、不十分とはいえ被害者、厚生省、大日本製薬などの対応を多面的に捉え検討できたと思う。法務省文書は、全て情報公開審査会で不開示とされたため真相が明らかにできなかったが、その他の文書で概要はつかめたと考えている。

「薬害」という言葉が新聞に初めて登場したのは、朝日新聞では一九六一年五月一四日付朝刊で「火薬病　ニトログリコールの薬害」との記事だ。以後七〇年代に入るとスモン、コラルジル、クロロキンなどの薬害が頻繁に紙面で取り上げられた。

薬害を直接扱ったものには、研究書とは言い難いがサリドマイド事件では、平沢正夫の『あざらしっ子――薬禍はこうしてあなたを襲う』がなんと言っても大きな衝撃を社会に与えた。同書は、日本の薬害の構造・本質のほとんどを明らかにしており、薬害追及の記念碑的文献と言ってよい。著者の平沢は同年六月、月刊『太陽』の取材を通じ、サリドマイド禍に直面、精力的に取材し本書を約五カ月で書き上げた。

主な内容は、サリドマイド被害の実態をルポ、アンプル・カゼ薬などその他の薬害を紹介、福祉行政の遅れ、許可申請と審査の問題点、大日本製薬への被害者が抗議から提訴までの経緯、広告で売る薬品などで構成されている。主に被害者中森黎悟の活動を中心に、①ずさんな製造販売許可審査②行政不作為と科学者の加害企業への加担③薬務官僚の製薬企業への天下り癒着④広告費から見た薬の売上高⑤日本の薬学は製造薬学で投与薬学ではない⑥診察料に技術料を加味し、医薬分業とするなど、この本が明らかにしている薬害の構造と本質は、現在の薬害にもそのまま通じる。同書は、宇井純の『公害の政治学――水俣を追って』と並ぶ先駆的労作で、もっと注目されてよいが、現在絶版になっているのは惜しまれる。私は、両書が新書版で発行されたのは偶然ではないと考えている。本書を契機に、フリージャーナリストの調査レポートがスタイルとして確立したといってよい。

一九七一年に増山元三郎編『サリドマイド――科学者の証言』が上梓され、東京地裁の原告証人・鑑定人の証言を採録、被告側証人の杉山博にも執筆を依頼したが断られた。一九七四年には藤木英雄、木田盈四郎編『薬品公害と裁判――サリドマイド事件の記録から』が出版され、藤木が薬品公害と法律について学説を展開、次いで木田が薬禍と医学について、有馬正高、田中晴美が原因の証明について論じ、東京地裁の原告、被告側証人の証言を採録し、被告の主張を論破している。最後に、石堂功卓が西ドイツのサリドマイド児救済機関について詳解している。

H・シェストレームとR・ニルソンの『裁かれる医薬産業――サリドマイド』が七三年に翻訳出版された。同書は西ドイツ、スウェーデンの事件を詳細に分析、サリドマイド剤の開発から販売、回収に至る企業内部の論争、研究者や政府の動きを通して事件の全貌に迫っている。

次いで高橋晄正、藤木英雄、森島昭夫等の『食品・薬品公害』が、食品・薬品禍の実情と「医薬品製造業者の過失責任」「因果関係」などを論じている。

加害者側では、足立勝「サリドマイド事件の展望と教訓――特に医薬品事故をめぐる紛争解決に関連して」、松下廉蔵「医薬品における有効性と安全性の総合的判断について」、いずれも『医薬品問題と消費者――日独シンポジウム報告』がある。薬害救済制度については、当事者の吉村仁が「医薬品規制と被害者救済制度――現状の問題点と今後の方向」(『国際商業』一九七六年三月号所収)で、薬務行政の強化と併せて厚生省の施策を紹介している。栢森良二は、『サリドマイド物語』でレンツ警告前後から三〇歳になった被害児と事件の全貌を読みやすくまとめている。

以上のようなサリドマイド事件とそれを契機に検討されたものとは別に、日本の薬害を包括的に分析したものに七九年の高野哲夫『日本の薬害』があるが、高野はこれをベースに八一年『戦後薬害問題の研究』としてまとめ、薬害研究の先駆けとなる。まず、各薬害の実態を列記しそこから構造分析を試みている。論点の多くは、『あざらしっ子』と共通で更に専門書らしく精密に分析している。ヒロポン中毒、ペニシリンショック死、サリドマイド事件、スモン薬害など一五事例を検討、その上で事例研究としてサリドマイド事件とスモン薬害を詳しく分析している。薬害発生の要因分析では、製薬会社の経営と厚生行政の癒着など社会的側面に多くの紙面を割き、加害者側に協力する研究者の「異説の役割」についても分析している。防止策では、平沢以上に薬剤師の地位向上を論じると同時に薬剤師育成教育についても具体的に提言している。

以後、高野の『戦後薬害問題の研究』が一つのひな形となり後続研究が生み出された。薬害を社会学的側面から分析したものに宝月誠編『薬害の社会学――クスリと人間のアイロニー』がある。同書は、「薬害被害者の意味世界の諸相」なども論及している。

安全性については、研究・開発段階から臨床試験、治療・投薬段階、行政の監督システムを分析。売上高に占める研究開発費の割合等の分析と同時に直接製薬メーカーにアンケートを行なっているところに特徴がある。和解については「和解は世論不在の密室の取引という性格をもつので、公害や薬害に対する厳しい世論の存在という条件のもとでは、敗訴を予期した被告は、自らの利益の観点からそれを選ぶと思われる」(二〇五頁)と結論づけている。

また、薬害追及は「『薬害』として認定されていく過程すなわち薬害の顕在化過程およびそれがもつ意義を明らかにしようとしたものとは必ずしもなっていない」(二一五頁)とし、「顕在化すれば多額の賠償金の支払いや信用・企業イメージの低落と言った企業の存続にかかわるような大きなリスクとなる薬害をなぜ製薬企業が生み出すのかは、企業の倫理性欠如のみによって説明できるものではない」(二一七頁)と論じている。

浜六郎の『薬害はなぜなくならないか――クスリの安全のために』は、高木の『戦後薬害問題の研究』と構成がよく似ており、各薬害を例示して分析、特に薬害エイズについて詳しく検討した上で、薬害の構造を開発、申請、許可の流れに沿って分析、最後に薬害撲滅について提言をしている。片平洌彦は『構造薬害』、『ノーモア薬害』で薬害の構造を論じている。

旧厚生省を取り上げたものには、薬害・医療被害をなくすための厚生省交渉団の『これでいいのか厚生省』、毎日新聞薬害エイズ取材班の『厚生省の「犯罪」薬害』、富家孝の『厚生省薬害史』、官僚については新藤宗幸の『技術官僚』、学閥については米山公啓の『学閥支配の医学』等がある。

以上主なものを紹介したが、国内研究はいずれも一つの薬害を徹底的に実証分析する方法を採用していない。なお、国内症例をまとめたものには、Kida,Mitushiro(木田盈四郎)『Thalidomide Embryopathy in Japan』がある。

代表的な薬害事件の裁判記録には、『クロロキン薬害事件資料集』、『薬害スモン全史』、『薬害エイズ裁判史』、『薬害ヤコブ病の軌跡』、『ドキュメント〝クロマイ裁判〟一四年四か月――次女・千華（八歳）の薬害死をめぐる闘いの日々』等がある。また、『薬害C型肝炎――女たちの闘い』は、厚労省がサリドマイド事件と同じ過ちを繰り返したことを明らかにしている。その他医学・薬学関係、被害者の手記等は巻末の参考文献表に示した。

【凡　例】

1　元号は西暦に改めた。本文中の「原告本人」「A」は被害児、「B」は母親、「C」は父親を指す。また、弁論を公判と記載している場合でもそのままとした。

2　用字、用語は、原則として原文のままとした。誤植のうち明らかなものは、訂正し、その他の誤植は原文通りとし、〈?·?〉を付けた。

3　引用では、現在差別用語として使われなくなった言葉も、あえて原文のままにした。

4　文中に不足している言葉と、読者の理解を助けるための著者の挿入と説明は［　］でくくって示したが最小限にとどめた。［裁判所に］［強い口調で］等。

5　録音テープの聞き取れなかった所は〈——〉、確証が得られないものは〈?·?〉、手書き文書で判読できない部分は〈○字不明〉とした。

6　『サリドマイド裁判』全四巻は、『裁判』と略した。国会議事録は、国会図書館のデータベースを参考にしたが、活字資料と異なる場合は活字の議事録を採録した。

7　六〇年代の薬事日報には、「。」の使用がなく、「、」のみで編集されているが、可能な限り原文のままとした。

8　当時、友人の紹介で全国サリドマイド原告団事務局に勤務していた名倉妙子が書き記したノートが一三冊残っているが、そのうち原告団会議等の議事を主に記録した三冊を「名倉ノート」、個人的心情を綴った九冊を「名倉日記」として区別し、ノートには日付の古い方から一—三の番号を振って整理した。残りの一冊は七四年六月二日として二ページしか記載がない。

9　「名倉日記」「名倉ノート」には、句読点が省略され一字空けて代用しているが、あえて原文のままとしたが特に読みにくい所には「、」または「。」を付け加えた。明らかな間違いは訂正した。当然、両資料には重複する所がある。また、原＝原告、被＝被告、裁＝裁判または裁判所、和＝和解、非＝非原告、弁＝弁護士、支＝支援のような省略した表現があるが、全て元に戻した。

10 録音テープの発言者の名前は正確とは言い難いが、原告と弁護団、支援者の区別はほとんど間違いがないと考えている。確証が得られる発言者名は、原告では、佐藤巌、寺坂金松、E、C、弁護団では西田公一、山田伸男、曾田多賀、更田義彦。吉川精一、山川洋一郎弁護士は混同している可能性があるかも知れない。支援者では、平沢正夫、井野博満は間違いない。

11 裁判の経過を報告する原告団文書は、「訴」「訴訟について」「報」「内」「外」「訴訟ニュース」「事務局だより」などがある。これらの文書には期日の記載のないものもある。

12 厚生労働省には、「J〇〇〇三 永久 サリドマイド訴訟関係綴」と表記された文書が二〇〇四年七月現在二六冊存在し、うち二三冊は一から二三までの番号が振られ、各綴りには情報公開請求のための通し番号が打たれている。これらを「厚生省文書」と略す。情報公開時に厚生労働省が個人情報だとして墨塗りした場所は「墨塗り」と示した。

13 全国サリドマイド原告団発行の「サリドマイド訴訟ニュース」は「月刊サリドマイド」と表記した。サリドマイド裁判を支援する市民の会発行の月刊「くすり地獄！」と「月刊サリドマイド」は、いずれもB４判で発行形態は主にガリ版刷りの新聞。『いしずえ』は、同財団法人の機関誌。

14 東京地裁に提出された書証は、原告・甲、被告大日本製薬・乙、同セイセー薬品工業・丙、同国・丁とし、「甲〇〇」と表記した。

15 アーヘン地裁関係文書は、「アーヘン地方裁判所サリドマイド刑事事件起訴状」（甲一三八の一、二）は、「アーヘン地裁起訴状」と略す。「州刑事局〝コンテルガン〟特別委員会報告書―アーヘン一九六四年五月一日」（甲一四四の一、二）を「コンテルガン報告書」と略す。「アーヘン地方検察庁宛レンツ鑑定書」（甲一〇〇の一、二）を「レンツ鑑定書」と略す。

16 原告家族は、著作のある原告は引用の関係で実名、全国サリドマイド原告団代表幹事の佐藤巌、全国サリドマイド訴訟統一原告団の寺坂金松団長は実名としたが、その他の原告はアルファベットとギリシャ文字で現わした。

17 証人、鑑定人尋問は、主尋問は要約し、反対尋問は「問、答」としたが、長くなる場合は、要約した。従って『裁判』の記載に忠実でない場合もある。

18 東京地裁に係属した原告団「全国サリドマイド原告団」（一部「全国サリドマイド訴訟原告団」と称することもあった）は「原

告団」、「先天性異常児父母の会」と「子供たちの未来をひらく父母の会」は区別せず「父母の会」、「サリドマイド裁判を支援する市民の会」は「市民の会」と略した。なお、各地裁の原告の連携のために一九七一年一一月二一日組織された「全国サリドマイド訴訟統一原告団」は、「統一原告団」、「原告弁護団」を「弁護団」と略した。

19　新聞記事は、必要に応じて見出しの大きさを縦見出しは段数で、横見出しは㎝で示し社会の関心の度合いを示した。引用では改行を追い込んだケースもある。

20　被害者が賠償金の一部を基金として拠出し運用する「長期継続年金」は、「年金」「長期継続賠償金」などと称されているが原文のままとした。

21　役職、肩書き、役所名は原文のままとした。また、外国人名の表記は、可能な限り統一したが、論文名と『裁判』で異なるものは、原文のままとした。例えば「シヨイヒ」「ショイヒ」など。

22　西ドイツは、そのまま西ドイツ、大日本製薬は、大日本、マルピーなどと表記した。森永ヒ素ミルク事件は、同弁護団の著作名に合わせ「森永ミルク中毒事件」とした。

23　文中の省略は、「……。」のように「。」以下省略の場合は、「略」。「……、省略……」「……省略……」のように文中場合は、「─略─」。文頭の場合は、「略─」とした。

24　サリドマイドによる先天奇形は、ヴィーデマン症候群、異肢症症候群、サリドマイド症候群、サリドマイド胎芽症等と呼ばれてきたが、現在はサリドマイド胎芽病が正式名称。本書では、呼称をあえて統一せず引用文献のままとした。

目　次　サリドマイド事件全史

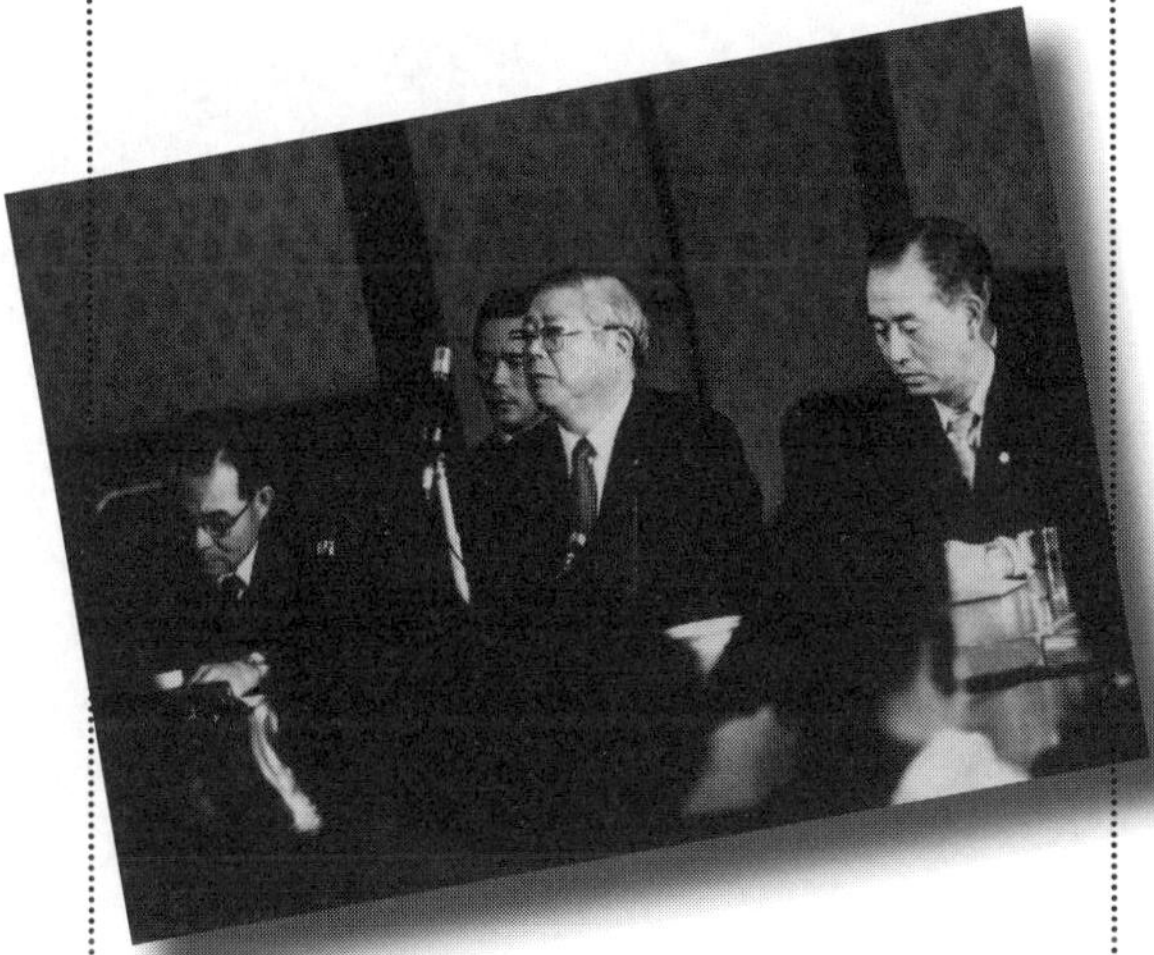

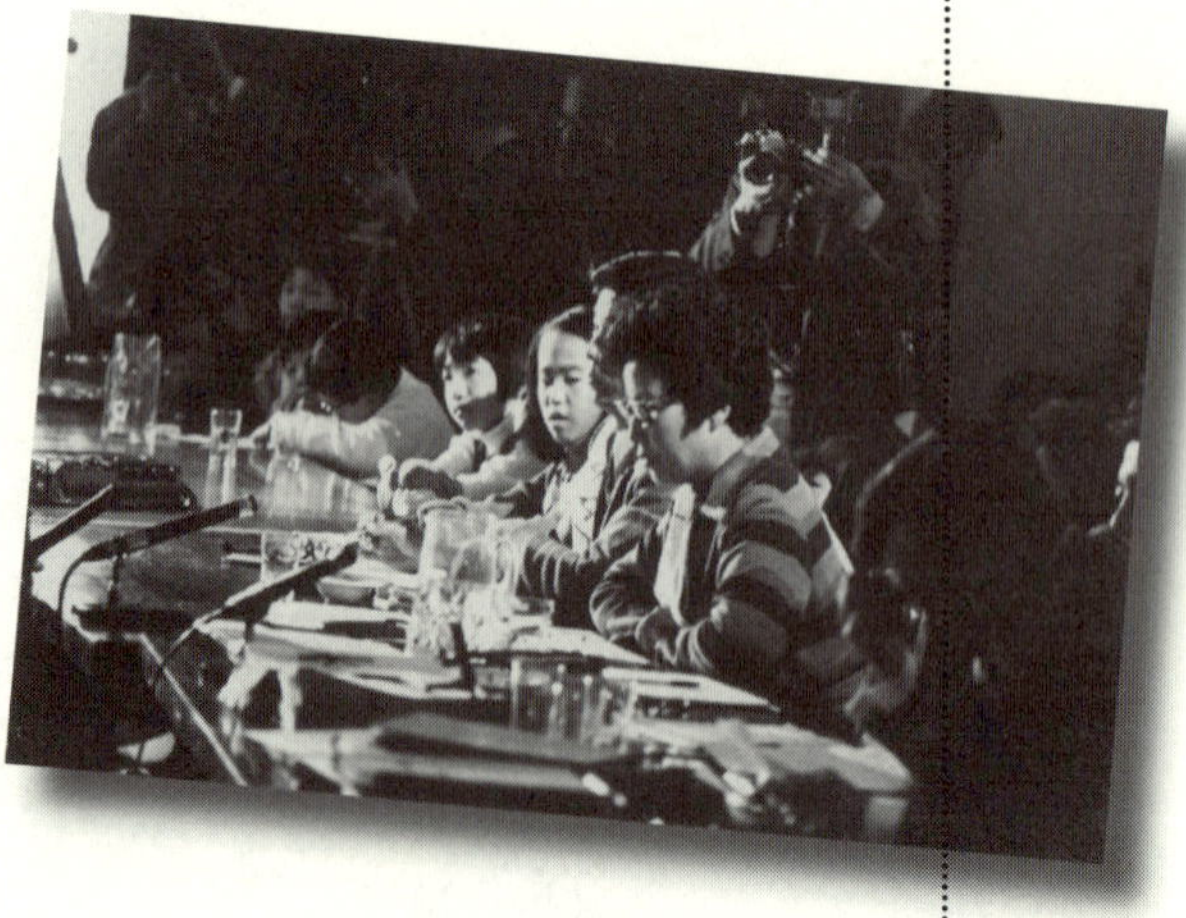

資料……485

第一章　サリドマイドの開発と被害の拡大

一　大日本製薬のサリドマイド開発の経緯

サリドマイド（化学式薬品名のα-Phthal-imido-glutarimideを短縮した名前。日本では当初N-フタリルグルタミン酸-イミドと呼ばれていた。西ドイツ＝ドイツ連邦共和国＝では、K-一七ともいう。製品名はコンテルガン等）は、西ドイツのグリュネンタール社のH・ミュクテル研究開発室長ら三人が利尿剤合成の副産物として一九五四年五月開発した。*1 その後、西ドイツ、スイス、オーストラリア、英国、アメリカの大学病院等で順次拡大しながら臨床実験が行なわれ、一九五五年一二月一六日同社はサリドマイドに関する検討会を開くが、臨床実験を行なった医師九人中、四人が発売を支持、一人が積極的に反対した。*2

一九五六年には、アメリカ・フィラデルフィアのスミス・クリン＆フリンチ商会が薬物学実験を八七五人に対して行なったが、「動物実験では決して特別の新しい効果を示さない、すでに市販されている薬剤よりすぐれた効果を示していない」と結論づけ、サリドマイドに対する興味を失い新薬許可申請を出さなかった。*3 また、スイスの企業はグリュネンタール社より早くサリドマイドを合成していたが、動物実験で効果が認められなかったとして研究を放棄していた。*4

こうした事実を全く知らなかった大日本製薬は、一九五六年一〇月頃『アルツナイミッテル・フォルシュンク（Arzneimittel Forschung）』同年八月号に掲載されたグリュネンタール社のクンツ、ユンク、ミュクテルの二論文「新鎮静剤についての臨床実験」、「鎮静作用を有する新化合物N―フタリルグルタミン酸イミド」（丁一の四、五）を読んで開発に着手した。*5 当時の日本の製薬会社の多くは、このように外国文献から情報を得てそれをなぞるようにして実験を行ない製造販売許可申請をしていた。*6

一一月二日に大日本製薬は、新製品開発委員会を開き、サリドマイドを中枢神経抑制用薬品として開発し、商品化すると決定。翌日、同社の最終決定機関「企画会議」で開発着手を決定した。*7

その模様を笹部一郎元企画室長は、「社会的に青少年なんかにも非常に悪い影響があるということで、バルビツール酸系統の薬は良くないということになった。

略―文献を見ますと麻酔作用がないこと、初期興奮がないこと、もう一つ急性毒性が非常に少ない。毒性が測れないくらいである。非常に安全な薬だと、この三つの点に対して非常に興味を持ったわけです。略―大きな設備がいらない、工程が非常に短い、二、三工程でいくというような説明がございました。

設備投資がそういらないという点から、需要予測をあんまり正確に立てる必要がなかったようです。多分グリュネンタール社は日本に特許出願しているでしょうから、その特許の許諾のもとに製造していく、発明者に敬意を表す、そういうふうにやっていくべきであると企画会議で決定されました」と証言している。*[8]

一二月一〇日には、早くもグリュネンタール社にライセンス契約を申し込み、一九五七年一月二日再び同様な申し入れをしたが、一月四日グリュネンタール社は「自国での販売にとりかかりたいので差し当たってこの申出を拒絶する」との返事だった。*[9]大日本製薬は、グリュネンタール社の態度に関係なく同年三月には、全国八カ所の大学病院などに臨床実験を要請、*[10]六月には京都大学分は中間報告だったが臨床実験結果が集まり、再度新製品開発委員会を開き、全体的に資料を検討、次いで企画会議を開き、調査室長が「予期した通りの結果が出ておりますから、これは厚生省の許可をとって商品化の段階に進みたい」と発言、了承された。*[11]

このころ加藤貞武大日本製薬研究部長は、阿部勝馬慶応大学薬理学教授を訪問して、*[12]サリドマイドの実験データを見せ意見を聞いたところ「これでよくやっているじゃないか、十分いいと思う、というご返事を頂きまして、私もなにか非公式にオーソライズされた感じを持ちました」*[13]と同社は発売に自信を持った。原告は、後にこの行動を中央薬事審議会ないし厚生省に対する工作の一つではないかと疑った。

六月二八日同社は、サリドマイドの製法特許数種類を出願した。*[14]同じ頃、西ドイツの薬品製品カタログ『ローテリステ(ROTELISTE)』が同社に届き、サリドマイドが市販薬として掲載されていたことを確認した。当時の薬事法では、欧米先進国で「既に製造販売されている有名医薬品で効能その他の内容が適当なもの」は簡易審査で許可を出す薬事審議会の「公定書外医薬品製造に関する包括建議」(丁三二)の八項の適用を求め、八月一六日に厚生省に対し原末の製造販売許可申請を提出した。*[15]

包括建議のおかげで薬事審議会にかけられることなく、九月九日製造販売許可が新医薬品調査会で了承された。*[16]サリドマイドはローテリステに確かに掲載されていたが、当時は西ドイツの一部の地域で限定販売されていたもので、「有名医薬品」とは到底考えられない。*[17]

この時の新医薬品調査会の委員の一人が国立衛生試験所の池田良雄だった。後に彼は、一九六一年一二月六日大日本製薬がレンツ警告を持って厚生省に相談に出向いた時に偶然、厚生省に居合わせ再びサリドマイドと出会うことになる。

このように、大日本製薬は、開発者であるグリュネンタール社の承諾も得ずサリドマイドの市販準備を着々と推し進めて行き、一九五七年一〇月一二日にサリドマイド剤「イソミン」の製造販売許可を正式に得た。[18] 翌一九五八年一月二〇日「イソミン」の販売を開始。[19] 大日本製薬が本格的にグリュネンタール社とのライセンス契約の交渉を始めたのは、同年二月二五日グリュネンタール社が「日瑞貿易株式会社」に、大日本製薬が違法にサリドマイド剤を販売しているかどうか、問い合わせたことがきっかけだった。同年五月になって技術援助契約の作業を開始し、ほぼ終了したのは一九五九年秋、完全に契約が成立したのは一九六〇年五月一〇日だったが、同一〇月に一部修正された。

主な契約内容は、「日本及び隣接地域」での販売権と技術情報の提供の見返りにロイヤリティーを支払う、だった。[20] なお、日瑞貿易は、スイス系日本法人で主に医薬品の貿易を行なっており、一九五一年一月三〇日当時、ガイギー社のＤＴＴを日本の企業に売っていた。[21]

二　築地産院のサリドマイド投与と三症例

都立築地産院は、レンツ警告以前の一九五九年八月からサリドマイド剤を計画的に妊婦に投与し六〇年八月に二例、六一年五月に一例のサリドマイド奇形を体験し、これを契機に投与を中止した。同産院は、東大分院産婦人科の「出城」といわれ、教授は森山豊だった。彼は六二年九月一四日厚生省から「海豹状畸型（Phocomelia）の発生要因に関する研究」の主任研究員に指名され、あいまいな調査結果をまとめたことから、東京大学医学部講師高橋晄正は築地産院の実験に森山の関与を疑い「人体実験」かと疑問を提示した。[1] 以下その概要。

高橋が築地産院での「実験」を知ったいきさつは、一九六六年一二月一〇日被害者の中森黎悟が大日本製薬を刑事告発したが京都地検はこれを不起訴処分とした。中森黎悟は、検察審査会に審査申し立てを一九六九年二月五日行なった。審査会は約二〇回の会合を開いて審査したが、高橋も審査会に呼ばれて「薬事審議会の非科学性」について証言をした。

この時、高橋は中森から都立築地産院でレンツ警告の半年も前に妊婦にサリドマイド剤を投与していた事実を知らされた。中森はすでに、『日本産婦人科学会雑誌』の一九六三年七月二〇日号「都立築地産院に於ける最近六年間の先天異常の統計的観察と其の原因検討について」（甲四〇）を見つけていたのだった。[2]

高橋は、その詳細を知るため築地産院で当時のカルテを精査し、その結果を一九七〇年四月二五日号の『日本医事新報』に

「都立築地産院でのサリドマイド処方の分析——その処方の消退と奇形の出生との時期的関係」（甲五八）として発表した。

それによると①サリドマイド投与被験者一一四人［築地産院の学会報告では一一一人］は、妊娠月数に応じて均一にサンプリングされている②このうち最終月経の初日から五—七週に服用した四例のうち三例に奇形がみられ、三例目の奇形確認以降サリドマイドの投与を中止した③二例は解剖を東大分院で行なった④築地産院では、東大分院からきた名取光博医師だけがサリドマイドを処方していた⑤築地産院は東大分院産婦人科の「出城であったと考えられる」から、この事実を森山豊同教授が知らなかったとは考えにくい⑥当時医局員だった内海捨三郎は、朝日新聞の大熊由起子記者にサリドマイドが奇形児を発生させる可能性があると大日本製薬に通告したと語った⑦三例目は一九六一年五月一五日人工流産で死産だったが、一九六〇年と教えられカルテの捜索に時間がかかった。また人工流産の前にレントゲン撮影で奇形を確認していると、事実を明らかにした。なお、森山は証言で同産院でのサリドマイド投与期間は一九六〇年ではなく、一九五九年から一九六一年と訂正している。*3

次に高橋晄正の「築地産院で死んだサリドマイドの子供たち」（『薬のひろば』一九七三年九月号所収）、「公開自主講座『医学原論』」等から前掲論文に記載されていない事柄を中心に築地産院の実情を紹介する。

「ワシントン大学のティエルシュ教授が、東京法廷で述べているような『サリドマイド類縁化合物で胎児傷害が起こる場合がある』という一般的蓋然性を越えて、まさしくサリドマイドそのものによる胎児傷害の有無を産院の医師たちが人間で確かめようとした可能性を示しているのである。その結果、三名の子供たちは犠牲となり、医師たちはサリドマイドの使用をやめている。第三例の子を生んだ母親の記憶のなかにある医師たちの挙動は、彼らがサリドマイドによる胎児奇形の事実に思い至っていたことを示している。略

不思議なことに、調査が終わりに近づいても、奇形の病歴は一例も出て来なかった。よく調べてみると一九六〇年八月分娩の病歴がまるごと見当たらない。どうして肝腎のその病歴箱がなくなっているのか。私の胸の底にはじめて疑念ともいうべきものが浮かんできたのはこのときであった。院長に掛け合い、再三の電話で催促のあげくやっとのことで、服部医師は医局前のロッカーの上から病歴箱を降ろしてきた。

調べてみると、一九六〇年八月二八日に五カ月で自然流産した女児の母親の分娩記録があるだけである。あとの二例はどうしたのか尋ねてみると、それは分からない、という。森山論文の重要な基礎となっているその病歴が見られないのである。*4

森山報告のときにまとめたスライドの控えでも見せてくれないかと頼んでみた。彼は机の上の本立の中からファイルを抜き

取り、そのなかからセクション・ペーパーに書いたスライドの原図を取りだして私に示した。彼は『これが学会で報告したときに使ったものです』といったのがはっきり記憶に残っている。

それを見ながら、彼は、残りの二例について、『七カ月の人工流産で男児が生まれたのが一九六〇年五月一五日、母親の最終月経は一九五九年一一月一七日。

一〇カ月の帝王切開で女児が生まれたのが一九六〇年八月六日、母親の最終月経は一九五九年一一月二九日』と読み上げ、私はそれを手帳に控え、彼に確認を求めた。

私は築地産院で最初の半年のあいだ専らサリドマイドを処方していた、当時の医員であった名取医師を都立荒川産院に訪ねた。

『私がサリドマイドを使いはじめたのは、そのころ出身医局の東大分院の内科でそれを使っていて、大へんすぐれた睡眠剤であると聞いたからだと思う。一九六一年五月ころから処方しなくなったのは、その年の四月の産婦人科学会の特別講演でクロールプロマジンがつわりによく効くという報告があったので、そちらに切り替えたからではないかと思う。

そのころは、ものすごく多忙で、ほかの医局員の扱った症例のことまではわからなかった。そのため、奇形児が三例も生まれていることなど気づかず、自分の経験した第一例だけしか自分にはわからなかった。それ以外の特別の事情というものはなかったと思う』—略

病歴を見ることができなかった二例は東大分院の病理で解剖されている。東大分院の教室員は剖検台帳を操って剖検台帳を取り出して見せてくれた。その人は静かに『あなたのいわれた最初の例は、一九六〇年五月ではなく六一年五月ですよ』といった。私にとって驚天動地の重大なことであった。

略—私が第一例と教えられていた症例は正しくは第三例であり、一九六一年五月一五日に誕生していたのである。それは、築地産院でサリドマイドの処方をとつぜん中止した時期とぴったり符合するではないか。学会報告までしている世界的な問題の症例の出産記録が行方不明などということがありうるのか。略

私は、大掛かり謀略のワナにかけられている自分自身を見出し、どうしようもない怒りに燃えた。それは、築地産院での三名のサリドマイド被害児の誕生には、それがそのまま社会に知られては都合の悪い何かが隠されていることを意味するものであった。それに、あのような珍しい奇形が三例も誕生しているのに、彼らはなぜそれを一九六三年の森山報告のでるまで学会

で発表しなかったのか。すべて疑わしいことばかりである。

築地産院の服部医師に電話をかけた。スライドの原図の第一例の出生年月日は一年違っているではないかと難詰した。彼は『ああ、あれですか。セクション・ペーパーに書いてあったのは年度がまたがっていたんですよ。自分の覚えのために書いたものですから、あえて訂正しませんでした。学会での報告はちゃんと訂正した年度でやっていますよ。あとでお見せしたタイプの剖検記録にはちゃんと正しい日付が書いてあったはずですよ』

森山報告の基礎データを作った彼が、サリドマイドの使用状況と奇形児の出生のあいだの関係を一枚のチャートに書いて見なかったということもおかしなことである。築地産院で、妊娠後期のつわり以外の諸症状にたいしてもいっせいに使われなくなったことの説明にはならないという矛盾が残る。

略―この産院には、毎月一〇〇名以上もの新しい妊婦が診察に訪れている。それなのに、各妊娠月ごとに一名ないし二名しかサリドマイドが処方されていないというのはどういうわけなのか。日常臨床のなかで毎月一―二例の症例がこのようにきれいに分布する確率はきわめて小さいものであるはずである。この臨床試験は計画的なものであった……。

略―奇蹟的にも、私たちは第三例目の傷害児を生んだお母さんを探し当てることができた。

一九七一年の夏、私は二人のインタビュアーと深川の木場近くの材木店で、そのクリスチャンのSお母さんは、私たちに次のような話をしてくれた。〔『　』の中は「公開自主講座〝医学原論――サリドマイド問題〟同実行委員会発行の三二頁以下からの補足〕

問　診察してくれた先生は。

答S夫人『メガネをかけた』小太りの名取先生です。略

問　そのころはまだ七カ月ですね。最終月経が一一月一七日ですね。

答　それが母子手帳を返してくれないんでわからないんです。どうして母子手帳を返してくれないのかと思って……。

私はどうしても子どもがほしいから、『これまで苦労してもたせていただいたんだし』お願いしますということで帝王切開してくださいとねばったんです。それで一四日の晩と一五日の晩二晩、あなたのために全部の先生方が会議を開いているんですから、『きまったらどうにかしますから』と看護婦さんから聞かされたんです。『先生方が大騒ぎしているものですから、延ばされて延ばされて二日二晩苦しみました。五分ごとにものすごい陣痛で、食べられませんし、痛みもひどい

からリンゲルもできないいんです。』
　とにかく私はおこったんですけど、殺人と変わりないと。とにかく主人にはなんとか生ませないようにということで話を進めたらしいんです。羊水過多というのは九分九厘かたわで、とくにみつ口の子が多いといって。
問　お産の時の先生や看護婦さんは。
答　『看護婦さんは全然わからないいんです。ただ』柳田先生『の場合、お手紙差し上げようと思いまして……。いま考えれば親切にしてくれるのも当然ですけど。お産のとき、』と看護婦さんが、ああ羊水の行水だなんて羊水を押し出してから子どもを出したものですから、生ませるようにしたのじゃなくて……。すぐ出すかと思ったら、しばらくたってから出たんで、殺人じゃないかと私も騒いじゃったんです。
問　すると、『もうすでに』その段階で生きたまま出すつもりはなかった……。
答　ええ―略―一月過ぎて主人にかたわだったということを聞かされたんです。だんだん疑問が大きくなってきました。
問　薬のせいだということは産院では一言もいわなかったわけですね。
答S氏　ええ。『ああいうふうに生まれてきた子供の姿をみましてやっぱり恐怖感といいますか……。結局、あすこの先生がおっしゃるのは、羊水過多というのは一〇〇％近く不具ができる、特にみつ口の子が多いということなのです。でも自分のほうも、知っている範囲内で不具なんかおりませんしね。帝王切開してでも子供は生ませてもらいたいといったんですけど、』レントゲンか何かで十中八九これは三口にちがいないと……。
問　レントゲンでみつ口が間違いないというのはおかしいですね。
答　結局、お腹の中で窒息させて子供を世に出さないようにというような……。
問　名取さんと柳田さんが受け持ちだとすれば当然前の二例を知っている訳です。『だから重大会議を開いたというのは、やはりこれは三例目だということから意識して、どうしても生きたまま生まないようにしようかということを考えたんでしょう』―略
問　あそこで最初にあの薬を使い始めたのは名取さんなんです。『結局』一例目を経験しているのは名取さんで、二例目は柳田さんなんです。ですから三例目は二人になったわけです。病院の方では、三人目は大野さんだと受け持ちを私たちにウソついて教えているんです。『それから名取さんは自分は一例きりしか知らないから全然わからないいんですといったんだけ

ど、それはまるっきりのウソだったんですね』――略

第一例目の子供は生きて生まれてきたんですが、死なせるつもりだったんでしょうね。バリウム飲ませてわざわざレントゲンをとっているんですよ。『その経験があるから生かさないであれしようとしたんですね』略

産院の医者たちがサリドマイドとアザラシ状奇形との関係を把握し、その処方をレンツ警告の半年前に中止していたことは疑う余地のないものとなった。事件が起こったのちに大日本製薬が産院側から何らの通知もうけないなどということは、万に一つもありえないことである。そしてそのことを裏づける一つの事実がある。

それは、私たちが築地産院を訪れる二、三カ月前のことで、某大新聞の記者たち五人が、産婦人科学会で発表している五名の医師を一せいに訪問し、この問題についての説明を求めたことがある。内海医師は記者にこういったというのである。

『三例続いて出たのでおかしいと思った。みつ口なんかと違って、あの奇形は独特ですからね。産婦人科医をやっていて一生に一度でくわすかという奇形です。当時大量に使っていたのがイソミンだったので、製薬会社にもいい、薬の使用も取りやめました』

しかし、翌日になると彼はこのことを否定してしまったのである。

名取医師は東大分院の産婦人科の出身でありそこの主任はあいまいなサリドマイド児の調査を行った森山豊教授なのである[*5]」

「問題はその当時いた医師たちがイソミンの投与と奇形の出生との関係を漠然としながらでも疑ったかどうかということと、それをイソミンを製造している製薬会社または名取医師の出身医局の森山教授にその疑いありという情報を伝えていたかどうかということである[*6]」

以上から、築地産院で「人体実験」をしていたと考えられてもやむを得ない。また、森山はこの事実を知っていたと思われ、大日本製薬はこの事実を通告されていたにもかかわらずなんら社内、学界で検討した様子がない。

しかも、高橋の調査をじゃまをするような不可解な行動が築地産院側にみられたこと、国会図書館の「都立築地産院でのサリドマイド処方の分析」は、何者かに切り取られていること等も謎を深めた[*7]。もしこの時点で森山豊がサリドマイドの催奇形性を疑って、それを公表していたら後にレンツに与えられた名声は、森山にもたらされたはずだった。

森山が生涯サリドマイド単独原因説を肯定しなかった理由は、何だったろうか。彼がサリドマイド原因説について、大日本製薬から意見を求められたのは、一九六二年五月はじめだ[*8]。もし、森山と大日本製薬が特別な関係にあったとすれば、もっと

早く大日本製薬は森山に意見を求めるなり相談に行ったと考えられる。

もちろん、記録が見出せないだけで、実際は大日本製薬は森山に早い段階で相談に行ったかも知れないという仮説も成り立つが、大日本製薬関係者、森山自身の証言では何も出なかった。というよりこの件を原・被告とも森山に尋問していない。

一体彼は、いかなる理由でかたくなな態度を取ったのだろうか。また、彼の共同研究者の多くはなぜ、森山と同じようにサリドマイド単独原因説を受け入れなかったのだろうか。国からの研究費確保のためか、研究費の配分に便宜を図ってもらったのだろうか。

もう一つ理解できないのは、築地産院グループが「都立築地産院に於ける最近六年間の先天異常の統計的観察と其の原因検討について」を学会に報告したのが一九六三年四月だったことだ。雑誌掲載は同年七月二〇日。[*9] 一九六二年九月以降には、続々と日本の関係学会誌にサリドマイド児の症例報告が掲載され、すでにサリドマイド原因説支持が国内でも大勢となり、一九六二年七月には梶井正の北海道の症例が『ランセット（The Lancet）』に掲載済みだった。しかも同年八月には梶井は国内学会でも報告し、新聞で大きく報道されていた。[*10]

こうした中で、彼らはどういう意図で学会報告をしたのだろうか。報告趣旨は、「Phocomelia は胎児期に切迫流産による黄体ホルモン不足とか妊婦の栄養障碍《しょうがい》又遺伝的素質等の発生し易い状態に於てサリドマイドが投与される事により、二つの因子が重なり其の発生を高める」だった。高橋は、森山と大日本製薬には関係があるように考えているフシがあるが、森山証言にはその片鱗もないし、原告代理人から築地産院の一一四例のサリドマイド投与テーマは森山の指導だったかと問われて、森山は「いえ、全然違います。私どもはほかの施設にテーマを出すなんてことは絶対にありません」と答えている。ただし、医師・研究者個人にも研究テーマを出さないとは証言していない。また、築地産院の奇形症例を東大分院で解剖したことは知らないと証言している。[*11] 森山の本心の解明と築地産院の「投与実験」は、何を目的としていたかも不明のままとなった。

三　レンツ警告

一九五七年一〇月に西ドイツで市販されたサリドマイド剤「コンテルガン」は、一九六一年に入ると神経炎の副作用が顕在化し、西ドイツ政府は、同副作用を説明書に付け加える方針を決定した。一方、西ドイツの産科医、小児科医たちは、それまで見たことがない重症奇形をしばしば体験するようになっていた。彼らは、西ドイツに何か新しい重大な異変が起きていると感じ、その原因追究に動き出した。

調査を進めていたヴィデュキント・レンツは、一九六一年一一月八日に新しい重症奇形児を生んだ母親の二〇％がコンテルガンを妊娠中に服用していたことを突き止めた。同月一三日から一五日、レンツは同僚のクナップと共にハンブルクの家庭を訪問したが、この時期から質問用紙の中にアスピリン、フェナスチネ、ルミナール、コンテルガンなどの医薬品を入れた。そしてサリドマイドを飲んでいた症例は一四になった。[*1]

一九六一年一一月一六日、レンツはグリュネンタール社の研究責任者ミュクテルに文書で「事態の理解のためには、さらに、次のことを繰りかえす必要がある。一九五七年ごろ以来、連邦共和国内にある種の奇形が、高い頻度をもって出現した。その中には、第一に、重症の四肢、とりわけ腕の奇形――通常二本ないし四本の指のある小さな切り株状のもの――あるいはまったく腕のないものもある、が含まれている。

この腕の奇形とあわせて、重い脚の奇形、さらに耳タブ、耳の穴の閉そく、心臓の欠陥、食道十二指腸の通行不能等の障害がともなっている。

この種の奇形は、従前から存在したものであるが、その頻度は、五万分の一より低く、おそらく一〇〇万分の一以下にとどまると考えられる。

一九五九年、六〇年、六一年には、この奇形の頻度が高まり、各地で発生した。キール大学小児科の主任教授ヴィーデマン教授は、二五〇件の事例を集めた。ミュンスター整形外科病院では、昨年七〇件を扱っている。

奇形の原因として考えられる可能なあらゆる要素を追跡すると、ハンブルグの事例で認められるのは、睡眠薬常用という唯一のものが認められる。

自分が扱った一四件については、処方箋によってあきらかに証明されたところによれば、すべて、妊娠一カ月目にコンテルガンを服用している。ただ一つ、例外として、ドルディンを服用したものがあるのみである。

もちろん、自分は、この事実のみで、薬品と奇形との因果関係について十分な証明があったといえないことは承知している。しかし、このような関係が考えられる。

この問題が、人道的、心理学的、法律的、及び財政的な看過しがたい重大性にてらし、私の見解では、もはや、コンテルガンが有害・無害かが解明されるのをまつという見解は支持しがたい。私は、人間の奇形の原因でないことが確実に証明されるまでは、この薬剤の販売を停止すべきであると信ずる」と警告した。[*2]

一九六一年一一月一八日、レンツはジュッセルドルフで開かれたラインラント・ウェストファーレン小児科医師会会議［一八、一九の二日間開かれた］に出席し、新しい四肢奇形の外因についての研究報告で「奇形の母親はすべて妊娠初期にある種の物質を服用した」と指摘した。この小児学会の内容に関するレンツ証言は次のとおり。

「重症の四肢奇形を持った小児の一四人の母親が妊娠初期にある一定の物質をとっていた。この薬剤の摂取と奇形との病因論的関係については、なにものによっても証明されていない。科学的観点に立ってこの問題を語るのは時期尚早であろう。しかし、ある関連性は考えられる。人間として、また、国民として、私は私の観察を黙過することができない。私は製造会社の薬理学者に私の観察を知らせ、また、無害であることが確認されるまでは直ちに製剤を回収する必要があるという私個人の考えを表明した。解明における一カ月の猶予は、恐らく五〇人から一〇〇人の恐るべき不具の子供の出生を意味する」[*3]

一八日、弁護士で被害者のシュルテヒレンは「内密で教えていただけませんか……コンテルガンでしょうか。というのは、私たち夫婦の子供にもこのような異常があって、妻はコンテルガンを飲んでいたんです」とレンツに質問、レンツは、コンテルガンが疑いの薬だと話した。会議が終わる頃には出席していた小児科医の大多数が、レンツの言及した薬がサリドマイドであることを知っていた。この一連の議論を通じて「四肢欠陥、四肢異常に関しては医薬品と結びつける仮定、推論というものが非常に信じられるべきではないか」という空気だった。[*4]

レンツは一八日までに二一例を集め、そのうち確かにサリドマイドを飲んでいた例は一四例だった。この日か、つぎの日レンツは電話でグリュネンタール社のミュクテルに「サリドマイドと奇形とを結びつけて今考えているということ、私としては、明確な科学的な証明があるまで回収を待つべきではなく、この時点で薬は回収されるべきである」と伝えた。[*5]「一九日、グリュネンタール社はドイツ全土の医師宛てに『コンテルガンは安全な薬です』とうたった七万枚ものパンフレットを送付した」[*6]

一一月二〇日午前、グリュネンタール社の幹部のバイエルシュタイン、フェルトハイム、ミカエルはハンブルクのレンツを訪ねた。以下その時の議論の概要。

レンツは、西ドイツにおける奇形の増加に関して、自分が収集した情報のアウトライン、どの奇形が増加したか、それぞれの症例の歴史、分かっている所見を説明し、これらを基にグリュネンタール社で自分の意見を作ってほしい、と述べた。

グリュネンタール社側は「このファイルの中には科学的にそれを証拠づける何物もない。説明だけではこの複雑な問題の全部を理解できないから、あなた［レンツ］の持っている資料の全部をほしい。その資料を基に自分の意見を作りたい」と答えた。レンツはグリュネンタール社に資料を渡すには、一、自分用のコピーがない。二、履歴の中には極めて個人的な質問内容も入っているので、私には両親の同意なしに他人に知らせる権利がない。三、ハンブルクの小児科病院のケースもその中に入っているので、そこの所長の同意が必要だ。もし一日の猶予さえあれば、すべての私の持っている事実、情報を告げることができる、と話した。*7

「科学的にそれを証拠づける何物もない」とのレンツ発言はこの後、しばしば誤解を受け問題の正確な把握を妨げる原因となった。ここでレンツがいう「科学的な証拠」とは動物実験で再現することを指している。しかし、「このような問題に対処するときには科学的な証拠を待つべきではない。時間をかけるべきではないと思うので、実際に現れていることから判断すべきだ」、「［資料提供は］、翌朝返事をしたい」と答えた。

この会談中に州政府保健省のズーリングから「奇形の原因としてコンテルガンを疑っているそうだが、それについてもっと情報がほしい」と電話が入った。そこでレンツは会談を打切りズーリングの立合いで会談を再開することにした。*8 ズーリングはレンツに「アメリカでサリドマイド剤が売られているか、ＦＤＡ（食品医薬品局）が許可しただろうか」などの質問をした。*9

一一月二一日、グリュネンタール社は、レンツの「警告」を見せてもらう。*10 レンツは午後、グリュネンタール社に調査資料のコピーを渡した。*11 この時レンツは「グリュネンタール社の代表に対し、私の見るところでは、サリドマイドがこの嫌疑からのがれられる機会はない」と告げた。*12 要するにこの四日でレンツの見解が「確信」に変わった。それにもかかわらずグリュネンタール社は、自社に都合のよいようにレンツ警告を解釈し被害を広げた。

一一月二三日頃、ノルトランイン・ウェストファーレン州内務省のだれかがサリドマイドのことを密かに、ＡＰ通信社に電話で知らせたため、ＡＰは直ちに「西ドイツ内務省はサリドマイドを販売停止にするだろう」というニュースを世界中に流した。内務省はまもなく「このニュースは事実ではない」と否定する声明を発表した。同じ日、弁護士で被害者のシュルテヒレンは州保健大臣に面会を求め、四八時間以内にサリドマイド剤を回収するよう要求した。*13

二四日の一〇時から同州内務省とグリュネンタール社との会議が始まり、レンツは一一時一五分シュルテヒレンとこの会議に加わった。協議で、同省はグリュネンタール社に対して暗にコンテルガンの販売停止を要求したが、同社はこれを拒否。この時レンツは、グリュネンタール社に「医師の妻で、奇形の子供を生んだ症例に関してのドキュメントを渡しました。それは確かにサリドマイドと関係しております第一番目の症例であります」と説明した。[*14]

午後は「州内務省はグリュネンタール社に対して指示を与える法的な権限があるかないか」の議論になったのでレンツは出席していない。そこでグリュネンタール社は、コンテルガンの包装紙に「妊娠中には服用しないで下さい」というレッテルを一一月二七日までに貼る準備をすると回答した。しかし州内務省のシュトッドは、妊娠初期の段階では母親が自分が妊娠していることに気が付かないのでラベルを貼っても、警告として不十分だ。全ての家庭からコンテルガンを締め出すのに一番効果的な方法は報道関係を利用することだ。内務省には、製薬会社に販売中止を求める法的権限がないので、薬局に販売中止の通達をだすのはどうか、との意見だった。[*15]

二四日、グリュネンタール社はマックブライドの症例「オーストラリアでサリドマイドの臨床試験中、六例の奇形出産を見た」[*16]や、昨日の内務省での会議の内容が『ヴェルト・アム・ゾンターク』紙に載るという情報を入手した。[*17]同日、グリュネンタール社の幹部はシュトールベルクでの会議で一一月二五日、西ドイツのサリドマイド系薬品を販売中止にし回収すると決定した。[*18]

なぜ、一一月二五日疑惑の薬がサリドマイドと特定され、州内務省が販売中止を決定したという誤報がなぜ配信されたのかについてレンツは、「明確ではないが一一月二四日内務省、グリュネンタール社の代表とレンツの三者は内務省で話し合ったので、ここから漏れたのではないか」と述べている。[*19]

グリュネンタール社の「西ドイツの医師宛に同社のコンテルガンを回収する旨の通知文、一九六一年一一月二五日付『医師向けサーキュレーション』」(乙一一三)の要旨は、次のとおり。

「レンツ博士は、統計的調査に基づいて、コンテルガンが催奇形性を有する可能性があると見なしています。しかしながら、レンツ博士は、同時に、現在の報告が科学的証明にとって十分なものでないことを強調しました。これらの問題が解明されるまで、われわれは即座にコンテルガンを回収いたします。添付文書として、われわれは、貴兄姉に、W・レンツ博士が一九六一年一一月一九日にジュッセルドルフで開かれたラインラント・ウェストファーレン小児科医師会の会合で行ったこれに関する討論内容の完全なテキストをおとどけします」。以下『レンツ等の発表内容』(乙一一四)を添付した。[*20]

こうして、公衆衛生、予防疫学の原則通り、西ドイツをはじめヨーロッパ諸国は速やかにサリドマイド剤の回収をはじめた。[*21]

四　レンツ警告、日本に伝わる

レンツ警告とグリュネンタール社のサリドマイド剤回収の情報は、一九六一年一二月四日大日本製薬にもたらされた。当時の通信環境は、インターネットはもちろんなく、航空便でもヨーロッパから一週間程度かかり、国際電話もダイヤル直通ではなかった。

グリュネンタール社の代理業務をしていた日瑞のケラーから呼び出された小幡昌利大日本製薬東京支店渉外部長は、東京・日本橋室町の同社で「ドイツのジュッセルドルフ地方の小児科学会で先天性奇形について、ドクター・レンツから科学的な証明は定かではないが、どうもコンテルガンに催奇形性があるんだと発表があった。それが契機となって、大々的な新聞報道が起こったので、グリュネンタール社は、物事がはっきりするまでの間、製品の販売を停止した。そういう手紙をグリュネンタール社からケラーは受け取った」と説明を受けた。

この時、小幡はグリュネンタール社からの手紙（乙一九三）、ドイツの薬剤師、病院、医師宛て案内状（乙一九四、一九五、一二三）[*1]とレンツ、プファイファー、コセノウの「外的因子による重症四肢奇形発生の疑いについて」（乙一一四）を受け取った。ケラーは日本語ができるようだが、この時は通訳付きだったと小幡は証言している。[*2]この様子をグリュネンタール社は、「ノルトライン・ウェストファーレン内務省の態度、医師、薬剤師、病院の取引先に対する通知」も同封し、大日本製薬に伝えたと記録していた。[*3]小幡は支社に戻ると直ちに本社にこの件を報告し、開発課長の笹部一郎に資料を送った。

一一月三〇日付でグリュネンタール社は、ロイフゲンス営業部長の署名付きでサリドマイド剤の販売中止と回収を大日本に要請してきた。以下その全文。

「社内おける協議、並びにドイツ国内の各種の行政機関並びに学界との接触の結果、われわれは、目下、学問的には、いまだ未解決のコンテルガンとその作用に関する問題が解明されるまでの間、さしあたり、販売を停止することにした。

われわれは、外国でも、同じ措置を取る必要があると考えるので、貴下におかれては、あらゆる投薬形態のソフテノン［ヨーロッパでの商品名の一つ、イギリスではディスターバル］の販売を停止されるようとりはからうとともに、貴社において製造された合成薬品についても同様の措置をとることが適当と思料する。

また、われわれは、貴下に、市場内にある機関、例えば、卸売商、薬剤師、病院、医師から回収し、さしあたり、貴下のところに集結するよう希求する。

どうか、医師訪問員に今日の通報を周知させ、且つ、ソフテノン及びその合成品の宣伝を中止するようにとりはからっていただきたい。また、従来のサリドマイド含有薬剤の回収も、迅速、且つ確実に実施していただきたい」*4

これら一連の文書とケラーの説明を大日本側は、次のように受けとめた。「一九六一年一一月一八日、ライン・ウェストファーレン州地区の小児科医師会の会合で、レンツ博士は『新型の重症四肢奇形の母親二〇人中一四人が妊娠初期に一定の物質を服用していたこと。この物質と奇形との間の病因論的関係は実証されていないが、ある関係性は考えられる』と発言した。そして、一定の物質はサリドマイド製剤コンテルガンであることがマスコミに流れたことにより、センセーショナルなプレスキャンペーンが開始され、グリュネンタール社は科学的究明のいとまもなく、一一月二五日商品を回収した」*5

「翌日、大日本製薬は国際電話でグリュネンタール社に問合わせ、『発表は科学的に信じられないが、全国の新聞にニュースが流れてしまった。もはや検討のひまがない。とりあえず薬をひきあげた』という事情を確認」した。*6

笹部は一二月五日、東京の小幡に電話をかけ「至急厚生省に連絡し、報告と相談があるからアポイントを取ってくれ、できたら六日でも」と指示した。小幡は、厚生省平瀬製薬課長に電話をし六日に時間をもらった。*7

大日本は、ケラーの情報を基に内部で検討した結果、①ドイツへ人を送り調べさす必要あり②動物実験をする③厚生省の指導を頂く等を決める。現地派遣には当時、医学的な問題を扱っていた関沢剛学術部長が最も適当だとされたが関沢は渡米中で、次の人間として水間豊治学術課長が選ばれた。社内体制は、細川忠之専務を中心に開発部の笹部課長、水間学術課長、東京支店の小幡を担当に決めた。*8

大日本は電報でグリュネンタール社に「レンツ博士の臨床資料にはどんな調合と適用時期があがっているか」を問い合わせた。折返し同日グリュネンタール社から「一九六一年一一月二六日以降コンテルガンとそれの混合薬剤を取引から引き上げた」と返信してきた。また同日付の手紙で「レンツ氏は調合と適用時期について我々に何も提示してくれなかったからこれらを挙げることはできない」と回答がきた。*9

一二月六日、早くも大日本社内で、一九六〇年六月から「米国GDサール社と技術提携で発売している［胃腸薬］プロバンMに佐薬［補助薬］としてサリドマイドを入れているが、サリドマイド事件がGDサール社の耳に入ると同社からクレームが大日本製薬にくる可能性があるので、予めプロバリンと佐薬を取替える」検討を始めた。プロバンMの佐薬変更の製造販売許可申請は一九六一年一二月一一日厚生省に提出した。[*10]

この時点でに大日本の広告政策が変更され、イソミンを回収せず広告出稿が中止された。『イソミン』の広告は、一九六一年一一月、つまり、レンツ発表の月でとだえている。ところで、大日本は、サリドマイド系の薬をもう一種類発売していた。『プロバンM』という胃腸薬だ。『プロバンM』の広告量は、どうしたことか一九六一年一一月から一二月に至る間に激増している。一二月のスペースは、一一月の六割増し、一九六二年一月は、前年一一月の二倍になっている。しかも『プロバンM』は、大日本の広告量の圧倒的部分を占めている。一九六一年一二月で全体の八五%以上、一九六二年一月で七五%に達する。

広告面で見るかぎり『プロバンM』は『イソミン』なきあと、大日本の主力商品であった[*11]

「中森氏の調査では、三大紙における大日本製薬の広告量は、一九六一年一一月イソミン一〇段、プロバンM二六・五段、同一二月イソミン〇段、プロバンM四三・四段、一九六二年一月イソミン〇段、プロバンM五六・八段となっている[*12]」

イソミンの新聞広告は一九五八年市販直前の「一月一五日に初めて登場し、一九五八年七―九月と一九五九年三―八月にはやや差し控え、一九六〇―六一年になって一気に増加している。（一九六〇年の一月、四月と六一年一二月以外のすべての月）。販売額は、それにつれて一九五八年＝四四〇〇万円、五九年＝六一〇〇万円、六〇年＝一億三九〇〇万円、六一年にはついに三億二五〇〇万円に達し、六二年はわずか四カ月半で一億六一〇〇万円にのぼり、―略―六〇年八月二二日、プロバンMが、新たにサリドマイドを含む胃腸薬として売り出されたため、六一年以後、広告も、イソミンからプロバンMに力点を移していった。

プロバンMの広告は、一九六一年五月二一日付『読売新聞』朝刊に五段抜き全ページ［全五段］掲載されたのを皮切りに、イソミンの出荷停止（一九六二年五月一七日）後も依然としてつづけられ、回収開始二二日前まで出されていた。とくに、イソミンの広告が、一九六一年一一月のレンツ警告を境に消えたが、プロバンMの方は、逆にその頃から飛躍的に伸びた。ひょっとすると、サリドマイドが、サリドマイド＝睡眠薬＝イソミンの連鎖反応で売れ残らないように、いち早く胃腸薬に混ぜて売りさばいたのかもしれない[*13]」

「一段二分の一のスペースを一として計算した三大紙へのイソミンとプロバンMの広告出稿量

イソミン　　　プロバンM

一九六一年一〇月	一五・五	一六・七
一一月	二〇・〇	五三・〇
一二月	—	八六・八
一九六二年一月	—	一一三・五」

だった。[14] 大日本の小幡は「イソミンの広告の停止は、一九六一年一一月二二日付の厚生省告示が、催眠薬の広告に自粛をのぞんだからである」と主張した。[15] 厚生省の広告自粛要請は、一一月二〇日で「未成年者には売るな　睡眠薬　厚生省が通達」の見出しで「薬局に対する薬事監視を一層厳重にし睡眠薬の誇大な広告や薬事法の違反者は厳重に取り締まるよう指示することになった」と報じられ、睡眠薬の広告が禁止されたわけではなく、小幡の証言は言い逃れにすぎない。[16]

一二月六日厚生省で行なわれた報告会の出席者は、大日本製薬宮武徳次郎社長、小幡渉外部長、笹部開発課長、水間学術第一課長、加藤貞武東京支店長、厚生省は、国立衛生試験所の池田良雄薬理部長、久万楽也麻薬課長、市村監視課長、平瀬整爾製薬課長の四人。

宮武社長が「こういう情報が入った、どうもあまりにも思いがけないことだ。なにはともあれ厚生省に報告して、ご相談申上げ、どういう処置をするにしてもご意向を伺いたいので参上した」と事情を説明した。

次に、小幡がケラーからの情報すなわち「レンツ警告」を「一九六一年一一月一九日西ドイツのジュッセルドルフで開かれたウェストファーレン地区の小児科医会合で、レンツ博士が四肢奇形児について報告し、その原因につき科学的根拠はないが、ある種の物質ではないかと発表したこと、この報告にいうある種の物質とはコンテルガンであるとしてセンセーショナルな新聞活動が開始されたこと、そのため同月二五日同社は、コンテルガンの販売停止を行なわざるをえなくなった」「しかしこのレンツ博士の発表は奇形児出生例についてその母親の使用薬剤を調査した結果からコンテルガンに疑惑があるとするものであったが、右の調査結果によればコンテルガンを服用しなかった者［正しくは「服用の確証が得られなかった者」］からも相当数の同様の奇形が発生しているといわれている」と報告した。[17]

大日本の記録に見る厚生省の反応は、「①レンツ発言なるものは、科学的根拠にとぼしく、現時点の学問水準に照らして、イソミンのごとく安全な薬が奇形の原因となるとは信じられない②この問題については、より詳細な事情調査を先決とし、他方、直ちにわが国で権威ある学者に依頼して、動物実験による催奇形性の有無を確認することが肝要である③今後、事情調査の結果をまって、緊密な連絡のもとに最善の対策を講じたい」だった。[*18]

この日の協議で決まったことは、①もっと詳しく調べる②動物実験をする③調査員を西ドイツに派遣する④双方で情報連絡を密にするの四点だった。[*19] この頃大日本は、厚生省統計調査部に山瀬まさよし本社連絡課副長を行かせ死因統計を、同部勝俣学術課長は岩亀日本医師会学術課長を訪ね、情報を探るがいずれも何も得られなかった。[*20]

一二月一一日、大日本はグリュネンタール社に照会中だったコンテルガンの投与量と投与期間を示すレンツの「患者調査票」(乙一一六)を受け取る。

大日本の見解は「一九六一年一一月一八日のレンツ発表は科学的・系統的な調査に基いてなされたものではなく、サリドマイドが奇形の原因であるとのレンツの推測に科学的な信頼をおくことはできないこと、右患者調査票の一部は極めて不完全なものであること、薬剤特にコンテルガンの服用については電話によって執拗な追求がなされていること、奇形児を出産した母親の大部分が妊娠中に多種多用の薬剤を服用しているので特にサリドマイドの服用が奇形出生の原因であると判断すべき合理的根拠はない」だった。[*21]

一二月一一日、大日本は厚生省との協議に従いグリュネンタール社に、レンツの医学界での地位、レンツ報告に対する反論、コンテルガンの催奇形性の有無、今後いかなる研究と調査を行なうかなど一二の質問をした。[*22] 一四日、大日本は「日瑞」を通じてグリュネンタール社が西ドイツの医師に配布した医師宛案内文書一二月六日付(乙一一五)とノルトライン・ウェストファーレン州の内務省発表、保健省の発表を受け取ったが「特に新しい科学的資料として評価すべきものは無い」と判断し、なんの対応もしなかった。[*23]

なおグリュネンタール社は、同一四日付の大日本の手紙を「イソミンの製造と販売を中止した旨を知らせて来た。病院、医師、問屋の在庫品は、この時点では、まだ回収されていなかった。大日本は、この種の調剤を市場から引き上げることを終局的に決意する前に先ず十分な情報を入手しなければならない、という立場をとった」と整理していた。[*24]

「イソミンの製造と販売を中止した」はなにかの間違いだ。「コンテルガン報告書」一〇頁には「大日本は、自己の工場に対し、直ちに全製品の製造を中止するよう指示を与えた」「すでに売られている商品は、差し当たり回収されるに至らなかった。グリュネンタール社の適切な資料がとどくまで一乃至二週間待つつもりである」とある。

一二月一八日、大日本の加藤と小幡は、動物実験の相談をするため国立衛生試験所に池田薬理部長を訪ねた。池田は、東京女子医大教授で当時薬理学の第一人者と言われていた小山良修に頼んだらよいと二人に勧めたが、小幡の証言では『小山先生はなかなかむずかしい先生で、会社のあれはすぐお受けになるような方ではないから』、まず池田先生ご自身が小山先生によく連絡をとって、なにするからその上で紹介する」と話した。[*25] この日、大日本は池田にレンツの「患者調査票」を渡したが池田の反応は「どうしてコンテルガンだけを特にピックアップされたのかなあ」というものだった。[*26]

同日大阪では学術部の水間課長、筒井清、笹部開発課長ら三人が山口寿大阪大学医学部教授にレンツの「患者調査票」を持ってサリドマイドの催奇形性に関して意見を求めた。山口は「書き方が向う流に書いてありますので、それから検査した項目の空欄などに気がついたので、しばらく拝借しておいて、よく読む、というように返事をした」[*27]

一二月二二日には、グリュネンタール社のバイエルスタイン学術部長は、大日本宛の手紙で「レンツ博士のひきつづく保健官庁に対する圧力及びなかんづくドイツ国内にその頃はじまったプレスキャンペーンのため、われわれは、結局、やむを得ずコンテルガンを一一月二五日をもって発売停止とした。

レンツ博士の主張は、現在までのところ、仮説にすぎず、学問的な裏付けは存しない。したがって、本来は、この問題が解決するまでの間、効能指示書にそのような危険の可能性についての警告を付加するというだけでも足りたはずであった」と知らせてきた。[*28]

また、「グリュネンタール社は、コンテルガンと四肢変形との関係について考えられうるいかなる情報も、事前にキャッチしたことはなかった。毒物学上の実験を長期間に亘って行うと、時々雌動物が出産するが、その際にも、グリュネンタール社は一度も変形をみたことがなかった」と報告してきた。[*29]

一二月二八日、大日本は一二月一一日付でグリュネンタール社にだした質問の回答（乙一一七）を受け取った。その要旨は次のとおり。

「われわれは、レンツ博士の推測は、その資料によって科学的に決して裏付けられていないと申し上げたい。この問題の解明がなされるまで、商品の効能書にそれ相当の注意を書けば、それで絶対十分でしょう。レンツ博士の推測が十分検討された後に、正しいことがわかるかどうかは、今のところ誰にもわかりません。われわれは今後も実験的結果及び臨床的結果をお伝えします」[*30]

一九六二年一月九日、大日本の加藤らと厚生省久万麻薬課長は、小山東京女子医大学教授を訪ね、サリドマイドの催奇形性を調べる動物実験をして欲しいと頼むが、この時は自分の教室の実験などで手が出せない、そんな実験をどうやってやるのか、自分の研究領域でない等の理由で断られた。一六日、今度は池田も一緒に小山を訪問。小山は「一種の研究心の興奮を覚えて」承諾し、小山は四月頃までに予備実験を終了し、ほぼ九月頃には実験を完了したいと話した。[*31]

一月一二日、大日本は西ドイツのサリドマイド問題の真相を究明するため、水間をドイツおよび英国に派遣。通訳に東京支店の守谷を同行。調査目的を①レンツ説の根拠を調べる②レンツ説の学会の受けとめ方③グリュネンタール社の回収の本当の目的などと決めた。[*32]

一五日から一七日までの三日間、水間らはグリュネンタール社を訪問し、バイエルスタイン学術部長とこの薬の発明者で研究所長のミュクテルから事情を聞いた。二人は「レンツの言っていることには根拠がない」「一刻も早く所要の反発資料を得まして、販売を再開したい」と語った。また奇形は新しいものとはいい得ない。ともかく〝新聞騒ぎ〟で回収することにした。主にバイエルスタインと話すが、しょっちゅう相手は席を立つ、電話がかかってくる等で中断があった。水間は、この間グリュネンタール社の紹介で、アーヘン市立病院のシェーネンベルグ小児科部長に会う。彼は、内務省のサリドマイド問題専門委員会のメンバーで「この奇形の問題は、コンテルガン以外の要因を考えるべきだが、専門委員会としては差し当たってコンテルガンと奇形との関係をつめていく、そう決まった。奇形のタイプは新しいとはいえない。おそらく過去にもある奇形と考えた方がいいであろう。奇形が増加しているという学者は二、三いる」などと語った。また、自分の持っていた五ないし六症例とその写真を見せてくれた。[*33] この時初めて、被告側がサリドマイド被害児を映像で見たと考えられる。

二四日、水間はイギリスのディスティラーズ社に行き、バーンズ営業、ブラウンズ医学顧問、バーリー医学問題のチーフ・トップに会い事情を聞いた。ディスティラーズ社がサリドマイド剤を回収した理由は「ドイツのグリュネンタール社がコンテルガンを回収したので、同じヨーロッパ圏内にある同社もこれに倣った」と説明があった。

同社がやっていることは「動物実験、確かラットあるいはハムスターだったかも知れません」「もう一つ、アンケート調査をやりましたということで中間集計を見せていただきました」「だいたい六五〇の臨床医にアンケートを出して」「約三五〇くらい返事がありました。その中で四肢奇形が一一〇。この一一〇のうちサリドマイドの服用状態を調べてみると、約二〇例くらいが妊娠初期にそれを服用していた」「母親が初期にサリドマイドを服用致しまして、正常児を生んでいた症例、これが七五〇症例」などの話を聞いた。[*34]

水間は、西ドイツ、イギリスに行きながら被害児はもとよりレンツにも西ドイツ政府関係者にも会わず、単にメーカー側の見解を聞いただけだった。彼の行動は、最初からサリドマイド剤を回収するか否かという重大な判断を下すための現地調査と情報収集というより、販売を継続するための資料探しだった可能性が高い。

グリュネンタール社は、①レンツ説を肯定するような科学的な根拠は考えられない②精力的に各種の調査、動物実験をやっているがあくまで白だ。間違いない、絶対にはっきりさせる、その時は改めてコンテルガンを販売すると自信を強調していた、と水間は判断した。資料として西ドイツのサリドマイド事件に関する新聞の切り抜き、ドイツの奇形統計を説明する医学雑誌『オイロメド（EUROMED）』、グリュネンタール社がそれまでに行なった動物実験のデータ二件、一九六一年一二月はじめから一九六二年一月はじめまでに『ランセット』に掲載されたサリドマイド奇形に関する報告、すなわちマックブライド、バーレー、レンツ、プファイファー、コセノウを持ち帰ったが、オーストラリアのマックブライドの症例に注目しなかった理由は不明だが、軽率のそしりを免れない。*35

二月六日水間は厚生省に西ドイツ、イギリスでの調査結果を「レンツ博士の報告のよりどころは、奇形児を生んだ母親の中には、その妊娠中にコンテルガンを服用したものがあるとの点からそれが原因ではないかと推測したにすぎないのであって、彼自身もその報告中に『科学的な実証はないが』と付言しているとおり、サリドマイドが四肢奇形の原因であるとの根拠を見出しえないことが判明した。しかしドイツにおいてはコンテルガンの販売中止を続け、その一方で大々的な実験ないしは統計的調査を開始している。販売中止の理由はグリュネンタール社の言によれば、右博士の報告に関するセンセーショナルな新聞活動が開始されたため医学的根拠は解明されないままに、販売を中止せざるを得なかったというものであった。また西ドイツで医学雑誌『オイロメド』の記者が調査したところによると、レンツ博士のいうような奇形群が増加しているという統計上の裏付けは見出せなかった。グリュネンタール社の動物実験では、奇形の発生は見られない、イギリスは販売を中止したが再出荷している、病院に対してだしている。統計上奇形が増加しているデータはない」と報告した。

この日の厚生省と大日本の出した結論は「必ずしもグリュネンタール社の措置に倣うのが妥当とは思えない」だった。水間は、集めた資料を厚生省に渡した。出席は大日本が宮武社長、水間学術課長、小林調査室長、小幡東京支店渉外部長、勝俣学術課長、厚生省は平瀬製薬課長、久万麻薬課長、池田国立衛生試験所薬理部長。*36

二月一二日には、大日本の動物実験の第一回中間報告（乙一一八）が出るが、「異常を認めず」だった。*37 二月二一日厚生省は、亜細亜製薬のサリドマイド剤「パングル」に許可を出した。[*38]

二三日には『タイム』に「睡眠薬の悪夢」と題し「理想的な睡眠薬サリドマイドが、統計を基礎として妊娠初期に服用した母親から海豹状の恐るべき奇形児が生まれていると非難されている。西ドイツでは二〇〇〇から三〇〇〇人の奇形児が生まれ、その三分の二は生存しているとレンツは恐れている」と書かれた。[*39]

この頃朝日新聞は、読者からの投書をもとに取材を開始。[*40] こうした中三月五日、大日本の中央研究所は、ラットを使ったサリドマイドの第二回中間報告（乙一一九）をまとめたが外形的奇形を認めずの結果だった。[*41]

三月九日または一〇日に、厚生省の平瀬製薬課長は朝日新聞の竹内広記者から、「ドイツでコンテルガンに催奇形性があるということで、非常な騒ぎが起きている、こういうことについて何か情報を持っていますか」と取材を受ける。[*42]

同一五日付の『日本医師会雑誌』の「海外短信」に、「センセーショナルな問題をおこしているのは、睡眠剤コンテルガン（N—フタリル—グルタミン酸イミド）の副作用である。これについて、R.Voss,E.G.Hultsch,J.Hartmann博士等が相ついで発表しているところでは、数カ月間連日服用している者に、中毒性の多発性神経炎が多く見られるという。ところがそれ以上に本剤が危険視されねばならないことを示唆するのは、ハンブルグ大学小児科のW.Lenz博士の報告である。彼は妊娠時の母親のコンテルガン服用と、新生児の高度の奇形との間に密接な関係があることを推定している。

これについての確証は未だつかまれていないが、Lenz博士はこの可能性を信ずる十分な根拠があるとしている。現在コンテルガン発売元の某社では、この点が明白になるまで一時本剤を市場から回収することに決め、同種の製剤を発売している他の一社もこれに歩調を合わせることとしたと伝えられている」と紹介されたが、これが日本語で書かれた最も早いサリドマイド製剤の催奇形副作用情報だ。[*43]

同二九日付「日瑞」のケラー宛書簡でグリュネンタール社は、「大日本がイソミンを引続き販売すると決定したのであれば、どんなことがあっても、妊婦がコンテルガンを服用する危険を除去しなければならない」と決定的な注意を呼びかけるが、大日本と厚生省はこれらの新しい情報を真剣に検討せず具体的な行動を取らなかった。彼らは、被害児の写真も見ず副作用の実態も知ろうともしなかったと小幡は証言している。[*44] 四月中頃、大日本は「日瑞」のケラーを通じてグリュネンタール社から「大日本製薬はまだ販売しているが、それならば適当な処置を何か考えてほしい、そうでなければ一切グリュネンタール社には責任がない」と最後通告を受ける。[*45] 四月三〇日、大日本の宮武社長、小林東京支店長、小幡同渉外部長の三人は厚生省に薬務局長と平瀬製薬課長を訪ね「いろいろ報道関係の動きに対して、会社としては十分対処しなければならないので、いろいろ考えております、それでまた決まり次第報告に上がります」と説明し、厚生省は「念のためにそれはやっておくべきことだろう」と述べた。*46

四月終わりから五月はじめ小幡、水間、笹部は報道関係の動きを協議し、厚生省に朝日新聞の記者がきていろいろ聞いていったことから考えて、表面化する前に大日本の見解を新聞に発表し同時に出荷停止を行なう。これは厚生省、問屋筋、同業者という順で話をした上で実行するというスケジュールを決めるが実際は、大日本が厚生省に出荷停止の説明にいった時に朝日新聞にスクープされ表面化した。*47

五月七日、大日本の岡武哲外二名は、「イソミンをラットに用いて、種々の実験をしたにもかかわらずラットは奇形児を出産しなかったこと、従ってサリドマイド剤が奇形の原因とは断定しえない」（乙五〇）という報告をまとめた。初期の動物実験が成功しなかったのは、体重一キログラム当たりの服用量にこだわり、体表面積、血中濃度、代謝速度を考慮しなかったからだ。しかも岡らは、胎仔死亡・吸収を引き起こす化学物質は服用量を減らすと奇形を高い確率で引き起こすことを知らず、胎仔吸収を調べなかった。*48

五月九日、厚生省の平瀬は小幡と小林に次のように話した。朝日新聞の「社会部の記者のひとが、ドイツの特派員からこういうものが入ったんだが、あなたはこれをご存じか」と取材にきた。その資料は全部大日本から受け取ったものと同じだった。「これは多分朝日新聞は近々報道するであろう」

一七日、宮武社長ら三人は厚生省に平瀬製薬課長を訪ね大日本としては、「イソミンの出荷を停止致します」「私どものほかに、いわゆるサリドマイド含有製剤をつくっている会社が数社あることを私どもは知っています。この同業の皆さんに対しては、私どものほうから事情を申し上げまして、同調願うことをお願いしたいと思うので、厚生省のほうもよろしくお願い致します。なお、なかには私どもでは分らないメーカーがございます。製造業者のリストを頂戴できたら」と頼んだ。同社は同業者のリストをその日のうちに厚生省から貰った。

一七日と一八日の両日、大日本は各得意先に全営業所から電話でイソミンの出荷停止の連絡をした。*49 一七日朝日新聞の夕刊に「イソミンとプロバンM販売を中止」と報道され、遂にサリドマイド問題が国内で表面化した。しかし、その報道姿勢はどこか及び腰で、サリドマイド原因説には態度を保留するような書き方を朝日新聞をはじめ各紙ともしている。*50

二一日、大日本はサリドマイド関係業者を集め出荷停止のいきさつを説明。厚生省からは池田薬理部長、岡製薬課長補佐が出席。大日本を含め八社が参加し、まず池田が学問的な話をし、その後、大日本以外は出荷停止は初めて聞く話なので、各社持ち帰り再び二三日に会議を開くことにした。[*51]二三日は、平瀬製薬課長も出席し、「妊婦が飲まないように何かやろうじゃないかと、出荷停止は念のためにやる」との結論になり、翌日マスコミに発表した。これらの措置は、関係業者の自主的なものだった。[*52]

大日本など睡眠薬メーカー五社の代表は二四日午後、厚生省に①サリドマイド剤を販売するさいは妊娠中の婦人は飲まないことが望ましい、と注意するよう全国の薬屋に通知する②同系の睡眠薬の出荷は一時中止することを申し合わせたと報告した。[*53]

五月二三日現在で市販されていたと思われるサリドマイド系薬品は、イソミン（大日本製薬）グルタノン（富山化学工業）ボンブレン（小野薬品工業）サノドルミン（ゼリア化工）新ニブロール（エスエス製薬）新ナイトＳ（生盛化学）の六社六品目の睡眠薬と胃腸薬のプロバンＭ（大日本製薬）。但しプロバンＭは大衆薬だが、この時点で出荷中止になっていない。なお、専門紙を含む新聞報道には新ナイトＳの記載はない。厚生省は当時、許可後の販売情報を収集していなかったため、間違った情報を大日本製薬に提供した。同年九月一三日の回収発表時も厚生省は同じ過ちを犯し、国民を危険に曝し続けた。生盛化学が自ら消費者に新ナイトＳの催奇形性を警告、業者に回収のアナウンスをした事実は発見できなかった。新ナイトＳの危険性を放置した生盛化学の犯罪性は許し難い。また、厚生省は朝日新聞が報道する半月前、レンツ警告を知ってから五カ月経った一九六二年五月一日に柏製薬のサリドマイド系睡眠薬「ネルトン」にも許可を出していたが、この情報はこれまで故意に国民に伏せてきた。この様な厚生省のずさんさ、無責任体制は二一世紀に入っても続いている。[*54]

二九日、大日本は、

「社告　鎮静・催眠剤『イソミン』について／全二段

ドイツで催眠剤コンテルガン（弊社イソミンと同一内容）を妊娠初期三カ月間の婦人がのんだ時に奇形児の生まれるおそれがあるとの発表がありました。一方わが国においてはイソミン発売以来四年半の日時を経ておりますがこのような報告はなく弊社における動物実験の結果でも異常は全く認められませんでした。

無用の不安或いは混乱を招きたくないという弊社の良心に基づき、さしあたり積極的販売をさし控えたいと考えイソミンの出荷を自発的に一時停止いたしました。ところが、この間においてその真の実情が理解されないで、本品が男女をとわずすべての人に有害ではないかとの誤解を持っておられる方が案外に多いようにみうけられます。
本問題の起りは前述の如く妊娠初期三カ月間の婦人の服用に問題があるのではないかとの疑いからであって、その他の方の服用には問題がありません。妊娠初期三カ月間の御婦人は、この間のみ服用をさけられた方が望ましいと存じます」

以上要旨を各紙に掲載した。*55

五月二五日厚生省は、都道府県の衛生部主管部（局）長宛の「サリドマイド製剤について」製薬課長通知（薬発第八五号、乙一九二の一、二）をだしたが、その終わりの部分で「現在では妊娠初期の婦人がサリドマイド製剤を服用すれば奇形児を出産するという結論を下す根拠薄弱であって、目下西独及び日本において研究が行われている状況である。よって前記のサリドマイド製剤製造業者の自主的措置は本件問題について何らかの結論が得られるまでの間の慎重を期するためにとられたものであるから了知されたい」と説明した。同文のものを次の二九日に製薬業界にもだしている。

原告は「厚生省として科学的根拠がないんだということを徹底させるために出した通知ですか」と平瀬整爾元製薬課長に尋問、平瀬は「最近西ドイツとか外国の方でサリドマイドを飲むと奇形児が出るんじゃないかという話があるけれども、例えばサリドマイドを飲んだ人から全部サリドマイドが出ておるわけでもないし、サリドマイドを飲まなくても奇形が出ることもある」「一応、現段階で妊婦は服用を避ける方が望ましいということにしたい、出荷停止は念のためにやる」「この時点では、いわゆる科学的根拠はまだ十分でない」と答えている。*56

五月末頃、大日本はサリドマイドの代わりにブロームワレリル尿素を入れたプロバンMBの製造販売許可を得る。この頃プロバンMは半年の売り上げが概ね一億円強で、イソミンは多い時で六〇〇〇―七〇〇〇万円の売上高。*57

六月一七日には、「イタリアで奇形児　サリドマイド基剤の鎮静剤　服用した三人の母から」が、同二〇日には「ベルギー両親が奇形児殺し〝鎮静剤を愛用してた〟」などの外電が入りはじめる。*58 六月または七月頃にかけて、梶井正北海道大学医学部講師が大日本製薬札幌支店に「日本でも問題のサリドマイド奇形の発生がある」との情報を流したが、「そうですか、実は当社では調査員を西ドイツにやって調べさせております。日本にもそういう例があるということは、うちのプロパーも聞きこんできておりますんですが……そういう支店長の手許には、ジュッセルドルフでのレンツの発表が、既にプリントされてひろげてあった」と言う反応だった。*59

七月七日、大日本は新処方のプロバンMBの販売を開始したが、五月の出荷停止後も注文があればサリドマイド剤入りのプロバンMを販売していた。[*60] 七月に入ると日本語の医学雑誌にもフォコメリー状の奇形症例報告が投稿され、九月には掲載される。[*61]

八月三日には、「日本で中絶したい　フィンクバイン夫人語る」の見出しで、睡眠薬による奇形児出産の危険を避けるため人工流産手術を希望しているシェリー・フィンクバイン夫人の記事が新聞に掲載された。[*62]

彼女は、テレビ番組「ロンパー・ルーム」の主演者として当時アメリカで人気者だったこともあって、アメリカ国内はもとより日本政府を含めて大騒ぎとなった。彼女は、イギリスの薬局でサリドマイド剤を入手し、妊娠に気づかず服用してしまったが、その後奇形の副作用を知って人工流産を希望したが、当時のアメリカは人工流産は認められていなかった。そこで彼女は、日本とスウェーデンの国名をあげ手術を受けたいと語った。もちろん、日本政府には彼女を受け入れる器量などあるはずもなく、結局スウェーデンで実行し、やはり胎仔は奇形を持っていた。

彼女の一連の試練は手記「二つに一つの罪悪（The Lesser of Two Evils＝少しはましな選択）」にまとめられ、一九九二年には映画「プライベート・マター」となった。アメリカではこの後、一九六五年に風疹が大流行し一万五〇〇〇人以上の先天異常児が生まれたと言われ、一九七三年、人工流産は「憲法上個人のプライバシーの権利に含まれる」とする連邦最高裁判決が出て、ようやく合法化される。[*63]

八月四日、「婦人医務官に最高勲章　ケ大統領　睡眠薬奇形児防止の功に」「ケネディ米大統領は、サリドマイド系睡眠薬の市販を防いだ米政府医務官フランシス・O・ケルシー女史に対し、官吏として最高の勲章を与える」と報道された。[*64]

八月二八日、「日本にも睡眠薬の脅威　奇形児七例のうち　五人の母親が服用　北大の梶井講師が発表」と読売新聞が特ダネ報道をした。梶井の談話は「札幌市の年間新生児は約一万二〇〇〇人、その半数の六〇〇〇人のなかで、しかも一〇か月間に五例をかぞえた。これをそのまま全国の新生児にあてはめることは適当でないが、計算の上では約一〇〇倍の数に上り、イギリスなみの発生といえるだろう。妊産婦ばかりでなく妊娠を自覚しない期間の女性も対象に考えられるので徹底した措置が望ましい」

「小林提樹慶大教授の話　梶井さんの統計調査は日本ではじめてのものだ。この五月にはじめてサリドマイドが問題になったとき、厚生省は学問的裏づけがないから強制手段で製造販売の中止措置はとれないといっていたが、こんどこそはっきりした禁止措置をとってほしい。ドイツのボン大学ワイカー教授からの私信で『三年前から五〇〇〇人の奇形児がうまれ、うち三〇〇人を個人的に診察したが、母親の九〇％はサリドマイド睡眠薬をのんでいた』とあった。なぜ奇形児が生まれるかはわからなくても、妊娠三か月未満の胎児に劇薬として作用する事実は明白だ。奇形の種類としては手がアザラシのように腕に直接ついている例が圧倒的に多く、日本の赤ちゃんにいま八例いることがわかっている。外国と同様に日本でももっと重大視しなければならない」

こうした指摘にもかかわらず、厚生省製薬課岡技官は「梶井講師の発表については報告をうけていないのでなんともいえない。こんごサリドマイド系の取り扱いについては東京女子医大と京都大学に動物実験を依頼しているので、これらの結論をまって慎重にきめる」と何ら手を打とうしなかった。[*65]

九月一日には朝日新聞が「西独奇形児一万人に」とベルリンから報告すると九月五日には毎日新聞が、ついに被害児を見つけ出し「吹田にサリドマイド禍　一月出産の奇形児　片腕なしで八ヶ月育つ」と、「片腕なし」が気になるが報道。以後、集中豪雨的報道が展開された。ただその報道姿勢は、「睡眠薬の奇形児騒ぎ　関連性はありそう〝飲めば必ず〟ではないが」とか「学問的裏づけは弱い　動物実験の結論待ち」など、サリドマイド原因説に踏み込んで論評していない。[*66]

九月一四日、「サリドマイド系睡眠薬販売も全面停止」と報道される。この頃、大日本にサリドマイドの服用者、愛用者から「サリドマイドは大丈夫か」という問い合せが二、三きて、学術部ではレンツ警告を説明し、会社は「それは根拠がないからわれわれとしては、この薬に依然として信頼を持っています」という趣旨の返事を出していた。[*67]

大日本の宮武社長、関沢学術部長、藤原企画課長はこの日、同社で記者会見を行ない、「服用したことのない人にも奇形児は生まれており原因は他にあるともいわれる。ウサギを使って実験した英国では奇形が出たと伝えられるが、他の薬剤でも出ているということである。科学的に解明出来ないとはいえ社会的にも不安を与え無用の混乱を招くし、製薬会社の社会性を考えて関係各メーカーとも相談して引続き出荷をせず、市場に若干残っているものも全部引上げることを決定した」と発表した。[*68]

ようやく、生盛化学を除く全製品が日本国内でも出荷停止・回収されたが、この回収作業はずさんなもので、一九六三年八月一七日、生盛を除く市販業者五社が共同で都道府県薬剤師会、日本薬剤師会、全日本薬種商協会に改めて「残品の回収依頼」を要請した。

しかし、飲み残しなど家庭内に保管されていたサリドマイド剤を対象に回収の呼びかけが行なわれた形跡はなく、以後もサリドマイド製剤は市場や家庭に放置され、一九六九年一月まで被害は拡大した。[*69]

五　研究者の反応

次に一九六一年一二月から一九六二年九月末までの間に、サリドマイド事件に関して発言した一〇人の日本人研究者の発言内容を検討する。

一九六一年一二月一八日、池田良雄国立衛生試験所薬理部長は「いろいろ服用された薬がこの中に書いてある、どうしてコンテルガンだけを特にピックアップされたのかなあ」と発言。[*1] この時、池田はレンツ警告を理解できなかった。いろいろ服用された薬の中で、コンテルガンだけが各症例に共通して存在し、統計処理で確信を持ったからレンツは警告をした。

一二月二三日、山口寿大阪大学教授・微生物研究所長（病理・薬理学）は、大日本製薬から求められていたレンツの患者調査票の検討結果を次のように回答した。

「一、症例は手足の多指症、寡指症、癒着が最も多い。このような症例は昔からよく見られたものであり、遺伝因子を重視しなければならない。二、遺伝関係を追求しているのは、二〇例中一三例で、七例については全く行なわれていない。一三例についての調査も十分なものでない。三、もし薬が幼若細胞に作用してこのような奇形が発生したと考えると、当然白血球に何らかの変化がみられる筈であるが、それらはみられない。四、レンツの患者調査票から、この奇形をコンテルガンに帰因するとするのは、当たらない[*2]」

以下一九七二年四月一九日東京地裁での山口証言の一部。

「問　西ドイツでは大変なことだというので、レンツ博士の警告があって、それで会社の方が心配して先生のところに意見を求めにきたわけでしょう。そうすると、これはただ、茶飲み話でどうだこうだということではないですね。

答　それはそうです。

問　この二〇例の症例は手足の多指症、寡指症、癒着が最も多い、こういう意見を述べられましたか。

答　それは私の間違いです[*3]」

レンツたちは、新しい奇形を問題視しているのに、山口は、「昔からよく見る、多指症、癒着が多い」と証言しており、彼は症例を理解できないまま大日本に回答している。次にレンツは多発を問題にしているわけだから、遺伝が原因なら突然多発しないはずで、多くの人々の遺伝子に変化をもたらしたとすれば、なにか外的要因が考えられるはずで矛盾している。遺伝に注目したこと自体が、レンツ説を理解していないことを示している。

一九六二年二月から三月はじめ頃の西村秀雄京都大学医学部教授（解剖学）の意見は「あの程度の資料では、サリドマイドが奇形の原因であるという科学的根拠はない」[*4]。また同じ頃、三谷茂日赤産院副院長（産婦人科）の意見は「医薬品を飲んで奇形が出るというようなことは、やはり少なくとも今の時点では科学的根拠がないんじゃないか」[*5]

三月六日、戸木田菊次東邦大学教授（薬理学）はレンツの発表文、患者調査票を見ての意見として「論文全体としてちょっとおかしいんじゃないか」「普通の薬剤で催奇形性ということについて、ちょっとなかなか理解しがたい」[*6]と述べている。

この三人もレンツの研究を理解していない。西村の「この程度の資料」でない資料とはどんな資料を念頭に置いているのだろうか。おそらく動物実験の結果を念頭に置いていると思われるが、現実に被害が拡大しているので判断に緊急性が求められていることを考慮していない。三谷と戸木田も判断を停止している発言で、やはり新しい型の奇形が多発している事実に注目していない。その上で、統計的に分析したらコンテルガンが浮かび上がってきた。だからここはまず、販売を停止し、回収して被害の拡大を防ぐべきだという基本が理解できなかった。

四月、池田はランセット二月一〇日号に掲載されたスペアーズの「サリドマイドと先天異常」（甲六五）に「一九六一年中に英国スターリング州の三つの産院で一〇人の重症四肢奇形児が出生した。その母親中少なくとも八人は妊娠初期にサリドマイドを処方され服用した」の記述を「これは非常に重要なものであるから重視すべきである」と判断した。[*7]

この時、池田はほぼ状況を把握したと思われる。彼はレンツ説を理解し、しかも厚生省の事務官に影響を与えられる立場にありながら、何もしなかった不作為は追及されるべきだ。池田は、自分が認可したサリドマイドからこのような重大な副作用が発生した事実に、認可は誤りだったと次第に気づいたと思われる。その後、動物実験で奇形を再現させ、学会に発表している。[*8]池田が、最後まで東京地裁の証人喚問に応じなかったのは①イソミン許可に対する責任②一九六一年一一月六日、一九六二年四月時点の判断に対する責任③六五年の再現実験成功以後のサリドマイド原因説に対する見解を問いただされることに、厚生省の役人として耐えられなかったからだと考えられる。池田の病欠は、自らの責任を放棄し自己保身と、加害者側とそれに協力した研究者を擁護する無責任きわまりない態度だった。法廷で、自らの信ずるところを証言すれば多少なりとも罪は償えた。

四月二九日、日赤産院副院長の三谷茂の意見「最近ちょっとそんなものは当院でも経験していない」「こういう回顧法というやり方ではなかなか難しい……、実際問題として薬なりなんなりと結びつけるということについては、なかなか誤りやすい方法だ」[*9]

この見解の「当院でも経験していない」を検討すると、日赤産院の月次分娩数は不明だが、国内全体の分娩数と比較したらわずかな例だ。サリドマイド服用例に遭遇する確率及びその中で妊娠初期の服用例はなお少ない。即ち、自分の知見できる狭い範囲の経験を全国に拡大して理解しようとしている。回顧法の難しさを理解しているなら、レンツの研究方法を論文でよく検討すれば、レンツは注意深くその難しさを克服していることがわかるはずだ。次に、「薬なりなんなりと結びつけるということについては、なかなか誤りやすい方法だ」とするならどういうことが誤りやすく、レンツはその誤りを犯しているかどうか検討して見解を示すべきだった。

五月頃の森山豊東京大学教授（産婦人科）の意見「そういうことは科学的根拠はないであろう」[*10]。この森山見解は、全く「科学的根拠」を示さずに結論だけを述べているが、それは「築地産院」の経験を知っていたから、それを隠蔽しようとしたからなのか。

ここまでは大日本製薬に対して示した見解で以下、一般市民に対する専門家の意見を検討する。

宮木高明千葉大学薬学部教授（薬学）が五月一八日付朝日新聞で公表した見解「あまりにも意外な作用であるし、何か統計的な推定のようで、一がいに受け入れにくかった。これは今日でも同様で、実験証明をにぎらないかぎり即断は許されないと思う。だが少なくともそのようなニュースがある以上、出荷の中止は大変結構なことである」「なお、この睡眠薬はかなり使用されているが、今日までわが国ではまったくそのような悪影響を見ていない。他の睡眠薬についても同じである。この点、妊娠中の婦人で睡眠薬を使用された方はけっして心配することはないと思う」[*11]

この宮木の見解は一般紙に掲載されただけに、非常に大きな罪を犯した。まず「あまりにも意外な作用である」を検討すると、まさに「意外な奇形が多発している」現実があったから原因究明の努力がなされ、朝日新聞は宮木に見解を求めたことを見逃している。「統計的な推定のようで、一がいに受け入れにくかった」と述べているが、これは統計学や疫学に対する基本的知識がないことを示している。統計的推定は、実験による再現より信頼できない、むしろ実験で実証することがまず必要なんだという誤った認識を持っていた。新しい奇形が多発していて、原因物質のサリドマイド剤を販売し続ければ被害児が増加するというレンツ警告の意味を理解していない。

次に「今日までわが国ではまったくそのような悪影響を見ていない」と発言しているが、宮木自身が経験していないだけなのに、その狭い体験を全国に拡大適用するという基本的な誤りを犯している。正確には「そのような事例を私は知見していない」というべきで、これは三谷と同じ過ちだ。

「他の睡眠薬についても同じである」と言っているが、レンツは個別サリドマイド剤を問題にしているので、その他の睡眠薬は議論の対象でも比較すべきことでもない。にも拘わらず、最後に睡眠薬一般に論点をすり替え「けっして心配する必要はない」と結論づけている。この宮木の見解は、そのどの部分を取っても科学的ではなく、これを掲載した朝日新聞の編集部も、その問題点を見抜けなかった。

宮木は後に、このコメントの弁解を次のように展開している。「出荷、製造中止に踏み切った際に、私は意見を求められたが、もちろん採るべき処置であり、それも自発的であったゆえに賛辞を呈するにやぶさかでなかった。しかし、すでに全国にばらまかれているサリドマイドが使われる恐れがある。なぜ販売中止をしないか不満でもあった。私は意見として、妊娠中の女性、あるいは妊娠の可能性のある女性はこの薬を使わないように、と忠告し、一方すでに使用した女性は、心配せずにいてほしい、何となればその禍いが確定的なものではないから、と述べたのである。この後段の私見は、実のところ私の学問的良心のゆるすものではなかったが、すでにサリドマイドを使用して時日の経過した多くの妊婦が不必要な恐怖に包まれ、思いがけない悲劇が発生することを恐れてのことばだったのである」[*12]

私がこれを言い訳だとする理由の第一点は、「なぜ販売中止をしないか不満でもあった」と書いているが、彼は後に日本薬学会の会頭になった影響力のある専門家だ[*13]。販売中止がどういう意味を持つか知らないはずがない。日本の出荷中止と、西ドイツの回収の違いが被害拡大の重要な要素になった。宮木が本当に専門家として責任を感じていたならば、少なくともこの段階では後出しジャンケンだが「回収」を主張すべきだった。現実にこの頃、即ち一九六二年一一月にはまだいくらでも街の薬局でサリドマイド剤は入手できた[*14]。

第二は、「一方すでに使用した女性は、心配しないでほしい、何となればその禍いが確定的なものではないから」と認識を明らかにしている。彼は、疫学を理解していない。彼がここで言う「確定的」とはどういう事柄を指すのか不明だが、現実に被害が発生していることが、梶井の論文及び読売新聞のスクープで分かっているこの時期に、まずしなければならないのは被害の拡大を防ぐことだ。その抑止になんの役にも立たない見解だ。

第三は、「思いがけない悲劇が発生することを恐れて」とはどんな悲劇を想定しているのだろうか。そしてその悲劇は、障害をもって生まれてくる子どもの悲劇は含まれているのだろうか。以上からこの宮木の論文は、言い訳でしかも不誠実だ。このような重大な誤りを犯した宮木を高野哲夫は、『戦後薬害問題の研究』九頁で解説なしに紹介しているのは納得できない。ちなみに梶井正は、「人工流産」でも被害の拡大を防止できたと証言している。[*15]

九月一日付の朝日新聞に宮木は「あざらし状奇形児について、日本では過去の記録が残っていない。だからいま調査するといってもむずかしい。北大の調査は、初めてのデータなのでショックをうけた。しかし、果たしてサリドマイドが奇形児の直接原因になったかという立証となるとむずかしい。時間もかかる。ただ、疑いがあることは事実なのだから、使用をひかえることは賢明だと思う」とコメントした。この様な発言からして彼は、製薬業界となんらかの関係があったのではないかと疑いが生まれる。

氏名不詳の研究者「発生がないとはいいきれないが、日本ではサリドマイド系睡眠薬を発売後も、一般に使われている睡眠薬は従来のものが半分以上を占めていた現状から、深刻な影響が出るまでに至らなかったのかもしれない」[*16]。九月九日付の読売新聞に森山は、「サリドマイド服用の危険性を強調するのは結構だ。しかし少ない資料の問診だけで早計な結論をつけることには疑問だ」と発表したが、これは「警告」を「結論」と誤って理解している。

九月一三日付の朝日新聞「サリドマイド系睡眠剤　販売も全面停止」の情報を聞いた高野喜一京都大学解剖学教室助教授の見解「メーカーが販売停止にふみ切ったことはよろこばしい。われわれのネズミによる実験結果では奇形ができないという一応の結論を得たが、イギリスのソマーズ博士は最近家ウサギに限って奇形ができたと報告しているので、まだまだ予断を許さないと思う。現在のところサリドマイドの人間への影響は何ともいえないが、今後とも実験を続けていきたい」。高野は西村秀雄と同じ教室だと思われる。西村が以前サリドマイド原因説を否定する発言をしたので、高野に見解を出させたのではないか。

これらの人々は、レンツ警告を理解できなかったにもかかわらず、それまでの自己の経験にもとづいて誤った判断をした。推計学的手法は、増山元三郎が一九四三年に『少数例の纏《まと》め方と実験計画の立て方』（河出書房）を発行していた。レンツの結論を理解できなかった専門家達は、単に無知だったに過ぎない。その上、動物実験による再現性にこだわったことが判断を狂わせた。当時の日本の動物実験レベルは低く、時間もかかった。早期に回収しその後、動物実験で検証すべきだった。

彼らは事態の重大さを理解しないで、製薬メーカーの説明と自己の狭い経験を重視して「感想」を述べたと言われても仕方がない。レンツ論文、発表は疫学的手法を取り入れたものだったから、大日本製薬は疫学を専門とする研究者の意見を聞くべきだった。相談する研究者の専門領域を間違えた。

次に、東京地裁提訴後だが杉山博大阪大学教授（統計学）の場合は、なお一層悪質だ。彼は大日本製薬から研究費を提供され、明らかにというより故意に誤ったレンツ批判論文を学会誌に発表して被告側を援護し、各方面から厳しい批判に晒された。[17][18] 以下朝日新聞の記事から要約する。

「サリドマイド裁判で、原告側がサリドマイドと奇形の因果関係の根拠にしている西ドイツのレンツ博士の説を否定する論文を発表していた大阪大学工学部の杉山博教授（統計学など）がこのほど『論文に書きすぎがあったため、レンツ説を否定する印象を与えた。また誤解に基づいて批判した部分もあった』とレンツ批判の誤りを自ら認め、論文を書直すことを明らかにした。また同教授は被告の大日本製薬会社と関係があったことも認め『会社側の証人にも立たない』と言明した。略

誤った点は、レンツ博士の表について批判した部分。レンツ博士はまずこの表から奇形群と非奇形群について、服用率に差があるかどうかを検定し、次にサリドマイドと奇形との関係を見ようとした。

レンツの表

	服用	非服用	合計
奇形	九〇	二二	一一二
非奇形	二	一八六	一八八
合計	九二	二〇八	三〇〇

ところが、杉山教授は表の見方を間違えて、レンツ博士が三〇〇例についてサリドマイドを服用した人と服用しなかった人、奇形と非奇形に分類して、サリドマイドと奇形との関係を直接検定したと誤解した。これについて杉山教授は、レンツ博士の原文の一部に誤解を招くような表現があったためにとりちがえたといい、この部分については論文を全部取消し、レンツ博士の表からサリドマイドが奇形発生と何らかの関係があるのではないかと疑うことはできるとしている」[19]

杉山博本人はこのような趣旨の発言をしていないと証言しているが、この記事に関して朝日新聞社と共同通信社の記者二名と会ったことは認めている。[20] この表の服用と非服用は、別の母集団だから縦に数字を読んではならない。なお、服用の集団には

危険期外に服用したケース、非服用には服用が確認できないケースも含まれている可能性がある。杉山はあえて数字を縦に読んで、三〇〇例のうち一二例しか奇形は出てないからサリドマイド以外にも原因があると誤認させようとした。

大阪大学の教授会は、故意に加害者に有利な論文を発表し被害者を深く傷つけ、社会を混乱におとしめた杉山に対して退職勧告も問責決議もしなかった。国立大学の教授として退職金まで貰ったことは納得できない。日本の大学の閉鎖性を示す良い例だが、同様なことは多くの公害・薬害事件で指摘されているが未だに改善された様子が窺えない。自浄能力のなさは批判されるべきだ。

サリドマイド事件は、国際的事件だったから被告国と企業に都合のいい学説を正面から展開したのはこの杉山だけだった。その他は、「サリドマイド以外にも原因がある」という、サリドマイド単独原因説に異を唱えるか、自身の無知を晒しただけだった。それでも、国際的に見れば非常識な見解だった。ここで取り上げた研究者が国際的な会議や英文でサリドマイド胎芽症に関し、自説を展開した確証は見いだせない。西村秀雄、宮木高明は国際的に少しは名前を知られていたし、森山豊は国内ではボス教授的存在として隠然とした力を持っていた。彼らは、国内では研究者とは思えない発言をしても、国際社会では沈黙を守り、日本語の障壁のために海外にその発言が漏れず、研究者生命はなんとか保たれた。

反対に、サリドマイド原因説を支持した研究者は、海外の情報を積極的に調べたり、梶井正のように国際的に自分の知見を発表した。それは、日本医学界の村社会に住むか、国際社会で情報を共有するかの違いでもあった。

六　マスコミの動き——朝日新聞を例に

一九六一年一一月下旬のレンツ警告以後、西ドイツでは集中豪雨的報道が連日行なわれたが、日本では全く報道されなかった。そこで、当時ボンに派遣されていた日本の特派員はどのような行動を取り、東京本社は何をしたか朝日新聞を例に検討する。

朝日新聞を例にするのは、たまたま資料が残っているからに過ぎない。朝日新聞だけを特別批判することが目的ではなく、当時の特派員や各新聞本社の編集部の様子を代表する意味で例示するに過ぎないことを断っておく。当時の放送局は、新聞社ほどの取材力もなく海外に特派員を常駐させていた局も少なかった。

朝日新聞一九六二年五月二六日付PR版（乙一二七）によれば、同編集部が「サリドマイド事件」を知るに至った経緯は、同年二月二七日読者の原田さよさんが「タイムの二月二三日付アジア版（乙一二五、丁一三）にサリドマイド奇形について報告が載っているが、日本について調べて報告してほしい」と投書があったからだと書いている。

この投書を受けて朝日新聞では社会、外報、科学部長の連名で、東野紅一ボン支局長に電報で取材を要請した。同時に厚生省記者クラブの竹内広にも同様の指示がなされた。

この事件に関して『科学朝日』一九八九年一月号に「科学と報道」として柴田鉄治が取り上げ、後に『科学報道』の題名で出版された。要旨は「悔やまれる空白の半年間」の見出しに代表されるように、当時の報道姿勢を批判的に分析している。[*1]

私は、柴田がこの連載をはじめた少し後に東野に電話で聞き取りをした。当初、面会して直接話を聞かしてくれるよう、お願いしたが彼は会ってくれなかった。東野は、柴田に詳しい話をした後なので、私に会うのが煩わしかったのかも知れない。

それでも電話での私の質問に彼は、次のように語った。以下、東野紅一元朝日新聞ボン支局長の証言。

「問　レンツ警告またはサリドマイド事件をいつ、どこでお知りになりましたか。その時のご自身の対応はどんなものでしたか。

答　一九六一年一一月下旬のレンツ警告を知った後、直にレンツに面会を申し込んだが会うことはできなかった。しかし原稿は一一月中、遅くても一二月初めに第一報を写真を付けて送ったが内容は覚えていない。

問　初めて『サリドマイド児』を見たのはいつですか。その感想を教えて下さい。

答　記憶は定かではないが、シュルテヒレンに会い彼からサリドマイドについて取材し、彼の紹介で患者に会った。写真を五〇枚ほど撮った。もらったかもしれない？その中に三輪車にのった写真があったが、これは良く見ないとサリドマイド被害者だとわからないものだ。被害は悲惨だと思った。

問　その第一報は、紙面に掲載されましたか。

答　掲載されなかった。

問　この件に関して何か本社から問い合わせがありましたか。あったとすればいつごろで、どんな内容でしたか。

答　初めに送った記事が、紙面に載らなかった理由かなにかだったと思う。

問　朝日新聞ほか、日本で『サリドマイド事件』がはじめて報道されたのは一九六二年の五月になってからですが、この間本社のこの事件に対する対応をどう考えていましたか。

答　自分は、記事が載らなかったことは本社から連絡がくるまで知らなかった。

問　製薬会社がこの事実『レンツ博士警告』を知ったのは一九六一年一二月はじめです。当時西ドイツでは、大衆紙を中心にセンセーショナルにこの事件を取り上げていたといわれます。日本との報道態度の違いについて、西ドイツに在住していた東野さんはどう感じていましたか。

答　日本の事情を知らなかったのでなんとも言えない。ただ西ドイツではサリドマイドは妊婦に危険だが、それ以外には問題がなく、よく効く睡眠薬だと評判だった。西ドイツ国内では、一二月中ごろにはサリドマイドが奇形児を生むというふうに信じられていた、という世論だった。

問　これ以外にサリドマイド事件に関して知っていることがありましたら教えて下さい。

答　被害者の方たちには申し訳ないが、結果論のようなものです。いずれにしても記事が載らなかった理由は私にはわからない。ただ社会不安が起こることを心配したのではないか。

これ以外は編集の判断なので自分にはわからない。当時これほどの大問題になるとは思ってもみなかった。しかし自分としては記者としてすべきことをした。私のボン特派員時代の大事件は、ベルリンの壁問題、サリドマイド事件の二つだと今でも思う。社から、科学モノについては、特に注意して送稿するように指示されていたので、自分でも注意していた」[*2]

以上の内容から二つの新事実が明らかになった。一つは、東野が一九六一年内に少なくとも一本、この事件に関する原稿を写真付きで東京本社に送っていた。しかし、この東野の原稿はPR版では触れられていない。しかも、PR版によれば科学、社会、外報の各部長が連名で東野に取材を要請したと書かれている。当然このうちのだれかかまたはその部下は、東野の第一報を受け取っていたはずだ。部長たちは、なにも知らなかったのだろうか、あるいは忘れたのだろうか。

この時、社会部が科学部に取材の打合せに行ったら、科学部では「チャンと知っていた」[*3]というが、東野の第一報で知ったのか、『タイム』かそれとも「ランセット」などを読んで知っていたのかは判断できない。

もう一つは、その原稿が掲載されなかった理由として「社会不安が起こることを心配したのではないか」と語っている点だ。これは、一九六二年五月一八日付朝日新聞の宮木の談話「早くもこの情報をつかんでいながら、いたずらに世間をさわがせないよう慎重に調査を続け、今日の出荷中止措置に当面して、はじめて記事とした新聞の報道関係者に敬意を表したい」と符合する。

この社会不安は、東野の第一報は多分社内だけで判断し、宮木の談話は二月二七日以降のことを指していると思われる。朝日新聞は『タイム』の記事について宮木に意見を聞いたようで、PR版の「ある薬学の専門家は『大量に常用しているならともかく、すこしぐらい飲んでも心配無用』といい」の薬学の専門家とは宮木と考えられる。*4

当時の朝日新聞は、製薬会社との間でトラブルを抱えていたと柴田は前掲『科学朝日』に書いている。それによると「科学部の書いた、ある薬が効かないという記事に製薬会社から強烈な抗議がきて、薬の記事にはピリピリした空気があった」と社内事情を明らかにしている。この薬の記事とは、一九六二年一月二一日付の「商品知識　かぜ薬」と思われ、見出しで「もっぱら対症療法　多種多様だが中心の薬はみな同じ　ズバリ効くのはまだ」を指している。

記事の内容は、現在検討しても間違っていないが、一九六一年の新聞広告費に占める薬品医療品の割合は一〇・六％で、構成比は「機械器具」に次いで第二位だったから、製薬業界は広告主として無視できなかったと考えられる。ちなみに媒体別構成比は、新聞が三九・一％、テレビ二五・五％だった。*5 柴田も指摘しているように、「レンツ警告は世界中に打電されたはずなのに、日本国内ではどの新聞社、放送局も取り上げなかった」。*6 その理由は、今となっては追跡不能でわからないが、厳しく批判されても仕方がない。

厚生省担当の竹内広の取材活動を朝日新聞PR版及び東京地裁の証言録から跡づけると、二月下旬直ちに開始したようで、東邦医大の戸木田菊次教授を訪問し、「あなたは『タイム』の記事を知っているか」と質問した。戸木田は直ぐに厚生省の平瀬製薬課長に電話で、竹内の訪問内容を連絡した。戸木田は、「水俣病」の原因物質として「有機アミン説」をとなえ「有機水銀説」を撹乱して行政側を支援していたから、以前から厚生省とは連絡を取り合っていたと考えられる。*7

もちろん竹内は、平瀬製薬課長にも同じ頃同様の質問をしている。四月に入るとその訪問回数は増し、四月二六日になると大日本製薬と厚生省はスペヤーズの「サリドマイドと先天異常」や竹内の取材もあるので何か手を打たなければと、相談をはじめる。*8 五月九日頃、竹内はボンの東野が入手した「レンツ警告」を持って平瀬を訪問、竹内はこうして大日本製薬、厚生省を追いつめていった。*9 平瀬は一六日夕方になって、イソミン、プロバンMという薬が市販されていると竹内に話した。

翌一七日平瀬が「大日本製薬には製造と出荷を中止させた」*10 と竹内に告げたことを受けて、朝日新聞は夕刊で「イソミンとプロバンM販売を中止」の見出しでスクープした。*11 もっとも「販売を中止」は「出荷を中止」の誤りで、宮武の抗議もあって訂正した。[12] 抜かれた各社は挽回に必死となり、以後読売新聞が八月二八日、梶井正北海道大学講師の発表を「日本にも睡眠薬の脅威」でスクープした。

各紙は、その後もこの問題を執拗に追いかけ、「天声人語」は、一〇月一二日付で西ドイツの様子とフランシス・O・ケルシーの業績を紹介、一一月五日にはベルギーのサリドマイド児殺人事件の裁判、一二月も半ばになると被害者から人権擁護委員会へ「救済」申請が相次いで出されたと報じた。[13]

薬に対するマイナスイメージの増大にたまりかねた日本製薬団体連合会は、「一般報道の取り扱いが過大で国民に誤解を与え、医薬品全般に大きな不信感を抱かせる」と大口広告主として新聞協会に申し入れ、一九六三年三月一五日、同協会広告委員会は「医薬品広告に関する懇談会」を開いた。出席者は牛丸義留薬務局長以下、市村監視課長、平瀬製薬課長、製薬団体連合会から河口静雄広告審査委員長等。

牛丸薬務局長は、広告をもっとスマートにするための知恵をかしていただきたい、医薬品の安全性の適正化に協力願いたい。また、医薬品の記事のうち、一般国民の不安を助長する結果になるような記事もときたまある。事実の確認が不充分なまま記事になったり、内容が正しくてもショッキングな見出しが付いたりする例もあり、海外や地方からの通信に問題のあるものが見受けられる。新聞報道はメーカーの存立にも影響を及ぼすことがあり、この点でも配慮をお願いしたいと、新聞協会に要望した。

薬務局長等が何の疑問も感じず同席し、業界の意見を代弁しているのは、まさに業界との癒着の現われ。もちろん、編集関係の部署が政府高官と報道内容に触れる問題で面会すれば報道に対する圧力となるので、広告部署が担当した。この懇談会がその後引き続いて開かれた形跡はなく、新聞協会側も特別「配慮」したわけでもない。なお、牛丸局長が例示している「海外」と「地方」からの通信とは何を指しているのかわからない。[14]

当時、大手紙と言われる新聞社の記者たちは、おしなべて広告主からの圧力で記事に加減を加えることなどなかったと言っているが、広告主からの圧力は滅多にあることではないので、体験をした記者の数は限られていたはずだから、私が出会えなかっただけではないかと考えている。現に、朝日新聞の田代喜久雄社会部長、堀次長と竹内記者は、宮武社長の抗議を直接会って聞き、「あの社長はなかなかのサムライだ。こっちが取材しているのを何カ月も前から知っていてもイヤらしいもみ消し工作は少しもやらなかったぞ」とPR版に書いている。あえて「もみ消し工作……」などと表現しているのは、当時日常的とは言えないまでも、現に「もみ消し工作」が行なわれていたことを暗示している。しかし、実効を伴ったかどうかはわからない。[*15]

なお、二〇〇四年三月一八日これらの事実を竹内広記者に確認すべく朝日新聞社広報室を通じて接触を試みたが、本人が病気のため電話口にもでられないということで失敗し、これ以上のことは確認できなかった。

その後、日本のマスコミは、早期報道を逸したこの事件を一つのトラウマのように受け止めた。早期報道では「薬害エイズ」事件でも、後一押しの所まで取材しながら後手を取ってしまった。[*16]

一九六一年一一月以降の東野のこの事件に関する取材活動は批判されるものはどこにもない。むしろ「ベルリンの壁建設」という世界史的大事件の取材の合間を縫い、ボン支局長と言っても他に支局員は現地採用の助手以外に人手はなかったと考えられる中で、レンツに取材を申し込み断られるとシュルテヒレンに直接取材するなど可能な限りの努力をしたと評価できる。

第二章　原因追究に動き出す被害者家族

一　中森の例

中森黎悟がどのようにサリドマイド被害児をもうけ、その後どんな苦しい活動をしてきたかは『あざらしっ子』に詳しいので
ここでは裁判提訴、親の会結成の経緯などを時系列に整理する。

中森が自分の子どもの障害とサリドマイドを結びつけたのは、一九六二年五月一七日の朝日新聞夕刊に端を発した報道だった。それを契機に子どもの治療の可能性をレンツに直接手紙を出して問い合わせたり、どの親もやったように病院を訪ね歩いた。そして、日本のサリドマイド剤回収が西ドイツに比べて遅かったこと、この一〇カ月間に自分の子が被害を受けたことを知った。

彼は、子の障害の原因を知るためにあらゆる方法、手段で関係資料を集めた。京都大学図書館で外国文献を手書きで写し取ったり、国内の専門雑誌のバックナンバーがそろったものを買い、サリドマイドに関する記述がないかどうか調べまくった。この努力が築地産院の三症例を発見し、高橋晄正の追求のキッカケを作った。また、イソミンとプロバンMの新聞広告の量や掲載日なども一ページ一ページ新聞をめくって調べ上げたことはすでに紹介した通りだ。[*1]

中森は一九六三年七月六日、名古屋市で開かれた第三回日本先天異常学会の「シンポジウム・先天異常の成因に関する研究〝化学物質による先天異常〟サリドマイド奇形の臨床的観察」にも出席し、梶井正と森山豊の論争を平沢正夫に次のように語っている。

森山のサリドマイド単独原因説不同意に対し梶井は「①サリドマイドと同時に売られ②サリドマイドと同時に回収され③サリドマイドと同じ作用をする〝なにか〟がなければならぬ。それがいったいなにであるかを解決しなければならぬ。それがわからない以上、サリドマイドが奇形をおこすと言わなければならない……。森山教授は、質問に対してイエスともノーとも答えなかった」[*2]

一九六三年三月一七日、中森は豊橋のY、豊川病院の藤沢昌三医師と会ったが、同医師は中森に「親の組織化が必要だ」と話す。[*3]これが動機の一つとなって親の会の必要性を強く意識し、「サリドマイド被害児救済会」の組織作りに動き出す。

これより前の一九六二年の一二月以降全国各地で地方法務局に救済を求める動きが活発化し、翌年一月二三日、中森も京都

人権擁護委員会に救済を訴えたが、五月一三日、法務省は型どおりの要望書を厚生省に提出し幕引きとした。しかし、中森はこれに納得せず同年一〇月一〇日法務省に池田課長を訪ね、大日本製薬が「疑いを認めているのだから」と再調査を依頼したが、池田は「もう済んでしまったことで、どうにもならない」といい、厚生省の平瀬課長を紹介した。平瀬は、問題は「母子衛生課に移っている」と発言した。[*4]

彼は、『青と緑』（一九七二年一二月、四八頁）に「一九六三年一〇月厚生省平瀬製薬課長との会談では『薬は毒をもって毒を制するのですから副作用はあたり前です。新薬の許可をもたついていたら助かる病人も助かりませんよ』との答がありました。レンツ警告後なぜサリドマイドの回収が遅れたか尋ねると『ドイツと日本は地球の裏側ですからね』と横合いから課長補佐が口をはさんだのです」と書いている。

次に中森がとった行動は、直接交渉だった。一九六三年八月三一日と同九月一〇日、中森は内容証明郵便で大日本製薬に補償を求めた。[*5] 同年九月一八日、大日本は原島克孝常務、水間豊治学術部次長、足立勝総務課長、藤原富男企画課長の四人が同社内で中森親子と会い個人に対する補償はしない、政府がつくる施設になら寄付する考えを持っている、交渉の継続はすると回答した。[*6]

ところが一〇月六日、京都を中心とする二〇家族と関係者でサリドマイド被害児救済会（会長中森）が発足し、運動方針として「①国および製薬会社に対する補償救済処置の要求②被害児救済のために営利事業をおこす③会員の全国組織拡大に努力する、などを決めた」と読売新聞に紹介されると、今度は大日本が中森に接触を求め、一〇月八日、京都ホテルで原島常務と足立課長と会った。[*7] 中森は「裁判にでもかけようとおもいます」と発言した。[*8] この時、大日本は一九六二年一月に西ドイツに派遣した水間が、「レンツに会見を申しこんで、ことわられている」と話している。[*9] こうした見え透いた虚偽を平気で話したことから考えると、大日本は最初から中森を馬鹿にしていた。結論はやはり「個人に対する補償はしない」だった。[*10]

中森は、救済会や訴訟のための活動をしながら一〇月九日、学会出席のため上京する梶井正の診察を受けるため一家で上京。梶井は中森の子のhを「橈骨《とうこつ》発育不全、指の屈曲拘縮《こうしゅく》、拇指の三指節、橈骨の短縮、内反手」で疑いなくサリドマイド児だと診断した。[*11]

サリドマイド被害児救済会に届いたレンツからの手紙の中に、「日本の医師を西ドイツへ送りこんだらどうか。西ドイツ保健省もOKといっている」とあったことから、京都府と京都市医師会がそろって国に被害児救済を要望した。一九六四年一〇月一七日、厚生省はサリドマイド児の治療研究のために西ドイツに医師を派遣する計画を発表。具体的な内容は、①国同士の話合いでこの計画を進める②医師の渡航費ぐらいは負担しても良いの二点だった。竹下精紀児童家庭局長は「日本でもサリドマイド奇形児の治療研究をおこなっているが、西ドイツからの好意的なお話をきいて、厚生省としても積極的に便宜をはかるべきだと考えている。具体的には派遣する医師の旅費を負担することだが、サリドマイド禍に悩む父母の気持にこたえるためにも、できるだけのことをしたい」と語った。[*12] しかし、中森が国と大日本製薬を訴えたためこの計画は立ち消えとなる。日本政府は常に裁判と被害児救済を結びつけ、国を被告とするような者には行政サービスを提供しないと頑な態度を取り続けた。ヨーロッパ諸国は、裁判と被害児救済は別と考え、現に救済を必要としている被害児に手厚くサービスを提供していた。このような日本政府の姿勢は、先進国では特異なもので和解交渉時に原告から強く批判される。[*13]

次に彼は、株主総会に乗り込む作戦を思いつく。[*14] 一九六三年一一月二〇日、中森は大日本製薬の株式五〇〇株を購入。その時、山一証券がくれたパンフレットに鈴木万平三共製薬社長の「医薬品と広告」の一文が掲載されており、薬は「日本では一〇〇%までが、広告の力で売れている」ことを知る。[*15]

一方、被害者寺坂は「一株運動で、私と豊橋のYさんがですね、大日本製薬の総会に入って、ですね、動議を出そうと思うたのに、あなたたちは、総会屋を使って私たちを追い出したではないですか」と宮武を追及している。[*16] 寺坂のこの発言は、いつのことなのか不明だが、平沢は、「豊橋のYさんは、大日本製薬への『一株株主運動』等―略―いくつかの行動をとった」と書いているので中森とYは別々に株主となったようだ。[*17] 被害者が加害企業の株式を購入し、株主総会で問題を追及するいわゆる「一株株主運動」はこれが最初と思われる。

三回目の接触は一二月一三日、京都農林年金会館で、中森はそれまで集めた製造、販売、レンツ関係、梶井正関係、大日本製薬の新聞広告のデータ、回収状況、レンツから中森にきた手紙等を風呂敷に包んで持参した。それを見た「原島常務は、中森さんが並べたかずかずのデータを見て、『よく集めましたな』と、感嘆した。ケーキを切ろうとする手がふるえて、ケーキがぐしゃぐしゃになっているのがわかった」「ところで、中森さん、あなたはどういうつもりなんですか」「一〇〇〇万円出してほしいとおもいます。しかし、私はその金を私有するんじゃない。それを基金にして、サリドマイドの子の救済事業をやりたいとおもいます」と平沢は書いている。[*18]

大日本製薬がなんの誠意を見せるつもりもなく繰り返し中森に会ったのは、各地で本格化しそうな訴訟に関する情報集めが目的だったようだ。明けて一九六四年一月一六日、中森は宮武社長と会うが、「裁判するなら、せいや。おこしたいのをとめられやせんし、ま、あとは常務に話してくれや」と宮武は席を立った。五回目は二月二〇日だったが進展はなく、挙げ句の果てに「薬は政府が許可したんだっせ。政府がまどわんといけまへんな」と原島常務は居直った。*[19] *[20]

直接交渉では事態を進展させることができないと判断した中森は、ついに訴訟の決意を固め、一九六四年六月六日、京都自由人権協会で「サリドマイド製剤が原因で奇形児が生まれた。従って国と大日本製薬を相手に損害賠償請求訴訟を起こしたいと、事実関係と意向」を話すチャンスを得た。後に、猪野愈弁護士は「恰も講義を承っている様な形であり、よくも独学でここまで調べたものと感心する」と書いている。*[21]

もちろん中森は、簡単に代理人を見つけることはできなかった。その経緯は、『あざらしっ子』一三〇頁以下に詳しいので事実だけを記すと、京都市内の法律事務所を訪ね歩いたが引き受けてくれる弁護士が見つからない。Yの代理人太田耕治弁護士を当時の京都弁護士会会長の名倉弁護士から紹介されたが、名古屋から京都までの出張旅費等の経費を考えて断念した。ついで、京都市の無料法律相談で教えられた法律扶助協会に相談に行ったがこれも不調に終わった。五月三〇日、坪野米男京都自由人権協会常務理事と会うことができて、六月六日ようやく話を聞いてもらえた。

七月四日、京都自由人権協会は理事会を開き、中森の損害賠償訴訟を協議、「出来るだけの助力をしようという事に一決した」「小委員会を設けて、更に調査研究する」ことにした。中森も出席し自説と心情を語った。一二月九日、京都自由人権協会は提訴を決定、同時に訴訟救助の申立書の準備もした。「午後五時三〇分北川法律事務所で末川博会長からサリドマイド訴訟を明日提起する」と記者発表した。六月の理事会からこれまでの間、弁護団は梶井正にも指導を受けた。*[22] *[23]

一九六四年一二月一〇日の世界人権デーに合わせて中森は（代理人は京都自由人権協会の弁護士一四人）、大日本製薬と国を相手取り被害児hに一七四一万五〇三五円、中森黎悟に四四七万八八五円、妻に二四四万九九六七円の損害賠償請求訴訟を京都地裁に提起した。請求の趣旨は次の通り。

「一、一九六二年一月下旬頃から二月中頃までの間原告の妻は安眠を得るために原告中森黎悟が京都市上京区椹木町通小川東入薬剤師加藤徳蔵経営薬局にてその頃買い求めていた被告会社の製造販売にかかる睡眠剤『イソミン』をその説明書に従い一回三錠乃至四錠宛を二、三回服用した。

二、その結果原告hに悪作用を与え、一般にいう『あざらし型奇形児』又は『サリドマイド奇形児』として一九六二年九月一七日誕生した。この原因は『イソミン』服用に起因するものであり、被告会社の過失と被告国の過失との競合に基づくものである」[*24]

京都自由人権協会は、「本件の基底をなすものは、わが国製薬会社の人権無視の営利政策と、これに追従した厚生行政の貧困にあり、本件児童はその犠牲にされたものであるとの結論に到達した」と書いている。[*25]並行して中森らの救済会は、衆議院に次のような請願書を提出、決議を得る。

「一、請願の要旨及び目的

サリドマイド系睡眠剤の使用により、不幸にしてサリドマイド児となった二〇〇名の治療対策については、現在までその治療費はそれぞれ父兄負担で行われており、将来もこのままでいくならば、当該児のみならず、一家の生活にも著しい困難を生じ、とうてい耐えることができない現状にある。ついては、一九六三年五月一三日に法務省人擁第二〇八号による要望書の提出、[*26]並びに第四三回国会衆議院法務委員会において、サリドマイド児対策は取り上げられたことでもあり、その医療に要する経費は、全額国庫によって支弁されるとともに、将来における人権保障、特に養育、生活指導、教育等については、国または地方自治体でその施設を設置し、サリドマイド児が社会の一員として仕事ができるよう、さらにこのような不幸な子供が発生しないよう強力な方法を講じられたい。[*27]なお諸外国におけるサリドマイド児の治療、訓練、養育等専門医により国際交流を行い、本人や家族に光をもたらし、必要な予算計上と具体的救済措置を講ぜられたいというものである。

二、請願の議決理由

本請願はその趣旨妥当なるものと認め、これを議院の会議に付して採択すべきものと議決した。なお、本請願はこれを議院において採択の上は、内閣に送付すべきものと認める。右報告する。一九六四年一二月一七日、社会労働委員長　田口長治郎

衆議院議長　船田　中殿」[*28]

衆議院で請願が採択されても行政府は全く反応せず、被害児の養育環境は少しも改善しなかった。議会軽視も甚だしい。

中森は一九六五年三月二日、京都地裁から初の訴訟救助が認められた。[*29]この頃からようやく被害者に対する支援の輪が広がりだし、救済会の運動が動き始め社会に浸透していく。平沢正夫は『太陽』六月号でサリドマイド被害児を紹介、国の無策ぶりを激しく批判した。

一九六六年秋頃に中森は、京都大学薬学部でサリドマイド問題をテーマに講演し、これを期に医師の中にも運動に呼応する

ものが出現した。[*30]「サリドマイド被害児救済会（会長中森氏）は人命尊重の思想と今後生まれるすべての児の安全を確保するため、裁判にたちあがると同時に、国民運動をはじめた」。その目標を、「裁判の必勝を期すると同時に①サリドマイド児専門医師の早期養成②公共訓練施設の早期設置③治療、訓練費の全額国庫負担化の諸点を実現し、サリドマイド児の救済運動を中心としてすべての身体障害児の人権を守る国民運動を起すため一〇〇万人署名・資金カンパ運動」と広がってきた。[*31]

一九六五年九月までのサリドマイド被害児救済会の予算規模は、収入合計四二万五九七〇円、献金バッチ運動事業特別会計は収入合計六八万六七四八円と当時の物価から考えると大きなものに発展していた。また、大会決議を政府、国会、県市レベルまで各段階の機関に提出した。[*32]

一九六六年六月二八日、新薬学研究者技術者集団は、「サリドマイド禍が薬学研究者・技術者の間ではほとんど関心をもたれず、したがって専門家からまったく何の援助もえられないまま一被害児の父親が独力で非常に苦労をしながら資料集めをしていたことを知り、できる限りそれに協力することを決意した」と「薬害問題研究会」を結成し支援はさらに拡大していった。[*33]

しかし、被害者の医療、生活面はなんら改善されることもなく、裁判も容易に本題に入らず、被害者は依然として過酷な状況の下におかれていた。中森は、疲労困憊し最後の手段として大日本製薬を薬事法違反、業務上過失致死罪で京都地検に告発した。一二月一〇日のことだった。[*34]しかし、後述する東京地裁の原告仲間や弁護団からは次のような批判を受けていた。

「A東京地裁原告　京都で刑事訴訟を出しましたね。

猪野京都地裁弁護士　私ら全然関与していないんです。全然相談なしにやられているんです。浮いている感じでしょう。

A原告　中森氏は、要するになかなか協調してやっていけない面があるんです。

河野父母の会事務局長　できるできないは別といたしまして、中森君、Y君の二人に先生方からある程度影響を及ぼしていただいて、歩調を合せてやっていく指導は……。

西田東京地裁弁護士　経済的な問題がすでにからんできております。特に中森君の場合は。

いまのところでは非常に金に困っているということはないんです。東京よりもむしろ京都でお金の問題は深刻じゃなかろうかと思っております」[*35]

告発を支援する輪は、一九六七年八月二六日のサリドマイド児全国父兄懇談会をはじめ各方面に拡大していったが、同年八月一四日、京都地検はこれを時効の完成、因果関係に医学上定説が無い、刑事上過失責任はない、として不起訴決定した。新聞各紙は、大きなスペースで批判した。[*36]

一九六七年八月四日に「学齢期を迎えたサリドマイド被災児が安心して就学できるように」と蜷川京都府知事、富井京都市長や中森サリドマイド被害児救済会会長が世話人となって〝サリドマイド被害児を守る会〟の結成準備をすすめ、二六日に「京都市中京区の府立勤労会館で全国のサリドマイド家庭の代表らが出席し、結成大会を開く」と新聞に紹介されたが、結成は同年一一月一八日だった。

その様子は、「蜷川京都府知事をはじめ、糸井京教組委員長、社・共両党代表など多数の来賓が出席、全国薬害対策協議会事務局からも近江・中村の両名が参加して激励のあいさつを行った。

この会は、海野晋吉・大内兵衛・大河内一男・寿岳しづ・末川博・住谷悦治・富井清・蜷川虎三・羽仁説子・平塚らいてうの一〇人の各界著名人が代表世話人となって呼びかけ、五五〇人の入会者を得て発足したものだが、薬害被害者を援護する会としてはこれほど広汎な組織が発足したのは最初のことである。

略―一九六三年一〇月、中部・西日本地域の被害児家族三〇名と関係者が京都に集って『サリドマイド被害児救済会』を組織してから、この会は西ドイツのサリドマイド児慰問のため『愛の切手運動』や、『千羽鶴』を送る運動、被害児集団検診、『愛のバッチ』運動、W・レンツ教授招へい運動などの被害児への親の愛情の自然の発露としての運動を続けたばかりでなく、この薬を有害と知りながら売り続けた大日本製薬と、それを承知しながら放置した国を相手どった三七家族の訴訟、国会、各政党、各自治体への要望書提出、さらに、中森氏による大日本製薬取締役の告発など、製薬資本とその立場を擁護する国に対しての生命と人権を守る立場からのたたかいをねばり強く続けて来た」

「田村茂氏・目島計一氏による写真集『こどもの告発』が発刊されそれに続く出版も間近い。これらを武器として、どれだけ広く国民に訴え『守る会』の組織と薬害への関心をひろげ、組織化していくことができるかが、これからの課題である。(O)」と記録されている。[*37] 以後、被害児の就学問題に運動の焦点が移っていく。

一九六九年二月五日、中森は最後の力を振り絞って、「サリドマイド禍は製薬会社の未必の故意による傷害である。京都地検が業務上過失致死罪として、時効などを理由に十分捜査もせずに不起訴にしたのは間違い」と京都検察審査会に審査を申立てた。

同日付の「救済会と守る会の取り組み」によると「自由法曹団の京都支部の第一法律事務所に相談したところ、一九六八年八月正式に検察審査会に再審理を請求することを決定。ただちに弁護団を編成をした。

昨年九月、京都地裁に民事裁判を提起している原告も本部に集り『検察審査会に申立てる件について』が承認された。検察審査会へは近日申し立てをするが、取り急ぎ事務局で声明文を作成した」。会長は羽仁説子に依頼している。

「声明

略―一九六六年一二月七日、中立人中森黎悟は大日本製薬代表取締役宮武徳次郎の刑事責任を求めて京都地検に告発したが、同地検は翌年八月時効完成と嫌疑不充分の理由により不起訴処分にふした。

右処分はなんら充分な捜査もつくさず形式的に処理することによって大日本製薬株式会社の犯罪行為を免責し、多くの人々の責任追求［ママ］の声を踏みにじったものであって極めて不当である。

私達は、サリドマイド事件に関し、

一、略―不起訴処分の決定を下した京都地方検察庁に対し強く抗議する。二、京都検察審査会は毅然とした態度をもって審理を促進し、告発人の権利を擁護されるよう要望する。三、京都地方検察庁は、一日も早く捜査を開始し、公平、厳正な処分を下されるよう要求する。

私達は検察審査会の審理にむけて憲法二五条、児童福祉法第一条、第二条、世界人権宣言第一条の保障に基き被害児の人権を守るため徹底的に闘うことを宣言する。一九六九年二月五日　サリドマイド被害児救済会」と支援の輪は広がっていった。[38]

当日の新聞は、「サリドマイド禍は〝未必の故意〟の傷害　京都検察審査会に申立て／三段」以下要旨。

【京都】京都、大阪、東京の自由法曹《そう》団を中心に、計六二人の弁護士が中森黎悟さんを支援し、法的な再検討を重ねてきた。その結果、サリドマイド禍は単なる業務上過失傷害ではなく、未必の故意による傷害罪を構成するとの点で意見が一致した。傷害罪の場合時効は七年なので、再捜査を求めてこんどの申立てとなった」

「足立勝大日本製薬法規部長の話　レンツ警告そのものの信用性、つまりサリドマイドが奇形の原因であるという説が証明されていない以上、いくら罪名をかえてみても無意味だ。学者が出していた奇形との統計的な因果関係すら、最近ではあやしくなってきており、製薬会社が刑事責任を追及される可能性はほとんどないと信じている」[39]。同審査会は同年七月一五日、中森の審査申立てを認め「未必の故意による犯罪が成立つ疑いが十分である」とし「不起訴不当」として京都地検に再捜査を求めた。[40]

検察は一九七〇年八月一四日、大日本製薬に未必の故意は認められず業務上過失傷害もすでに時効が成立しているとして再び不起訴処分を決定し、担当の瀬口猛検事は翌日、和歌山地検へ転出した。[41]

この一連の検察の捜査、法解釈には学界から厳しい批判が次のように巻き起こった。

大谷実は『『検察庁は、申立人（告発人）が殺人罪・傷害致死罪で告発したいという意向を明示したにもかかわらず、わざわざ告発状の記載を捜査するまでもなく既に時効が完成している業務上過失致死罪にかえるよう〝指導〟したうえで、時効の完成を理由に不起訴処分にした』と主張している。もとよりこの事実によって、本件の不起訴処分が違法なものだとは、いえないであろう。しかし、検察庁が本件事件を刑事々件として処理すべきではないという判断に立脚していたことはたしかなようである」「もし、本件申立人（告発人）のばあいのみについて起訴不起訴の判断をするとすれば、あまりにも欺瞞的である。というのは、中森氏の事例後の出生も相当数あり、具体的に確認しえたものでも一六名を数えているのであって、これをも無視し、時効完成を理由に不起訴にもち込むとすれば、検察当局に対する国民の疑念と不信の念は、一段と高まることが予想される」「傷害罪ないし傷害致死の罪名のもとに奇形児出産について起訴することは十分可能であるというのが筆者の結論である」[*42]

藤木英雄は「未必の故意を成立させるに十分な情況であり、すくなくとも――国をも含めて――重大な過失があったことはあきらかであると言ってさしつかえない」[*43]。川井健は「製造者には損害避止義務があり、これを怠るときには責任が倍加されるといわねばならない。この点で、イソミンの回収措置を不問としつつ、また未必の故意もないとして製薬会社を不起訴処分にした京都地検の扱いには大いに疑問が持たれる」[*44]

また、板倉宏は「大日本製薬側がレンツ警告入手後、①厚生省に報告をした。②国内の有力な医師に問い合わせた。③西ドイツに調査員を派遣した、などの措置を評価して、奇形児が生まれる危険を予期してあえて販売を続けたとは思われないとして未必の故意は認められないとしたが、疑問がある。大日本製薬は西ドイツのグリュネンタール社から再三にわたる販売停止勧告を無視して販売を続けたようであり、もしそうだとすれば、傷害の未必の故意にとどまらず、さらに概括的故意も成立しうる情況だからである」[*45]

学界では、京都地検のこの決定を支持する見解は今のところ見出せない。時効に関しては、「やはり生まれていた〝幻のサリドマイド児〟一九六六年二月六日札幌」と週刊誌で紹介された[*46]。

中森の告発を東京地裁の原告及び父母の会は「さきごろ、京都地区で、某氏が弁護団の指導を無視して、勝手に京都地検に告発を行い、とり上げるべき根拠なし、として却下されました。このようなことが、全体の訴訟をすすめる上でどのくらいマイナスになるか、当人は知らないようだが、と弁護団の諸先生は嘆き、統制ある原告団の結成の望ましいことを示唆されました。

飯田進父母の会理事長は京都に行き、同地区の原告団諸氏と意見の交換をはかりました。弁護団の指導に服することの必要性を訴え、ひろく社会の各方面の理解を求める必要を強調して、全国原告団の結成を確認しました」と批判している。ただ、「弁護団の指導」を裏付ける証拠は見いだせない。[*47]

どうしてこのような批判が生まれたのか定かではないが、東京地裁の弁護団は、サリドマイド事件は自分たちが仕切っているという考えが強くあった。また父母の会の飯田も自分がこの訴訟を支えていると自負していた。それなのに、中森が自分たちに何の相談もなく刑事告発をしたことが気に入らなかったと考えられる。法学者がこぞって京都地検の不起訴決定を批判していることを見ても、中森が批判される理由はない。

「サリドマイド被害児を守る会」では、「検察当局は、被害者による大日本製薬の犯罪的行為の告発に対して、『被害児とサリドマイドとの関係はあきらかでない』という非科学的独断にもとづく不起訴処分にもってこたえた。このような不正・無法は決して許されるべきではありません」との発言があり、運動の基本方針に組入れられた。[*48]

中森はこの京都地検の決定を、ほとんど絶望に近いものと受け取ったようで、平沢は「中森さんは、京都を中心としたサリドマイド運動で苦闘していた。略―東京の被害者たちとのコミュニケーションは、中森さんをつうじてはほとんどできない状態であった。これには、被害者相互の複雑な人間関係、ときに感情的とおもわれる対立などが反映していた」「京都での孤独なたたかいに疲れた中森さんは、最後の力をふりしぼって、刑事告発にふみきった。不起訴に対し検察審査会にもちこみ、検審が再捜査を命じたにもかかわらず、ふたたび不起訴。この時点で、中森さんは精根つきはててしまった。中森さんが生活の破綻ともからんで、運動をすててしまったとき、私は、自分が中森さんを見ごろしにしたようにおもえてならなかった」と書いている。[*49]

二　Yの例

一方、豊橋に住んでいたY一家三人は一九六二年一二月一四日、大日本製薬を訪問し、自身の被害児aの手の治療について相談するが追い返される。これが被害者初の大日本製薬訪問と思われる。[*1]

この時の様子を「サリドマイド禍の人びと」五七頁から再現すると「本社受付で来意を告げると、三人は専門担当者のいる近くの北浜分室へ案内された。学術部長、法規部長、総務課長らがかわるがわる応対に現れた。『相談らしい相談なんて、できんかった。頭から因果関係を否定して、責任逃れの口上ばかり。謝罪のひと言も聞かれなかった』。略
各担当者との押し問答は、朝から夕刻までつづいた。略
『サリドマイドはドイツでも問題になっていますし、当社にも問い合わせの手紙が来ています。公表はできませんが、実は厚生省と相談して、人体実験をやる予定もあるのです』
『その人体実験とは、いったいどんな人を使ってするんですか』
『それは、特殊な人を使ってするのですが……』
『その特殊な人とは、だれですか』―略
『人体実験をするのなら、ウチの家内を使って下さい。あなたが決められないなら、上の人を呼んでくれ』―略
夕刻、終業時間を過ぎてもなお応接室で腰をすえているYの前に警察官が四人あらわれた。略
部屋の中でだれかが、『裁判でもして、争えばいいだろう』と、呟くのが聞こえた。略
『初めて大日本製薬を訪ねたとき、―略―乞食が物乞いに行ったようなあつかいを受けて……。本当に、憎しみだけが残った。社長の宮武を殺してやろうとも思った』」
Yには、この時大日本製薬の社員が口にした「人体実験」が頭にこびりついていた。
一二月一五日には、自ら設立を呼びかけ「サリドマイド禍奇形児救済両親連盟」を結成してその代表となり、二二日「サリドマイド禍の父母の会作ろう」と新聞で呼びかけた。
毎日新聞は「サリドマイド系睡眠薬が原因とも思われる奇形児をもった豊橋市の夫婦が『こんな悲劇が繰り返されないため』と進んで名を明かし、同じサリドマイド禍で悩む全国の親たちと〝父母の会〟を結成し、力をあわせようという運動を始めた。
略
Yさん夫婦は一七日同じ悩みを持つ愛知県宝飯郡の夫婦と一緒に名古屋法務局豊橋支局に『国で救済手段を講じてほしい』と訴えたが『この悩みは私たち二夫婦だけではない。全国にいる同じ悲劇の親たちが力を合わせなければ、この子たちの将来の不幸を救えない』と自宅を本部にして全国のサリドマイド禍の親と手をつなごうということになったもの。
会の運動方針としては①国でこの子たちの養育施設をつくること②今後新薬の認可はもっと国が慎重にし、責任をもつこと

③サリドマイド系睡眠薬は九月に販売中止になったが、それ以前に服用した人たちはレントゲンなどで十分確かめて生んでほしい。

などを世間に訴え、実現していきたいといっている。

Yさんは『全国で隠れて悩んでいる人たちは多いでしょう。恥ずかしい気持よりも二度とこのような不幸な気持を世の親に味わってもらいたくない。名乗り出てこの運動を始める気持になりました』と話している」と報じた。[*2]

続けて同紙は高松の被害者が二一日、高松法務局に「国で救済手段を講じてほしい」と訴え、同法務局では訴えを受理、調査を始めることになったと伝えている。

これまで被害者が家族で取り組んできた療育が、京都婦人連絡協議会〈正しくは「京都婦人団体連絡協議会・大西鶴子会長〉の支援を受けたことで社会問題として知られるようになった。被害児の数も三〇ないし四〇人に上ると新聞報道され、被害は限定的ではなく、全国に存在しているらしいことも明らかになってきた。[*3]

一九六三年三月一一日、Yを中心とする名古屋などのサリドマイド被害者は、大日本製薬北浜分室に補償要求に行くが、大日本はこれを拒否。朝日新聞は、Yらの直接交渉を「製薬会社へ補償求む　大阪　サリドマイド禍の父母／三段【大阪】大日本製薬会社（宮武徳次郎社長）へ、同社がかつて市販していたサリドマイド系睡眠薬『イソミン』を飲んだため奇形児が生まれたと主張する『サリドマイド禍奇形児救済両親連盟』（代表Yさん）の父親や母親一五人が、七人の不幸な赤ん坊を連れて『責任をとって補償せよ』と抗議に押しかけた。略

この日午後四時すぎから、関沢学術部長と足立総務課長の二人が同社応接室でYさんら代表五人と会った。関沢部長は『会社側はイソミンの人体への影響をどう考えているのか』という質問に対して『イソミン発売の際は薬事法の規定通り安全を確かめた上で厚生省へ許可申請し、市販を始めた。京都大学、東京女子医大へも依頼して動物実験をやってもらったが、いずれの場合も胎児への影響は認められなかった』と答えたので、話合いの場の空気は緊張した。午後五時すぎ、会社側が席を立とうとしたため代表者側は出入口を固め『出せ』『出さぬ』でしばらくもめた。

結局、代表者側は会社側に対し四項目にわたる抗議文を手渡し、納得のいく補償をしてくれるよう文書での回答を要求して引揚げた」と報じた。[*4]

この様子を後に東京地裁の原告になる鳩飼きよ子は、Yらに聞いた話として「とにかく、どうしたらええか教えてほしい思

うて、行ったんですよ。そしたら、学術部たら、総務部たらのえらい人達が出てきて、イソミンにそんな副作用はないと言い切るんですわ。片輪の子を産んだケツをこっちい持ってこられても困る、いうわけです。そんなこと言わんと、とにかくこの子いっぺん見てほしいいうて、みんな机の上へ自分の子裸にして並べたんですわ、―略―現物、目の前で見ていて、マウスとラットの実験結果は異常なかったとか、薬を服んだ証拠がどこにあるんやとか言い逃れよるんですわ。しまいに警官呼ぶ言うて、おどしまして……」と記録している。[*5] この時の様子を「カメラマンは八方からシャッターを切った。が、その写真は『刺激がつよすぎる』という理由で、どの新聞も掲載しなかった」と『女性自身』は書いている。[*6]

Yらのグループも、大日本製薬に対する補償要求実現に行き詰まっていた。Yは配偶者yの同意を得て、サリドマイドが奇形の原因となるかどうかを後で人工流産手術で確かめる目的で五月二日と四日の二回、イソミン各三錠ずつを妊娠中のyに飲ませた。五月五日、京都市上京区の中森宅で後の「サリドマイド被害児救済会」と「サリドマイド禍奇形児救済両親連盟」の合同会合を開いたが、遅れてきたYは「わし、ゆうべこれにイソミンを飲ましたんよ」、「三日前の夜に三錠、一日おいて昨夜三錠、飲ませた」と発言した。[*7]

「ここにいる人たちで、証人になってくれないか」

中森は「なんちゅうことをすんのや、あんたは。いかに医学が発達しても、人間は試験管の中で培養されるもんやない。すぐにでも、中絶しなさい。新聞にも発表したらあかん」と強くこの「人体実験」に反対した。[*8] と言う記録は残っているが、その時その他の被害者がどのような感想を持ったかはわからない。Yの手記「ああ！わが子には手があった」は、八月五日付の『女性自身』に掲載された。

後に全国サリドマイド訴訟統一原告団長になる寺坂は「私たちの頭の中には、被害児と薬害との因果関係をどうして証明したらよいかで一杯でした。そこに登場したのが、Yさんの〝人体実験〟です。薬害によって不幸のドン底に突き落とされ、怒りと親としての責任に追いつめられたあげくの行動ですが、ご一家の勇気にはただ感じ入るばかりで、今思い起こしても戦慄を覚えるほどです」と回顧している。[*9]

一九七八年一二月一九日に京都大学医学部で行なった講演の中で寺坂は「Y氏と私達二、三名の者が、製薬会社に抗議にいった時でも、安全であればこの薬、残っている薬を飲んで証明してくれといっても誰一人として証明しない、だから私達の手で証明するんだとその当時、どこの病院へ行きましてもサリドマイドということは知らないんだと、判定できないんだと、皆、障害者手帳に書かれるのは、異常児、奇形児と、橈骨欠損《とうこつ》という病名しか書いていただけない、それでは我々はどうしたらいいんだということで、残っている薬を飲もうじゃないかと、私達が実際証しをしなければ誰一人として本当にこれを信用してもらえないんだということでY氏と私の家内のどちらかを試験に、人体実験をするかということで、Y氏の奥さんが買いだめた薬、まだその当時は、薬は発売しておりました。豊橋でもたくさん。そして、小さな素人の集りで、医学の壁をぶちゃぶる力もなければ、能力もなかった。そのために実験は確かに失敗をして、正常な子供さんを流産致しました。私は残念しごく、なぜ親がそこまで追いこまれ、なぜ我々の仲間が、あるいは厚生省が、法的にも処分をする、仲間同士であの人がおれば、我々までも世間からへんな目でみられると除名までもされました」と発言しているので、「人体実験」は、Yが個人的な怒りと探求心から一人で判断して実行したのではなく、少なくても寺坂とは相談というか話し合いがあったことが裏付けられた。[*10]

しかしYは、これをいっさい公言せず一人で責任を背負ったまま一九八二年二月二四日自殺した。[*11] 和解の最終局面で寺坂は、Yの同意取り付けに当たっており、七四年九月頃も二人はそれなりの繋がりがあったようだ。[*12]

関西で活動していた被害者のだれもが、あまりの加害者の強大さに闘い疲れ、途方にくれていたのは間違いなく、そうした中で「人体実験事件」が生じた。多分、東京で後述するフィンランドの小児科外科医スラマー招待、手術などの実現に向けて奔走していた父母の会会長飯田進、同事務局長荒井良とはまったく違った状況、精神状態に関西の被害者家族はあったと推測される。

一方的に、Yとそれを掲載した『女性自身』を悪者にする報道が繰り返された。発行元の光文社は一九六三年八月二日、児童福祉審議会から勧告を受け、同日警視庁防犯部は黒崎勇編集長を任意で呼び事情を聞いたが翌日、東京地検は一転して捜査を見合わせた。容疑は、児童福祉法第三四条一項一号の「不具奇形の児童を公衆の観覧に供する行為」だが、「同法は奇形児をじかに公衆の目の前に見せることを禁じたものを、こんどのように写真を雑誌などにのせることが不具の子どもそのものをじかに公衆に見せる行為と同じと解釈するには疑問がある」と地検は説明した。しかし立件すれば、①記事内容を理由に刑事罰を求めることになり憲法上重大な論争に発展する。②後に示すように法務省は、「人権擁護事件」（本書八一頁参照）で厚生省がサリドマイド児の「保護救済について積極的態度を示していなかった」と批判していたことも考慮したと考えられる。[*13]

わずかに『日本読書新聞』が公平な論評をしているので以下にその要旨を紹介する。

「きわめて単純に、人体実験＝非人道的行為、奇形児の記事・写真＝児童福祉法違反といった図式でこの問題を〝断罪〟してしまったようにみえる。

しかし、たのむすべをすべて失った夫婦の心情・行動には、単に非人道の謗《そし》りをあびせて片づけることのできないある重大な〝決意〟を感じることができないか。

サリドマイドの被害の実態や製薬メーカー・行政官僚の責任について口をつぐんで語らなかったマスコミが、セキを切ったように児童福祉法をふりまわし、出版物規制を説き始めたのはいったいどうしたことなのか。薬禍の事実を再び世に公開し、野放し医薬行政の是正、育成医療の貧困を訴える声はついにきかれず、ひたすら、人体実験の悪たる所以《ゆえん》と、マスコミ自粛論のみがとなえられたのだ」

「一般論としていえば、Y氏個人の行動・思惑、また『女性自身』への批判はもっともな一面があるかも知れない。しかし今日、只今、その深い背景をぬきにしてこれを攻撃するのあまり、マスコミ自体が出版関係者の自主規制など自ら言いだすのはマスコミの倫理からしてあまりほめたことではあるまい」

「ダイコン・ゴボーを売るように薬を売りまくる製薬会社、行きあたりばったりの無責任行政当局、そして真実を追求する努力を怠る〝怒りを忘れたジャーナリズム〟——回復不可能な重症フォコメリアはわれわれの生きている体制そのものではなかろうか」*14

一九六三年五月頃、サリドマイド禍奇形児救済両親連盟のYたちは、飯田等の先天性異常児父母の会「後の子供たちの未来をひらく父母の会」と合併し、Yはその副会長になる。ところが、Yは早くも訴訟を視野に入れて動きだしていた。

五月一四日、Yは父母の会の事務局長荒井良を訪ねて次のように問題を投げかけた。Yは、ここではKと表されている。

「ところで製薬会社に対して、どうすればよいと思いますか。略

とまどいながら私は答える。

そうですね。会の方では、（製薬会社に対する補償の権利を保留する）というのが決議になっているし、今はまず子供たちの治療に専念すべきだと思うのですが。略

Kさんは云う。

そうですかね。私は勤め人です。こうやって治療のために東京に出てくるためでも、減収になるのです。その外に東京にいつも住んでいて、いつでも診断や治療が受けられるあなたたちと違って、高い旅費を使い、その上ごく限られた期間しかよい

先生には診てもらえない私どもは、その経済負担だけでも大変なんですよ。そんな経費が続くわけがない。

その通りです。しかしそれは普通の病気の場合もおなじことじゃないですか。

Kさんは『いいですか、今度の場合は明瞭にサリドマイドのため、という原因がわかっていることじゃないですか。サリドマイドさえなかったらこんな目には会わずにすんでいるんだ。よく効く薬だ、と宣伝して売っておいて、それを信用して買って飲んだ者が、こんなひどい目にあっているのに、売り出した奴らは知らぬ顔をしている。そしてひどい目にあった者だけが、精神的にも経済的にもギリギリの負担を負わされている、こんな馬鹿なことがありますか。私は絶対に製薬会社から補償金を取るべきだと思いますね』

私『―略―日本の場合、いかに裁判が長くかかるものかはあなたも御存知でしょう。その間一体子供たちはどうしていればよいのです。略―いざ裁判という時になって、奇形の原因として正しいとする者と、正しくないとする者に必ず分かれてしまう。そうすればなお混乱するだけです。その間にも子供たちはどんどん成長して行ってしまうでしょう。それをどう考えればよいのです』略

統計があるだけで、科学的に万人を肯定させる論拠が出来上らない今では、補償要求は無理だ、ということを云ったに過ぎなかったのだ。略

（訴訟）それは（闘争）ではないか、おとなならばそれもよい。しかし、私はなにも知らぬサリドマイド児たちを（闘争）という方法で解決したくない、という本能的なものから反対していたのだろう。ニュアンスこそ違うが、妻はいつもいっている『私はどんなことがあっても損害賠償の訴訟を起こそうとは思いません。貴を自分の力で人生を切り拓く強い意思を持つ子に育てていくためにも』[*15]、

五月二三日「飯田（進）さんからのあわただしい連絡によれば、大阪地区では、豊橋のN氏［Y原告のこと］がある製薬会社に対しサリドマイド児に損害賠償をしろという訴訟を起こすつもりだ、という」[*16]

Yは、六月一七日名古屋地裁に大日本製薬を相手に損害賠償請求訴訟を提起したが、この二日前の一五日、市ヶ谷の私学会館で開かれた先天性異常児父母の会第三回理事会でY解任の審議が行なわれた。理由は、損害賠償訴訟を提起したことだった。しかし、解任決議がされたかどうかは諸説あり確かなことはわからない。寺坂は一九七三年一二月一日付の「父母の会書簡について」の中で「人権尊重の意味からしても個人の氏名が明記されてある部分のY氏の件についてだけ申し上げます。Y氏除名

という文面は、理事長個人の見解であって、当時の理事会の席上で議論としてはありましたが、Y氏除名の決定事項はありません事を私は責任をもって証明致します」と書いている。[*17]

『女性自身』は、「サリドマイド禍奇形児救済両親連盟が結成されたのは一九六二年一月［正しくは六三年一〇月］。間もなく、いま『子供たちの未来をひらく父母の会』の理事長をしている飯田進氏とも知り合い、Yさんは『先天性異常児父母の会』の副会長に選ばれた。が、同年五月に開かれた中部地区大会で、『ただちに訴訟を起こすべきだ』と主張するYさんと『裁判は時期尚早』という飯田氏とは意見が対立、このため、Yさんは副会長を辞めたという。

『いま、考えればムリもないんです。当時は弁護士の間でも、裁判で勝つか負けるか、判断できなかったくらいですから、父母の会のメンバーが尻ごみしたのは当然かもしれませんね』とYは話している。これが事実に近いようだ。[*18]

一方飯田進は、Yの「人体実験」を理由に機関決定の上役員を解任したと話している。[*19] 最も「青い鳥はいなかった」五七頁では「配達証明で除名の通告をした」と書いており、機関決定したとは書いていない。Yの「人体実験も辞さぬ決意」が社会に表面化するのは一九六三年七月一日付の『週刊文春』で、発行はその一週間前としても、Y解任が審議された理事会は六月一五日だから飯田の主張は辻褄が合わない。Yが関西の被害者家族に「証人になってくれないか」と、妊娠中の配偶者がイソミンを服用したと打ち明けたのは五月五日だったから、この話が東京に伝わっていれば訴訟より重大事だから荒井が『タカシよ手をつなごう』に書かないはずがない。彼は八月二日の記述ではじめて「人体実験」に触れている。以上から、Y副会長解任議論は飯田が主張するような「人体実験が解任理由」ではなく、訴訟だった。

飯田がなぜ、繰り返し「人体実験がYを解任した理由」だと説くのか、それは不明だが、一つは記憶違いが考えられる。しかし事が重大だけに記憶違いではなく、被害者家族を誤誘導しようとしたと勘ぐられても仕方がない。

荒井の感想は、六月二六日「つい一〇日前の一七日、豊橋市のN氏［Y原告のこと］は製薬会社を相手取って、一九〇〇万円余の賠償請求の訴訟を起こしたことが報道された。略—地域集会などで聞かれる意見も、ただ悲惨を訴えるか、（補償金をとれ）式の発言が圧倒的だ。今までの医師めぐりに経済的に行き詰まった人たちの話を何度もきくと、あるいはやはり補償金を要求する姿勢のほうが正しいのかな、と何度考え直したか知れない。

しかしそのたびに私を支えてくれたのは、駿河先生が貴の治療に文字通り親身にも及ばぬ努力をして下さったのは、決して貴がサリドマイドと判明した後ではなかった、という『事実』である。サリドマイドの子は賠償金が取れて、そうでない子はどうなるのだ。一般に私たちの父母の会の行動を誤解されてはいけない、と思い、会の役員にもなっていたN氏を解任せざるを得なかった。その子は、全く同じ不幸を背負った子なのに……」と言うものだった。[20]

七月二五日発売の週刊『女性自身』八月五日号に、Yの手記とされる記事が掲載され社会問題化する。荒井は八月二日「とうとうやってしまったのか。飯田さんも私も、N氏と父母の会の結成以来、面識を持っていた。特にN氏が訴訟を起すといった時、それを翻意させるために交渉した飯田さんはなおのこと、N氏の性格は知っていた。略―七月初めに発売されたある大雑誌社の出している週刊誌には、そのことが予告されていたくらいであった。[21]

同じようなサリドマイド児の親として、N氏の苦悩は、たとえ考え方の根底には違いがあっても、私はその苦悩までを分らない人間ではなかった。補償を要求する考え方についてさえ、もし私が駿河先生にめぐり会えず、治療が絶望という状態にでも追い込まれていたなら、冷静にすべての不幸な子供たちのため、という考え方に到ることなく、N氏と同じような道を歩いて行ったかも知れないと思った時、あくまでもサリドマイドがその原因ではないと突っぱねる製薬会社の態度に接したN氏が、よしそれならば証明してやろう、という心境に陥ったのはむしろ彼としては自然なことなのだろうとさえ考えた」と書いている。[22]

この頃訴訟は「訴訟技術にむずかしい点があり―略―全国的に歩調を合わせたものかどうか、そのへんをいま、考慮しているんです。たしか、ここ一、二年ほど、進展がとまっていますね。（Y氏の代理人・太田弁護士）」という状況だった。[23]

荒井と太田弁護士のこの発言は、当時の状況を正直に伝えていると思われる。なお、Yが単独で訴訟に踏み切れたのは、彼は比較的裕福だったためで、若い夫婦が多かった当時の被害者の中では例外だった。

三　飯田・荒井の例「マッチ運動」

一九六〇年一二月一二日飯田進の第二子、sが生まれるが「生まれた子には親指がない」。飯田の配偶者が長崎の被爆者だったことから、奇形の原因を原爆と飯田は考え、そのことを朝日新聞に投書し二二日に掲載された。同年一二月は、まだ西ドイツでも「原因不明の奇形が増加しているようだ」と一部の研究者が動きだした頃だった。

飯田の投書には「専門家の診断では、その原因は、放射能の影響ではないかということである」とあり、長崎の被爆と結びつけられ各方面の注目を浴びた。しかし現在、注意深くその症状を読んでみると「親指のない、くびれた手首の奇型児だった」と書かれており、典型的なサリドマイド胎芽症だ。

年が明けて一九六一年一月六日、朝日新聞の『声』欄に「放射線の遺伝的影響について」と題して東京医科歯科大学人類学教室の大倉興司助教授が「原爆被爆者や治療の目的で放射線の照射を受けた人の子ども、また、医師、技術者など職業的に多量の照射を受けた人の子どもについての調査をみても、原爆を受けて生き残った人の子どもに奇形の現われるひん（頻）度が高くなっているという証拠はない。また、個々の例を見て、それが原爆の影響による奇形だと断定する科学的な根拠はない」「原爆の影響によって親指のない子どもが生まれたとする確率は、どんなに高く見積もっても、五万回に一回くらいのものでしかない。自然の状態でこのような異常の現れるひん度は二〇〇〇人に一人くらいである」「妊娠の初期、二―三カ月ごろにおける胎内環境のわずかな異常によって胎児が奇形になることが知られている」と原爆と奇形発生の因果関係を否定した。

飯田は朝日新聞社に「この子どもの奇形が果して原爆の遺伝的影響によるものかどうか、学問的な確証を求めることがむずかしいということです」と手紙を送り、当初の見解を変更した。大倉は、その後サリドマイド単独原因説に異議を唱え、被告側の遺伝学的反論の理論的中心人物として東京地裁の法廷で証言し、原告から厳しい批判を受ける。[*1]

長崎放送は二月二一日、「生まれた子には親指がない」をラジオで放送。内容は飯田が朝日新聞「声」欄に投書をしたものを元に飯田夫妻の苦悩、子どもの話、遺伝学者の声、投書の反響、長崎大学や原爆病院の医師の考えを収録した。なおこの番組は、この年の民放番組秀作展でラジオ・報道部門で優秀賞を受賞した。[*2]

一九六二年九月八日に豊中市の被害者が名乗り出て、サリドマイド剤の販売中止、回収を訴えた。毎日新聞の取材に対して厚生省の横田薬事課長は、「日本でもサリドマイド系睡眠薬として売り出されているイソミンについて、五月中旬から自主的に出荷停止してもらっている。まだはっきりした資料がないので、強制的な販売停止はしていないが、出荷停止は徹底している。現在、薬局に残っている在庫数量は少ないので、現状ではほとんど市場に出回っていないと思う。厚生省としては国立衛生試験場を中心にデータを集めて慎重に検討している。政府としてもこれらの資料がそろい次第態度を決める必要があろう」とコメントした。[*3]この頃から、新聞報道もサリドマイド原因説を肯定するような書き方に論調が変化していく。安全性に関する消費者の問い合わせに、大日本製薬は「依然として信頼を持っている」と返事をしていた。[*4]

九月二〇日には、藤原道子議員が参議院社会労働委員会でこの事件を取り上げ、厚生省に「発売禁止」を求めた。[*5] 一九六三年一月一〇日、国も島田療育園と琵琶湖学園をサリドマイド児の特別施設と指定し四〇〇〇万円の補助金を付けると発表した。[*6]

一方、荒井は病院を渡り歩き、東大病院の馬場一雄助教授を通じて贊育会病院の駿河敬次郎外科部長にたどり着いた。読売新聞は「昨年七月一八日、東京都足立区内に住む会社員の妻A子さんは生まれてきた長男の手が普通の半分ぐらい、アザラシのように短いのを知っておののいた」「A子さんの悲痛な訴えは世話になった産院から東大病院小児科助教授馬場一雄氏を通じて昨年一一月、ロンドンの国際小児外科学会から帰ったばかりの贊育会病院外科部長駿河敬次郎医博(42)の耳にはいった。

駿河さんはサリドマイド系奇形児の専門家ではなかったが、―略―ロンドンの学会でサリドマイド奇形児に関する特別講演が行なわれたことを思い出した。さっそくいくつかの大使館にあたってみたところ講演者はフィンランド国立大学医学部小児外科教授マッチ・スラマー医博(52)で、すでに何人もの奇形児手術に成功しているこの道の権威とわかった。

駿河さんがスラマー医博あてに第一回の手紙を出したのは一二月はじめ。奇形児手術をしたいがくわしく結果などを教えてほしい、という内容だったが、同二一日『手術後四年たったこどももいるが、両手を使ってオモチャで遊んだりできる。手術は早い方がよい。もし疑問な点があれば学会の講演のとき使ったスライドを送ってもよい』と思いがけないほど親切な返事がきた。

駿河さんは第二信で『日本にきてわたしといっしょに手術をしていただけるだろうか』と頼んだところ、年が明けて昨一〇日朝、『旅費と滞在費のめんどうをみていただけるなら』とOKの返事がきた」と経緯を書いている。[*7]

もちろんこの「A子さん」は、荒井良の配偶者で荒井と飯田はこの頃お互いに連絡を取り合い「親の会」を設立して療育問題に取り組む必要があると考えていた。一九六三年二月二八日、飯田は先天奇形などの子どもを持つ全国の親たちに「小さな力を集めよう」と組織の結成を呼びかけるため、発起会の案内状を関係方面に送付した。[*8]三月二日付の朝日新聞に「奇形の子にも光を、親たちが手を結んで、横浜の父親全国組織よびかけ」の見出しで「苦しみを内にこもらせないよう、親たちが相談し合うことだ」と大きく掲載され、飯田は実名入りで「親の会」の設立を全国に呼びかけた。

三月一四日「駿河先生、飯田さんと何度か話合いを重ね、新しい会の必要が確認された。略―呼びかけは飯田さんが新聞、ラジオの知人を通じて行う。案内状を作って連絡がつく限りの人々に送る。集まる人が半ば治療を目的にしていると考え、駿河先生に出席していただく。略―ひとりひとりの親の力は弱くとも、親同士の励ましあいと努力と、社会全体の理解があれば、きっとよい結果を招くことが出来る」と荒井は書いており、[*9]後に飯田もこれを裏付けるように「飯田さん、親の会をつくりましょうよ。会長になってください。私が事務局長をひきうけてご迷惑かけませんから」と記している。[*10]

三月二四日には、NETテレビ［現在のテレビ朝日］が「ひとりじゃない――この子をしあわせに　サリドマイドベビー」と題して番組を制作、飯田ｓの生活を紹介した。ちなみに構成は羽仁進で山本晋也も一部取材した。この番組紹介の記事で、「先天性肢体《したい》不自由児の親たちの第一回会合は、この三〇日午後一時から、朝日新聞東京本社五階の第二会議室でおこなわれる」と告知された。[11]

三月三〇日「先天性異常児父母の会」が結成された。その様子を朝日新聞と荒井などの記録をあわせて再現すると、「全国から集ったおとうさんやおかあさんは約六〇人。出席できない人たちからは、委任状や電報がよせられた。会は、まず飯田が『道は最初からあったのではない。それは多くの人々が踏みならして固められたものだ』『私共の呼びかけにまだ答えられない方方の心持ちは同じ親の一人としてよく理解できますが、ただ閉鎖的な愛情のみでは肉体的な欠陥だけでなく、さらに精神的なかたわになるおそれがあるということを痛感しております』『この会は悲しい者同士が集まった、いわゆる同病相あわれむような会であってはならないと思います。どうすればこういう子どもたちを幸福にすることができるかという具体的な積極的な考えに慣れていかなければなりません』と、あいさつした。

次いでスラマーの日程が報告され、賛育会病院外科部長駿河敬次郎博士も『現在できる範囲で最高の治療を受けられるようにすることが先決』と専門家の立場から助言。会長に飯田進、事務局長に荒井良を予定通り選任し、運動方針等々を話し合い宣言（要旨）を『やがてこの子たちが成長し、さまざまな悲しみや苦しみにつきあたったとき、私たち親が手をつなぎあいこの子たちの幸福のためにあらゆる努力を傾けつくしたことを想い出してくれるでしょう。親がそうしたように、この子たちもやがてまた手をとりあい、自らの意志と勇気をもって、自己の肉体的欠陥を克服しうる道を進んでいくでしょう』」と発表した。

また①医学の最高成果をすべての異常児に役立ててほしい②育成医療制度その他の関係法律を改正し、無料で育成、治療ができるよう国の措置を要請する③国や公共団体の施設、設備の充実④諸外国のすぐれた医学的成果の導入⑤母体、胎児に遺伝的影響をもたらす恐れのある医薬品、放射能などについて国の強力な監督をのぞむ⑥サリドマイド医薬品や黄体ホルモンの被害を国が早急に調査すること。国などに対する補償の権利を留保する⑦先天的異常に対する誤解と偏見を除くよう、国の積極的な配慮を望む、を決議として採択した。[12]

この父母の会に、Yのサリドマイド禍奇形児救済両親連盟と中森のサリドマイド被害児救済会も合流するが、その後もそれぞれ独自の活動をしていて、マスコミは競うようにサリドマイド児問題を取り上げるようになっていった。

父母の会の二人は、スラマー招待と荒井の長男の手術の件で連日関係方面に要請に歩いていた。四月一五日「スラマー博士来日」の文字が各紙に大きく掲載された。その経費は、「スラマー招待委員会」を組織し、東京小児外科懇談会、全東京ライオンズ国際クラブ、読売新聞などがまかなった。各紙は、連日スラマーの動向、手術の結果及びサリドマイド児の様子を詳しく報道した。被害者の多くは、スラマー式手術で子どもの機能が回復すると信じ希望がふくらんだ。

荒井良一家の名前は公表され、荒井は一気にマスコミの注目を浴び時の人となった。スラマーも父母の会の会合に出席したり、新聞社の座談会に引っ張り出されて多忙な毎日を過ごした。厚生省もこうした世論の動きに押されて、「フォコメリー治療対策研究会」を作って研究を進めると発表した。[*13] ずさんな実態調査を除けば、サリドマイド児に対する初めての具体的な対策だった。四月二五日、フィンランド駐日大使夫妻主催のスラマー博士歓迎パーティーが大使館で開かれ、その後日本テレビの取材に木本誠二東大教授、石田正統講師、駿河博士が出演、荒井良もコメントを求められた。[*14] 二六日の荒井貴の手術には、ラジオとテレビの中継が入るという注目のされ方だった。

五月七日には、同様の手術を日本人が初めて行なったと報じられ、手術の有効性が確認されないまま症例だけが積み上がって行った。一三日に法務省人権擁護局は、睡眠薬奇形児を人権問題として調査していたが、稲川龍雄局長名で厚生省に対し「本来この種の事件に対処すべき厚生省が、当時はまだ奇形児の保護救済について積極的態度を示していなかった」「新薬の承認については胎児への影響を考慮し、薬品製造の承認撤回や取消処分などができる措置をとり、さらに奇形児に対し治療救済制度を充実する」「レンツ警告後、国が積極的な予防行為を取らなかったことは、人権擁護上遺憾なしとしないが因果関係を抜きにして人権侵害有りとするには疑問が残る。しかし、人権擁護上早急に改善を要する事項があるから、一層の配慮方を要望」し、サリドマイド原因説は断定できないとした。[*15] この時、法務省は人権侵害を訴えた被害者にはなんの連絡もしなかったため、被害者家族は一層国に対する不信を募らせた。

法務省にすれば、厚生省に要望したのだから、それで一件落着という姿勢だったが、被害者は国で救済して欲しいと各法務局に申し出たのだから、自分たちに何か法務省から回答が来ると思っていた。

こうした中でYが国と大日本製薬を相手に訴訟を提起したが、東京の飯田と荒井は訴訟に賛成ではなかった。荒井の訴訟に対する考えは次の文章によく現われている。「今百人のサリドマイドベビーがそれぞれ百万円を受けとったとしても、その程度の金で、果たしてどれ程の足しになるだろうか。略― 一体何百人のサリドマイド児がいるかすらまだ分かっていない。しかも賠償ともなれば百万ですむわけがない。別に製薬会社を軽くみるわけではないが、とうてい一製薬業者などが負担できる金額ではない」と反対し、飯田もYに訴訟を思いとどまるよう説得した。[*16]

一九六三年六月一一日に「過大な期待は禁物　サリドマイド奇形児の手術　全快はあり得ぬ　機能回復だけでも大変」と朝日新聞が報じると、読売新聞は同一四日に「手術から二か月　短くても動く手に」と楽観的な記事を掲載した。スラマー招聘に一枚加わることができた読売は手術結果に希望的観測を前面に出し、朝日は冷静な書き方で報道に若干差がでた。[*17]

荒井は二六日に賛育会病院の入江外科部長に手術費用の件で相談、この頃飯田と荒井は小児病院建設問題でほぼ連日関係者と会っている。同二六日、飯田、荒井、A、Cは厚生省の黒木利克児童局長を訪問し、公費による治療促進を要望した。

「先天性異常児父母の会」の要望内容は一、サリドマイド児等の先天異常児に対する治療費、補装具費、訓練費は全額公費をもって支弁されたい、二、治療の具体的な方針策定のために、国ができるだけ強力な指導援助をされたい、というものだった。[*18]

その時の様子を長くなるが荒井の記録から引用する。

「飯田さんから提出された請願書は、『誠に結構です。充分に検討しましょう』という極めて事務的な言葉で受け取られた。

黒木局長と飯田さんの間で二、三の会話が交わされた後、黒木局長はふと私に目を留められた。

『君ですか、例の手術を受けた子の親というのは』

私『はい、そうですが』

黒木［ここではA氏となっている］『じゃ、今度テレビで放送されるのは君のところだね』［七月五日午後一〇時四五分から日本テレビで放送された「貴の手が動いた」を指している］

『そうです』

黒木『あれはねエ（机から一冊のうすい本をとり上げて）児童福祉法という法律に違反するんだよ（その本を開いて、読むように）。不具奇形の児童を公衆の観覧に供する行為、というやつでね』

局長の主張は、何とか、テレビの放映を中止出来ないか、ということだった。そうしてその理由づけは、児童福祉法（局長が手にしたパンフレット）の中にある〝不具奇型の子を公衆の観覧に供する行為〟に対する『禁止項』だった。偶然だったのだろうか、その時より二週間程度前、警察庁は、上映中の『日本残酷物語』という映画の中に出てくるサリドマイド児の部分に対して、全く同じ『禁止項』を理由として、カットの命令を出していた。対象児は豊橋のNさんのお子さんだ。

全く同じ論拠による中止勧告が、私の方にも出て来たのだった。黒木局長はいわれた。

『残酷物だからねえ、親である君がテレビ局に頼めば、中止になると思うが……』略

テレビ局側は、日本残酷物語事件の時、いち早く検察庁と連絡をとり、私の長男の番組の放映は差しつかえない、という許可を取っていたのだった。

私『そうですか。しかし別に私から頼んで放送してくださいといったことはないのです。もし法にふれるものなら、そちらからどうぞ、中止を命令されればいいでしょう。局の方にでも。しかし局ではその点を心配したらしくて、検察庁の人も呼んで試写をして許可をとった、と聞いていますが』

黒木『私の所の者もみたと云っとったが……やはりあれは残酷物語だといっとったよ』

私『ですから禁止されるならどうぞ。わたしはそういうことを云う立場ではないですから』

不幸なこの実態は、可能な限り一般に知らされなければならない。と局長の要求を断ると、

黒木『いや、残酷物語だからねエ、興味本位にみられる危険があるし、親である君が頼めば局もやめる筈だが。この法律に違反すると体刑なんだよ』

これは明らかにサリドマイド児の問題を一般に知らしめたくない、という局長の意思表示である。それが〝司直の手〟で出来るものは委ね、そうでないものは親を弾圧することによって、隠そうとする姿勢の現れである。

『まあ、検察庁が認めたのなら……』

と局長はいわれたが、後味の悪いものが残った[19]」

この文章には、官僚の思い上がりがよく再現されている。七月五日ノン・フィクション劇場「貴の手が動いた」が日本テレビから放映され、一八日にはスラマー博士招待委員会の解散式が本郷の学士会館で開かれた[20]。

東京と名古屋以西の被害者活動の基本的な違いは、東京は荒井の東大系、その後、飯田の厚生省系と権威、行政に被害児の治療・社会生活能力の確保など問題解決の働き掛けをしていった点だ。荒井の長男の手術も結局は東大の校費や寄付でまかなわれたと思われるし、スラマー招待費用は「招待委員会」を結成、役員に東大教授や駿河敬次郎などが名を連ね募金に協力した。

七月九日行なわれた父母の会と大日本製薬の直接交渉も、子どもを伴って押しかけるのではなく、宮武社長以下役員幹部と東京会館で会談した。この時、大日本製薬側は父母の会の活動に「全面的に協力すると確約した[21]」。一方、名古屋以西はすでに

書いたように、国会に請願、人権擁護局に人権侵害を訴えるなど国の制度を利用しながら同時に大日本製薬に直接交渉に出向いた。どちらがいいかではなく当時、新聞、テレビなどの報道で人間関係が各方面に形成されつつあった東京と、制度として筋を通しながら、被害者個人及び被害者同士で何とか局面を打開しようとしていた名古屋以西の状況の違いが結果として行動の差となって現われた。

しかし被害者家族のショックや不安の大きさの割にサリドマイド児の障害は、考えられているほど重症ではない。以下荒井の感想。「ある時、飯田さんの長男が元気にはね廻るのをみて、『あんなに元気にはね廻っている』とうらやましそうに云うポリオ（小児マヒ）後遺症の子の親に会ったことがある。サリドマイド児をすらうらやましがる親がやはりいるのだ[*22]」

こうした理解不足は、特別、荒井だけのことではなかった。一部の被害者は行動が不自由、心臓などに重大な奇形がある、コミュニケーションが取りにくい等の障害があるが、残りは、意思疎通にそれほど問題がないし行動も余り困らない。多分、荒井は、自分の子どもの治療に精一杯だったため、他の障害児の事情を知るチャンスが少なかったのだろう。

来日したスラマーからフィンランドの小児病院の話を聞いたことや貴の手術以来、飯田、荒井らは小児専門病院の必要性を痛感する。新聞報道もその必要性を政府に働きかけていた。

荒井は「年々生まれてくる不幸な子供たちのための専門の病院がいるということを思い知らされる。小児病院の建設は、父母の会の大きな目標の一つにもなっている。それを掲げた時は理想像であったが、現実の親たちの苦悩が分かれば分かる程、その理想像が一日も早く現実のものとなるべきだ、という切実感が増してくる。略―私たち父母の会が考えている小児病院は絶対に必要なものだ、という意見が確認された」と書いている[*23]。

飯田も一九六四年八月一八日付朝日新聞に「サリドマイド児　五カ国で両親協会　欧州行脚の飯田会長帰る　進んだ西独の訓練施設」の記事に「ハイデルベルク大学の整形外科付属病とう。略―いま一五人の子どもが短期収容されて特別な機能訓練と義手の使い方を習っている。

その一つは圧縮ガスを利用して動かすのだが、あまり複雑な点がかえって問題なようだし、成長期の子どもには二年に一度はとりかえねばならないから、費用（一こ約一八万円）もかかる。

子どもたちは平均三歳だから、もっと理解がつくまで、いまのところ義手の訓練は遊びの時間だけ。食事の時はもっぱら足でスプーンをはさんで食べるよう訓練している。義手による食事の訓練は七歳くらいが適当だと、そこの医師や訓練士が話していた。

幼稚園での教育、義手をつけての訓練、これらのことは子どもらが将来、社会人として独立して生活していけるようにするために、というねらいにしぼられている。

日本ではどうか。社会の多くの人たちは、手の短いこの子らを好奇心でしか見てくれない。親たちも外聞を恥じ、子どもを家に閉じ込めようとばかりしている。子どもが学齢期に達したとき、いったいどうすればよいのか。

外国の施設を見、同じ境遇にある人たちの話を聞いて、私は日本の実情が腹立たしくなった。わずかしかない施設、それさえもが子どもらを永久に社会から隔離するようなものではないのか。

近くオリンピックが始まる。それは結構だ。しかし、永久に運動選手になれない子どもたちがいることも忘れないでほしい」と手記を寄せている。[*24]

一九六三年一〇月三〇日、三一日開かれた整形外科学会のシンポジウム「重度上肢奇形」で、「Phocomelia上肢の解剖所見」をテーマに報告した土屋弘吉らは「このような各種の異常のあるものに早期手術をすることは非常に危険であり、効果ある手術は困難であると思う」、「診察経験と考察」では清水淳らが「かくのごとく肘の自動屈曲が不能な症例では手関節部の手術的矯正のみでは指の機能に多少改善がみられても上肢全体としてかえってマイナスの点が出てくると考えられる」、池田亀夫らは「筋力テストもできず、有効なる筋や自動可動域も正確に把握し得ない現在、終局的な手術的処置に踏み切ることを躊躇する」、津下健哉は「移植骨の将来の成長は大して期待できないものと思う」と指摘するなど、スラマーの手術を含めて手術による機能回復に否定的な見解が大勢を占めた。[*25]

学会の討論とは別に新聞では、一一月四日「ほら、タイコもたたける　サリドマイド禍手術の貴ちゃん」と手術結果に肯定的な報道もされた。[*26] 同日「先天性異常児父母の会」を改組して「子供たちの未来をひらく父母の会」の第一回総会を箱根環翠楼で開き、土屋弘吉横浜市大教授は「あまり早期に手術するということは一考を要し、できるだけ遅く手の動きを充分に見極めた上でなされなければならない」と早期手術に否定的な考えを示した。[*27] また会員数は約一五〇人となり、この総会で財団法人化と小児総合病院の建設を目指すことになった。[*28]

一二月七日「訓練だけでも義手は使える」と池田亀夫慶応大助教授の見解が朝日新聞に紹介され、[*29] 同一〇日に今度は読売新聞が「機能は予想以上に」と手術に効果があったような記事を掲載した。

一九六四年六月に貴の再手術のためフィンランドに渡った荒井は、マッチ基金運動を知りマッチ募金で小児病院を建設する必要性を痛感した。荒井はマッチ運動を「『このマッチは子供たちのためのマッチだ。このマッチの売上の一部は子供たちの施設に贈られるんだ』―略―このアイデアは日本にはない！　私は心の中で叫んだ。日本では身障児問題といえば百中百まで社会の同情と理解に訴え、一方的な義捐金を（戴いて）廻るものばかりだ。このマッチのように、寄付をする方にも、何らかの(財)が交換される、という形態は、時たま行われるバザーくらいのもので永続的ではない。永続的で、しかも誰もが気軽にそれに協力でき、その上デザインの中に適当に身障児のPRを盛りこめるこのアイデア」と夢を膨らます。[*30]

同年一一月一〇日　父母の会は、子ども専門病院設立などの資金集めの一環として「青い鳥マッチ」のマッチ展実行委員会を設立。[*31]一一月一七日父母の会に財団法人の認可が下り、[*32]「マッチ募金をその財源とし、小児総合病院の建設をはじめ心身障害児に必要な福祉を行う『寄附行為』」を決めた。[*33]運動は新聞に大きく報道され原画、マッチ製造業社などの協力者が続出し順調に動き出す。同二一日朝日新聞は「マッチ募金で病院を　障害児らに愛の手　町のデザイナーも協力」と五段見出しで「チエ遅れや手足の不自由な子どもらの治療と養育をかねた専門病院をつくろう、とサリドマイド奇形児の親の集りである『子供たちの未来をひらく父母の会』＝飯田進会長、横浜市中区不老町三の二四五神奈川県保育協会＝がマッチ募金を呼びかける」「東亜マッチ販売株式会社の小島誠吾専務がマッチの製造を引受け、売上げの一部を同会に寄付しようと申入れた」

「一方、マッチ販売に先立って『青い鳥マッチ美術展』が一二月四日から六日間、東京の大丸デパートで開かれる予定だ。マッチ箱を額に入れて飾る小さな展覧会。同会ではこの図柄を画家、版画家、漫画家をはじめ、各界で活躍している日曜画家に依頼、すでに石川滋彦、岡鹿之助、中川紀元、高野三三男、岡部冬彦、杉浦幸雄、田村泰次郎、式場隆三郎ら三十数人が出品を約束してくれたという。

実際に、依頼のため歩く役目は早大文化団体連合会の学生約四〇人がかって出た」と報じた。

一二月四日には「美術展幕あけの四日午前一〇時には常陸宮妃殿下もお見えになり、全員を激励されたが、六月、フィンランドのヘルシンキ大学（マッティ・スラマー博士）の手術を受けに愛児貴《たかし》ちゃん（二年四カ月）をかかえて渡った父親、荒井良さん(34)には『お子さんはお元気ですか』とやさしいお言葉をかけられた。略

〝青い鳥十字運動〟を全国民に呼びかけ、五年以内に建設費二〇億円の立派な小児総合病院を建てたいといっている」と紹介された。[*34]

一二月一二日竹下児童家庭局長は、「タバコ店でも青い鳥マッチを販売するように指導してほしい」という趣旨の依頼文を専売公社の阪田総裁に送付し、協力を求め全国一七万軒のタバコ店が青い鳥マッチの販売に加わることになった。[*35] このように運動は盛り上がって行ったが、その限界にもすぐ気づくことになる。

一九六五年一月一二日「東京・市ケ谷の私学会館で父母の会の役員若干名と青い鳥十字の会関係者等で、主として青い鳥マッチと小児病院建設計画に関する父母の会の今後の活動方針について意見を交換する。

一、青い鳥マッチの販売個数は、累計六億三八七五万個、寄付金合計四三三万八二一〇円、その他の寄付金七六万六二二四円、総計五一〇万四四四四円。

二、小児病院建設計画について（飯田進理事長の見解）

青い鳥マッチは寄付金獲得の手段としてより、広報宣伝の媒体として評価されるべきであり、また現状から判断すれば、マッチの販売高が将来飛躍的に増加することは考えられない。

本会が自らの手により病院を建設する現実的な可能性はないと判断される。理事長としては、父母の会の所在地である神奈川県と折衝した結果、一九六五年一二月に県議会の正式な承認を得、六九年度までに概算約一〇億円を投入して、主として先天性異常児等のための小児専門病院を横浜市内に建設することが決定された。県立の病院を建設することで、父母の会の究極の目的が達成されるものとは考えられないが、本会に近い将来病院を建設し運営する能力がない以上、他の小児病院の協力を考える必要がある。

青い鳥マッチ運動は、父母の会の提唱を支援した各報道機関、ならびに早大をはじめとする青い鳥十字の会その他有志の協力によって起きた世論の所産として評価すべきであろう、横浜に建設される病院は、そのもっとも直接的な成果である」と飯田は「マッチ販売で小児総合病院の建設は不可能」と気づいて突然方向転換し、横浜に建設される県立病院を小児病院の代替施設と位置づける発言をした。[*36]

この間、神奈川県との折衝開始の提案、経過報告などが父母の会の中で正式議題として行なわれた形跡はなく、どうも飯田の独断専行のようだった。当然、次のような反対意見が出た。「懇談会に出席した父母の会の理事以外の意見の概要は次の通り。

一、小児病院は何年かかっても自ら建設し、運営すべきではないか。（主として学生の意見）

二、理事長が個人的に政治折衝の場を通じて設立したものでは、運動の趣旨が貫徹されるとは認めがたい。

三、父母の会は当初の理念にかえって社会的環境の造成を考えつつ、病院建設を考えるべきではないか（朝日新聞畠山氏等）

四、病院建設は、運動のひろがりの中から自然に出てくるものであり、そのために会の組織を変更し両親以外の理解あるものを理事に加えるべきではないか。（河合企画室の河合氏）

司会者である荒井良氏を除く他の理事は、大体理事長と同じ見解であり、また東亜マッチの根津業務部長は『マッチの寄付金のみによって病院建設を考えるのは当初から困難であり、それは国立でも県立であっても差し支えないではないか』との見解を述べた。[*37]

四　飯田・荒井の例「集団提訴」

小児病院建設と並行して、訴訟問題が時効との関係で表面化してくる。一九六五年三月二八日父母の会は東京・本郷の学士会館で理事会を開き訴訟問題を検討し、訴訟賛成五、反対四、保留一の結果で訴訟をはじめる決定をする。[*1]これを受けて、訴訟に関する会員アンケートを行なったが以下その要旨。

「一九六五年三月二九日　父母の会　理事長　飯田進

時効期限が目前に迫っており、さらに加えて薬品による被害が絶えない現状を放任するにしのびず、本日二八日理事会を召集し、本問題の最終的討議を行いました。

結局賛否相半ばする状態で原案をそのまま採決することはできませんでした。

あらためて代表的な反対意見を添付した上、原案を送付して会員各位の自主的な御判断の資料としたいと思います。

訴訟にかんする私の意見―略

この会が従来訴訟問題についてきわめて慎重であったことは次のいくつかの理由にもとづくのです。

一、イソミンの服用と奇形児の出生についての因果関係の証明は学問的、医学的にはきわめて難しく、統計学的な資料によってはじめて法律的にも立証しうる条件がそなわると判断したこと。

二、裁判はおそらく最高裁まで持ち込まれるに相違なく、法律専門家の大体一致した見解では一〇年はかかるであろうと、訴訟費用と種々の負担は決して軽くない。

三、強大な力を持つ国家権力と製薬業界全体を相手としての闘いを意味し、それに対応するためには父母の会の微弱な力ではなく、各種団体はじめ報道機関の強力なバックアップを必要とすること。
四、Y氏はいわゆる人体実験をおこない、世論のきびしい批判をあびました。また中森氏も会に何の相談もなく個別の組織を結成して行動を起こした。社会全体の理解と支持がなければ勝ち目がない以上、反人道的な行為をして世論の非難をあびていた時点に、父母の会が表だった行動をおこすことはけっして得策ではなかった」[*2]

Yに関してはその通りだったが、被害者の一部には国と製薬会社が責任を取るべきで、被害者を放置しているのは許せないという、加害者を批判する論調もあったことは忘れてはいけない。中森の訴訟は、一人で準備し弁護団も自分の努力と情熱で探してきたもので、それまで本気で訴訟問題に向き合ってこなかった飯田に中森を批判する権利はない。また、「サリドマイド被害児救済会」の組織化も中森の熱意で独自に結成したもので、行動原理が父母の会と異なっているからといって批判されるものではない。

当初、飯田は荒井貴の手術の件もあって行政と学界の権威に頼ればある程度、サリドマイド児の問題は解決できると考えていたから、提訴で国や学界の権威と軋轢を生じることを強く危惧し、訴訟を提起したYと中森をいわば切った。しかし、世論もサリドマイド原因説を受け入れつつあり、父母の会の運営に困難な局面もでてきた。裁判を行なうことで、新たな活動に結びつけたいと飯田が考えたとしても不思議ではない。

「おおむね以上の理由で今日まで会としての方針を明確にお伝えしなかったわけです。しかし、①時効が迫っている（最初の新聞報道から三年）②因果関係は世界各国の統計資料によっても常識的な事実として認められている③国・製薬会社に反省がなく、何らの救済措置をとっていない④医師会・婦人団体等諸々の大衆団体の組織的応援を得ることが可能と判断される。

二月二六日に私は（飯田）名古屋で、Y氏の代理人太田弁護士と、三月一三日にはA理事と荒井事務局長が京都で中森氏の代理人末川教授と猪野弁護士とそれぞれ会談した。その要点をおしらせします。

立命館大学総長末川博＝私は勝訴を確信している。できれば被害者全員でやるべきである。私が新聞発表に踏み切ったのは、もう時効を目の前に控えて、提訴しなければ権利を失う、今提訴している人たちが幾らかの金を取って、残りの大多数の人たちが一銭も貰えず、不公平だ。最高裁までいくとして七、八年はかかるだろう。[*3]

東京自由人権協会会長海野弁護士＝最近、名古屋で起こった人体実験のケースをみても、製薬会社のやっていることは人道上許せないことだ。

東京自由人権協会事務局長宮里弁護士＝できるだけ全員提訴するのがよい、何名になろうと私の所で一手に引き受ける用意がある。医者、学者、多くの弁護士、ドイツの事例研究、その他多数の外部の人たちの良心を動かさなければならない。

京都自由人権協会事務局長猪野弁護士＝私が中森氏の訴訟を引受けたのは、サリドマイド事件は、国や製薬会社にもっと人権を尊重しようという良心があったら防げたであろうと思われるからだ。これは明らかに人災であり、営利を追求する企業による人権の侵害である。法律家として、これらの不正に立向かう手段は訴訟以外にはない。

太田弁護士の訴訟関係書類は、証拠関係五一点、申請中の証人は一七名、すでに三月上旬より予審段階に入っています。

大日本製薬は①サリドマイド禍は幻影であって因果関係はない②事前に充分な実験をしている③薬品の回収措置上の手落ちはないとの三点を理由に上げて反論しています。

本来、この件については総会の決議を経るべきだと思いますが、時間が切迫していますので、理事長としての判断にもとづき、経過と問題点を明らかにして会員の御意見と賛否を問いたいと思います」

とすでに提訴に向けて動き出した。*4

Yと中森の代理人に面会して状況を聞くなど、つい少し前まで訴訟提起を批判していたことが嘘のような飯田の豹変ぶりだ。訴訟をはじめる理由の①と②は最初から分かっていたことで、状況の変化ではない。③は当初国を信じていろいろ陳情したが最低限のこともしてくれないと、国に裏切られたと感じたのかも知れない。④の婦人団体の協力は、中森がすでに京都で作り上げてきたもので飯田、荒井はこの方面ではあまり活動してこなかった。医師会の協力は、具体的に何を示すのか分からないが相対的に冷ややかだった。現在までのところ、医師会が協力した証拠はつかめていない。個別の医師や、あるグループが原告に協力したことは明らかだが組織としての協力や声明などは確認できない。一九七二年四月二五、二六日に開かれた小児科学会で平沢正夫が被害者を支援する立場から、発言の機会を与えられたことぐらいしかない。*5

「本件に関する方針案

一、四月中旬までになるべく多数の訴訟希望者を取りまとめ、東京自由人権協会に委任して、とりあえず損害賠償の催告（時効中断手続）をし、その後本訴をおこなう。東京人権協会は全面協力を惜しまないむね非公式に言明しています。

二、費用の送付をうけている者をのぞき催告に要する費用（約三〇〇万円）はとりあえず父母の会で立替払いをし、本訴に要

する費用は原則として原告の負担とする。（どうしても支払えない事情の人には申出により別途可能なかぎり検討する）
註Ａ　訴訟費用は、印紙代が賠償額二〇〇〇万円だと、一二万円、その他証人喚問の費用、調査費は別途であるが、印紙代をのぞき、原告が多数であればあるほど一人あたりの費用は軽減される。
註Ｂ　原告が無収入であると認定された場合にのみ訴訟費用の国庫立替えの措置がとられる。
三、賠償額は追って顧問弁護士と打合せ決定するが、勝訴確定のさいは賠償金額の内、相当額を提訴した人たちの意思で父母の会もしくは人権協会に寄付を求めることを条件にし、その金額は会の目標である小児病院の建設・運営資金にあてると共に人権協会にも今後の類似裁判のために留保、一部分はサリドマイド禍以外の子の養育治療に充当する。（寄付の割合は会員の意見を尊重して定める）
四、前項については共同記者会見のときに明確に発表し、世論の全面的支持を求める。
五、会の代表者である私個人は、あえて訴訟の権利を放棄し、サリドマイド禍以外のすべての心身障害児をもつ親の心情に則って行動するとともに、この訴訟が単にカネのためではなく社会的正義を貫き、不当に侵害された人権の擁護のためと、また行政のひずみを直して今後の薬禍の続発をふせぐために行うことを明確にする。
六、現在すでに催告の委任をうけている約三〇名の会員もふくめてあらためて該当者の申し込みを受付ける。受付け期限は四月一〇日までとする。
七、八略
九、訴訟相手を国および製薬会社とするか、あるいは製薬会社のみとするかは専門家会議で彼我の力関係、今後の諸影響等を慎重に検討した上、決定する。
一〇、原告はあくまで全員個人個人であり、父母の会は組織としてそれを支援し便宜を供与するものであって、会として原告の立場に立つものではない」

飯田は、一九六五年一月一二日「本会が自らの手により病院を建設する現実的な可能性はないと判断される」と病院建設に関する意見交換会で発言したが、ここで改めて小児病院の建設・運営にふれているのは、訴訟参加者を増やすために病院建設を誘い水のように持ち出したと思われる。このようななりふり構わない飯田の態度は、時間の経過とともに露骨になっていく。

「附記　Ａ理事の見解を原文のまま転記します。

一、この訴訟は、人権問題として取扱われる訴訟であること。
二、弁護士費用は無料ですが、その代り勝訴により受け取る賠償金の使途については人権協会から何らかの注文がつけられること。
三、従って、金を取ることが目的で訴訟をしようされる方は個人的に弁護士に依頼される方が良いこと。（この場合一〇〇〇万円近い金額の費用がかかります）
四、訴訟される人たちの秘密は絶対に当会が保証すること。
五、全国各地の会員諸氏は、文書を出して貰うだけで、東京まで来てもらう必要はありません。
六、訴訟費用は一応印紙税だけですが、それでも負担できない人でも提訴出来るよう当会で計らうつもりです。
七、訴訟について多くの技術問題、財政問題の検討等、残された問題が多く、以上はすべて現段階での中間報告であり、会員の皆様の本アンケートの回答が会の方向を大きく左右するものであることを良く御留意の上、御回答下さい」[*6]
この二、五、六など訴訟参加者を多数集める口実だとしても、これが後に弁護士任せの裁判となる原因となった。
「その他、本件に関する御意見
本会の活動に理解を持ってくださっているある新聞記者の考え
一、小児総合病院建設を目標としている青い鳥運動にどう影響するか、ひっかかる点がかなりある。
一、はたして確実に勝訴出来るだろうか。長年かかる裁判とはじめから判っているものに会の精力を傾けること、訴訟費用、マイナス面を計算してみて、それで訴訟にふみきれるものか。
一、一時的に報道機関をさわがせるよりも、今の薬事法をほりさげ、薬事行政転換の方向へ持っていく方が今後生まれてくるこどもたちの幸せに得策。
一、人道的にみて、原因の追求は勿論必要。
一、今日まで、訴訟に対して何も動きを見せなかったのに、時効を前に急にふみきることに、世間がどう見るか。
一、時効をこのまま過してしまえば、もう訴訟権利も何もないのだということで、別の見解がでるのではないか。
サリドマイド禍民事訴訟に関する反対意見　荒井良
私個人としても、また、子供たちの問題を遠い将来に亘って解決して行くためにも、民事訴訟は得策ではない、と考えております。

一、略―私は子供の不幸を〝戦闘的〟な方法で解決しようとは思いません。

二、原告側に立つと、その時間的、経済的な負担は大変なものです。少なくともその時間的な負担にたえられないでしょう。

三、お金で、手や足の悪い、耳の悪い、その他の障害のある子供の何が〝しあわせ〟になるでしょうか。〝本当に子どもにとって切実に必要なものは何か？〟権利などより、私は現実に子どものために必要な治療や訓練の〝具体的〟な方法を追うのが正しいと信じています。

四、〝人権〟ということが、〝金〟ですりかえられるだけではありませんか。欧米では心身障害児のための施設は殆ど完備され、サリドマイド児といえども義肢や訓練によって、将来一般の社会人となり得ることは殆ど保証されています。そういう社会的基礎があってこそ初めて〝人権〟ということが具体的な響きをもって社会に受け入れられるのです。それが確立されていない日本では、ただいたずらに不幸になやむサリドマイド児以外の心身障害児関係者に反意《ママ》を持たせるだけでありまいか。

　施設はたんにお金と建物があれば運営出来るものではありません。広く一般社会の人々の幅広いボランティアがあって初めて、円満な運営が出来るといわれています。訴訟というような手段は、そういう一般社会の人々にこのような面での少なくとも、消極的なマイナスにこそなれ、プラスになることは恐らくないでしょう。

五、私は前記四つの理由によって、私はどんなことがあろうとも裁判は起こしません。だから、会員の方々にもそれをすすめる気にはならないのです。

また裁判はあくまで個人の権利です。会がまとめて裁判を起こすことはあり得ません。しかし、もし裁判を起こしたいといわれる方がある場合には、こういう弁護士の方がいます、というあっせんはしてさし上げられると思いますが、それ以上のことを会に依頼出来るとはお考え下さらないようお願いします」

と荒井は重ねて訴訟に反対した[*7]。

後に飯田進は、次のように当時の見解を紹介している。

「訴訟は……法治国家における人間としての正当な権利の行使であります」「父母の会は、いわゆるサリドマイド禍以外の父兄も包含しており、またすべての障害児のためのより良き社会環境の造成を会の運動方針として採択していますが、その理由によって、会員の大多数の持つ要求と権利を否定することはできません。その反対に、父母の会は、組織として支援体制を取るべきであります」

以下、これまで父母の会が訴訟に慎重だった理由は①薬の服用と奇形の因果関係立証に関する情報が不足していたこと。②長期にわたると予想される訴訟費用の見通しが立たなかったこと。③父母の会単独ではなく強力な世論のバックアップ体制が必要であったことを挙げている。[*8]

飯田は「私が原告の一人にならなかったことで、サリドマイド禍によるものと、その他の理由による障害児の親たちのあいだに拡がりつつあった亀裂を埋めることは不可能であった。それだけでなく、私が原告の座を降りたことは、父母の会と原告団のあいだの矛盾を、いやおうなく深める役割りを果たすことに役立った」と書いている。[*9] また荒井の見解を「カネで解決しようという民事訴訟を父母の会がバックアップすることは、国民の善意に期待して病院建設を志そうとしている青い鳥マッチ運動を阻害する」とまとめている。[*10]

荒井良自身は、「父母の会の内部に不幸な子の理想の解決策と損害賠償という意見の対立として起こったのだから事態は説明する言葉もないほど深刻だった。略―〔時効問題から〕父母の会が、会として集団で訴訟を起こすためにはその準備からいっても大変なことだから、急がなければならない。このような現実的な切迫と、一方では心身障害児問題の基本的な解決を目指す、マッチを通しての小児総合病院建設という理想の追求という問題の対立は、より一層その現実によってあおられて、その深刻の度を増していった」

「小児総合病院運動の関係者と父母の会の人々との話し合いが一体何度行われたことだったろうか。ともすれば両方が感情むき出しにしそうになることさえもあった。略―貴の治療のために私たち家族が奔走し、非常に多くの経済的、時間的、心理的な負担を背負って来たこともまた訴訟にとっては有利な材料だった。略―しかし、私はその誘いを断った」

「訴訟を考える人たちは、〝そんなことはない、社会からこのような不幸をなくすための警鐘としての訴訟だ、単なる親の不満の表現ではない〟と言う。しかし、貴を抱いて、治療についても、その後の訓練についても多くの経験を経た私には、そのような軽症児の親の潜在的不満は否定し切れなかった。サリドマイドの不幸を繰り返さないために必要なのは、訴訟という闘争から得られるものではなく、真に人類のプラスとなる〝科学〟の進歩以外にないのだ」

「そうして私がやらなければならないのは訴訟ではなく貴を、社会に通用する人間として育てることなのだ。それだけをとっても私の全生活をかけなければできないのだから。

こうした、争いの続いた結果『父母の会』はついに『会』としての訴訟はそれを断念した。基本的な解決のための小児総合病院運動を推し進める人々による〝公に児童福祉を前進させることを定めている法人が、法人の名で賠償要求をするのはおかしい〟という意見が、表面的には通ったのだった」

「この訴訟を知ったとき、私は、私の『父母の会』のなかでの生命は終わったことを感じた。それ以後は父母の会がかかげてきた真の意味での『児童福祉』の形が異様なものにねじ曲げられないようにする努力だけだった。理想主義者と批判されようとも、私が『父母の会』で説き続けた小児総合病院の考え方は決して誤ったものではなかったといまも思う。略

父母の会が、その公共性ということではむしろ大きく後退し、しかも、その後退した現実に、何ら改革を加えようとしない私の態度に当初の意志に反するという考え方で、青い鳥十字マークの考案者のUさんは運動から去っていった[*11]」

要するに荒井の立場は、理想の追求を全面に出しているが、その裏には、貴の治療で多くの人たち、もちろん間接的に国にも協力をしてもらった。常陸宮妃の理解も得た。これらの善意に対して、国を相手に訴訟をすることは「恩を仇で返す」ようなものだと考えたと思われる。荒井の立場に立てば、納得できる妥当な考えだ。

一九六五年四月、飯田は自由人権協会に訴訟の相談にいったが、その時の様子を西田公一弁護士は「いますぐ訴訟を起こすというんじゃない、自分達の中でも訴訟を起こそうという人達と、訴訟なんかやらないほうがいいという人達の二派に分かれている。訴訟反対もかなり強く、それなりに理由がある。そこで『父母の会』としてはとりあえず時効の中断という手続をとってほしい」と話している[*12]。

五月一〇日、父母の会は自由人権協会に訴訟代理人を依頼、協会は所属弁護士を中心に弁護団を結成した[*13]。

自由人権協会は、海野晋吉弁護士らが一九四七年設立したもので、同弁護士は戦前は「人民戦線事件」「津田左右吉事件」「尾崎行雄不敬事件」「横浜事件」など、戦後は「松川事件」「砂川事件」などを担当し人権擁護運動の開拓者として活躍した。なお同弁護士は、森永ミルク中毒事件の刑事裁判で会社側の弁護人だった[*14]。

西田弁護士の話「時効寸前の五月一〇日前後のぎりぎりの時に依頼があって、おおあわてで原告予定者のリストを貰って徹夜で事務所で内容証明をたくさん作り時間がないから中央郵便局に夜遅く担ぎ込んで発送して、やっと間に合ったというわけです[*15]」

「質問　裁判に勝つ見込は。

西田弁護士　最初はサリドマイド剤と奇形の因果関係は皆目分からなかった。それと当時の有力な学者のほとんどが因果関係があるとは言えないという意見でしたね。国立遺伝学研究所の松永英先生に会いました。この方面では第一人者でしたから。で、因果関係はあるとする松永先生の話を聞いているうちにだいぶ自信がつきました。いろいろ資料が揃ってきた六七年中頃からようやく積極的に攻めることができるようになったんです。ですから準備手続の終わった一九七〇年一一月四日［準備手続終了日］の時点で勝訴の自信が有りました。完全に勝負あったのは翌年、口頭弁論に入って、レンツ博士の証言の時点です」と答えている。[*16]

飯田と荒井のマスコミ露出はこれ以後も続き、五月一二日夕刊には「貴よ手をつなごう　サリドマイド禍　父親が手記出版へ／四段　〝サリドマイド奇形児〟のわが子の歩みをつづった『貴《たかし》よ手をつなごう』という本が近く出版される。略―『不幸な子を持つ親たちに、決して絶望しないでほしいと呼びかけ、世間の人々には、この子らがしあわせになるために力を貸してほしいと訴えたかった……』―一一日夜、校正を終わった荒井さんは出版の動機をこう語った」

「私があんなに捜しまわった治療機関はいわばヨーロッパのいなか、フィンランドにあった。日本の親たちが私のようにまわり道をしないために、小児専門病院を日本にもつくらなければ……。そのために貴の記録を発表しよう」と話した。[*17]八月二一日には、飯田と荒井は『『家庭』悲しみを乗りこえて　命かける小児病院建設／四段　未来を開く親たち」で「自分たちサリドマイド児だけのことではなく、脳性マヒなどさまざまの障害をもつ子どもたち全体の中で、問題を解決してゆかなければならないということだ。略

国の無責任や対策の手ぬるさは責められなければならないが、国の態度は自分たちをふくめた社会の象徴でもあろうと考える。略―日本のサリドマイド事件はそうした社会から生まれた〝こぼれ弾〟だ―荒井さんはそういった。

略―サリドマイド児だけのためではなく広く日本の子どもたちに役立つ小児病院の建設だ。そのために業界の協力を得て、〝青い鳥マッチ〟を多くの人びとに買ってもらい、その一部を寄付してもらう。マッチには青い鳥十字のマークと、人びとの理解を得るための趣旨が印刷されている。お金は集まりはじめた。建設計画も具体化しはじめた。飯田さんは国や製薬会社に対する怒りにふるえながら『この小児病院建設の仕事に命をかける』といった」と紹介された。[*18]

二人は、小児病院建設を社会に対する約束のように語っていた。それに賛同する早稲田大学の学生が西日本各地を車で回り

募金を集めた。八月二七日の夕刊で朝日新聞は「一行は、『子供たちの未来をひらく父母の会』（飯田進会長）がマッチ業界の協力で発売している『青い鳥マッチ』を即売し、マッチの原画の街頭展示会を開いた」と報じた。荒井はといえば、東京で開かれた「第一一回国際小児学会」に参加するため来日したスラマーとの再会でまた注目を集めた。*19

一九六五年一一月一三日、全国各地に散在する被害者二七家族が国と大日本製薬を被告とする損害賠償請求訴訟を東京地方裁判所に提起した。いわゆる第一次集団訴訟だ。*20 提訴を援護するように一一月二五日、平沢正夫の『あざらしっ子——薬禍はこうしてあなたを襲う』が発行された。

荒井は、集団訴訟に危機感を抱いたのか独断で朝日新聞の記者に小児総合病院の建設計画構想を話し、それが一九六六年一一月九日付朝刊で「身障児の病院を早く／八・五cm　全国に百円募金訴え　青写真完成　七二年開院めざす　進む〝青い鳥マッチ〟運動／四段」「先天的な病気を持って生まれた赤ちゃんは、早い時期に治療する必要があるのに、適当な病院がなかったり、治療費が出せなかったりで、手後れになり心身障害児になってしまうケースが多い。このような不幸を未然に防ごうと、サリドマイド児の親たちで作っている『子供たちの未来をひらく父母の会』（飯田進会長）では小児病院の建設を計画して『青い鳥マッチ』募金を続けてきたが、肢体《したい》不自由児月間が始まる一〇日から全国的に新しい『青い鳥マッチ』の一〇〇円の募金をスタートさせる。

この建設計画に打込んでいる『子供たちの未来をひらく父母の会』東京支所（港区芝三田三ノ一四）荒井良事務局長は、長男の貴《たかし》ちゃん（四つ）がサリドマイド児で、貴ちゃんを抱いて病院から病院へとたずね歩いた経験の持主。『先天的な病気を持った赤ちゃんが、生まれてすぐ治療してもらえる病院があったら、どんなに多くの子どもが心身障害児にならずに救われたかも知れないのに……』と小児病院の必要を痛感したという。

『父母の会』のほかの会員たちも同じ考え方で、一昨年秋『自分たちの手で病院を作ろう』と決めた。ヨーロッパで、マッチを売って障害児施設の資金を集めていることにヒントを得てマッチ募金を考えつき、昨年二月から始めた」と報じられた。

以下、「青い鳥マッチ」は、一個売るごとに二五銭から五〇銭を建設資金にまわし、現在までに一一〇〇余万円が集まった。昨年夏には、馬場一雄日大教授（小児内科）、駿河敬次郎順天堂大学教授（小児外科）や建築専門家が小児病院研究会をつくって小児病院のプランを完成させ、総工費は約一一億円と見積もった。

また、治療費は、何十万円もかかる場合もあり、若い親には深刻な問題になっているので、家族に支払能力以上の負担をかけさせないよう財団をつくることを考えている。病院はおそくとも、五年以内に着工し、七二年ごろには開院することが目標だ。「青い鳥マッチ」募金の目標は五〇万組、五〇〇〇万円を予定していると話した。[*21]

飯田進は後に「彼は、私に無断で朝日新聞に、父母の会が計画している子供病院の完成予想図と、その計画概要なるものを発表してしまったのです。私は社会的な公約を負わされた形になっています。荒井君をその時点で解任したのです」と話している。[*22]

しかし荒井の見解は「一九六六年一二月、父母の会の理事長は〝理想〟を訴訟と切り離して追う立場をとろうとした私の、世話役としての立場を解く決議をした。飯田さんは、せめて理事としてとどまってくれるようにと言われたが、小児総合病院の運動と不幸な子たちの板ばさみとなった私は、父母の会そのものにとどまることさえ本意ではなかった」と言うものだった。[*23]

飯田は「事務局長を解任したものの、H［荒井良］は依然として父母の会の会員であった。だが翌一九六七年三月一日、彼から脱会届が配送されてきた」。六六年の父母の会の活動報告に「一九六六年一一月東京事務所を開設し、当初荒井事務局長が所長を務めていた」とあるので「一九六七年三月一日に脱会届が配送された」の記述と矛盾しない。なお、脱会ではなく退会が表現として妥当だと思われる。

飯田は、荒井の主張を①協力者の大半が父母の会の現状に疑義を持っている②小児病院建設は障害児を持つ親の心構えの総意③手続きは正当に行なわれた、よって非難はいわれがない、とまとめている。

「別に、Hは、私に個人的な手紙をよこしている。丁重な文章で、彼あての非難中傷をやめてほしい旨が記されている。たしかに私は事務局長解任通知のあとに、長文の文書を親たちあてに配布している。文書の題名が『H文書の背後にあるもの。事実はなによりも雄弁である』［未見］となっているように、彼が配布した文書に対する反論である。そこではかなり激越な表現で、彼の文書の問題点を指摘している。『H文書は事実を故意に歪曲した多くの欺瞞とペテンに満ちた自己撞着の文書である』」と荒井を激しく批判した。[*24]

以上を総合すると、確かに荒井は理事長の飯田に無断で朝日新聞の記者に小児総合病院建設構想を話してしまった。なぜ、そうしたかは分からないが、想像で考えれば訴訟事務が着実に進んでいく中、小児総合病院建設計画は会活動の周辺に追いやられ忘れ去られようとしたことに荒井は危機感を持った。訴訟に加わらなかった荒井にとって、小児病院の建設こそが当面最大の活動目標だった。それは、彼と彼の家族が社会から受けた「好意」に対する責任のようなものとして荒井は受け取っていたのではないか。

一方、飯田が一九六六年一一月九日当時、本当にこのような意見を持っていたかどうかは疑問が残る。なぜなら荒井は「飯田さんは、せめて理事としてとどまってくれるようにと言われた」と書いている。[*25] 飯田としても訴訟のための事務処理をしながら福祉関係の交渉、陳情を一人でこなすには荷が重かったはずだから、だれか有能で経験のある被害者の親が必要だったことは間違いない。

従って、荒井の「理事残留」発言は信憑性がある。飯田は、荒井が父母の会の活動から完全に手を引いたことに「腹を立てた」「おいて行かれた」「裏切られた」という意識を持って、厳しい批判を繰り返し行なったと私は考えている。

小児病院建設は父母の会の活動方針になっていたから、荒井が理事長の飯田に無断で朝日の記者に話したのは確かにフライングだが、全くの作り話でもなく会の方針と対立するものでもない。先に示したように飯田自身も朝日新聞の記者に「この小児病院建設の仕事に命をかける」と話している。

荒井にとっては裏切ったのは飯田の方で、マッチ販売で小児病院を建設するのは不可能だと分かっていても、その病院建設を会の活動目標に入れたことに理事長として反省の弁もなく、会の活動方針の中では付け足しだったはずの訴訟問題ばかりに力を入れている、という批判を持っていたと考えられる。なお、荒井が飯田を批判した文書を私は、未だに見いだせていない。

この件に関する二人の言い分を整理すると、荒井が飯田の同意もなく病院建設計画を朝日新聞にリークしたのは事実だ。飯田が荒井事務局長を更迭したのも事実。飯田がその後で「理事として残って欲しいと荒井に言った」のも事実と考えられる。飯田は、荒井が完全に父母の会を去ってから批判している。飯田は自分の判断ミス、すなわち病院建設計画を反省した形跡はない。冷静に考えれば、小児病院建設は国や自治体が行なうべき行政サービスだが、サリドマイド被害者はそれまであまりにも国や自治体から無視され、ほとんど何も行政サービスを受けてこなかった経験から、「それなら自分たちで」と考えた。それにはスラマー招待の成功体験が影響していると思われる。

以下、その後のマッチ販売の実情と運動の一端を紹介する。

一九六七年一二月二三日「わたし共の運動について」青い鳥運動本部（子供たちの未来をひらく父母の会）に付属する文書の「メモ（基本路線について）」で、要旨次のように分析している。

「とくに悪いのは生半可な慈善家グループである。かれらは拠出した金が物体に変らないと満足しない。そのためもあって、本当の運動の方向を知らない父母の会は、施設をつくることが唯一最高の目的でなければならないと錯覚する」、「いったん建物が出来ると、役人は関係法規の定めを理由に運営費の何パーセントしか出さない。いわゆる慈善家グループは、眼に見えるものだけ自分たちの善意の印を見たがる性格上、さてこれも金を出ししぶる。父母の会は運営費集めに追いかけ回される羽目となる」

「すでに結論は出たといえる。父母の会は施設経営の泥沼にはまってはいけない。施策や予算をお願いする活動は父母の会を政府と与党の下僕におとしてしまう」。

以上の論点には、説得力がある。

同「メモ（青い鳥十字運動について）」では、「一九六五年、六六年の運動は、組織活動を知らず運動そのものに未経験な諸君が確たる運動方針もなく、ただ情熱だけに訴えてすすめたものであったため、うわついた暴走のいくつかの面があったようである。また軌道に乗らないはね上った運動だけに、珍しいその性格が記事になるとして、ジャーナリズムが運動の異常な性格をますますあおった」

「当然このような運動には破局が来る。そして一九六七年運動からこぼれおちた諸グループやまだ運動の誤りに気がついていない諸君が、破局を招いた責任を父母の会に追求［ママ］することをはじめた。父母の会は、父母のエゴイズムのかたまりだ、小数幹部の利己的な運営で汚れきっている、かれらは多くの人の犠牲の上にあぐらをかいている」

「一九六八年の年をむかえようとする現在、かつて一番先に父母の会にツバをはきかけた学生諸君も、『小児綜合病院を自分たちの手で建設するなど夢のようなことは言うな、一個のマッチを手わたすその行為の中でわれわれの運動の最高目的があるのだ。』という。

立派な急速な成長である。一個の青い鳥マッチ、それは一五銭の寄付金である。そこには計算というものがない。そこには人を動かす場だけがある」

と飯田は分析している。飯田自身、一九六四年一一月に「マッチを売って病院を建てよう」と呼びかけた事実があり、これほど強く学生たちを批判できるとは思えない。また、この文書には、マスコミや手弁当で市民運動を担っていた人たちを自分の思い通りに動かし、利用しようとする意図が明確だ。目的が正しければ手段は選ばないという強引さがある。

一九六七年度の活動方針では「二、病院、施設等の建設推進についてわれわれは民間で理想的な小児病院を建設する方法手段についても、独自の研究を続けてきた。現在、一応の青写真はできたが、これが具体化するには建設費だけでも一二億円の巨額の費用が要ることが明らかとなった。このような金額がどこに財源を求めれば可能となるか、について将来にわたって慎重な検討をつづける」と記載され、活動計画では「必要な療育施設の建設促進等の活動を行っている。本年度を通じて、青い鳥運動は堅実な伸びをみせた」と記載されているにすぎない。

そして、一九六七年度活動報告では「一、青い鳥十字について

さる一九六五年春に発足したわれわれの青い鳥十字運動は、学生や婦人の諸団体をはじめ、各方面の支持をえて、全国にひろがりつつある。この『小さな善意』の運動は心身障害児とその周辺に、大きな光をあたえようとしている。

青い鳥運動は善意のマッチを通じて、不幸な心身障害児とその周辺にたいする世論を喚起して、在宅身障児親子の指導、政府の身障児対策への提言、必要な療育施設の建設推進等の活動を行っていく。このような活動の中で、青い鳥愛児園や同小児療育センターの建設などは、ささやかな成果の一つである」

と小児病院建設は、総会・理事会決議のないまま放棄されたような感じがする。

一九六八年度活動方針では「一、青い鳥十字運動の推進―とくに巡回療育相談の実施について

本年度は新たに巡回療育相談の計画を実施する。各地に、専門の医師と訓練をつんだスタッフに出向いてもらい、組織的な療育の相談を実施する。地方の親子も、都市の親子も、みんなで手をとり合って救われていくことがその狙いである」と小児病院建設の記載がない。

マッチ販売の実績は、一九六七年九月の「子供たちの未来をひらく父母の会『青い鳥マッチ』について　これまでの経過と現状　飛躍的発展のために」によると、当時「青い鳥マッチ」の一カ月当りの販売量は約三〇〇万個、六％の市場占有率でこれ以上伸びる可能性は比較的薄い。そのために、マッチ工業界と全国たばこ販売協会の協力を得て、たばこマッチの年間販売個数六億四〇〇〇万個の五〇％を確保するとして、年間三億個余りが青い鳥マッチとして販売される、と全く夢のような計画を理事長の飯田は文書で公表している。荒井の「マッチで小児病院建設を」とたいして違わない甘い計画だ。

一九六七年九月当時の青い鳥マッチの販売価格は一個五円で、その配分の内訳は、小売店二円、組合〇・四円（利益金）、連合会〇・〇五円、協会〇・〇三円（手数料）、当会〇・一五円（寄付金）、マッチ会社二・三七円（原価プラス利益金）（計五円）だった。[*26]

小児病院建設は、一九六六年度の活動報告書（一九六七年度の事業計画に添付）に「横浜市に心身障害児のための青い鳥愛児園（一九六七年四月完工、六月開園）と青い鳥小児医療相談センター（一九六七年六月着工、六八年春診断開始）を開設、建設を進めている。資金は、寄付金、県、市、その他公的諸機関の補助金により、本会は基本財源の必要最低限の拠出に止めた」と報告。費用合計は八九六〇万円で相談業務のみを行なうもので、この医療相談センターは、当初構想していた小児病院とは、規模も目的も異なり代替施設とは考えられない。また、このような事業計画が機関決定された記録は見いだせていない。

飯田の理解では小児病院建設問題は、すでに解決済みだったと思われる。荒井は建設断念が機関決定されていない以上、会として建設計画を放棄していないと考えた。飯田にとっても、病院建設計画の放棄は自らもマスコミを通じて社会に訴えてしまった過去がある以上、簡単には言い出せなかった節がある。

以上が小児病院建設計画に伴う荒井と飯田の確執だ。その後青い鳥マッチの収益は巡回相談事業に投入され成果を挙げていくが、一方で父母の会の会員は会のサービス提供を待つだけの受け身的体質が染みついていき、飯田をさらに追いつめていく。

こうして飯田は、名古屋のY、京都の中森、一緒に父母の会を設立した荒井とたいした路線、考えの違いもないのに相次いで袂を分かった。エネルギッシュで個性のある同志を切り捨てた結果、父母の会の人材は枯渇し東京地裁で弁論が始まると原告の会員は、裁判の方に時間を割くようになり、ますます人材不足に悩まされ、そのため組織で活動すると言うより飯田一人で父母の会を運営するような皮肉な結果になっていく。飯田は、六八年八月五日の総会出席者に宿泊費を半額苦しい財政の中から負担するなど、会員サービスに力を入れていたし、自身の障害者、サリドマイド被害者に対する考えも、決して間違っていなかった。福祉全般に対しても具体的な視野を持ち、その実現に向けて力強く推しめていただけに、人材枯渇は大きな社会的損失となった。

最後に、飯田進にはサリドマイド事件の回顧録とも言える著作『青い鳥はいなかった』があるのでこれを検討する。全体に自分の都合のいいように物事を解釈しているところが多く、重要な点は明確な場所や日付を伏せている。

例えば、その五七頁に「厚生大臣西村英一あての要請書の中で、私は次のように述べている。『サリドマイド系薬品の服用等あきらかに外部要因によるとおもわれる先天異常の被害状況について、さらに強力な実態調査の促進を要望します』」と書いているが、この要請書は、先天性異常児父母の会としての要請だった。[*27]

八七頁では「組織の本来的な目的である子どもの福祉にかかわる活動を、怠るわけにはいかなかった。すでに一九六三年（昭和三八年）九月には、東大の木本誠二教授をはじめ医学会の代表的立場の人たちに委嘱して『先天性異常児療育研究会』を発足させていた」と書いているが、正しくは厚生省の依頼だった[*28]。研究会発足は飯田が提案したのかも知れないが、この書き方では自分が委嘱したように誤認させようとしている。

Yと荒井の解任はすでに論じたが、飯田は五七、一三三頁で繰り返し二人の解任に触れているが、飯田が二人の解任説を貫くなら理事会の議事録を公開すべきだ[*29]。

一八三頁に「私は二度、宮武社長に会ったことがある。最初は東京のプリンスホテルであった。まだ訴訟が提起されていなかったころである。略―二度目は彼からの面談依頼によっている。時期は裁判が始まって五、六年ごろであったろうか。小児療育相談センターの役員室で、宮武社長と常務取締役の某と会った。彼の提案は和解の申し出であった。『原告団のとりまとめをお願いできないか』と。だが私は原告ではないこと、弁護団を通じることなくして一切の交渉には応じられない旨を、はっきりと伝えた。念のため密かに私はテープをとった。略―だがすでにそのころ、ひそかに弁護団と被告側のあいだで、和解交渉が進められていたことは、誰も気がついていなかった」と書いている。

飯田が二回宮武と会ったというのは間違いで、一九六三年七月九日に荒井良と二人で東京会館で会っている。飯田は一九六七年一〇月二二日開かれた第二回全国サリドマイド弁護団会議で自ら「三年前に何回か大日本製薬社長と会いました」とはっきり発言している。「何回か」と言うことは、一回以上であるはずだ[*30]。

この他一九六四年九月に第一ホテルで会っている。重要な事柄だから密かに録音テープを取ったくらいなのに、飯田が日付を忘れるとか、その記録を無くすということは考えられない。彼は、敢えて日付をぼかして書いていると思われる。ここでも「ひそかに弁護団と被告側のあいだで、和解交渉が進められていた」と書いているが、具体的なことは示されていない[*31]。以上から飯田は少なくても東京会館、第一ホテル、プリンスホテル、小児療育相談センターの四カ所で宮武と会っており、これ以外にも数回宮武と会っている[*32]。

二〇八頁で「あれだけ『全障害［「児・者の」脱字か］福祉の底上げをはかるために』と言いながら、事実上そこに何らの連帯もなかったことである。結局のところ裁判の和解は、サリドマイド児とその家族への金銭補償と、形だけの福祉要求を羅列しただけに終わったのである」と和解を批判している。だから野辺明子らの、サリドマイド以外の「先天性四肢障害児父母の会」が生まれざるを得なかった[*33]。しかし、飯田は、「自分が原告にならなかったのは、会員にサリドマイド以外の障害児がいるからだ」と書いている。[*34]

とすれば、飯田は和解時に西ドイツに先例もある「すべての四肢障害児の福祉向上」を要求すべき立場にあった。この考えは木田盈四郎原告側証人や支援者も持っていたから、連携して運動を展開できた。[*35] 飯田は、和解時に新聞各紙からコメントを求められたが、その他の障害児（者）に配慮する発言は見いだせない。また、一九七四年一〇月九日付朝日新聞の「論壇」に投書しているが、そこでも触れていない。但し、一九七五年七月一〇日の第一次認定被害者発表の際には「サリドマイド訴訟が事実上の勝利を得た背景には、今度〝非認定〟となった子どもたちの親の支援もあったことを忘れてはいけない。サリドマイド児の親は〝非認定〟児の福祉対策に協力する道義的責任を課せられている」と、東京新聞にコメントを発表しているが、ここまで「和解」を批判するのはフェアではない。荒井良も同様に、和解時に類似障害児（者）に触れた発言は見いだせない。なお、木田は一九七四年一〇月一二日付の朝日新聞でこの点に言及している。

二一九頁では「『いしずえ』［被害者で構成する財団法人］は年金の配付を主とする事務局を維持し機関誌を発行するほか、さしたる活動を行うこともなく推移してきた」。確かにそう批判されても仕方がない面もあるが、「サリドマイド剤を個人で輸入し多発性骨髄腫、がんなどの治療に使う」ことに伴う、第二のサリドマイド被害を発生させないための活動や福祉車両イベント「みんなのくるま」等を行なっており、この飯田の批判はいささか度を超えていると思われる。

二二七頁では、「未必の故意と言ってよい。しかし薬務局の役人の誰一人として、責任を問われたものはいない。個人としての責任が訴追されない以上、国が責任を認める発言をしても、事件を起こした当事者は痛くも痒くもない。官僚機構はびくともしなかったのである。そして薬害続発の温床は、そのまま残った」、「最も肝腎な部分の詰めを、原告団はおざなりにしてしまった」と和解を批判しているが、これは原告団の問題ではなく関係官僚と宮武徳治郎大日本製薬社長を刑事訴追しなかった当時の検察の責任だ。しかも当時の飯田は、中森の刑事告発はもとより民事訴訟さえ強く批判していた。論旨は正しいが、その原因を原告団に求めるのは間違いだ。薬害エイズ厚生省ルートの松村明仁元生物製剤課長の有罪が確定した二〇〇八年三月三日まで、官僚の刑事責任は問われることがなかった。[*36] このように、同書の記述は十分注意して読む必要がある。

以後、中森もYも訴訟・運動の表舞台から後退していき、荒井は大学に戻り、その後は「子どもの医学協会」を設立、代表として活躍した。

第三章　提訴と準備手続き

一　東京地裁に提訴

一九六五年一一月一三日、全国の被害者二七家族が国と大日本製薬・セイセー薬品工業に対し、子どもの障害は妊娠初期に服用したサリドマイド剤が原因だ。大日本製薬とセイセー薬品工業は、サリドマイドの胎仔に対する副作用を調べず製造販売許可申請をし、それを漫然と許可した国との共同過失で障害が発生したので、損害賠償金を支払えと東京地方裁判所に訴えた。事件番号一九六五年（ワ）第九九九四号の原告は、当初二七家族だったが勝訴を確実にするため服用証明が可能で、子の症状がサリドマイド胎芽症と明確に合致するものだけにしぼった結果一九六六年五月一二日、原告番号一三、一九、二一、二三、二四は訴えを取り下げ、原告家族は二二家族となった。これに一九六五年（ワ）第九九九三号と一九六六年（ワ）第六九七四号、いずれも原告は同一で被告は前者は国、後者はセイセー薬品工業の事件が一九六六年四月九日併合された。さらに、一九六八年（ワ）第一三九三号の原告二家族六人と同年（ワ）第一二〇三七号の原告一家族三人の計三家族九人も一九六九年二月二四日、六五年（ワ）第九九九四号に併合され、合計二六家族が第一次集団訴訟の原告として確定した。ついで第二次集団訴訟の一三家族一九七二年（ワ）第五五一九号も一九七三年九月二五日、六五年（ワ）九九九四号事件に併合された。*1

東京地裁には、以上六件が係属していたが、父親が死亡し原告になっていないケースが一家族有り、原告総数は三九家族一一六人。以後、東京地裁の訴訟を代表訴訟として、他地裁は東京地裁の進行を見守っていたため証拠保全、本人尋問等に限って審理を進めていた。以下、煩雑になるので原告数は全て原文のままとし、事件番号なども示さない。

第一次訴訟の損害請求額は総額六億九三一万三七一円で、訴訟提起と同時に訴訟救助の申立も行なった。当日の夕刊に被告は次のようなコメントを発表した。

「坂元貞一郎厚生省薬務局長の話　いまとなってはいろいろ批判も出来ようが、この薬の発売当時の学問水準では、サリドマイドに奇形発生作用があるとはだれも想像しなかった。われわれの立場からは、不可抗力に近いものだとしか言いようがない。対策のとり方が遅かったというが、厚生省はレンツ博士の発表後、直ちに大日本製薬に事情を調べるよう命じた。当時はあれがまず最善の措置だったのではないか。

レンツ博士の見解をそのまま認めると賠償責任が当然問題となろう。しかし、サリドマイドと奇形との関係については異説もあり結論はまだ出ていない。学問的結論が出ればそれに従った適切な処置はとるつもりだが現段階で直ちに原告側の主張を受入れるわけにはいかない。[*2]

原島克孝大日本製薬（大阪本社）常務の話　すでに名古屋、京都で訴訟が進行中であり、社としては医学上の問題や会社のとった処置について率直に法廷で申上げ、公正な裁判をあおぐつもりでいる。こんど東京で出されたという訴状の内容についてはまだきていないが、事件発生以来、私どもとしては誠意をもってとりくんで来たつもりで、この点のご理解をいただきたいと思っている」

大日本製薬の対応は前章で示した通りで、どこに誠意があったのか理解に苦しむ。[*3]

「第一一回国際小児科学会」が東京のホテルニューオータニで開催され、招待講演のため来日したレンツを囲んで提訴の前日の一九六五年一一月一二日に横浜で、同一六日には京都で座談会が行なわれた。[*4]両日ともレンツの診察と原告・弁護団と座談会を開いた。その時の発言要旨を紹介する。

「猪野愈弁護士　略―レンツ博士がはじめて、西独で一九六一年ですか、発表された時は、科学的な実証証拠がないと付言した報告をされたかどうか、会社ではそれをよりどころとしている。

レンツ　略―詳しく言いますと、その時の学会［ラインラント・ウェストファーレンの小児科学会］で二〇の健康な児を生んだ母親に質問したところがサリドマイドは一人も飲んでいなかった。それに対し二一人の奇形児を生んだ母親に質問したところが一七人はサリドマイドを飲んでいた。これは統計的には有意差があると言える。統計学的に有意差があるからと言って科学的に証明されたとは直ぐには言えない。例えば、これでサリドマイドと奇型とは関係があると言うことは解るけれども、直接の関係であるのか、間接の関係があってその間にもう一つ何かファクターが入っているのかそれは解らない。けれどもこれだけの例を持ってしてもとにかく統計的に有意であって充分に何か行動を起こすに足るだけの証拠だと言えると思う」

京都では午前中は、レンツの診察、午後座談会を行なった。これを記録した録音テープは録音状態が悪いだけでなく、参加者がかってに発言するなどして意味不明の箇所が多いが、以下その概要。

まず、サリドマイド特有の奇形の形があるかどうか、またそれを見分けることを鑑別診断というが、その「鑑別」が可能かどうかを中心に詳しい症例を挙げて議論している。レンツは、鑑別できるものもあるし、鑑別できないものもある。しかし、サリドマイド服用の有無を考慮すればかなりの精度で鑑別できる。それでも不確かな「ボーダーライン上の」症例は残る、その場合その子がサリドマイドの「販売から完全回収後一〇カ月以内に生まれていれば」もう少し確実な判断が可能だ。[*5]二日とも同じ質問がレンツに浴びせられたのは、被告側がサリドマイド剤による奇形の定義を示せと要求する可能性を考えていたからだ。また、レンツの診察は、国が旅券法に違反すると言い出したので梶井正、土屋弘吉が同席した。[*6]被告側は、あらゆる手段・方法で原告側を妨害していた。

訴訟救助と法律扶助協会に扶助を申請したが、その資料を期日までに提出しない原告がいたため、一二月「疎明資料を早急に提出すべきところ、申立人等が、多数で遠隔の地にいるものもあるため、連絡に日時を要し、準備が遅れていまして、大変恐縮に存じますが、近日中に提出するよう極力努力を致しておりますので、今暫く御猶予をお願いいたしたく、上申致します」という有様で、本当にこれから長い裁判を闘っていけるのだろうかと疑うようなことが相次ぐ。[*7]

一二月一日、弁護団も法律専門誌『ジュリスト』に初めて「薬禍と人権」を発表して法律家の間に問題提起し、事件に対する協力を求めていった。翌二日、弁護団は松永英国立遺伝学研究所に協力を求め勝訴に自信を得る。[*8]

一二月一一日、法律扶助協会扶助審査委員会は臨時部会を開き、「勝訴見込については適格なる事を認め、但、資力の点については後日依頼者の収入、家族、職業、治療費等一覧表の提出をまって扶助を決定する」とし、訴訟救助が得られた場合はその額だけ差引き、謝金は四〇〇万円以内については決定権を協会審査委員会が持つ、四〇〇万円を越えた部分については自由に決めていい、勝訴した場合の協会に対する寄付は実費、手数料からは取らず謝金からのみ受け取る。鑑定費用は予測出来ないので必要とする時期に申し出をまって改めて審査することになった。[*9]後に勝訴の場合の「寄付」は、弁護団と原告団の間で多少の行き違いが生じることになる。

一二月一六日、スウェーデンの民事裁判の損害賠償金総額は「約三三億五〇〇〇万円にのぼるだろう」と報じられた。[*10]一九六六年一月一七日には、「西ドイツの検察が捜査終わる」と報じ、裁判では証人一〇〇〇人、調書五〇万ページになると伝えられた。[*11]事件が国際化していくことで日本の裁判所、政府、製薬会社は少しずつ追いつめられていくが、被告側はまだそれを十分認識していなかった。

三月一〇日、法律扶助協会は、サリドマイド事件の原告全員を扶助すると決定。[*12]中森らの「サリドマイド被害児救済会」はこの頃、佐藤栄作総理に公開質問状を提出したが、無視された。[*13]

一九六六年三月ころの原告団文書「訴訟について、その三」には、「印紙代のほかに、証人の喚問費用や、訴訟の運営費（例えば連絡通信費、文献購入費、翻訳リコピーの費用等）が要ります。これらは全員分しめて訴訟が完了するまでに百万円くらいかかると云われていますが、実際は今から予測出来ない点もあり、また今後の訴訟の進行に応じて徐々に支出されるものでもありますので、取敢ず、皆さんの負担能力も考慮し、当分の間、一家族につき一カ月当り一〇〇〇円づつ負担して貰うことに決めました」

「損害賠償金は、提訴した皆さんに帰属すべきものであることは言うまでもありませんが、この中から、現在無料奉仕で献身的努力をしてくださっている自由人権協会の弁護士の先生方に対する報酬及び実質上この訴訟のまとめ役であり推進役である父母の会に対する寄付については、若し右の二者がいなければ、皆さん単独では到底この訴訟はなし得なかったという意味において、当然御考慮願わねばならないと思います。だからと言って、賠償金の殆どが右の二者に取り上げられるようでは、皆さんの訴訟のやり甲斐もないわけであります。

従って右二者に対する報酬及び寄付金の割合について、先般の東京・大阪地区説明会の席上で皆さんの意見もきいた結果、この弁護士報酬と父母の会への寄付を合わせて、賠償金の中からその三割またはそれ以上（一律三割とし、それ以上しようとする人は各人の自由）を出して頂くことに決めました」とあり、一九六八年三月八日「訴六八―三　勝訴になった場合受け取るべき賠償金の配分について」でも同様の確認をしている。

東京地裁は六六年四月九日、合議体で審理し準備手続に付すと決定。[*14]五月九日、「中立人らは右訴訟において勝訴の見込がないとは断定し得ず、かつ、申立人らは全く無資産とはいえないが各々その訴訟費用を支払う時は、自己および家族の生活を侵害するにいたるものであることが一応認められ、いずれも右訴訟の訴訟費用を支弁するの能力なきものと考えられる」と訴訟救助も認められ、ようやく第一歩を踏み出した。[*15]しかし、月一〇〇〇円の会費は当時の原告には決して軽いものではなく、今後ますます費用負担に原告は苦しむことになる。

全国の地裁に提訴している原告弁護団が六月一二日、第一回打合せを国労会館で行なった。以下出席者とここで明らかになった点の要旨。

「出席弁護士　京都：猪野愈、上西喜代治、吉川幸三郎、前田進、植松繁一。岐阜：伊藤義文。名古屋：太田耕治。東京：西田公一、儀同保、山田伸男、六川常夫、内田剛弘。父母の会：飯田進、原告：A、B、佐藤巌

吉川　京都の経緯は、サリドマイド問題は人権問題として訴訟した。費用は幾らかかるかわからないが取り敢えず出来るだ

けやろう。足りないときはその時だという次第です。しかし、外国文献の収集翻訳等にかなりの費用がかかる。その捻出で頭を悩ましている。

猪野　とりあげるかどうか因果関係と過失の問題を検討した。結局水虫の治療の為レントゲン照射のあの判決［原告の疾患はレントゲン照射の結果で、その発病機序が立証できなくてもいいと判示］からがいぜん性が立証されれば認められるのではないかという意見が大勢を示した。レンツ以前の問題は討議していなかった。国、会社側は医学上の論争に持込んで、立証責任を全部原告側に負担させようとしている。我々としては医学論争に入ってしまえば、法律上必要でない論争をしなければならない観点から釈明に対してこちらから反対に釈明の釈明を求めあまり進んでいない。会社側の釈明要求は、受胎日と計算の根拠、母親がイソミンを購入した日と服用した確実な日、何故サリドマイドが骨格形成中の胎児に悪い影響を与えるか、因果関係を科学的に説明せよ。アザラシ状奇形児又はサリドマイド奇形児、これらの定型又は奇形の特色を述べよ。それから胎児に対し毒性副作用のないことを確かめるのは被告の製造許可申請当時法廷《ママ》及び医学においてはどういう方法によるのか。

第一の点は、被告らは右前提を認めるが故にこのような釈明を求めるのか、原告らは、最終月経ないしはサリドマイドの服用の期間との関係によりサリドマイド奇形児の発生および奇形の定型が決定されるという現代医学の定説に従って考えている。受胎日については釈明の必要なし、服用は全部釈明した。

奇形の定型については、被告はサリドマイド禍の存在を認め、サリドマイド服用とサリドマイド奇形児出生の間に因果関係が存在するとの前提に立っていると理解してよいかと、逆に釈明を要求した。尚、訴状ではアザラシ型奇形児又はサリドマイド奇形児と述べていたが今後はサリドマイド奇形児と統一する。

毒性副作用の確認については、国民の保健に責任を負うべき国、および国の許可若しくは監督の下に製造販売する製薬会社が考えるべきことだと回答した。これに対して被告側は、因果関係の説明、サリドマイド奇形の定型、注意義務の内容について説明せよと迫ってきている。

一九六五年四月一〇日が第一回口頭弁論で、第二回は六月五日で答弁書を陳述して準備手続にふされた。七月八日から準備手続として五回ほど行っている。奇形の定型を敢えて主張しなくとも理論的には問題はないのではないか。医学的定説としてレンツ説をはっきり出すかどうか、レンツ警告があったというだけで注意義務、予見義務を具体的に主張するかどうか。訴状にはレンツ以前と以後を分けて主張している。梶井博士からは文献を全部お送り頂いた。レンツ博士の見解によると、一九二八年から新薬と奇形児との関係の論文がだいぶ出ている。それからみれば過失がなかったという主張はむずかしいのではないかと考えられる。

今後医学界および薬学界の進歩に伴い、新たな事実が発見される可能性がある。それで今後準備手続終了後の口頭弁論においても参照程度新証拠の提出がゆるされるということを前提として準備手続に入ることを同意すると、会社の方の代理人と共同して上申書を裁判所に提出している。

先日レンツ博士の言われたように従前のアザラシ状奇形児とサリドマイド奇形児との区別が困難なものがあり得るということであまり早く定型を出してしまうと困るので未だ主張していない。会社側も全国のサリドマイド事件が出来れば同一歩調でと言っておったが、ばらばらではやりにくい。

午後の部

伊藤　岐阜ではだいたい京都の訴訟を基礎にして訴状を提出した。私は因果関係については医学的な問題は別としてがい然性というものが非常に大切だと思っている。それ故一番欲しい資料はサリドマイドベビイの確認された統計だ。特に一九五八年以前の統計と六四年以降の統計が欲しい。

西田　東京では、半数以上がレンツ博士警告以前の服用である。もう一つは服用の事実証明が殆どそろっていないのが特徴です。原告は一応サリドマイド奇形の症状を具えているという医師の診断書があり、服用の証明が多少弱くても判断出来るのではなかろうか。過失については包括的注意義務違反を主張している。動物実験その他を慎重にやるべきである、販売後の追跡調査をしてレンツ警告のようなものがあったら直ちに回収するべきである。

東京では国立遺伝学研究所の松永英氏のお話しでは間違いないと聞いている。森山豊先生にお目にかかろうと思い紹介を受けお電話したのですがお目にかからしていただけず何か避けておられる様です。

太田　名古屋では、国をのぞいているので比較的早く進んでいます。現在相手と話しまして他の訴訟が進むまでは足踏みしている。今年の終わり頃迄には準備が終わるのではないか、そんな段階です。鑑定は梶井正先生以外にいない。原告はレンツ警告以後です。

西田　大日本製薬はサリドマイド禍を認めているのか。

猪野　認めていない。あるなら立証せよといっている。定型を主張するかどうかは一考を要する。服用時で奇形の型が違う、サリドマイドの定型があるという二つをレンツ学説なんでしょと、言っている。これを主張する必要はない。

太田　因果関係は、サリドマイド発売以前にはこの程度の奇形児があり、サリドマイド発売期間中にこれだけの奇形児が生まれている、また回収後は殆どないという三つの段階に分けて蓋然性を出していく。

猪野　因果関係としてはこの程度でよいと考える。むしろ問題は過失論にある。

伊藤　岐阜の場合は一九六二年二月一一―二〇日でレンツ警告以後であり、服用時期も医学上、奇形発生時とみられる。

西田　動物実験その他慎重な実験をやるべきである、販売後も追跡調査をしてレンツ警告のようなものがあったら直ちに回収すべきである。

猪野　服用した、奇形が発生した、統計的に蓋然性、有利な結果がでた、国も大日本製薬も回収している、これで充分だと考えている。

レンツ警告に前後して厚生省はイソミンは睡眠薬としての表示をしなければならないと告示を出したが、その発行を六カ月遅らせた。それまでに早く売ってしまう様国と製薬会社との間に何かの連携があったのではないかと、主張するつもりでいる。文献もある。

猪野　略　補佐人の認可をもらって医者を一人入れて鑑定人質問をしてもらうことも必要ではないか」

その他、東京の海野事務所に事務局を置き事務局長に西田弁護士を選び、年一回必要に応じて年二回弁護団会議を開く、父母の会は訴訟担当にA、資料整理に佐藤、連絡事務は父母の会が受け持つなどを決めた。*16

六月二三日に第一回準備手続が開始され、以後約二カ月に一回のペースで進行し、被告側は全面的に争うと答弁書を提出した。七月二七日に「豪州最高裁、サリドマイド奇形児の父親の訴えを認め、英国のディスティラーズ製薬会社とオーストラリアにある子会社に対し二〇万オーストラリア・ドル（八〇六四万円）の損害賠償支払いを命ずる令状を発した」と報道された。*17同年八月頃の原告団文書「訴訟について―その四」で「母親が何時どの薬を飲んだかという点については、ハッキリしない人達が何人か居るようですので困っています。それらの人達は勝訴の成否を決定する問題として何とか立証出来るよう努力をして貰いたいと思います。

次に被告の主張するサリドマイド奇形児の定義については、原告側弁護団ではこの問題を正面から論争することを避け、事実を裁判官に提示するという作戦でゆこうということになっています。従って東京では次回の法廷（九月中）で皆さんのお子様一人一人の写真を揃えて裁判官に提示し〝これがサリドマイド奇形児だ〟という説明をする方針であります。この写真はカラーのキャビネ判（手札より一廻り大きいもの）とし、お子様の症状がハッキリ分かるように手の人は上半身、手足ともの人は全身、裸体でとって下さい。

当面海外の各種資料の翻訳や調査費用、弁護士の活動費の実費等で相当の出費が必要です。皆様には訴訟運営費として毎月一〇〇〇円づつ負担して貰っていますが当面運営費として一〇〇万円の資金を集めねばならず結局訴訟を円滑にスタートさせるための特別費用として皆様に別途一家族一万円の負担を願うこととしました」と早くも証拠資料の翻訳料と弁護士の会合費、出張費等の実費の工面がやっかいな問題として浮上してくる。

九月二九日付の夕刊で朝日新聞は、第三回準備手続の様子を報じた後「海外でも西ドイツ、アメリカ、スウェーデン、オーストラリアなどで同様な訴えが出ているが、多面、現在の医学ではサリドマイドと奇形児出産との関係についての医学的メカニズムが解明されておらず、学界でも『関係はあるかもしれないが、断定はできない』との意見をもつ学者がかなりいること、従来アザラシ奇形児について十分な実態調査が行われたことがなく、そのうえサリドマイド奇形児と先天的なアザラシ奇形児との区別がつけにくいとされることなど、さまざまなむずかしい問題がふくまれているので、今後実質審理にはいれば、これらの問題をめぐって本格的な医学論争をまき起こすことになりそうである」と書いているが、この記事が当時の新聞社の一般的なサリドマイド因果関係説に対する受けとめかただった。東京地裁の原告を慎重にしぼった理由も理解できる。

一九六七年三月頃の西ドイツの状況は「サリドマイド事件を捜査してきた西独アーヘン検察庁は一四日、睡眠薬の製造元グリュネンタール商会の責任者九人を告発した。裁判は遅くとも一年以内に始まり一年間続くとみられる」と報道された。[*18]

同年一〇月二一日、全国サリドマイド弁護団の招請でドイツのサリドマイド父母の会役員K・H・シュルテヒレン弁護士ほか一名が来日し、一〇月二八日まで滞在した。費用は、父母の会が負担したが原告団も三万円強負担した。[*19]

一〇月二二日、第二回全国サリドマイド弁護団会議を社会文化会館で開き、シュルテヒレンから西ドイツの情報を得る。以下、ここで初めて明らかになったことを中心に採録した。

「猪野　京都地区では外国文献の翻訳が進んでいませんで、会社は原告から文献が全部でた後で自分の方の文献を出すといってまだ準備手続が進行中です。因果関係はともかく過失の問題、特にレンツ警告以前のケースで製造物責任や無過失責任または売買契約の債務不履行というかっこうで挙証責任を転換することが出来ないか研究している。時効についてはレンツ博士が来て診断をするまでサリドマイド児であるということを確実に知りえなかったという理由で、ある程度何とかなるという考えです。
シュルテヒレン　成人のノイローゼ［と翻訳されているが「神経炎」と思われる］の問題はでていませんか。
西田　いまのところ出てきておりません」
日本では、連用による手足の感覚マヒ、運動障害などの神経炎はなぜか問題とならなかった。
「太田　名古屋では、最終準備書面を出しまして、後は会社の方で来月始めに最終準備書面をだしてだいたい準備が終わります。立証では、飲用したということ。しかし薬局のひとに圧力をかけて巻返していくという、動きが相当激しいのでいろんな方面から事実を立証していく。会社側の学者証人申請は、製造許可以前として奥村二吉岡山大学、黒沢良介三重県立大学、松田清神戸逓信病院、発売以後の動物実験については、小山良修東京女子医科大学、西村秀雄京都大学、村上氏広名古屋大学、それと会社の実験担当者などです。会社はサリドマイド禍は存在しないと主張している。
猪野　岐阜はできれば京都で引き取って裁判をやってほしいと話がありましたが、裁判所の方で規定がないといって拒絶しました。
西田　東京ですが、主張の整理が終わって次回あたりから証拠の提出をすると。定型の概念規定をする必要はない。本件がサリドマイドの結果であると主張すればいいんだという結論です。
飯田　整肢療護園［肢体不自由児施設］に大日本製薬は三年前五〇〇万円寄付しています。道義的責任を感じて。私は、三年前に何回か大日本製薬社長と会いました」
午後の部は、はじめにシュルテヒレンが西ドイツの刑事裁判の経緯を説明し、グリュネンタール社と大日本製薬のサリドマイド剤回収に関する手紙を紹介、これはアーヘン検察当局がグリュネンタール社を家宅捜索して押収し、同地裁に証拠として提出した。但し彼は、日瑞を「三井商事」と取違えている。
以下シュルテヒレンの説明要旨。「私どもはグリュネンタール社に少なくとも時効の一部を断念すると、一九六八年一二月三一日までは時効は言わないと約束させました。刑事告発は個人で、主な人物は学問上の指導者であったミュクテルで、彼らには、過失致死傷、致死、過失未遂致死傷で被告たちは二年の懲役が考えられます」

この後、被告に、サリドマイド製剤の製造販売に過失がなかったとの立証を求める製造物無過失責任を論じた。

「西田　定型の問題はボーダーラインの症状の場合には、症状だけではきめられなくて、やっぱり服用したという事実を何ほどか加味してきめるという考えをお持ちのお医者さんがおられる。定型の問題は概念規定するのは早いじゃないですか、これは皆さんと一緒です。因果関係は会社側は何らかの科学的な因果関係の説明を要求していて、これは各地とも拒否している。この点は意見一致です。

猪野　レンツ警告以前の過失の構成は、無過失賠償責任を入れたいと予定している。人権協会の顧問をしておられる北川敏夫弁護士のところへ、ちょうど大日本製薬の前の社長が北川弁護士と親しい関係から訴訟を起こさんで、何か話し合いができる手法がないかと提案があったと、そういうことから考えて、もうボツボツ子供も学齢期に達してきておるので、早く金をとるという意味で、何か仮処分とか早く解決するような方法が見出せないだろうかという、一つの考えが出てきています。いい方法じゃないかと思っています。ただ、必要性でもちょっと問題があると思いますね。

西田　東京での法廷の交渉や態度からいきますと、会社・国はあくまでも争うと、非常な社会問題、理論問題、もしくは法律問題という意味で、白黒を明らかにするという姿勢しか見受けられません。一応、いまのところ白黒を決するということで、進めていくことだろうと思っております。

猪野　書証はまだ全然確定になっていないんですか、東京では。

西田　書証はまだ出していません。書証は、表目と証人の氏名とおよその立証趣旨、それと、販売関係か、個人関係か、あるいは共通関係かをお知らせくださると大変助かります。もう一つ、準備書面これは各地域に一冊くらいは交流したほうがよいと思います。相手方のものです。証人は期を合わせることができるんじゃないかと思います。

西田　事務上のご意見がありますか。

A　京都で刑事訴訟を出しましたね。

猪野　私ら全然関与していないんです。全然相談なしにやられているんです。［「中森氏は」］浮いている感じでしょう。略

追加討論

太田　グリュネンタール社は因果関係がないと争っているのか、過失がないと争っているか。

シュルテヒレン　因果関係、過失ともないと言っているようです。略

太田　国側と言いますか、警察側をバックアップしている学者は誰ですか。

シュルテヒレン　学者と名のつくものすべて。私の知っている範囲では、有名な学者の中でレンツ博士の主張を否定しているもの、あるいはグリュネンタール社側についているものは一人もいません。ドイツでは、約四〇〇人の両親が、告訴しています。その約三〇〇くらいの両親が官選の弁護人と一緒に裁判に関与する。彼らは、自分たちの証人を提出するようなことをする」[*20]

この頃、シュルテヒレンは京都の猪野弁護士宅などで原告団および弁護団と打ち合せ会議を行なった。[*21]

一方、被告大日本製薬は、石井通洋弁護士らを西ドイツに派遣、彼は、当地の刑事裁判の様子を要旨次のようにレポートした。

「一九六七年一一月一日　㊙『報告書』

西独グリュネンタール社のサリドマイド刑事事件に関して調査を行った結果判明した事情を別紙の通り報告致します。

我々は、グリュネンタール社の刑事事件の起訴状及び検事局他提出の証拠資料のコピーを要請したが、公判が開始されていないことを理由に拒否された。

グリュネンタール社の奇形問題に対する反論は、サリドマイド症候群の新規性、販売量と奇形児発生の統計的関連の存在、レンツの胎生暦に関する所説の正当性、動物実験による証明の可能性のすべてに反駁している。サリドマイドの催奇形性は証明されていない。予見可能性も否定している。

神経炎の問題に関しては、グリュネンタール社の立場は相当に困難なものであると考えられる。我々は、催奇形作用に関する限り、検事の主張は極めて具体性に乏しく、且つ科学的に見て説得力のないものであること、従って、グリュネンタール社の見解を信頼してよいであろうという結論に達した。

グリュネンタール社はレンツ鑑定書に対する反論を重視している。公判開始は本年中と考えられている。奇形問題に関する限りグリュネンタール社が無罪の判決を勝ち取る可能性は十分認められる」[*22]

一一月一〇日の原告側訴訟関係文書には、「〇第八回法廷の前に、女子職員の人たちは連休を返上して、夜遅くまで資料の整備に奉仕してくれました。〇まだ送付なき方は至急お送り下さい。（おそくとも今月までに）〇なお、有利になると思われる写真、診断書などの資料をお持ちの方は、追加資料として今後提出していきますから、ご送付下さい。撮影年月日と（手術した場合は）術前、術後を明確に記載することをお忘れなきよう。〇われわれの手でよき資料よき証拠を集め、裁判所の要求する形式に整備しなければなりません。くどいようですが『自分のそして大切な問題』という認識に立ってのご協力を期待します。略（後記）訴訟費用を滞納している方も数名おられますが、今度のシュルテヒレン弁護士関係費用だけでも多額の出費をしており、このほか文献翻訳代、プリント費用等、皆さんから集めた資金では到底足りません。

皆さんの本訴訟に勝とうする熱意はそのまま毎月の会費の集りに反映するものでありますので、どうかわれわれ一握りの幹事だけが笛を吹いているという結果に終わらせぬよう皆さんの協力をお願いします。（A常任理事記）」という状況で、なかなか原告に当事者意識が形成されない。[*23]

一方、大日本製薬側はスウェーデンに社員を派遣しアストラ社の動向を次のように報告してきた。

「㊙　一九六七年一一月一六日

『スウェーデン国アストラ社における民事裁判の現況に関する報告書』

法規部長［以下墨塗り。足立勝だと思われる。以下要旨］

一〇月二四日表記事項調査のためアストラ社を訪問し関係者と会談した。

一九六五年九月一五日　アストラ社は損害賠償訴訟を起こされた。アストラは、サリドマイドの発売から回収に至るまで充分注意義務をつくしたという点に重点を置いて反論している。［『　』はアストラ社の主張］

①化学構造から毒性をある程度知ることができる。『否』

②生化学的観点からサリドマイドの実験はされていない。催奇性は予見可能だった。『否』

③サリドマイドは細胞分裂阻止作用があるので、この実験をしていれば催奇形性がわかった筈だ。『そのような作用はない』

④一九五九年当時スウェーデンでは、サリドマイドの催奇形性実験が出来た筈だ。『その方法はなかったし、現在も確定的なものはないし、動物実験の結果は人間に当てはまらない』

⑤原告代理人は、［墨塗り］の実験がサリドマイドに奇形を発生させる様相があることをはっきりさせたと、言っている。『その実験を否定する』

アストラ社が原告に因果関係の立証を要求していない理由は、マスコミ報道がサリドマイドと奇形についてかき立てた。大部分の科学者や医師がサリドマイドが原因だと言っているからだ。勿論催奇形性に関する予見可能性はなかったし、最終的には必ず裁判に勝つとアストラは話していた。

ノルウェーではアストラの姉妹会社が政府と共に訴えられている。予見可能性では、一九五九年から遅くとも六〇年にはアストラは副作用が予見出来ているはずだと原告側は主張している。これはアーヘンの検事側資料に基づいている主張だ」

この文書は、大日本製薬がヨーロッパに調査員を派遣した時の報告書で、この他に㊙「TH問題に関する臨床統計上の諸問題」と題するレポートがグリュネンタール社、大日本製薬職員と石井〔通洋弁護士と思われる。他の氏名は墨塗り〕の署名入りのものが残っている。日付はなく、要旨は①グリュネンタール社の一二〇〇症例の発生状況とコンテルガンの販売高を年度別、地区別に対比したがカーブは平行関係を示さない。②全国的には一見奇形発生と販売とは並行関係を示すが如きのカーブが得られるが、これはA地区とB地区の気温の平均値をだすのと同じような作業であり、意味のない数字だ、とある。②は、意味がよくわからない。要するに統計的に因果関係は証明できないと主張している。[*24]

二　各国で相次ぐ訴訟

準備手続は、被告の求釈明と裁判所のメリハリのない訴訟指揮でだらだら継続されていく。原告団の収支報告書によると一九六六年一月から六八年一月一六日の決算内容は、収入合計六三万七九三五円で、支出はレントゲン、カラー写真等の複製作成のための個人負担分の立替支払二六名分一四万三八二〇円、外国文献翻訳料一〇万五六五〇円、訴訟資料作成整理の為の諸経費八万六四七〇円、弁護士会議及び打合せ経費八万三三八八円、弁護士への謝礼（西田、太田、猪野）三万五〇〇〇円、シュルテヒレン弁護士来日経費三万一〇〇〇円など合計五二万二九〇二円でとにかく黒字だった。

ロンドンの高等法院は一九六八年二月一九日、英国のサリドマイド製造販売会社ディスティラーズ社が、サリドマイド奇形児六二人の両親に対し損害請求額の四割を損害補償金として支払うことで和解するのを承認した。[*1]

同年三月八日の原告団文書で、初めて全国サリドマイド原告団の名称を使う。西ドイツでは三月一四日アーヘン検察庁が傷害罪、過失致死傷罪でグリュネンタール社幹部九人を起訴した。[*2]

三月二〇日の原告団会議では、次のことが確認された。[*3]

「一、法廷参加について

被告側は、名のある（悪名高き?-）弁護士を擁し、厚生省も製薬会社も多勢出席し、大変強硬な態度であるにも拘わらず、原告側は弁護士諸先生と（場合によっては西田先生のみ）原告団事務局として河野が出席している状態であります。原告を連れた父母の法廷出席は、被告側に対して無言の圧力をかける意味ばかりでなく、弁護士諸先生に原告側の熱意のある処を見て頂き先生方を激励する意味もかねております。今後は開廷の都度、全員が都合をつけて御出席あるよう要請します。（次回は四月二三日午後一から、同封地図参照）

二、略

三、会計状態について

原告団の経理状態は決して豊かではありません。現在弁護士諸先生より要請のある書類証拠等も十分にととのえる事ができず、提出すべき証拠も十分には提出できないのが現状です。この様に一部の方たちの為に他の皆様に御迷惑をかける有様では将来に於いてマイナス面が多く、足並みの揃った訴訟は進めにくくなります。

皆様に御理解頂きたいことは、訴訟救助金、法律扶助金の七〇万円は、訴訟関係者二五名全体のお金であって個人個人が七〇万円づつあるわけではなく、一人当り二万八〇〇〇円である事を認識して頂きたいのです。これは、①証人喚問の費用②外国文献（学術論文）の取寄せの費用③外国文献の翻訳、印刷の費用④弁護士諸先生の活躍（証人、証拠収集）の費用等を予定しておりますがとても七〇万円では賄えない状態です。

訴訟運営費を滞納しておられる方、訴訟資料作成の個人負担金未納の方、夫夫《それぞれ》の事情はあろうかと思いますが、この訴訟は弁護士諸先生方でもなく、父母の会でもなく皆様御自身の問題であります。訴訟は自分達が起こしているという自覚をもって頂き度いと思います。一度に完納する事の出来かねる方は、都合のつく金額で結構ですからお納め下さい。どうしても送金出来ない方は、その事情をお知らせ下さい。二五名が心を一つにしてサリドマイド訴訟にあたって行きたいと考えます」

この頃多くの原告は、被害児の就学問題、姉弟の養育等の心配ごとが山積していて、とても裁判どころではなかったのは事実だが、裁判に対する当事者意識はこの文書の示す通りだった。

一方、被告側は、業界あげて「サリドマイド原因説」に抵抗し、一部研究者はそれを援護していた。

「薬害と安全対策の現況　村上氏広（名古屋大学教授）

数年前のサリドマイド事件は―略―数多くの動物実験が示すように、マウス、ラットなどの普通使用される実験動物にはほとんど同じ型の奇形をもたらすことはできなかったということである。そこでサルを使用する試みが行われかかってはいるが、サルがヒトに系統発生的に近いことはいうまでもないが、それだからといってサルでの結果がそのままヒトに適用されてよいということにはならない。ただいまのところ、サリドマイドに対し同様な結果がみられたというにすぎない。またその実験もアカゲザルの結果に限られている。われわれは同じ種の実験動物、たとえばマウス、ラットを使用してもそれぞれの系統によってその結果に多大の影響の相違があることを知っている」[*4]

東京地裁の準備手続は、ようやく核心に入りつつあり、四月二三日に原告側はレンツ、タウジッヒ、梶井など論文を証拠として提出した。しかし、翻訳費用が捻出できず原文のままだった。[*5]

五月に入ると、政界から被害児を支援する動きが出てきた。七日の参議院社会労働委員会で藤原道子議員の質問に、園田直厚相が「従来厚生省の立場は若干あいまいな点があったが、このさい厚相としての意見をはっきり述べたい」と前置し、「サリドマイドが製造販売されたことについて国にも会社にも責任があると思う。薬の許可は厳重にすべきだし、問題のある薬はただちに回収すべきだ。不幸にしてサリドマイド児として生まれた子どもたちについては、就学問題では文部省とも協力して対策を考え、義手をもっと研究してサリドマイド児に無料で貸付けるなど福祉対策を充実させたい」と答弁した。[*6]

また同日園田厚相は、事務当局に対し「製薬会社もなんらかの形で道義的責任をとれないものか検討するように」と指示した。もちろん事務当局は、この後も一貫して「法的責任はない」という立場を取り続けた。

厚生大臣の発言は一九六五年二月二五日、第四八回国会衆議院予算委員会第三分科会で岡本隆一議員の質問に答えた神田博厚相が「サリドマイド禍のあったことは事実でございます」「政治的にも非常な遺憾な点でございまして、何とも申し上げようもないと思います。法律的にどうこういう問題を離れて政治的道義的に大きな責任がある、私はこういうふうに考えておる」と答弁している前例がある。[*7]「サリドマイド禍」があったと因果関係を認める発言をしているが、当時は名古屋と京都で個人的な訴訟が進んでいただけで、事務当局も特別問題にしなかった。この神田発言は、その後全く忘れ去られたまま現在に至っている。

被害者に対する救済は一九六六年二月一一日の「鈴木善幸厚生大臣　略──この事故の問題は、補償の問題は、ただ今裁判で究明されつつある問題でございますので、その結果を待ちまして、適正に措置を講じたいと考えております」と言うのが、国の基本姿勢だった。[*8]

一九六八年五月一〇日付の原告団文書によると「後二、三回の準備手続を経て、九月頃より公判に入る予定と西田先生はお考えの様です」「九月の第一回公判には、何をおいても原告二五家族全員が必ず法廷出席をして頂き度いと思っています。略旅費等には変えられぬ重大な問題である事を認識すると共に、今より九月の第一回公判出席の心構えをして置いてください」と原告は六八年秋に弁論がはじまると期待していたが、準備手続はこの後一年半も続く。*9

五月一五日、全国の公害被害者などが横に連絡を取り合う「公害対策全国連絡会議」が組織され、サリドマイド被害者も参加した。*10 二七日には、西ドイツのアルスドルフでグリュネンタール社の責任者を被告とする刑事裁判がはじまり、世界中から報道陣が二〇〇人程が詰めかけ、日本の日刊紙も大きく紙面を割いて報道した。*11

被告側を後押ししていた専門紙の薬事日報は六月二二日付で、

「奇形との因果関係めぐる西ドイツの報道　コンテルガン裁判始まる。略―この段階に至ってコンテルガンと奇形児との因果関係に科学上の大きな基本的疑問が投げかけられるようになり、この因果関係については否定的なデータの発表も少なくない」

「例えば母親たちがコンテルガンを服用しなかったのになぜ典型的な四肢奇形を生じたのか、同様な母親たちからなぜ奇形出生数の増加が見られたのか、ドイツ連邦共和国でしばしば奇形児を生じたときに同様のことがなぜベルリン地区で起らなかったのか、なぜ奇形発生の上昇がスイスとオーストリアの国境の前で停止したのか（コンテルガンの消費はドイツ、イギリス、スウェーデンに次いで両国は四番目と五番目）、オランダのコンテルガン消費は隣国ベルギーの半分しかないのになぜ三倍も奇形児があったのか、なぜ典型的な四肢欠損がコンテルガン販売高の等しくない四五度と六五度の緯度間で増加したのか、一九六〇年から六二年にかけて典型的な四肢奇形が異常発生したのに奇形全体の数が増加しなかったのはなぜか、これは外因的事実によったものかコンテルガンによって生じたものか、どのような外因的事実が以前には奇形の発生を抑えるように働いたのか、これらのことは『コンテルガンは奇形をつくる』という思考型式に正確に合致しない。他に原因があるに違いないという疑問が専門家の間に生じ、この疑問は年々大きくなっていった」

と、依然として被告側の意向に沿った記事を掲載していた。*12

三　原告団資金難に陥る

一九六八年六月四日、当時アメリカの施政権下にあった沖縄でも園田直厚相の答弁が紹介されたが、その答弁に基づいて実施されるといわれたサリドマイド被害児に対する「教育」、「リハビリテーション」、「職業訓練」等の施策は、沖縄への適用は当初考えていなかった。と言うより厚生省は、訴訟中を理由に被害児救済を考えていなかったから、国内の被害者数はもちろん沖縄にサリドマイド児がいるなど考えもしなかった。世論の批判に政府は、本土政府の沖縄援助という形で治療や電動義肢の交付、機能訓練、職業訓練などを本土並とするほか、来年度四カ所できる「母親とともに入園させる訓練センター」への入所や教育費、滞在費などの九〇％を政府が、残りの一〇％と渡航費を琉球政府が負担する線で、一九六九年度から予算を請求することになった。[*1]

この頃、準備手続の様子が小さくても報道されたこともあって、訴訟に加わりたいと父母の会に申し出る被害家族が相次いだが、弁護団は当初いわゆる二次提訴には否定的だった。[*2]

一九六八年六月二二日に原告は、大日本製薬に同社とグリュネンタール社との間で交わされた文書の提出を求めるが拒否され、弁論が始まってから原告がシュルテヒレンから入手したものを証拠として提出、裁判所もこれを受理した。[*3]

七月三日、園田厚相の発言を受けて厚生省は、あたかもサリドマイド児の救済施策を行なっているような論文を官報に掲載した。被害実態は森山調査をそのまま掲載し、「義肢・装具の交付、肢体不自由児施設などへの入所の措置がとられ、各地の大学病院の整形外科や、整肢療護園、島田療育園、国立小児病院などにおいて、整形外科的手術、義肢・装具の改良、装着訓練、さらに指導訓練が行われてきたところである」と、主語を曖昧にしたまま読者に厚生省が実施したと誤認させるような記述をしている。厳密には、ごく一部を実施したに過ぎず、しかも厳しい所得制限がありとても自慢できるものではなかった。[*4]

七月二九日付の原告団文書に「西田主任弁護士とよく相談した結果、集団訴訟が提起された当時、父母の会の会員ではなく、お子様がサリドマイド被害児であるかどうか知らず、従ってサリドマイド訴訟の時効問題についても全く知らなかったという事で、訴訟参加の途を開くことも出来ようとの事です」と弁護団はこの事件の時効を、従来の一九六二年五月一七日付新聞報道から自動的に計算する考え方を改め、各被害者が実質的に子どもの障害はサリドマイドが原因だと知った日から起算することにし、追加訴訟が可能だと判断しはじめた。[*5]

弁護団は八月一四、一五日、松永英、梶井正と勉強会を開き因果関係の本格的検討に入った。また、藤木英雄の「西独のサリドマイド裁判」の連載が八月一日付『ジュリスト』ではじまり、学界からの支援体制も整いつつあった。要旨は、「サリドマイドが奇形の原因かどうかの一般法則が争われているわけであり、そこに、他の類似事件と比較した本件の特色が認められる」「問題はむしろ結果予見の可能性の面よりは、結果回避義務としてなにが期待されるか、つまり、それぞれの段階においてなすべきものとして要求される措置の程度いかんという方面に重点がおかれるべきだと考えたい」

「学術文献等においてサリドマイドが奇形の原因である旨の科学的な資料に基づいた一応の疑惑が発表された段階においては、この疑惑を真剣にとりあげ、事態が解明されるまでのあいだその薬品の販売を停止するか、すくなくとも妊娠初期の婦人が服用することについては奇形児の出産をもたらすという説があることを示して消費者に警告するなどの予防措置を講ずる必要性は免れ得ないように思われる」「副作用につき一応の根拠のある因果関係ありとの主張に対してただ単なる願望や営業上の見地からことさらその主張を軽視ないし無視するということは、未必の故意の責任を排除するものではないと解すべきである」

と、大日本製薬のサリドマイド剤回収の遅れは「未必の故意」にあたると主張した。

「胎児の器官発育不全を生じたという点が明白だとしても、胎児は刑法上独立した人とはみられないし、また母親の身体の一部ともみられないとすれば、これをどう擬律《ぎりつ》すべきか［刑法のどの条文で罪を問うべきか］問題である。母親が正常な新生児を出産する身体機能に障害を与えたとしてこれを母親に対する傷害とするのが起訴状の立場であるが、この解釈にはいろいろ疑問もあろう。また、奇形のため出産後生存能力を欠いたことが原因となって死亡したことを過失致死罪に問擬《もんぎ》する［問う］ことについても、疑義がないではない」

「この事件での起訴は、―略―全体を包括して一罪として処断すべきものとの立場で行われている。たしかに、行為の態様から見て、実質的にいって営業犯であり、一罪と見るのが妥当な例ではあるが、過失犯で、しかも個人法益に対する具体的被害の発生を基本的成立要件とする過失致死罪についてこのような処理が可能かどうか、実体的に、因果関係の立証の問題ともからみ、ひとつの論争点をなすように思われる」と分析している。

一方、原告は生活のためか、必要書類を弁護団に提出することさえままならない状況が続き一〇月二五日、「皆様にお願致します。以前すでに回答をお寄せになった少数の方には恐縮ですが、多数の方が未回答なのでもう一度お尋ねします。弁護団の先生方のご苦労を察して直ぐご回答下さい。（一一月一〇日まで必着のこと）

○　手術をした方について

①術前の症状について診断書をくれない病院（医師）がありましたら、その所在地、病院名、医師名をお知らせ下さい。②当方より、要請のあり次第、いつでも術前の診断書を入手出来る方はその旨をお知らせ下さい」と事務局から再度要請される。[*6]

一一月二五日、園田発言以来厚生省は、製薬業界にサリドマイド児対策のための資金の拠出を求めていたが、「日本製薬団体連合会」は「身体不自由児対策費として一億円の寄付をする」と回答し、この日、目録を園田厚相に手渡した。[*7] これには「サリドマイド児問題とは切り離して……」という条件が付いていたが園田厚相は「サリドマイド児の対策費として使う」と言明して受け取った。[*8] しかし実際は、整肢療護園等の施設の拡充に全額使われ、直接サリドマイド児のためには支出されなかったために七〇年六月一一日に国会で問題にされる。[*9]

一一月三〇日付で、再び「事務局からの要請事項については返事を下さる事位は出来る筈です。忙しい事は分りますが、この場合毎日の忙しさは理由にならないと思います。例えば、前回の『術前の診断書入手』の件についても御回答を頂いたのは僅か五名です。この状態では、事務局として回答の集る迄同じ問い合わせをする事となり、皆様としては『又か』という感じを持つ結果となり、今までに何度かこの悪循環の繰返しを行って来ました。略―今後、事務局からの要請事項について何らの回答のない人は、訴訟継続の意思のない人として処理せざるを得なくなります。僅かな人の為に他の人が不利になる事は忍び得ない事です」と呼びかけたが、以後も繰り返された。

一二月に兵庫県サリドマイド被害児を守る会が発足、支援の輪も拡大しつつあったが、準備手続は原告が大日本製薬に「グリュネンタール社との技術提携内容を具体的に明らかにされたい、また西ドイツの販売停止・回収も具体的かつ詳細に明らかにされたい」と要求すれば、被告側は、「サリドマイドと奇形の因果関係は現在の学問水準では未だ証明されていない。原告五名は時効が成立している」などと主張しあっている状況だった。[*10]

準備手続が進行するに従い必要な証拠、それも外国語のものは翻訳しなければならず、当初父母の会が全面的に協力すると言っていたが、いかんせん非原告、サリドマイドの被害者ではない会員も多くやはり原告に負担を求めるしか方法がなくなり、六九年四月一四日付で次の文書が原告に送付された。

「準備手続も最終段階に入ってきましたが、最近、今後どうしても必要な資料として弁護団より要請され、西田先生に所要金額を見積もっていただいた分は次の通りです。

◎スウェーデン関係　資料獲得費、翻訳費、印刷費＝一八六万円

◎西独関係　レンツ博士法廷証言　印刷費（翻訳は無料奉仕を期待）＝一〇万円、その他学術資料、翻訳費、印刷費＝五〇万円

◎米国（トレーシー）「書証に見当たらない「ケルシー」の誤りと思われる」関係　資料獲得費、翻訳費、印刷費＝一六〇万円

弁護士資料収集費（渡欧収集）＝一一四万円

以上推定金額合計五二〇万円

その他に西独証拠書類二〇〇冊余り（大きさA4、厚さ四―五センチ位）膨大のものであって、金額は推測出来ず。

多額なお金ですが、この資料は是非必要であるとして弁護団から要請されたものです。

訴訟財政は現在、借入金四〇万円余りを抱えている状態です。少なくとも今年前半中に半額は入用となります。残り半額は今年中にお願い致します。五二〇万円を二六家族で負担しますと二〇万この中の一〇万はおそくとも六月末日迄にご送金下さい。

但し、このお金は従来の訴訟分担金とは全く別ですから、訴訟分担金は今までどおり毎月一〇〇〇円づづお願いします。

弁護団から念を押されたことですが、この金額だけで収まるとは限らず訴訟の進行状態により、又、それに伴う必要資料の増減により金額も変更となります。（たとえば昨年九月、訴六八―一〇でお知らせした折り、スウェーデン文書約一〇万円、が弁護団の見積でしたが、実際にはその約二〇倍の額となりました。）以上についてご理解の上次のとおりご送金下さい。

一、金壱拾万円（一〇万円）おそくとも六月末日までに

一、金壱拾万円（一〇万円）おそくとも年末までに」[*11]

当時、大学新卒男性の初任給が三万円程度だったから、負担を求められた原告家族は驚いた。[*12] しかも東京地裁の原告だけに求められたため、後に費用負担で他地裁の原告とぎくしゃくした関係が生じた。

一九六九年四月には「（仮定として）今秋（九月頃）までに準備手続段階を終了する様に努力するつもり。準備手続終了後は三カ月程期間をおいて第一回口頭弁論に入る予定」とあるが、現実はこの後一年以上準備手続が続いた。[*13] 長引く準備手続は、文書のやりとりが中心なのでマスコミの注目を受けにくく、事件の理解が社会的に広がらず、原告は訴訟費用の負担と合わせて苦しい時期だった。

大日本製薬は、西ドイツに調査員を派遣し、西ドイツの様子を「西独のいわゆるサリドマイド裁判に関する調査報告書」としてまとめ、一九六九年八月厚生省に報告した。以下その要旨。

「私は、一九六七年一〇月と六九年五月の二回にわたって、各一ヵ月間、西ドイツ・スウェーデン・英国等の諸国を訪問し、いわゆるサリドマイド問題の研究調査を行い、膨大な訴訟資料、鑑定書及び各種文献資料等を入手した。特に、西ドイツでは、

現在、アーヘン地方裁判所に係属中のコンテルガン刑事訴訟について、グリュネンタール社の関係者はもとより、著名な刑法学者、医学者、新聞記者等とディスカッションを行う機会を得て、本件事件の全貌と現在までの経過を知ることができた」

「なお、第一回目の調査では、私の外に当社取締役医学研究部長［墨塗り］及び石井通洋弁護士が共同調査に当たり、第二回目の調査では、法務省大臣官房訟務部第一課［一字不明］澤健三課長が共同調査にあたった」

「裁判所は因果関係を究極的に究明することなしに―これは不可能である―過失の有無について判断しようとしている。『因果関係については、はっきりしたことはいえないが、然しその間に過失は認められなかった』とする無罪の公算が次第に大きくなってきた」と墨塗り氏の言として紹介している。

続いて「今迄の裁判では、被告側弁護団が圧倒的に優勢で、被告に有利に進めてきたと思える。神経炎の問題について、処方義務申請当時の審理が行われるが、これが一つの山で、今年一年経過してみないとこの裁判の見通しはまだ何も立てることはできない」と結んでいる。[*14] 国と大日本製薬が共同してヨーロッパまで調査員を派遣、まとめた割には状況分析は不十分なもので、被告に都合よく解釈をしている。

原告団は一九六九年一二月五日付で「事務局として、一番嫌な仕事は原告各位に費用の請求をすることです。去る四月一四日付訴六九―三で、遅くとも六月末までに一〇万円、年末までに一〇万円お送り下さるようお願いしましたが、これは訴訟を進める為にどうしても必要な金額です。

父母の会理事会は慎重に討議をして、『原告各位にお願いする金額はこれが最後となるであろう』と。そして『これを最後にしよう』と。

公平の原則からいって、未納の方には今後も止むなく請求書を送ることにしますけれども、事務局の立場をご理解の上ご海容下さい」と、またまた呼びかけた。[*15]

ヨーロッパではイギリスが一二月一九日、第一次和解の端緒をつかんだ。損害賠償金は、本人が二万八〇〇〇ポンド（一七九七万円）、母親が二〇〇〇ポンド（一七三万円）、父親が二一五〇ポンド（一八六万円）だった。[*16] 一九七〇年四月二二日には、西ドイツで一億マルク（約一〇〇億円）で和解という情報がもたらされた。[*17] 準備手続は、ようやく人証計画まで漕ぎ着けていたが、「これまでの特別分担金の入金額は約半分、即ち、二四〇万円が集まりましたがこれらの入金された方々の熱意と弁護団の先生方の犠牲にだけ頼っていては訴訟は進行致しません。（この様なお願いを書くことは、原告団事務局として誠に心苦しいのですが）、未入金の方々は①出来るだけ速やかにご送金下さる様、或いは②事情のある方はご送金の確実な見通しをお知らせ下さる様お願い致します」

相変わらず原告団は資金難だった。このため他地裁の原告にも費用の負担をするよう、弁護団を通じて話し合うことになった。[*18]

六月一〇日法律扶助協会法律扶助審査部は「サリドマイド事件につき外国人鑑定人の費用として二〇〇万円也、支出することを承認する」と決定した。[*19]

四　解決に向かって動き出す欧州

西ドイツでは一九七〇年六月五日、グリュネンタール社と政府が各一億マルク（約一〇〇億円）、その他民間からも寄付を募り被害児を救済することで民事関係は基本合意した。この合意内容は、日本の新聞も大きく取り上げ、被告側、特に国に対して大きなプレッシャーとなった。[*1] このうちグリュネンタール社の一億マルクを足立勝大日本製薬常務は、「社外の公正な会計士がグリュネンタール社の経理内容を調査して、今後一〇年間グリュネンタール社が健全な経営を続けることが可能であるという前提の下に、同社の売上げ・利益状況からその支払い限度を試算した結果、八七〇〇万ドイツマルクが妥当であるということになった。これに親会社であるWirtz Familyからの援助も考慮して、一億マルクが必要かつ妥当な金額であるとの鑑定が得られた。なお、グリュネンタール社は、問題発生後一九七〇年まで、銀行借り入れは皆無で、設備投資はすべて利益で賄ってきたので、一億マルクという金額の支出は銀行借り入れと社内蓄積によって可能になったとのことである」と書いている。[*2]

六月二八日には、スウェーデンが一四〇〇万ドル（約五〇億四〇〇〇万円）で和解と報道され、[*3] 日本でも七月一六日、岐阜地裁の原告代理人伊藤義文弁護士が和解提案をし、大日本製薬も基本的にこれに同意したが結局まとまらなかったことは、後に示す。

八月二八日には、「最高裁は『サリドマイド訴訟』の原告側が証人として申請しているレンツ博士（西独）ら五人の外国人学者について、審理中の東京地裁民事三二部（園田治裁判長）が証人決定をした場合、その出廷費用を訴訟救助制度によって支出する方針を固めた。出廷費用約三五〇万円は七一年度予算案にふくめて二八日午後の最高裁判官会議できめ、内閣に要求する」

と、外国人証人の出廷費用の訴訟救助をはじめて決定した。[*4]

一一月二日原告は、東京地裁に「一九六三年三月三一日厚生大臣西村英一に提出された研究者森山豊作成にかかる研究報告書及びその添付書類の全部（分担研究報告書を含む）。（但し、一九六二年一一月三〇日厚生省発企第一一号に基づく、「海豹畸形状(phocomelia)の発生要因に関する研究―特にサリドマイド製剤との関係」について作成されたもの）」その他の関係文書の取寄申立をするが、最後までこの調査の原資料は発見できなかった。[*5] 厚生省文書にもなく、情報公開担当官は「これが関係文書の全てです」と私に回答した。調査原票は、本来調査主体者が手元に置いて分析したはずだから、森山とその周辺で管理していたはずだ。

一一月四日、第三四回準備手続で「要約調書」が完成し、当事者双方が内容を確認して準備手続は終了した。[*6] この時「裁判長から和解の試み」があり、被告側は態度保留、原告側はサンケイ新聞一一月五日付によれば「一応理論的には考える余地あり」としたが、被告側と同じく保留した。裁判長からは、「以後裁判手続外でも、それぞれの条件を裁判長に示して欲しいとのことであった」。[*7] 東京地裁は、一九七一年二月一八日に第一回口頭弁論を開くと決定し、ようやく本格審理の開始に漕ぎ着けた。

法学界では『法学セミナー』一九七〇年一二月号西原春夫、藤木英雄、西田公一の「公害罪処罰立法の問題点」で「藤木　かりに、その警告には科学的根拠はなにもない、自分は絶対に加害者ではないのだと争っていたとしても、しかも自分自身がなんらかの実験をやって、絶対にこれは否定できるのだといいはっていたとしても、警告的徴表《ちょうひょう》というものを無視したというとき以降にはわりあい過失を認めやすいし、とくにその徴表が強いときには、ある段階になればそれが未必の故意に転化するということがあるんじゃないかと思います。略―一応の科学的な根拠に基づき、それがあぶないという警告がなされているという場合には、その後は危険負担の責任は、それを無視する側にあるといっていいでしょう」と原告に有利な説を展開している。

原告団は、口頭弁論開始に合わせて一二月五日①著名な知識人の支持協力を求める②市民運動の核を地域・学園などに作ってゆく③不特定多数の一般国民大衆に訴える屋外行動④類似組織をはじめとする多様な社会団体との提携協力関係の強化を行ない、これらの活動をマスコミで露出するなど、国民の理解を広げる努力をはじめた。[*8] まず、『月刊サリドマイド』が創刊され、継続的な支援活動の輪が拡がっていくが、それが組織化されるのは翌七一年秋のことだった。[*9]

一二月八日に西ドイツから、被告側が四〇〇万マルク（約四億円）を神経炎被害者に提供する見返りに裁判を打ち切って欲しいという申請を裁判所に提案したとニュースが入ってきた。[*10] これに対し一一日にアーヘン地方検察庁は「西ドイツのサリドマイド刑事裁判公判停止に対する検察官の同意書」を発表した。[*11]

概要は、「①事実関係は本質的な部分に渡って明らかとなった。その限りでは裁判所による終局判決にも《ママ》可能である「過失責任」②Contergan が神経障害、奇形出産を、惹起《じゃっき》するという性格を持つこと「因果関係」は刑事訴訟において承認された③被告による個人的給付によって援助を要する人々が援助を受けられる「損害の補償」」また、「被告たちが六年以上続いている捜査手続きと、ちょうど二カ年半の間、物理的及び心理的苦労に拘束される公判との負担によって明らかに（検事局の見解によれば）存在するところの責任の一部を果たしたということである」[*12]

これを受けて一二月一八日、要旨次のようなアーヘン地裁の公判打切決定がでた。「①訴訟費用は国の負担とする②サリドマイドはヴィーデマン症候群またはディスメリー症候群と呼ばれている奇形を惹起すると言う確信を持った③サリドマイドの妊娠中の実験を欠いていたことを「使用者」に示すべきだった④六年半の捜査と二年半の公判で被告人らは責任の一半をはたした⑤被告人らは、損害賠償金の拠出に同意している」「もはや、公訴をこれ以上継続する公の利益は存しない」と判断した。[*13]

日本の訴訟と異なる論点は③で、グリュネンタール社は妊産婦が服用しても安全だと広告宣伝しながら、その安全を保証する科学的裏付けを持っていなかった。それは、「不実表示」で過失だと断じている。これが西ドイツでレンツ警告以前、以後で過失認定の線引きをしなかった理由の一つだった。もちろん、レンツ警告で線引きすれば多数の被害児が救済されず、世論の反発が予想された。しかもサリドマイドは、市販前に化学構造式から催奇形性が疑われ、その上妊娠初期に化学物質を摂取すれば奇形の原因になることは一九五〇年代に知られていたと判断したから一括救済は当然だった。日本の弁護団は、国を相手に因果関係と過失の立証責任を負っており、提訴当時はその立証に不安を持っていたから西ドイツのような理論展開は思いつかず、レンツ警告以前、以後問題が重くのしかかっていた。園田裁判長も催奇形性の「予見可能性が過失である」と忌避《きひ》のときに弁護団に説明している。この点を弁護団が整理したのは、一九七三年九月二五日提出した「第一四準備書面」だった。[*14]

弁論期日が近づくと被告側に不利な情報ばかり増えてきたが、大日本製薬はレンツに対して執拗に法的手段を取っていた。

一九七〇年一一月一三日、レンツが西ドイツのフランクフルター・アルゲマイネ・ツァイトゥンク（Frankfurter Allgemeine Zeitung = FAZ）紙に、七〇年六月京都地検の大日本製薬不起訴処分を「日本ではこの種の人体実験が罰せられないこともありうるという帰結になる」と投書したことに端を発して、一二月二九日、レンツはジュッセルドルフ地方裁判所から仮処分を受ける。

「相手方（レンツ）には、申立人（大日本製薬）に関して、以下のことを言葉どうりもしくは意味上表明することを禁止する。もしこれに反した場合には、裁判所が各違反の場合につき決定すべき最高額の定めなき罰金または最高六ヵ月の禁固を免れない。

一、申立人がひどい奇形もしくは死を結果することあり得べき人体実験をはじめたということ。

二、法律がひどい奇形もしくは死を結果することあり得べき人体実験に罰を設けず、もしくは裁判所がかかる実験を罰しないでおくように法律を操作することのできる国においては、製薬産業の責任のある行動についての保証は成り立たず、むしろそれによって、日本の薬を信頼して服用する人々の健康にとって承服し難い危険を生ずるということ」[*15]

この頃、国は勝訴は望み薄と考えはじめていたようで、「一二月一八日、厚生省は日本でも和解に持ち込むことを決め、大蔵省と予算折衝を始めた」「大日本製薬も和解に対して積極的で、原告側も『話し合いを頭から否定するつもりはない』」との見解だった。

理由として、「サリドマイドと奇形の因果関係をめぐって裁判が長期化すれば、その間、犠牲者である子供に救済措置ができないばかりか訴訟費用が損害賠償額に達しかねない」と判断していた。[*16] これは、被告国側から父母の会の飯田進理事長に和解の打診をしたように思われるような内容だ。

厚生省文書では、飯田がこれに回答したことを裏付けるものは見いだせなかった。まだ弁論がはじまっていないので厚生省には、大蔵省を説得できる材料がなく具体的な行動は起こしていなかったと考えられる。もちろん、大日本製薬は和戦両様を考えていたようで、特に和解条件を有利にしようとレンツの発言禁止仮処分を申請した。この仮処分の一連の動きも各紙は詳しく報道した。[*17]

国会答弁も次第にトーンが変わってきて、一二月一八日参議院社会労働委員会で大橋和孝議員の質問に答えた加藤威二薬務局長は、「医薬品の承認問題、その他の安全性の確保の対策につきまして、過去におきましていろいろ至らぬ点のあったということは、これは否定できない点だろうと思います。私どもも、サリドマイド事件の貴重な体験」と、まるで因果関係と責任を認めるような発言をしている。[*18]

一二月二七日、団結を確認するため東京地裁の原告団会議を開き、「訴訟勝利のため最後まで心を一つにしてたたかう決意を新たにした」という声明を発表した。会議の途中で、出席者全員が記者会見し、「この訴訟は、厚生省の薬務行政や製薬会社の良心を問う〝人格訴訟〟だ」「和解の申出があれば検討はするだろうが、現在の行政や企業の姿勢を正すような誠意が示されない限り、応じることはないだろう」などと訴えた。[19]
年が明けて一九七一年一月八日、宮武社長は、会見で和解を匂わすが、原告は相手にしなかった。[20]二月七日、サンケイ新聞は「サリドマイド裁判　厚生省が和解提案　基金設け年金で救済　一八日、東京地裁の公判で」の見出しで厚生省の意向を報じたが、その内容は、年金と一時金による賠償、全被害者に同一基準で補償する、判定委員会の設置等、一九七四年一〇月に成立した和解条件の基本部分が全て含まれているのが注目される。異なるところは、はじめに製薬会社に基金を供出させ財団等を設立した上で、国が必要な補助金を提供するシステムを考えている点だ。
もちろん国の責任を明確にしたくない意図があるのは明らかで、薬害再発防止にも触れていない。当然原告が求めていたものとかけ離れている。しかし、和解を望んでいる原告の数まで書いているので、口頭弁論開始に向けて被告側が原告の切り崩しをねらってリークしたと考えられる。原告側は、一九七一年二月一〇日付で「被告側の『和解提案』に関する見解」を発表し反発している。[21]
二月一六日には、「国・会社が和解申入れ、一八日に第一回口頭弁論をむかえるサリドマイド訴訟の被告である国側（厚生省、法務省）と大日本製薬の宮武徳次郎社長は一六日午後一時、東京地裁に園田裁判長をたずね、『和解によって解決したいので、裁判所は原告である被害者家族側に和解勧告をしてほしい』と申入れた」[22]
当日用意した「サリドマイド訴訟和解申し入れについての厚生大臣談話」の要旨は次の通り。
「いわゆるサリドマイド訴訟については、事件の性質上、被告である国と大日本製薬株式会社とは、それぞれの立場においてその適正妥当な解決を得るため鋭意検討を続けてきたところであるが、昨年七月岐阜地方裁判所係属事件について、原告代理人から和解の申出を受け三回に亘る準備手続において和解について検討してきた。
また昨年一一月東京地方裁判所係属事件について準備手続終了後裁判長より原告、被告の双方に対し和解について意向の打診があった。
いわゆるサリドマイド児の現状を見、更にその将来に思いを到すとき、訴訟の帰趨の如何に拘わらず、いわゆるサリドマイド児全搬について、包括的かつ具体的な福祉施策が是非必要であると考える。
国は、右の見地に立つとともに、前述のサリドマイド訴訟の全ての原告との間に話合いを持つことを希望する会社側の意向を支持し、本日東京地方裁判所にこの趣旨を申し入れたところ、裁判長は和解のあっせんについて積極的な意を表された。

従って、不幸なこれらの子供を持つ親達も、子供の将来を中心に考えて被告側と合理的妥当な話し合いに応じてもらいたいと思う。

今後は、全てのいわゆるサリドマイド児及びその代理人と話合いを続け、この方向においてこの問題が解決されることを衷心から期待するものである」[*23]。

この談話は、本格的な和解協議をはじめるためと言うより、とりあえず和解を提案してみるという程度のもので、原告側には受け入れる余地のない内容だった。

新聞は「東京地裁　和解案を伝える　原告は訴訟遂行の態度／二段　サリドマイド訴訟を審理している東京地裁民事三一部園田治裁判長は一六日午後、被告の国、製薬会社側の和解申入れをきいたあと、原告の患者家族側代理人を呼び『すぐというわけではないが、裁判所は和解という解決も考えている』と伝えた。原告側は『厚生省と製薬会社の責任を明らかにしないような和解は考えられない』と答え、訴訟遂行の態度を変えなかった。被告側の申し出に、金額など具体的内容がなく、裁判長も積極的な和解仲介に乗りださなかった」「なお、被告側は東京地裁に申し入れた和解の意向を、京都、名古屋、広島など他の六地裁で訴訟を起している一七家族の代理人にも伝えた」と報じた[*24]。

東京地裁第一回弁論の前日の一七日、原告団は東京・芝の三田会館で集会を行ない裁判勝利に向けて意志を確認した。以下その録音テープの要旨だが、非常に聞き取りにくく不明な点が多い。

「飯田重夫　略—皆さんと十分話し合いをしてみんなの統一した考えでこの公判に臨みたいと思います。では、最初に原告団事務局長の河野さんから一言だけあいさつをお願いします。

河野　いよいよ待ちに待った口頭弁論がはじまります。会社、政府、これがジェスチャーとも思えるような態度を示しておりますけれども、こう言った態度に惑わされることなく、我々はどこまでもこの公判を勝ち取っていきたいと思います。最後までがんばりましょう。今日はこの件に関して十分な〈——〉をして固い固い団結を更に再確認したいと思います。簡単でございますが。

飯田重夫　略—ぜひ紹介したいのは、同じ立場で訴訟をしております、京都地裁で訴訟を進めておられる六人の方が今日わざわざ駆けつけてくださいまして、我々と行動を共にしたいと言うことで本日参加されております。

中森　京都地裁の中森と申します。

飯田重夫　昨年暮れ押し詰まった時期に、皆さんにお集まりいただきまして、私たちの考えなり立場を確認しました。その方針に基づきまして、今日まで活動して参りましたが、その点概略をご説明したいと思います。なるべくアップ［の撮影］はご遠慮願いたいと思います。まず一つは皆様のご協力によりまして、各界各党の方々に協力要請のハガキを付けてお願いした。これは全国で約一七〇〇通出しました。これに対して支持するという返事が約二〇〇名、一口一〇〇〇円の寄付をお願いしましたが、四〇〇口、四〇万円寄付があった。これは原告団としてはじめてやったことです。ハガキには、あらゆる形で協力して行きたいと言う気持ちが込められたものが沢山寄せられています。*25

略—広範な人達の支持がある。そう言う人達によって、取り敢えず訴訟ニュース的なものを出そうじゃないかと言うことで、この間の日曜日、東京事務所の狭い部屋にいっぱい詰めかけて、ガリを切ったり印刷をしたりして「［月刊］サリドマイド」といういわば新聞を作りました。略*26

国会要請の件でございますが、—略—一つは訴訟に対するご理解とご支持をお願いします。二つ目は、薬禍を生みだした薬事医療行政のあり方について国会の場で質していただくと共に、被害児のリハビリテーションについて誠意ある具体的施策が講じられるようご尽力下さるようお願いします。三つ目が機関誌等を通じてサリドマイド問題をご紹介いただき、訴訟に関する知識、知見を広く呼び掛けていただくようお願いする。略

明日の傍聴券の問題です。略—一番大きな法廷を取りましても九三名しか入れません。*27 原告が全部入りますと七七名、それに被告側、報道関係もあります。原告の人数を半分に絞って傍聴していただく以外に方法がない。略

第二弁護士会の講堂は一日中借りておりますので、まさかの時は［裁判長の和解勧告や被告の和解提案を想定していると考えられる］、皆さんに集まってもらってここで相談をする。略

西田弁護士　略—スケジュールが順調にいけば今年中にこちら側の立証を終え、来年三月までには公判は終了できる。一〇年裁判とか言われておりますが、そんなことはない。後まあ、二年くらいだと［弁護団は、弁論期日が一月二回のペースで入っているし、長い準備手続を通して争点は整理されているから、裁判の長期化は無いと考えていたように取れる発言だ。一方、ある時点で和解になると少しは考えていたかも知れない］。これまで協力してくれている東京大学の木田先生を紹介します。［テープ反転］大日本製薬の社長が、本当に和解をしたいと言うのであるならば、まず原告側に話をすべきで、我々に全然話をせずに、新聞記者を集めて和解をしたいとか言ってみても、これはあんまりあてにならない。結局世論対

策的にやったことだと思います。国と会社側が裁判所に和解をしたいと言ったことがありました。裁判所から呼ばれまして、一応話を聞かされました。[28] 略―裁判所としては今の時点で、和解の勧告をしようとは思わない。従って、明日の訴訟は予定通り行ないます。明日以降の予定も予定通り裁判所としても審理をします。こう言う話です。和解の話は、審理を進めながら場合によって改めて裁判所の方から、何らかの意思表示をするかも知れないが、今のところはそう言うつもりはありません、と言うことです。

ですからこちら側としては、ただお話は承りましたと言うことだけです。和解については何も話していない。国と会社が責任を認めるという立場の上で、言うのでなければ今の時点では、話しはしないと言っておきました。しかし、国と会社は、この後記者会見をして裁判所に和解を考えると、そう言うことを言ったようですが、それは私たちには直接には〈――〉。これが簡単な経緯です。略―実は相手方の弁護士から、裁判所に和解を申し入れたというあいさつがありました。新聞報道については、発表したものではないから間違っている。[29] 従って無視をして貰って結構だと言っております」

西田弁護士は、被告側の和解アナウンスをこう説明した。

二月一七日の第六五回国会衆議院予算委員会で内田常雄厚生大臣は、和田春生議員からこの和解申し入れを質問され、大日本製薬社長と補佐、厚生省から課長と課長補佐、法務省の担当官が裁判所に斡旋依頼した、と答弁した後「東京地方裁判所に係属いたしておりまする事件につきましては、これは昨年の一一月に裁判所当局から和解の意向について打診があった。[30] 略―諸外国におきまして、―略―全部和解の方向がとられることになった―略―その二つの状況から考えまして、この訴訟事件の原因究明とか、あるいは責任とかいうことを今後長い間争っておりますことは、サリドマイド禍といわれるフォコメリーのお子さま方がちょうど小学校にも行くようになりまして、いろいろの意味から福祉的な、あるいは人道的な考え方を従来以上にとってまいらなければならない時代に来ている」

「金銭的条件、準備等というようなことは、これは原告側との問題もございましょうし、あるいはまた裁判所の示唆もあるかもわかりませんので、中身がこれで固まっておるわけではございませんが、国として製薬会社のそういう意向を支持し、私は和解の方向に踏み出すということで申し入れをさせたわけであります」

「原因、因果関係や、また責任の所在を乗り越えまして事柄を話し合いのうちに、しかもこれは人道的に、また児童福祉の見地から進める」「法務省にもその意向を伝え、また今後国に一体どれだけの誠意と用意があるか、というお尋ねがございましたが、そういうことにも関連することと思いまして、大蔵省のほうにも和解で行くべきだという私どもの考え方を伝えまして、そして和解に踏み切らせておる」と答弁した。

以下、レンツ警告後直ちに販売中止、回収をしなかった点には「厚生省も片棒をかついでおった」と和田議員が追及、内田厚相は「後ろ向きの慎重さをとっておったというような、そういう時代であった」と答え、最後に福田赳夫大蔵大臣が「大変大事な問題でありますので、親身になって厚生大臣の相談にあずかりたい、かように存じます」と答弁した。*31

第四章　口頭弁論の攻防

一　弁論はじまる

東京地方裁判所の第一回口頭弁論は、一九七一年二月一八日原告側証人飯田進子供たちの未来をひらく父母の会理事長（非原告）が、サリドマイド被害の実情と日本の遅れた福祉を被害者の父親の立場から証言。[*1] マスコミ各社は、法廷入りする原告を競って大きく報道し、取材を受けた原告もそれぞれの歩んできた苦難の道を吐露し社会に理解を求めた。被害者本人が、これほどマスコミに露出したのはじめてだった。[*2]

国会でも、衆議院社会労働委員会で古寺宏議員が「国はこの事件に対してどのような責任をとるのか」と厚生省を追及したが内田厚相は、「道義的、政治的責任」を明らかにしたが、原告が求めている因果関係と過失責任は認めず、子どもたちの将来のために国として和解を申し入れできるだけのことをしたい、と答弁しただけだった。[*3]

弁論終了後原告団は、「第一回公判を終えて」と題する声明を発表し、「本日の飯田証言は、サリドマイド問題にかかわる国および大日本製薬等の過失、無責任さを余すところなく明らかにするとともに、わが国の薬事・医療・福祉行政の根本的欠陥を浮き彫りにしました」「私たちは今後とも公判を重ねるなかで、サリドマイド児をもつ全国のすべての家族と心を一つにして、この問題の責任の所在を追及していくつもりです」と支援を呼びかけた。[*4]

弁護団も「もしもこのサリドマイド事件について、その責任の所在が明らかにされず、また、事件の真の原因に対する真摯な反省と対策が執られることなく、単に偶然の薬禍事件として片付けられるならば、第二、第三の悲劇が将来必ずや繰り返されるということであります。何故なら、私達が本訴訟で問題としているのは、安全性を軽視し営利追求にのみ走った製薬企業のありかたと、国民の生命と健康を守るべき国の薬事行政の姿勢そのものだからであります」と声明を発表し、裁判の意義を訴えた。[*5]

二月二二日に、内田厚相と宮武社長は会談し「サリドマイド訴訟の被告側である国と大日本製薬が表裏一体になり、問題の解決に当る」との意思確認をした。[*6] 翌二三日、国は東京地裁に続いて小西勝京都地裁裁判長に和解のあっせんを申し入れ、和解の条件として「製薬会社が一〇億円、国が福祉施設費として二億円、程度の負担を考えている」ことを明らかにした。被告側が和解の条件を示したのはこれがはじめてだった。[*7]

新聞記事は「①直接国が補償金を出すことは困難だが、施設などの面で十分誠意を示していく②その額は原告側の意向もあるので、白紙でテーブルにつく③国と大日本製薬は今後一体となり、共同歩調でサリドマイド児のために問題の解決に当る」と、その骨子を伝えている。宮武は「この基本線に沿って話し合いを進めていくが、厚相との意思確認もできたので、あとは事務局ベースで解決に当たれる」と楽観的なコメントを発表した。*8

宮武は、原告が被告側に要求している「因果関係と過失責任を認める」を理解しておらず、以後この条件での和解は進展しなかった。原告にとって「国が直接補償金を出すのは困難だ」というのも受け入れられない点だった。その上当時の世論、マスコミとも原告側に好意的だったので裁判を続行した方が原告に有利だった。

この頃はまだ被告側にゆとりがあったので、自分たちに都合のよい和解提案をしていた。被告側はたとえ勝訴しても、被害者が子どもで世論の同情も高いので全く何もしないで済むとは考えていなかった。宮武が繰り返し、法律論抜きで同情からなんらかの対処をしてもいいと発言しているのは、それを表わしている。*9

第二回弁論は、二月二三日で原告側証人松永英国立遺伝学研究所人類遺伝部長が遺伝疫学の立場からサリドマイド原因説は学問的に検証されたと証言。

主尋問「第一に、問題の奇形児を産んだ母親の大多数が妊娠初期にサリドマイドを服用した証拠がある。第二に、空間的、時間的に問題の奇形の発生が非常にはっきりと区切られていて、それがサリドマイドの販売量と相関がある。

この第一の証拠は疫学的にそれほど強いものではない。第二は相当強い。それから第三はサル、霊長類を使った実験奇形学の分野で、人間におけるのと同じタイプの先天奇形だけではなしに、その用量、それから投与の時期と、その奇形の部位との相関ですね、それが非常に良く人間と似ている。それは、ほぼ確信的な証拠であるということです。

サリドマイドに催奇形性があることは疑いようがないが、妊娠初期の胎芽発生の時期に依存して催奇形性を起こす、つまり感受期がある。

五〇年代には化学物質、X線等が奇形を引き起こすことを、思いつきえる可能性は、十分に考えられた」

また、厚生省が森山豊東京大学教授らに委託して六三年度に行なった「フォコメリーの発生要因」（甲一〇九）の調査の科学的問題点を尋問、「森山らの調査には、全国約五万人余りの産婦人科医及び助産婦各氏に個別に次のような調査用紙を送り、そしてあざらし症の有無について調査したと、簡単に書いてあるわけですね、それを見ますと、具体的にあざらし症というものがどういうものであるかというような定義がはっきりしておりません。それから、あざらし症にぶつかったことがあるということになりますと、詳しいそれについての記録をもっと送ってもらって吟味すると言うようなことをやるのが普通なんですね。疫学的にはこれは常識です。ところが、そういうことは、さっぱりやっていない。もうひとつ、森山氏の報告は、五万人に出したけれども、回収率が一体何パーセントかということについて、何も書いていないです。それでそういうことは、疫学的に全く初歩の知識も欠いている人の書いたものと言われてもしかたがないあれですね。

サリドマイド剤使用者は、睡眠薬の使用者は、何名とは、普通科学者は書かない『サリドマイド剤を服用したと認められる者が三七名である』と書くのが科学者的な書き方だと思うんです」と批判した。[*10]

第三回弁論は三月二日で原告側証人増山元三郎東京理科大学教授が医療統計学の立場から、内外のデータによってサリドマイド原因説を肯定できると証言。

主尋問「多発は地域的、時間的な意味です。それは販売量と奇形発生の月次曲線、あるいは年次曲線というものが平行線を保っている。それのずれが、ほぼ九カ月というずれがあって、そのずれ自身が生物学的な意味をもっていることで非常に大事な点だと思います。

黄体ホルモン自身は他の国でも使っているわけで、そういうところには新奇形というものは出ていないので、問題にならない。三番目としてプファイファー、コセノウが双生児の研究で卵性と関係がない。一致度が高いので遺伝的なものではないという有力な証拠だと思います。その次にレンツ、ノバックの仕事で、その奇形というのがあるパターンに従って出てくる。飲んだ時点と出てくる奇形のパターンというものが、一定の順序に従っている。最後の決め手としてやはり動物実験の結果、高等動物では、［ヒトと］おなじようにパターンを示す」

反対尋問

「問　［杉山博大阪工学部教授の『いわゆるサリドマイド問題に関する統計的考察』（乙六一）についてで杉山は、サリドマイド奇形といわれているものとサリドマイドとの間に数学的因果関係はないと主張している］推定と検定が間違っているとおっしゃったわけですが、どういう点で間違っているんでしょうか。

答　四分表で意味があるのはa対cと、それから、b対dで、aとbの比とか、cとdの比というのは意味を持たないわけですね。それなのに、この比が大きいとかいうようなことを、批判のひとつにしているわけです。これは全くナンセンス。

カーブの同形性に関する議論。地方別に調べると明らかな関係があるにもかかわらず、それをわざと地方を全部こみにしていること自身が不可解なことですね。

標本調査では、層別をするのが本当であって、それをやっていないということは、やはりわざとばらつきを大きくしてみせるということを作為的にやった、としか考えられないんですね」

「問（裁判長）対照群の数のことですが、やっぱりあまり少なくてはまずいんじゃないですか。

答　例数の大きさと関係があるのは、むしろ差があっても見つけられない、見のがしの確率ということを考えますと、例数を大きくした方が見のがしは少なくなりますね。本当は差があってもそれが有意にならないという場合が起こり得るわけです。例数が少ないと。ですから細かい差を出そうと思えば、当然、初めから多数を調べるということになります」

増山は、サンプルが少なくても原因確定に影響しない、サンプルが多ければ細かい差が発見できると証言した。また、売り出し前に試供品が出回るのは普通で、奇形の発生はこれを考慮しなければならないとも加えた。[*11]

第四回弁論は三月二三日で原告側証人吉村功名古屋大学助教授が推計学の立場から、杉山博の「統計的主張」の初歩的誤りを糾弾し、サリドマイド原因説は肯定できると証言。

主尋問「ワイカーはレンツとは全く独立の調査を進めて同じ結論に達しています。このように独立に調査を進めて同じ結論に達するものが、いろんな条件のもとで同じ結論に達する時には、その結論は、その吟味された条件に応じて普遍化されてまいります。

［杉山の『いわゆるサリドマイド問題に関する統計的考察』に対し］第一に統計的にきわめて初歩的なミス、錯覚が多いということが一つの特徴です。第二に、データ解析が間違いないということをはっきりさせるためには、生なデータ、基礎データを必要な人には常に公開することが必要です。ところが、それを杉山先生はなさっておりません。第三の問題は、杉山先生の書かれたものの中に原典を見ないで批判している、あるいは調査しないで批判している。一方的な極め付けをやっていることが、この論文の誤った点です。

［乙四五から四九、丁では、被告大日本製薬がイソミンの製造販売許可を得るために厚生省に提出した治験資料について］まず第一に、こういう実験によって薬の効果であるとか、副作用であるとかを評価するためには、サンプルの大きさをきちんときめてない。どのような保証をするためにこういうようなサンプルの数をきめたかということは一切吟味されていない、とい

うことがまず第一です。第二の問題は、この報告に生のデータが記述されていないで、概括的な結論だけを出されているのがたくさんありますが、これがおかしいということです。もう一つの問題点は、生のデータが記述されているものについては、そのデータ解析が不適当であって、総括とか考察とかなされているところに誤った結論が書かれていることがたくさんあるということです。これら三つの点が、この数点の論文の共通の問題点であると考えます」

また森山豊東京大学教授、西村秀雄京都大学教授、村上氏広名古屋大学教授の「先天異常―その成因と対策」(乙一三六)には「アザラシ症の定義がされていないようですし、その判断は調査する人間にゆだねられておりますから、誤差を含みます。それから一九五七年以前は調査されておりません、サリドマイドが影響するかどうかが問題ですからサリドマイド販売以前のデータなどと比較することが非常に重要になります。それがなされていない点では、原因を追求するのに弱点のあるデータであると言えます。回答率が五、六割というのは、このように全体を調べるときには必ずしも満足できる数字ではありません。社会的なテーマで評価しようとする時は、その自然科学的なメカニズムは、社会的な意味で地域差、時間差が生じないかどうかを吟味する必要があります」と批判。

最後に河本裁判官から「問、調査した数が少ないために、有意差ありという結論が信用できないということはあるんですか。

答　有意差ありという結論が信用できないということはありません。有意差がないという結論が、調査をもっとふやすことによって覆されることはしばしばあります。つまり例数が少ないということは、検出力を悪くするわけです。つまり、有意差ありという結論をおろしにくくするわけです。

問　『あり』という結論が出た場合に、数が少ないんだから怪しいんじゃないかということは……。

答　絶対にありません」[*12]

杉山博と広木重喜法務省訟務部第一課長の二人は『法律のひろば』一九七一年四月号に「〝サリドマイドの催奇形性〟に関する西独シヨイヒ教授の研究成果の概要について」(甲一一二)を連名で発表した。シヨイヒの研究成果の紹介だが、「サリドマイド非服用確実である母親からも多数のいわゆる〝サリドマイド奇形児〟が生まれていることを考えるならば」と、全く非科学的な論理を展開している。「西ドイツではサリドマイド販売の全盛期といえども、サリドマイドは主として病院で用いられ、一般家庭ではあまり用いられない傾向があった」と、明らかな事実誤認をして以下、被告に有利な解釈を展開している。[*13]

第五回弁論は四月一五日、原告側証人松永英に対する反対尋問。

「問　第二回国際先天異常学会でフレーザーが講演した『人類の先天奇形との関連からみた実験的奇形発生』（乙一〇三）の評価はいかがでしょうか。

答　動物実験である薬物のテストをして陰性に出たからといって、ヒトで安全とはいえないぞということを、繰返し強調しています。ただし、逆の場合ですね。動物で、ある催奇形作用がみつかった、たとえば、ビタミン欠乏症というような実験がありますが、みつかったという成績が出てもヒトでかなり確かなというのは、疑いをかけられるに足るだけの成績がヒトで得られてない限りすぐに、動物で出たからといって、ヒトでも危ないんだぞといえないぞ、といっています」

再主尋問

「問　ショイヒの説も複数説に立っているのではありませんか。

答　ショイヒは、サリドマイドが問題の奇形と何らかの相関があることは疑いないと、何度か書いております。しかし、それは因果関係の証明ではないと、関係があるがこの単一サリドマイドだけが原因ではない、複数の原因である、そういうことを言っているわけです。

問　そのようなショイヒの論議は、サリドマイド原因説に対する有効な反対説とみていいのでしょうか。

答　そうは、みられていないですね[*14]」

この頃、弁護団は「裁判所から証拠調べの方法を変更する旨告げられる。これまで学者の方を証人として調べて来たけれども、誤りであったので以後鑑定人として調べるという。準備手続の段階で証拠申請をした際既に立証趣旨、尋問事項は提出してあるので、証言がほとんど意見にわたることは裁判所は十分判っていたはずである。なぜ、証拠調べも進んで来た段階で急に方針を変えるのか。通常は、証人と鑑定人とをそれ程厳密に区別せずに弾力的に取扱っている法廷も多いのではないかと思われる。又、統計については原告側証人の証拠調べは全て終わっており、被告側証人として杉山博教授が予定されているので、被告側のみ鑑定人ということになると均衡を失する。我々がこの点を指摘すると、それでは統計関係だけは今後も証人としてやりましょうということになった。

この、証人と鑑定人との区別は、後になって我々を大いに悩ますことになるのである」と原告は、裁判所の訴訟指揮に翻弄される[*15]。

第六回弁論は四月二七日で、原告側証人木田盈四郎帝京大学講師が、先天奇形専攻の小児科学の立場から原告各児を形態的に見ただけでサリドマイド症候群の症状に合致すると証言。

先天異常の学問では、顔が非常に似ていることが鑑別診断として大きなものがある。［奇形の度合いが］左右が全く対称でなくても構わない。森山豊の調査「フォコメリーの発生要因」では、あざらし症はどういうものかという定義が入っていない。また自分が診た原告九人の奇形の原因はサリドマイドだと鑑別診断を証言。*16

藤木英雄が「企業災害と過失犯」を『ジュリスト』の五月一日号に発表、その中で業務上過失致死傷罪、民法上の不法行為が成立するためには「その物質がある加害事実の原因となっていること、その原因と疑われる物質を除いては、被害を生ずる他の原因が考えられない、という因果の基本構造があきらかにされれば十分である」と、サリドマイド事件で被告の不法行為が成立すると論じた。

第七回弁論は五月一一日、木田証人に対する被告の反対尋問だが、議論はかみ合わない。*17 続く五月二八日の第八回弁論は、初の被告側証人大倉興司東京医科歯科大学助教授が人類遺伝学の立場から、サリドマイド奇形と言われているものは従来から見られたもので、今でも生まれていると証言した。

主尋問「恐らくレンツ博士がいわれます以前にもきわめて類似したものがこれは記録にもございますし、またそれ以後におきましても、全く同じようなものがあるんだと……。で、アメリカではサリドマイドはなかったというようなことから見ましても、実際にはあったんであろうというふうに、私は了解しております。

［レンツの『サリドマイド症候群』（甲七一）を検討して］どうも私といたしましては、新しいものがこれだけから立証されている、というふうには了解しかねるわけでございます。両側性だけでは、特に新しいとか新しくないとかいうことの基準にはならないと思います。両側に現れるか現れないかということは、簡単な言葉でいいますと、症状が重いか軽いかということとほぼ同じような意味でございまして、特にこのようないろいろさまざまな先天奇形のような場合には、両側性の場合もあり、片《かた》側性《がわせい》の場合もあり、なかなかはっきり遺伝性だというような場合でも組み合わさって出てくる場合がありますんで、両側性であるということが特に新しいということの証拠にはならないと思います」

「問　サリドマイド原因説を唱える方の説によりますと、こういう症状は要するにその薬が無くなった後は、この世の中に出て来ていないんだという方もおりますが。

答　これは生まれておりましてたとえば『日本病理剖検輯報《しゅうほう》』（乙一四九）を見ますと、臨床診断がいわゆるアザラシ症であったり、それから橈骨《とうこつ》の欠損であるとかいうものは、かなり見ることができますし、私自身もそういうようなものを見た経験があります」。大倉のこの主張は、従来型の橈骨欠損症とサリドマイド奇形を故意に混同して被告に有利な証言をしている。

「問　レンツ、プファイファーらの『サリドマイド症候群と双生児』の研究（甲八〇）について、これをご存じですか。

答　略——一卵性と二卵性の数が実際に普通に生まれている割合とかなり隔たりがありまして、一卵性が少ない、それから卵性診断がどのようにされているかよく分からない、もう一つ、これらの双生児がどのようにして集められたか十分な説明がない。それから『一致』とみなした意味がよく分かりません。そういう意味で私はちょっとこれは分析の上で不備な点があり、これから何かものを言うことが、果たして正しいものかどうか、ちょっと疑問を持っております。またまだ生化学的な部分あるいは薬理学的部分、実験形態学、実験奇形学と形態形成との関係、こういうものもまだ十分に明らかにされていないようで、いまの段階でははっきりそうだと言うために、十分な証拠力があるというふうには、まだ考えられておりません」

反対尋問は、大倉証人がサリドマイド原因説支持から支持しないに考えを変えたことを尋問。[*18]

「問　因果関係を認めるか認めないかという場合に、先生のお立場はそういう胎児の体内での作用機序が全部わからないと、あるいは奇形の発生の過程がわからないと、その因果関係は認められないのだというお考えですか。

答　はい。科学的な立場ではそうです。

問　これはいつ頃からですか。一九六七年頃、あるいは六四年頃、つまり先生が前にサリドマイド原因説をお述べになった頃もそういうお考えですか。

答　はい、そういう考えです。

問　その頃はサリドマイドについてのメカニックが分かった、というようなお話はもちろん無かったんですね。

答　はい。

問　何か矛盾するような気がしますが。

答　いや、科学者はそういうことをしていかなければならないんだ、ということですが」

続いて具体的に各種の論文を検討するが大倉証人の論文に誤りがあると原告代理人から指摘される。そこで裁判長が調べるように求めた。[*19]

第九回弁論は六月二四日で原告側鑑定人証人有馬正高鳥取大学教授が、臨床医学からサリドマイド胎芽症は他の疾患と鑑別可能で、サリドマイド原因説は肯定できると証言。

主尋問「サリドマイド原因説は承認されていると私は考えております。急に遺伝性のものが多発するなんてことはありません、風疹の例からおそらく感染症がまず注目されるのだろうと思いますが、サリドマイドの場合は一つの国だけでなく何ヵ所から同時に出ている。しかも流行の時期というものが、一年のうちの春なら春、という時期に関係なかったことから従来、考えられていたようなヴィルスの感染あるいは放射線、遺伝あるいは栄養の問題では説明できない。何か特別なものがあるんじゃないかと考えられた」

「『うち一例は自殺の目的で一度服用した』人から、やはり奇形が生まれた。それから動物実験で類似の奇形ができた。サリドマイド胎芽症は多かれ少なかれ両側性に見られるのが、一般的な原則で、それから親指の側の障害の方が強い。耳介の異常が両方くっついて現れる。そのほか目の異常としては、眼球そのものが小さい、網膜の異常などと合併したという報告があります。鎖肛《さこう》、腸の狭窄《きょうさく》、閉鎖等があります。火炎状母斑《ぼはん》があります」

このあと、被告提出の主に橈骨《とうこつ》欠損の症例報告（乙六、八、九、一〇、一三、七八、八一、一六二）を検討し、いずれもサリドマイド胎芽症ではないと鑑別。また「サリドマイドで奇形ができるという報告を『ランセット』のような雑誌で見、その当時といたしましては、妊娠の初期にある異常が加われば奇形ができるという知識は十分あったわけでございます。風疹の例もございましたし、妊娠中に薬を飲んで奇形が出たという報告は一九六〇年以前にもございましたので、妊娠の初期に何か外因が加われば奇形が起る常識からあり得べからざる、という印象はなかった」と証言。[*20]

第一〇回弁論は七月一三日、被告側大倉証人の反対尋問の続き。まず大倉証人が第八回弁論で裁判長に調べるようにいわれた点を説明、「多くが誤植だった。原資料が見つからなかったものもあった」と発言。続いて、証人自身の著書などでサリドマイド原因説を肯定している点などを挙げて追及。

「問　サリドマイド原因説を支持する学者のデータ全部に触れて、このような資料からは多発ということはとても言えないのだと、理解してよろしいですか。

答　はい、現在までに私が読みました論文等の資料を、総合的に見まして、多発であったと断定することはできないというふうに申しあげました」

「問　一九六二年当時と同じ程度に発生しておるかもしれないというお立場ですか。
答　少なくとも存在するであろうということは、私は確かだと思います」
「問　サリドマイド原因説は支持されないわけですね。
答　はい。現在、私の読みました文献などからは、私は支持できないということです」
「問　証人のご判断によりますと、まあ、レンツ、ワイカー、梶井さんのカイ二乗検定の結果、サリドマイドが疑わしいものだと、疑うに足るんだということは、一応お認めになられるわけですね。
答　疑いをもってスタートするきっかけになるものとしては、あの計算をご支持になって結構だと思います。そのままで……」
「問　そういう調査［レンツ、梶井など］の結果は、どういうふうに出ているわけですか。
答　先天奇形の形態というものが確立していないんだから、これを比較しては駄目なんだという、これを除外して、ある一定の形があったと、もし仮定いたします。販売量というものは、販売量であって服用量ではございません。まして、妊婦の服用量ではございません。
問　ワイカー、梶井について同じような結果が出たことについて、どうお考えになるか。
答　同じ結果とおっしゃいますけれど、診断の方法、病像、あるいは確認の方法に疑問があるならば、同じ図が出たからといって、同様に評価するわけにはまいりません」
「問　いまの服用の有意差の検定、それから販売量と奇形発生の点の調査、この二つについてはそれぞれはどのように評価されているのでございますか。
答　飲んだのが妊娠初期である。生まれるのは九カ月後である。そこまでは生物学的に結構です。しかしながら、飲んだ婦人が、飲むような条件におかれた婦人が、どれほどいたのかという、条件の設定が全くなくて、単に販売量だけで、奇形をお持ちのお子さんの数だけを比較するというのは、全く意味がないように私は思います。なおかつ、病像の一定しないものについて、あったからといって、これを立ちどころに意味づけるということには無理があるように、私は理解致しております」
「問　証人は先ほど示しました田中［克巳・東京医科歯科大学］教授『遺伝と臨床』（乙一四七）の意見は、サリドマイド原因説を認めていない説だということですか。

答　全面的に全て一〇〇パーセントこれだけが原因だというふうに述べているのではない、というふうに申しあげたつもりです。
問　そのことは、サリドマイドも原因であるということを自らお認めになる、ことではございませんか。
答　前提においては、そういうことで効果はあるだろうと、しかし、すべてに効いているんではないと、だから、これは一〇〇パーセント程度ではないということです」
「問　先生のご意見は肯定説を断定的にとることは、自分としては疑問が残ると……。
答　非常に疑問があるということです。
問　では、日本で催奇形性を否定する学者はいらっしゃらないということですか。
答　積極的に、そういうことを学問の場でおっしゃる方はないと思います」と証言。[*21]
「裁判終了後ＰＭ五・三〇　於　松本楼　弁護士原告との懇談会
弁護士より裁判の現状報告について、現時点で提訴の意志のある人について
原告よりは　自分達が六年前提訴することについては困難を覚悟していたし事実小さな子を抱えて大変だった　先生方にまかせっぱなしの状態であって申し訳なく思っているが、この六年の歳月の苦労の上に立って新しく提訴しようというのはいささか勝手な感じがしていい気持ちがしない
お金については全体で分けるのなら少数が裁判に踏み切って頑張っている意味がない
弁護士より　二六家族より委任を受けているのであって全体の家族からの依頼は受けてないのでご安心下さい　私達が責任をもって裁判を進めているのは皆様だけです」[*22]
この原告の見解は理解できるが、筆者は同意はできない。最も判決の波及効果などは、素人なので思いもよらなかったようだ。原告が勝訴すれば、当然その他の被害者も新たな訴訟をするか、判決と同一条件で和解もあるとは考えていない。発想が利己的で、勝訴の場合三割寄付するという父母の会との約束だけが頭にこびりついているようだ。原告団の財政も楽ではないので、ちょっと考えれば原告を増やした方がいいと、気付いていない。
八月一三日原告は、東京地裁にレンツを早急に鑑定人に指定するよう上申書を提出した。[*23]被告はこれに強く反発し、右指定があれば鑑定人忌避《きひ》申し立てをすると反論。原告はこれを断じて許容できないと以下のように要旨応酬した。

「被告会社がレンツ博士の鑑定人に反対なのは一．レンツ博士が過去に原告A（被害者本人、但し原告Aの全てではない）を診断したこと。一．レンツ博士の言動が当事者側に立ち予断偏見をもっていると疑われること、である。しかしレンツ博士が本訴原告Aのうち相当数の患者を過去に診断したのは事実だが、それはいずれも一九六五年一一月である。レンツ博士はその頃までにサリドマイドの催奇形性等に関する主たる論文、研究をほぼ完成しており、またこれと並行して世界各国の多数の学者、研究者も、調査、研究をすすめて、ほぼ完了していた。

レンツ博士の当初提唱していたサリドマイド原因説は学会で既に定説として確立した上、臨床学上サリドマイド胎芽症は独立の疾患単位として、確立している。以上の経過から同博士は原告らを診断したことにより初めてサリドマイド原因説を構築したものではない。被告会社の指摘するレンツ博士の言動は、鑑定人として誠実に鑑定をなすことを妨げる事情にはあたらない。被告会社のレンツ博士鑑定人指定に対する反対、鑑定人忌避の示唆は、訴訟上の信義則に反し、権利濫用に当る。以上の次第であるから、原告らの申請にかかる本鑑定には、レンツ博士を早急に指定されるよう特に附加して、上申する」[*24]

東京地裁は八月二三日、大日本製薬のレンツに対する発言禁止仮処分事件を理由に鑑定人として採用しない旨告知。証人として召喚すると決定した。[*25]

こうした中、『法律時報』八月号にアルミン・カウフマン（ボン大学教授）の「奇形に対するサリドマイドの因果関係」が中森喜彦京都大学助教授訳で掲載された。斉藤誠二は『判例時報』一二月二一日号で「目下、サリドマイド訴訟が係争中である。したがって、このようなときに、サリドマイドの服用と奇形の発生との間に法律上の因果関係はない、とするカウフマン教授の鑑定書が邦訳されたということは、かなり大きな社会的影響があるものということができるのであるまいか」「西ドイツのいわゆるサリドマイド訴訟においてアルミン・カウフマン教授の鑑定がしめる位置を一言説されるなり注記されるなりを、訳者中森助教授なり『法律時報』編集部なりに求めることは、わたくし一人の望蜀の言葉というべきなのであろうか」「［この鑑定書は］西ドイツでも、公刊されているものではない。したがって、西ドイツの刑法学者の一部はたしかにこれをよんでいるが、多くの刑法学者はこれをよんでいない」と批判した。

アーヘン地方裁判所は「裁判打切決定書」五頁で「当裁判所が正当なりと認める通説によれば、胎児そのものは刑法二二〇条、二二二条により保護される客体とはいえない。当該条文の保護の客体は、『人』のみだからである」と判断し、以下これに関する学説が列記され、その中にカウフマンの鑑定書も含まれているが、これ以外は彼の説を全く採用しなかった。訳者の中森助教授は、大日本製薬が一九六三年一〇月グリュネンタール社と法律、医学問題を討議した時に大日本製薬の通訳を務め、「我々が得た成果は、同助教授に負うところ極めて大である」と第一五号一三頁に記されている。

八月四日には、原告の西田・山川両弁護士が梶井正ジュネーブ大学助教授、レンツ両博士との打ち合せ及びドイツ、スウェーデン等の訴訟資料集めのため渡欧して秋の弁論に備えた。帰国は同月二六日。*26

二　サリドマイド裁判を支援する市民の会結成

これまで個別のグループが独自に支援活動を続けていたが、梶井・レンツ証言を前に反薬害運動構築のため、新たな組織作りをめざそうと高橋晄正が平沢正夫に働きかけ、七一年八月二三日午後六時から虎ノ門の商工会館で支援者準備会を開いた。出席者は弁護団が山田、吉川、原告は佐藤巌、F、E、父母の会員からμ、支援者は平沢など一二人、父母の会事務局から名倉、渋谷美子。以下、同日の「名倉日記」から抜粋。

「事務局より　サリドマイド訴訟は他の公害訴訟と異なり原告も非常におとなしく事務局ともども運動はもとより何の働きかけもせず唯唯弁護士先生に甘えているのみ。

当面のものとしては遅れていたパンフレットを至急出す方向に努力したい

東大、早稲田学生　裁判が始まってからの協力で、先ず統計の興味より入った　サリドマイドとは何か。何をしていいか分からずにサリドマイドの問題点、福祉の面からも消化していなかった為一つのジレンマに陥った。

真矢グループ　裁判が運動になっていない、サリドマイドは薬害を告発をする事　被害の救済があるにも拘わらず法廷のみで終わってマスコミが取り上げる事もない　法廷では行政の批判をしているが運動となりえてない　父母の会、原告団としてどの程度理解されているか　全くない　薬禍を二度と起こさせない様追及する態度、現実に支援と結びつけること　現実の親子の問題、傍聴席を如何にうめるか　薬禍の連携活動　子供達の為、住みよいよりよい社会環境を作る為にも努力する

山田弁護士より　過失の構成をどうするか等に終始して薬害告発と救済を二本柱としていた為運動にまで手がつけられなかった。催奇形性については或る程度の見通しが出来て来た為、対自治体活動、傍聴席をうめる件については弁護士も協力できると思うし、裁判と運動とは平行してやれると思う。出来れば弁護士としてではなく市民としての立場から協力して行きたい

と思う。
　平沢さん　サリドマイド問題又裁判がつぶれずに続いてきたのは弁護士の力であり、原告は閉ざされた歩みを続けて来た関係者（弁護士、原告、事務局、父母の会、支援者）の壁を突き破る形として作品集を作り出す　関係者同士しっくり行っていないのも運動が発展できない理由である　社会的問題として誰が主体となるのかが心配　それは原告全体の意見の交換がない為どういう構想（目的）でどう発展するか（東京地裁関係だけでなく各地裁もあるので）他地区の原告も作品集を出すことによってまとめられるのではないかと思う[*1]　原告、支援者と分けないで今迄のグループと別と考え新しいグループを作るという考えの方がいい
　佐藤さん　運動として発展し得なかったのは　原告が被害者としてのカラを破れなかった特質と現在の自分の仕事を捨てなければ出来ぬものであり又京都・中森さんの問題も運動発展阻止の理由の一つ」
　以上の現状分析の上に立って「サリドマイド裁判を支援する市民の会」を設立することになった。
これを受けて二九日に「サリドマイド裁判支援への呼びかけ」を発行。
「サリドマイドで奇形が生まれることは、いまや世間の常識といえましょう。にもかかわらず、被告側のメーカー（大日本製薬など）と厚生省は、この常識に挑戦し、因果関係や過失責任を認めないで、裁判を継続させています」
「私たちは、いま、サリドマイド裁判の諸問題を、外へひっぱりだすことを考えました。七〇年代は市民運動の時代だともいいます。私たちは、この裁判の原告側の支援者として、街頭にも立ちますし、デモも行います。子どもたちの文集の発行、写真展の開催、サリドマイド被害児の実態調査、同じような公害被害者との共同行動など、やれることはなんでもやるつもりです。略
　サリドマイド裁判における不正義と非科学、つまり、被告が存在しているということ自体をにくみ、正義と科学に味方するすべての人びとに訴えます。略―次の予定で集まることにしました。関心のある方は、どなたでもお出かけ下さい。
　とき　九月一二日（日）午後一時―四時、ところ　全電通会館会議室（東京・国電・地下鉄お茶の水駅下車五分）TEL（〇三）（二五三）一三六一
　連帯のあいさつ（予定）　全国スモンの会会長　相良丰光、R・ネーダー突撃隊日本調査員　トーマス・B・リフソン
　なお私たちのこの日の集りは『サリドマイド訴訟を支援する会準備会』という仮称のもとにひらきます」

呼びかけ人は平沢正夫（ジャーナリスト）、岡本之秀（会社員）、吉田貢（医学部学生）[*2]
九月一二日の結成集会では、「法廷の内外で、孤立している被害者を支援し、国や製薬会社を告発していこう」と、平沢らが呼びかけた。F原告が「私たち被害者はまだまだ力が弱く、外部へ訴えていけなかった。この日をいかに心待ちにしていたか。ことばにつくせない」と、あいさつ。被害児本人ｓが「ぼくは、全部証拠がそろっているのに、会社や国が逃げるのは不思議です」と発言。リフソンも「サリドマイドは、弱い子どもを犠牲にした最もひどい公害だ」とあいさつした。

市民の会とラルフ・ネーダーとの繋がりは、平沢の「ラルフ・ネーダーへの報告」『薬のひろば』一九七一年三月三一日によれば、「去る一月三〇日、ワシントンで、ラルフ・ネーダーに協力する専門家が集まったがそれに先だって、某紙記者のところにネーダーから『薬を監視する国民運動の会』について活動内容などを知りたいと依頼があった」のが契機だった。

最後に「サリドマイド禍は、無関心が、事態を放置していた点で、私たち自身の問題であり、薬害告発の原点である」と「わたしたちの決意」を採択。運動方法として①自分で提案した活動は自分で責任を持つ②相互批判はかまわないが、干渉はしない③活動費用は自弁とする、などを確認した。

具体的には①九月末、キャラバン隊を編成して、東京─大阪で宣伝活動や交流をし、厚生省、大日本製薬に抗議に行く②写真展の開催③サリドマイド被害児の実態調査を行う④文集の発行などの支援行動を決めた。裁判と併せてカンパ、署名集めの街頭活動も広げていくことにし同日夕方、数寄屋橋と渋谷駅前でビラまきとカンパ活動を行なった。[*3]

法廷外では、増山元三郎編の『サリドマイド──科学者の証言』が八月二一日に発行された。主に、東京地裁の原告側科学者の証言をまとめたもので、因果関係を完璧に立証しており、各方面から絶賛された。なお、増山は「序」で杉山博大阪大学教授にも論文を書くよう要請したが「引き受けられない」と回答がきたと書いている。

この中で「アザラシ状奇形の原因──サリドマイド仮説の成立に関する統計学上の争点について」三〇四頁で、吉村功は『東京大学公開講座七─公害』一九六六年六月二五日発行に収載されている「公害の人類学的意義」勝沼晴雄六頁の記述を次のように批判している。「学者の責任が問われる第二の型は、現実に存在していないにもかかわらず、空想的には存在しうるというだけの理由で、他の可能性を強調する発言である。たとえば、東大教授勝沼晴雄の次の発言がその典型例である。

『サリドマイドという薬を飲んだ人の一部がアザラシ症ようの奇形児を生んだ、そしてサリドマイドは奇形児をつくるというように表現された。しかしアザラシ症は大昔からあった奇形の一つである。だから、サリドマイドを飲んだから、アザラシ症の児を生んだというように単的［ママ］に一般的な表現をすることは大変な間違いである。サリドマイドも、そういうことを起こしうるという表現がなされるべきである』[*4]

この種の発言は、すでに論証ずみの結論を、あたかも、あやふやなものであるかのようにみせかけることによって、加害者に味方する。これは空想的発言であるがゆえに、その誤りを論証することが困難であるという特徴を持っている。この種の発言は、やはりその有害な役割のゆえに明確に否定されなければならない」

第一二回弁論が九月一四日開かれ、被告側二人目の証人として杉山博（大阪大学教授）が統計学の立場からレンツ説を批判。

主尋問「［レンツのデータではサリドマイド剤を］飲んだ妊婦の数、あるいはその個々の小集団の中におけるサリドマイドを飲んだ妊婦の割合、これが観察されていない。把握されていないわけでございますから、たとえば販売量というような、その各小地域の中で問題の期間中に、あるいはその期間中のある年次、年度において販売量、これをもとにして飲んだ妊婦の数あるいは割合を誘導するしか方法がない。これは仮定に仮定を重ねるものだ。

［英国保健省の調査『サリドマイドに起因する奇形』（甲一二、乙一七四）の非服用に典型的な奇形が存在することに関連して］これはサリドマイド単独原因説というものが、即座に受入れられるということは難しいのではなかろうか。かなり綿密に努力されて信ぴょう性のレベルまで明らかにして分類されたデータに基き、なおかつそのように非服用に典型的奇形あるいは問題の奇形の疫学的発生を見たということにつきましては、これを無視し去ることはむしろ非科学的ではなかろうか」と証言。[*5]

九月二九日第一三回弁論。被告側杉山博証人に対する反対尋問続行。レンツ批判を撤回。

「問　先生はサリドマイド原因説につきまして、否定的な見解をお持ちのようにお答えになりましたね。

答　ですから、否定したとおっしゃいますと語弊があります、少なくとも単独原因説は受け入れ難いし、サリドマイド原因説につきましても、積極的にはフォワード調査によらなければ明確なる回答はできない、ということを私は申したわけです。

問　否定ではないんですね。

答　否定も肯定もしていません。少なくとも単独原因説ということは受入れ難いということは明確に申しました。

問　いわゆるレンツ学説といいますか、それについては……。

答　判断できないということです」

「問　高橋先生の論文［『杉山氏のサリドマイド論の初等推計学的な誤り』（甲六二）を指している］によると、四分表に関するデータについては、結論が推定と検定を取り違えているんだという批判がありますね。

答　ですから、それが誤解されたと、私はこれを書きました時点におきまして、推定と検定とを混同するような意識は毛頭なくて、推定は推定、検定は検定で、私の著書の中でも書いております」

「問　耳奇形を除外したのはどういう理由か。

答　耳奇形というのは、これは同じ原因形が働いて四肢奇形が起り、ある場合には耳奇形が起るのかどうかということにつきまして、現在でも詳しくないわけでありますが、耳ということにつきましては私はそれほど意識していなかったわけです」

「問　森山調査データの報告にはいわゆるレンツらが言っているサリドマイド奇形以外のものも含まれている可能性がある。

答　……のように私は理解しています」

「問　略、森山調査報告がサリドマイドを服用していないのに奇形が生まれたということで、先生は単一原因説に疑問を持たれたようですが、森山のデータそれ自体が不確実であるとすれば、サリドマイド奇形以外の奇形も含まれているとすれば、あまり確実に先生の方の理論も成立たないと思いますが。

答　森山調査については、そういうことがいえると思いますが、―略―一般については、私も自信はございません」

「問　［一九七〇年七月一九日付朝日新聞の記事（丁二四）］『杉山教授、レンツ批判撤回』先生のいっていることと違いますね。

答　ええ。

問　抗議文（丁二五、同七月三一日付内容証明郵便で杉山が朝日新聞に抗議した）以外に訴訟を起こすなりなさっておりますか。

答　考えません」

続いて京都地裁の国側代理人広木検事と共同で論文を書いたこと。一九六七年の末か六八年の初めの頃、梶井正北海道大学医学部講師を広木検事、大日本製薬の水間豊治学術部長と訪ね、札幌市内または北海道内のサリドマイド被害調査を疫学的な立場から共同研究をしないかと持ちかけたが、梶井に研究は「完了している」と断られたと証言。*6

次に
「問　販売量のデータが先生は会社から提供されたとおっしゃるわけですが、これはどういう性質の記録だかご存じないんですか。

答　それは当事者でございませんので。
問　先生は実は当時、会社の職員かあるいは広木検事その他国の関係者から、このデータはサリドマイドの販売効果を見るための、宣伝効果を見るための、広告会社から入手したデータだということは、ご存じだったんじゃないんですか。
答　全然、それはそうではございません」

などと証言。[*7] 新聞広告についてはすでに分析した通りだが、テレビCMは一九六一年九月から「保安官ワイアットアープ（三〇分、日本テレビ系列一七局ネット）」でプロバンM、イソミンとも放送していた。[*8] 従って、広告会社が広告効果を調べるために販売データを作っていたとしても不思議ではない。

被告側の意向に添って証言した杉山博、大倉興司だが、杉山は既に大阪大学の教授だったため経済的損失をほとんど被らなかったが、大倉は東京医科歯科大学でついに教授になれなかった。どちらかと言えば、杉山の方がよりサリドマイド原因説を攪乱し、広木検事と共に梶井を訪問して論文の共同執筆に誘ったりして被告べったりの態度だった。[*9]

なぜ彼らが、被告側に有利な説をわざわざ発表したのか理解に苦しむが、大日本製薬側からは金銭的な見返りがあったと考えるのが常識だろう。国は、研究費や審議会の委員ポストをちらつかせたのかも知れないが確証は得られていない。

弁論終了後、原告と共に市民の会のメンバーは、厚生省に行き抗議文を北村正隆薬事課長に手渡し、回答を求めた。それからスピーカーの修理のため、本郷のメーカーに行きキャラバン隊は本格的に出発した。[*10] 被害児のお母さんたちが手作りの弁当を差し入れしてくれるなど、ささやかなキャラバン隊だったが、隊が西に行くに従い支援の輪が拡がって行き、これを契機に東西の支援組織の連合体として「サリドマイド裁判を支援する連絡会議」が一〇月二日発足した。

被告側は、西ドイツの刑事裁判打切決定書が因果関係を認定、過失責任も審理を進めれば認定可能と判断していたこともあって、この頃勝訴に疑いを持ち始めていたようだ。レンツの鑑定人申請に抵抗した被告だったが、梶井の鑑定人には反対した様子がなく、その証言で被告側は手痛い傷を負うことになる。

キャラバン隊は一〇月四日、大阪大学で抗議行動を行い、杉山博教授の追放を釜洞醇太郎学長に求めた後、大日本製薬本社までデモ行進をし、因果関係と過失責任を認めるよう要求した。大日本製薬は、宮武社長自ら対応して原告・被害者・支援者から抗議の嵐を受けた。もちろん事態の進展は全くなかった。社長をはじめ幹部が原告らと会ったのは、和解に入るための感触をつかむのが目的だったのではないか。[*11]

三　梶井・レンツ証言

一〇月四日第一四回弁論。原告側鑑定人証人梶井正ジュネーブ大学助教授が、国内でのサリドマイド児出生を指摘し、原因を究明した経過を証言。

主尋問「一九六二年六月末までに合計七例を集め七月二一日『ランセット』に投稿しました〔『サリドマイドと先天的欠陥』(Thalidomide and Congenital Difrormitions)(甲四四)〕。北海道庁の衛生部と大日本製薬の札幌支店に行き口頭でサリドマイド剤が新型奇形を発生させる。その発生数は当時北海道で大流行していた小児麻痺より被害は多くなると申し上げました。大日本製薬支店ではすでにレンツ警告の翻訳を持っていました。この時支店長は『大変困った、サリドマイドは実に運の悪い薬だ、ボーナスが無くなる』と言いました。

論文がランセットに載り、この号の発売直後に大日本製薬から長距離電話が入り、『その内容は本当か』と聞いてきた。八月二六日に北海道の小児科地方学会でサリドマイドにつき講演しました。次の日の二七日読売新聞社の記者が取材に来て、八月二八日同紙朝刊にサリドマイド被害について報道された。これを期に北海道庁薬務部、厚生省等から資料の請求が来ました。

アメリカ在住時の一九六六年か六七年に京都地検から問い合せがきて、『日本でいわゆるサリドマイド胎芽症の流行を経験したことがあるか、あれば、その時に診察をした患者全部の住所、氏名、年齢、生年月日を教えろ』と言うものでした。『もしそれが無理であれば一九六七年二月六日に出生したサリドマイド児に類似をした奇形を診察したことがあるか、あれば、その子供の奇形の状態と、住所、氏名も知らせろ』と言うことだった。これに対して私は『手元に資料がないので至急知らせろというのは無理だ、一九六七年の二月六日に出生した患者については記憶がある』と返事をした」[*1]

次に調査方法を具体的に証言、その中で「母親がサリドマイドを飲んだと肯定すれば、母親にとっては子供に対して重大な罪を犯したということを肯定することになります。ですから、それを肯定するまでには、普通の場合、母親の心の中には非常な煩悶と葛藤があるんです。肯定することは非常に親にとっては難しい、壁を乗り越えると言う心理があると思います」

「〔杉山論文には〕明らかな誤りが沢山ありますけれども、なぜ服用群と非服用群を先に設定しなければならないか書いていない。それがなぜそういう必要があるのか分かりません。森山先生の調査には、いわゆるサリドマイド児でない、似ているけれども違う奇形を相当含んでいるのではなかろうかという推定が成立ちます」
「サリドマイドによる奇形の特徴は両側性、骨の形成不全は上肢では橈骨《とうこつ》側から、下肢では脛骨《けいこつ》側から始まり、平たい言葉でいうと、おやゆびの側からはじまる。ただ足の場合は、多指症を起こすことがある。また遠位の骨に始まり、近位の骨に及ぶ」
「すでにほぼ一〇年経過していますから、この説はすでに定着したと思います。その証拠に、仮に一九六五年以降に出版された信用のある教科書で、サリドマイド原因説に反対しているものは見たことがありません」
「サリドマイド胎芽症に合致する例で、しかもサリドマイドを服用しなかったという確実な証明がある例は聞いておりません」
「一九五〇年代には人間で薬剤が奇形を起こしうるということは、当時の専門家の間では常識だったと思います」[*2]
この日、原告は東京地裁に「原告ら申請にかかる証人W・レンツの尋問については、通訳の正確さ及び尋問の便宜のため、同人が、英語をもって証言することを申出ておりますので、右趣旨に基づき、同人に医学用語に堪能な英語通訳を付けられるよう上申します」と上申書を提出した。[*3]
翌五日の第一五回弁論で梶井は、これまで自分が診察した原告一四人は全てがサリドマイドによる先天異常だと鑑別診断した。被告側は、梶井証言に全く反論できず、彼の証言はサリドマイド原因説を決定的にした。被告は、これで原告の主張を覆すことは不可能となった。なお六日、園田治裁判長は「国は、勇断をもって、和解の方向に進んでほしい」と特に要望した。[*4]そして世界が注目する中でレンツが来日し、集中豪雨的な報道が開始され、それはすでに結論が出たかのようだった。
講談社発行の『小説現代』一一月号に掲載された「奇形の札束」で森村誠一が「親が安易にクスリをのまなければ、子供は悲惨な運命を逃れた」、「スラマーの手術は効果がなかった」などと書いたことに対し、原告、父母の会、市民の会は「サリドマイド禍の基本的な理解もなしに、レンツ博士の裁判証言を控えた重大な時期にこんな小説を発表したことは、被害者の苦悩を踏みにじった行為だ。言論、表現の自由の範囲を越えサリドマイド児たちの生きる権利を無視している」と一〇月一一日森村と講談社に抗議していた。これを日本経済新聞が一三日取り上げ表面化した。[*5]
小説の内容は、アパートの隣室の男女が狂言強盗を計画しているのを盗み聞きし、二人が奪ってきた七〇〇万円を横取りし自分たちのサリドマイド児にスラマーの手術を受けさせるというもので、明らかに森村の勇み足だった。森村は、当時新進気鋭の売れっ子作家で、殺到する原稿依頼にアイディアが追いつかず、安易な筋書きに手を染めてしまったというのが、本当のところだと思う。今読み返しても、全く森村に弁解の余地はない。なお、講談社は、この『小説現代』を国会図書館に納本していない。国会図書館の話によると、幾度か督促をしたが結局納本はなかったとのこと。森村は同誌一九七二年一月号で「深くお詫び」と被害者・関係者に謝罪した。

一一月二日の第一八回から二四日の二八回まではレンツ証言で、原告側の証人・鑑定人になった研究者たちも傍聴するなど、法廷内は連日満員だった。[6]レンツ警告の概要は、第一章三「レンツ警告」で詳しく検討したので省略する。レンツは、「サリドマイドの服用の時期と奇形のタイプとの間に相関関係がある」「上肢の場合ですと、必ず優先的に奇形を受けているのは親指側であり、親指につながっております長管骨、橈骨《とうこつ》側であります」「下肢の場合では、足の親指と脛骨《けいこつ》側のほうが優先的に影響を受けておりました」「サリドマイドの服用が最終月経から三四日以前になされた場合には、胎児に影響を与えない。五〇日以降にサリドマイドを飲んだ場合には、例外的に影響はあるが、影響はない。三四日目から五〇日目の間にサリドマイドが服用された場合には、奇形の型とサリドマイドの服用された時期に正確な相関関係がある」「自分が診察した原告二一人すべてがサリドマイド症だ」「服用量が多い場合と服用量が低い場合を比較すると、服用量の低いものが少し多いものより早い時期に飲まれていると類似した結果が現れる」「服用量が多ければ被害も大きくなります。また服用の時期が早ければ被害が大きくなります」と証言した。[7]

一一月五日の夕刊に「二〇〇億円の基金設立　サリドマイド児救済に　西独」の見出しで、グリュネンタール社が一億マルク、政府が一億マルク拠出して、サリドマイド被害児とその他の身障児の養育費に充てる和解案が、具体的に動きだすと日本経済新聞が報じた。[8]七日の朝刊で朝日新聞が西独の「サリドマイド刑事裁判打切り決定書」の全訳が藤木英雄東大教授（刑法）等によって完成した。それによるとアーヘン地裁は、因果関係を認め過失責任に関しても催奇形性の「予見可能性は、この裁判が続けば、立証可能だった」「副作用に、少しでも疑点があれば、安全性を完全に確かめ、発売後は回収しなければならない」と認定したと報道。[9]

新聞は、西ドイツの被害者で弁護士のシュルテヒレンが和解工作のために来日し、原告の説得を試みたとされているが、これを裏付ける文書は見つかっていない。多分この和解の働き掛けは、被告から頼まれて父母の会に向けられたものと考えられる。シュルテヒレンは、一一月二日の午後、東京地裁の法廷に現われたり飯田進父母の会理事長に会ったが、和解の意志がなかった佐藤巌原告には面会を断られた。弁護団には何回か接触した。[10]

九日は、レンツ証言四日目となる。この日の証人尋問について、一一月一〇日付朝日新聞は「証人調べのワク超えるな　裁

判長が再三　注文」の見出しで「この日は科学的内容に関する原告代理人の質問について裁判長から『証人に意見を求めるのは不相当』『直接経験から離れて、法則など抽象化された事項をきくのは証人調べとしては不適当』などの〝注文〟がたびたび出て、裁判長と原告代理人がやりあい、結局、質問をやり直す場面があった」と報じている。しかしこの、発言内容は『裁判』に採録されていないので、被害者団体のいしずえが保管している証言調書の原本の写しで確認したところ、朝日新聞が報じた部分に該当する所は見いだせなかった。しかし、写しのページごとの連なりに不自然なところもなかった。[*11]

レンツに対する被告の反対尋問が続いている間に、全国の地裁で訴訟を起こしている原告が一致団結すべく、一一月二一日全国サリドマイド訴訟統一原告団が結成された。団長には東京地裁原告の寺坂金松を選び、「私たちは罪もなく苦しみの淵に突き落とされたサリドマイド児をかかえる親の立場から、薬と被害児の因果関係を明確にし、国と大日本製薬などの責任を、きびしく追及する判決をかちとるまでは一歩もひかない決意です。

①因果関係を明らかにし②薬品の販売と回収措置について、国民の生命と健康を無視し、企業の利潤追及のみをはかったかを明らかにし③国と製薬会社の過失を明確にする――との判決を勝ちとる。

被告らがこれらの責任を認め、原告のみならず全サリドマイド被害児の生涯の補償の制度を確立するまで徹底的に戦う。これらの運動がサリドマイド被害児のみならず、全心身障害児の福祉の向上に寄与し、また、第二、第三のサリドマイド禍の発生の防護壁となり、薬害・公害等の人類の生活環境破壊の防止運動の一翼となることを希望する」と声明を発表した。[*12]

一〇日と二四日には、京都地裁、福岡地裁小倉支部の出張主尋問が東京地裁で行なわれた。反対尋問は二五日。なお、京都地裁はレンツを鑑定人として採用した。[*13] 一一月二五日にレンツ証言が終わると各紙は競ってレンツの対談、インタビューを掲載、被告側にだめを押した。二六日には、有楽町の「読売ホール」で市民の会主催のティーチインがレンツなどを招いて行なわれた。[*14]

四　和解の意志を固める厚生省

被告は、今まさに梶井・レンツ証言、西ドイツの和解報道に全ての希望をなくしていた。レンツが帰国するその日に、厚生省は次の文書をまとめている。重要なので全文を示す。

「㊙一九七一年一一月二七日

『サリドマイド訴訟の見通しについて』〔「大蔵省法規課へ一九七二年六月三日再提出」の書き込みあり〕

レンツ博士の証言が終了した段階で、サリドマイド訴訟に関する国側の訴訟当事者の見通しは、次のとおりである。

1　証人陣について

(1)　これまで、レンツ博士を含め一〇人の証人が証言したが、このうち被告側の証人は二人のみであり、しかも、この二人は医学者ではなく、遺伝学者及び統計学者にすぎない。他方、原告側は、レンツ博士は別としても、小児科の臨床医学者をはじめ統計遺伝学を含む各方面の専門家を証人にたてており、原告側と被告側との立証の成果には著しい差が生じている。（国内証人の証言要旨、別添一参照―略）

(2)　レンツ博士の証言は、因果関係及び予見可能性の両面において原告側の主張の柱となるものであるが、これに対する被告側の反対尋問は、いわば戦車に矢を射たようなもので、大勢に影響を与えることはできなかったと評価せざるをえない。特に因果関係論については、これをくずすことはできなかったとみられる。（レンツ博士の証言要旨、別添二参照―略）

(3)　今後の予定としては、被告側は、産婦人科医の［墨塗り「森山豊」と思われる］及び統計学の［墨塗り、高木秀玄関西大学教授か］程度しかいない。［墨塗り］博士の証言は、いわゆる［墨塗り「森山」と思われる］調査の範囲にとどまらざるをえず、［墨塗り］教授もレンツ学説の統計的批判を行うことができるにすぎない。

(4)　かくして、公判は、サリドマイド原因説の提示とその部分的批判という形で進行し、被告側としては、サリドマイド原因説を打破することができる別の仮説を提示することはできないままである。

1　西ドイツのサリドマイド訴訟について

(1)　西ドイツでは、二〇〇回を超える審理が続けられていたが、一九七〇年四月に民事事件について原告と製造元グリュネンタール社の間で和解が成立し、同社幹部に対する刑事訴追についても、一九七〇年一二月刑訴法の規定により裁判打ち切りの決定が出され訴訟は終結した。

(2)　刑事訴訟打切決定は、サリドマイド服用と奇形発生の因果関係を明確に認めており、過失についてもほぼこれ認めた後で情状を酌量し罪責軽微として訴訟を打ち切ったものである。この決定の考え方をとれば、わが国の事件についても、因果関係はもとより過失もありと判断されることとなろう。特にこの決定が責任の認定を厳格に行うべき刑事事件について行われたものであり、両当事者間の平衡を図ることを目的とする民事事件においては、責任の認定はよりゆるやかに行われることを考慮しなければならない。（打切決定の要旨　別添三参照—略）

(3) 打切決定については、従来新聞報道で伝えられていたが、『ジュリスト』（本年一一月一五日号、一二月一日号）にその要点が紹介され、初めてその内容が明らかにされた。本決定は原告側より書証として提出される模様であるが、裁判所の判断に大きな影響を与えるであろうことは明らかである。

1　訴訟外の情勢の変化について

(1) 訴訟が開始された当時と大きく変わったことは、公害訴訟が提起され、一部では判決が出されたことである。これらの判決では、因果関係の認定について、いわゆる蓋然性説の考え方がとりいれられ、挙証責任の事実上の転換が行われており、また、過失論についても企業の予見義務及び結果回避義務の加重がみられ、全体として、企業責任の重大さを強調する姿勢が示されている。このような判例の考え方は、最近の学説の支持するところでもあり、サリドマイド訴訟にも先例として直接、間接の影響を与えるものと予想される。（公害訴訟の判決要旨　別添四参照—略）

(2) サリドマイド訴訟に対する報道機関等の最近の態度は、被告側の責任を自明のこととしており、対象が児童であることもあって、原告側に対する世論の支持はきわめて強いものがある。また、本件訴訟は、公害訴訟及びその背景にある公害反対運動の一環として受け取られ、広い支持を受ける基盤をもっている。こうした世論が一つの社会通念として裁判所にも微妙に影響するであろうことは否定できない。

(3) 大学紛争当時から、原告側を支持する学者その他のチームが［墨塗り、多分「高橋晄正」］、［墨塗り「平沢正夫」か?］の線を中心に形成されてきている。被告側にたつと、［墨塗り、多分「杉山博」］のごとくいやがらせにあう例もあり、訴訟開始当時は、被告に多少なりとも有利な証言が得られると思われた学者も、今では、それを期待できなくなった。

(4) サリドマイド以後、医薬品の安全性に係わる行政面の変化は著しいものがあり、学問水準も大きく進歩した。本件訴訟における国及び会社の注意義務は、事件当時においていかなるものであったかが判断されるべきものではあるが、これに現在の行政及び学問水準を前提とする判断が混入するのを避けることは事実上むずかしい点があると思われる。

1　裁判所の感触について

(1) 法廷外で園田裁判長に接触した機会に、同裁判長は『これまで国のやっていることは、サリドマイド原因説を批判するだけで、積極的な反論を何ひとつ出していない。サリドマイドをシロとする証拠があるのなら出してほしい。科学的な内容は裁判所自体で判断できないので、証人に立つ専門家の意見によってきめざるをえない』と述べており、心証としては、因果関係を認める方に傾いているとみられる。

(2) レンツ博士の証言に対する裁判所の補充尋問の内容から判断すると、裁判所は事前によく勉強したあとがみられ、レンツ証言を通じ、相当の心証を獲得したとみるべきである。

1 今後の方策について

(1) 証拠調べは、因果関係論を一応終わり、今後過失に入るが、因果関係についてはサリドマイド原因説をくつがえすことには成功しておらず、過失論についても、回収遅れ等の問題があるだけに被告側としては弱い立場にある。訴訟の見通しとしては、当方の主張が認められる可能性はきわめて薄いと考えざるをえない。従って、このまま訴訟を遂行するよりは、早期に和解を進めた方が得策である。

(2) 訴訟を続行すれば、その間たえず世論の批判をあび続けることとなり、敗訴するようなことにでもなれば、その結果は重大である。金銭的にみても、敗訴または敗訴が濃厚になってからの和解よりは、できる限り早い時期に和解をした方が有利である。

(3) 裁判長は、去る一〇月六日に国側に対し『国は勇断をもって、和解の方向に進んでほしい』と特に要望しており、レンツ証言終了後次回の期日を指定しなかったのも和解のための時間をもうけたものと解される。原告との直接交渉では、足もとをみられるおそれもあり、相手方としても容易におりにくいと思われるので、和解を成立させるためには、裁判所の強いあっせんが不可欠であり、せっかく裁判所から申し出があった以上、この機会を逃すべきではない。

(4) 和解の申入れをする場合、相手方を説得し、裁判所を動かすためには、具体的な内容を提示することが必要である」[*1]

状況判断は的確で、法廷での主張と大きく異なる。要するに厚生省は、製造販売許可時と一九六一年一一月のレンツ警告当時の判断ミスを棚に上げて、和解で解決するしかないと、大蔵省に泣きついている。

これに対応する法務省の見解を示す文書は、不開示のため不明。こうした状況判断に基づいて厚生省は、和解金額の計算式を模索しつつ、政府内の説得、特に大蔵省に対して和解による解決以外にないことを再三説明している。厚生省文書にはこの頃、本格的な和解案を原告に提案した資料はない。

一九七二年一月一〇日、大日本製薬の宮武社長は会見で、「サリドマイド問題について私が和解を申し入れて以来一年たつが、見通しは全くつかない。裁判もレンツ博士が証言したが、因果関係が明確にされておらず、結審まで相当長期にわたるのではないか。私としては、人道上の問題から裁判は裁判、和解は和解と割り切って、さらに積極的に被害者に和解を呼びかけ、できうれば今年中にメドをつけるよう努力したい」と発言し、裏で厚生省と敗訴を避けるための和解を模索していたことは全く語らなかった。[*2]

一方、一九七二年一月二一日に開いた東京、京都の弁護団と原告幹事会との打ち合わせで「原告と非原告との問題をどういう風にもっていくかということについて議論沸騰の状態。和解の話が出た場合、弁護士と原告とが中心となって非原告を引張っていけるかどうか。案としては被害者連盟をつくっていく様にしてはどうだろうか」と「名倉日記」一月二四日付にあり、被告側から和解の打診を受けた弁護団が、それとなく原告の反応を見るために「和解」を議題にしたようにも取れる記述がある。

厚生省としては、被害者の実数と症状をつかんで和解金の概算を出したかったのは間違いなく一九七一年一一月一三日、薬務局長と児童家庭局長名で「先天性四肢欠損症児等実態調査の実施について」を都道府県に送付し調査を依頼した。京都府は、「関係者の疑惑が解けるまで」と調査の延期を表明した。[*3] その回答が集まった一九七二年二月九日「先天性四肢欠損症児等実態調査研究班（班長岩原寅猪国立村山療養所長）」の第一回打合会を開き、第二次調査の方針を検討したが、先天性四肢欠損症児は五〇九二人で中には脳性麻痺なども含まれており、サリドマイドかどうかの判定をするのは困難だとの意見がでたため、第二次調査でもサリドマイド児を抽出しない方針となった。原告と支援者は、実態調査が頓挫したことで和解工作が中断したと考えていた。[*4]

裁判は二月一一日、被告側の池田良雄国立衛生試験所薬理部長の証人尋問が病気を理由に流れ、その後追加の証人・鑑定人の指定などの手続がつづいた。四月七日は、第三一回弁論で被告側証人藤森速水産婦人科医師、大阪市立大学名誉教授が、薬物の妊婦および胎児に対する影響について、当時の知識水準を述べ、特に臨床家として注意を払っていたと証言した。[*5]

第三二回弁論は、四月一九日で同じく被告側山口寿大阪大学名誉教授が証人として出廷、

「問　数量的に二一症例のうち何症例かはサリドマイドに起因するかもしれない。そういう意味ですか。

答　そういうことになります。あるかもしれないと。断定はできないということです」と証言。[*6]

国会では、三月二二日和田春生議員の質問に武藤琦一郎薬務局長は「昨年二月に国としましては、会社も同様でございます

が、児童の福祉の見地から、外国でもすでにこの問題はほとんど和解で処理されております。この方向で和解したいと裁判所のほうに申し入れまして、この点につきましてはまだ原告との話が進行しておりませんけども、現在国としては、そういう方向で早く問題の解決に当たりたい、かように考えております」と答弁した。[*7]

裁判は、厚生省の和解準備に関係なく原被告とも厳しい姿勢で臨んでいた。五月八日には、第三三回弁論で被告側証人岡武哲大日本製薬研究員・家畜薬理学元大阪市立大学農学部講師が、レンツ警告後社内で行なった動物実験について証言したが、その実験は粗雑なもので彼は、薬物投与による胎仔吸収と奇形発生の関係も知らなかった。[*8]

第三四回弁論は、六月五日で被告側証人小山良修元東京女子医大薬理学教授の動物実験の詳細を尋問。

反対尋問

「問　結果としてこの研究は、大日本製薬から依頼されたのですか。

答　もちろん、厚生省と製薬会社と両方です。

問　実験の費用等はどこから出たんでしょう。

答　製薬会社からもらっております」[*9]

「問　この実験では一群について三匹、先程のお答ですと五匹の場合もあったようですが、この動物の数でよろしいんでしょうか。

答　一般的なことを言いますと、推計学にかけることもできない非常に少ない数です。私は論文を書きましたときに報告書の結語として出しております。これでもって一切のことが分かったということは絶対に言っておりません」

「問　依頼者の方は、どういうふうに言ったんですか。

答　とにかく、奇形が出るか出ないか調べてくれ、何とか早くやってくれと言うことです。偶然でも出てくれればありがたいです。

問　そうすると、先生としては非常に不満足だったわけですか。

答　もちろん、不満足です」

「問　この実験のレポートは、いつ、どこでお渡しになりましたか。

答　[一九六二年]八月になりまして、私は自分の教室で、大日本製薬の勝俣さんに渡し、これは厚生省の方にもお知らせ願いますよ、と言っております」

「問　その手渡すとき、先生なりの実験の評価は会社側にどのように伝えたんですか。

答　これだけでは駄目だ。数の点（ラットの）、もう少し投与量、投与方法、一番大きな問題は数の問題です。これをもう少しやりたいと思いました。非常に不満でした。三〇分くらい話しております」

「問　先生は本件の動物実験の結語として、これだけの例数ではサリドマイドの催奇形性について肯定的、否定的、いずれの結論も断定できないというご趣旨のことを述べられておったと思いますが。

答　その通りです」。[*10]

小山良修を証人鑑定人として認める。[*11] 小山は、被告側の証人鑑定人で唯一まともな証言をした。七月一七日第三五回弁論。被告側証人森山豊東京大学産婦人科教授の証言。森山は厚生省に科学研究報告をしているが、原告はその不十分さを追及。

反対尋問

「問　甲一〇八号証（「海豹畸形状の発生要因に関する研究」一九六二年度厚生省科学研究報告書審査表）の一番初めのところですが『以上の研究結果はフォコメリーの発生要因、特にサリドマイド製剤との関係を追求するため、基礎的研究として、きわめて意義のあるものだ』と書いてあるんですが、当時の厚生省の依頼の趣旨は、当時発生した、いわゆるフォコメリーの原因がサリドマイド薬品ではないかということを確かめるための基礎的研究として、依頼された。

答　私らに課せられたのは、この要因、特にサリドマイド製剤との関係を見つけてほしいと」

「問　この調査はサリドマイドが原因であることを否定するような調査ではありませんね、この結果は。

答　そうじゃございません」

「問　少なくともこの調査から、サリドマイドの因果関係が否定されるものではない、ということは厚生省には分かっていたようですか。

答　ええ、と思います。この当時からいっても、相当疑わしいなということであったと思います。私どもの受け取り方も」

「問　『一九六二年度医療技術研究報告―フォコメリーの発生要因』九三六例のほうです。これについては、先程のこの七五例のほうと違いまして、調査の対象者は産婦人科医一般と助産婦で、非常に広範囲なわけですから、基準が問題になると思いますが、耳の奇形が入っていないのはなぜですか。

答　主に調査目標がそこにありますような上肢・下肢の短縮という、いわゆるアザラシ奇形かどうかはっきり分かりませんが、アザラシ状奇形の数を厚生省としてはいろいろ対策を講ずる意味で、数は」

「問　確かに医学的にみて、サリドマイドの発売期と販売停止時期とアザラシ奇形発生率の間には並行関係があると思われるというご指摘があります。が、これは要するにサリドマイド剤とアザラシ症との間には、医学的にみて関係があると、こういうご趣旨を述べておられるわけですね。

答　ええ、あるんじゃなかろうかと、この数字から見ましてね」と証言[*12]。

森山は、問題になっているサリドマイドによると見られる奇形の原因調査と被害者の数の推定が研究テーマであるにもかかわらず、その専門家を研究メンバーに加えず仲間の産婦人科医を中心に研究を行った。厚生省は、業界寄りの結論を締め切り期日までに提出してくれる研究者ならだれでもよく、型だけ整えればそれで自分は関係ないというような無責任な態度に終始した。

五　被告の弁明

九月八日第三六回弁論。被告側証人加藤貞武大日本製薬研究部長、元京都大学医学部助教授（無機薬化学講座を担当）にずさんな開発経過を尋問。

反対尋問
「問　この実験（丁第一号証の三）は急性毒性と亜急性毒性と、毒性についてはこの二点は確かに検討してありますけれども、慢性毒性についてはなにも検討していないですね。

答　三〇日間これだけ大量を連続投与しております。毒性を調べる上では十分だったんじゃないかと思います」

「問　丁一号証［サリドマイド製造許可申請に添付した論文］の六の二番目の岡山大学の報告がありますが、これの八ページから九ページにかけて『尿中のウロビリノゲンは後半により著明にみられるようであり、肝機能も後には軽度ながら障害がみられるようである』この記述は、丁一号証の三の臨床実験副作用についての記述のさいには無視されたんでしょうか。

答　なるほどこの数字はご指摘のとおりだと思いますけれども、診療をなすっていらっしゃるお医者さんがこれをどう判断なすったかということは調査室で十分に検討して、そうはいうものの、たいしたことじゃないんだというような解釈があったんじゃないかと、推測致します。

問　丁一号証の五、金沢大学の文献ですが、標準使用量によって十分な催眠効果を得た例は少ないという記述があるんですが、そして、かなり相当大量に用いる必要があるんだという趣旨が書いてある。この点は主作用についての記述を纏《まと》めるについて、どういうふうにご覧になったんですか。

答　ここでも結局、それは臨床試験をなすった先生とお話した上で、全体的につかんで、常用量を決めたと思います。多少大量に使ったほうがいいというのは、症例にもよるんじゃないかと思いますし、そのへんのところは私ちょっと分かりかねます」

「問　ユンクの論文〔丁一の四〕それと丁第一号証の三臨床試験のBに鎮静作用として、なお肺ガンにはモルヒネを半減し、思春期の結核患者の性欲を抑制し得るという記述があるんですが、ユンクのその論文中にある記述をそのまま引用されたのではありませんか。

答　あるいは、引用したように思います」

「問　当時、大日本製薬としては、なるべく早く、この薬を市販に出したいという希望はありませんでしたか。

答　それは、あったと思います」[*1]

後に、加藤の動物実験に関する証言は「とくに信憑性が乏しく」と名指しで弁護団から弾劾される。[*2] 九月二一日には原被告の代理人が初めて会い和解の可能性を話し合った。次回は九月二九日の予定だったが、和解の動きは後に詳しく検討する。[*3]

九月二九日第三七回弁論。被告側証人笹部一郎元大日本製薬企画室に製造許可申請の経過を尋問。

主尋問「グリュネンタール社との技術契約は、日本においてドイツグリュネンタール社の特許権のもとに独占的に大日本製薬がイソミンを製造販売するということ、それに対して対価としてロイヤリティーを払う、特許実施料でございます」

反対尋問

「問　丁一号証の中に、これだけの試験から結論を出すのは時期尚早であるというような指摘が幾つか〔金沢大学精神医学教室、慈恵医科大学のレポート〕あるので、特にそういう指摘をした研究者等とその後ディスカッションするとか、追加的のレポートをもらうとかしましたか。

答　それはちょっと存じません」
「問　このイソミンについて、妊産婦にも安全という広告が行われておったのはご存じですか。
答　私あとで見たんですが、聞きましたところでは、これは要するに禁忌薬ではないと。子供とか、老人だとか、妊産婦のあれでは［使用禁止になっていたわけでは］ないということだったように聞いております」
「問　丁八号証の一プロバンMの申請書、これによりますと『本品は医師向けとして販売する』と書いてあったんです。この日付は一九五九年九月ですから、一重錠ですね。
答　はい。
問　二重錠［薬の成分を中心部と外側の二層にした錠剤］の方は一般向けに申請した記憶ですか。
答　はい、一般向けと申しますと、特別に指定しないということだったと思います」
「問　こういう医家向けということで申請して、実際には店頭でお売りになったでしょう。
答　薬局で売られておりました。
問　なぜですか。
答　そこの点、はっきり存じません」
「問　発売する前にグリュネンタール社に、それではおれの方は独自の製法で発売しますというようなことは通知はされなかったんですか。
答　うっかりしておったわけでございます」
「問　あなたは、日本では薬品に関して製品についての特許はない。そういう制度はないということは勿論ご存じですね。
答　ございません。日本では、プロセスのパテントということでございます。だから、プロセスさえ違えば作ってもいいというのが現在でございます。それでは国際的な付き合いはできないという考え方を、しているわけでございます。製造法自身の発見よりも、それが薬であるということを発見する方が非常に苦労があるということをわれわれは知っておりますから。
問　それならなぜ、自分の方で一方的に作って売出したんですか。
答　手紙［本書二一頁及びその注9］の解釈はいろいろあると思いますけれども、向うから何か言ってくるだろうと、そういうふうに思っていました。われわれとしては、その手紙が完全な拒否の手紙ではないというふうに了解しているからです」

と証言[*4]。

一〇月二三日第三八回弁論。被告側証人水野達夫元厚生省薬務課長に薬事審議会に諮問もしないで製造許可を与えた点を尋問。

主尋問

「薬事審議会に諮問するかどうかは厚生大臣の裁量事項です。事務担当部局で処理してよいものを包括建議と呼び八項目あります。一から七までにつきましては、特に問題がないかぎり製薬課で判断しておりました。

当時八項に該当するものは、日本の国内では初めて使われるものでございますので、事務担当部局だけの意見ではなくて、調査会の専門家の意見を聞いた上で判断するという趣旨であるというふうに、私は解釈いたしておったわけです。

一般に新医薬品につきましては、効果と毒性に関する基礎実験資料、そのほかに国内で行われました二箇所以上、六〇例以上の臨床実験資料を提出してもらうというふうに致しておったわけでございます」

反対尋問

「問　データの関係ですけれども、データ解析に必要な生物検定法とか、統計関係の学者の方を、ご推薦したことはあるんですか。

答　記憶にございません。そういうあれはなかったと思います」

「問　八項に掲げられている国などで製造販売されている有名医薬品で、効能その他の内容が適当なもの、その詳しいデータですね、収集、タッチはどうしてできるんですか。

答　これは申請者から提出される資料によって判断するわけでございます」

「問　該当するかどうかの判断は事務局がするんでしょう。

答　はい。八項につきましては製薬課で、一応、資料を拝見しまして、その資料について意見を持ちますけれども、さらに念のために新薬調査会の先生に学問的な見解を求めた上でする、ということにしておったわけです」

「問　丁一号証の二［許可申請書］、見ますと要約が必ずしも正確じゃない点が幾つかあると思いますよね。丁一号証の三、総括表、この効能の方の有効と無効の例数を分けておりますけれどもね、こういうところにダブリがあるとか、ないとか、そういう点について、私ども素人が見てもおかしい点が幾つかあるんですけれども……。

答　聞いていなかったと思います」
「問　慢性毒性のテストがないのに、亜急性毒性テストで慢性毒性に代えちゃってる……。
答　この点につきましては、調査会の御判断で、これで、亜急性毒性のデータで、毒性については結構である、という御判断を頂いたわけでございます。
問　クンツの論文は急性毒性と書いてありますね。非常に短い要約しか書いてないんですけれども。
答　そうでございます。当時としてはこれで御判断いただいた、というふうに了解しておるわけでございます。
問　しかし、テストですからね、実験の動物の書いていないようなテスト結果、たまたまそうだったということが出ているだけで、当時の学問から見たっておかしいんじゃございませんか、あなたのほうで、会社側にこの原論文のデータがどうなってるか、というようなことは当然問い合せされても然るべきだ、というふうに思われるんですけれどもね。ほかの論文を見てもクンツの論文を引用してるのが多いんですよ。あなたの御記憶で、大日本製薬の方に基礎データがどうなってるか、ということを、資料の追加を求められたということがございますか。
答　そういう記憶はございません」
「問　課長御自身がイソミンの添付論文をお読みになったことがございますか。
答　大体、全部、通読させていただいております。
問　そうしますと、先ほど私が二、三例示として摘示致しました、そういう点について、お気づきになりましたか。
答　多分、気づかなかったと思います」
「問　先進国において販売されておりさえすれば、一応、医薬品として有効安全なものであろうという考え方に立っていたわけですか。
答　さようでございます」
「問　先進国で販売されている薬品で内容が適当なものという、内容が適当な、ということの意味はどういう意味ですか。
答　これは、先進国で使われております成分なり、用法用量なり、効能なりそのものが、副作用、毒性、そういうものが、適当であるというふうに、私は解釈しております」
「問　厚生省でもって、特に外国での非発売薬品を除外される以上、外国での使用上の情報ですね、そういうものを敏速且つ、あたうる限り正確に知る、ということのための何等かの手立ては、執られておられましたか。
答　執っておりません」
「問　新医薬品調査会に委ねる判断資料として、委ねるべきか委ねざるべきか、ということを製薬課で判断される資料として、『ローテリステ（ROTELISTE）』だけで判断したのか、それとも製造許可申請書に添付されているほかの資料も参考にして判断されたのか。
答　『ローテリステ』のあれも重要なあれだと思います。それから申請書の添付資料についても判断材料になったと思います」と証言[*5]。

一一月一五日第三九回弁論。被告側証人平瀬整爾元厚生省製薬課長をレンツ警告当時の担当者として、なにも適切な措置をとらなかった点を追及。

反対尋問
「問　レンツの患者の薬の服用歴、それからさまざまの環境について調べた調査票を大日本製薬から示されたことがありますか。
答　患者票、カードのようなものは見たような感じがします。
問　見たけれども、なんということはなかったというわけですか。
答　はい」
「問　水間さんが行くについて、あなたの方でこの点を調べてきてほしい、あるいはこういう調査に留意してほしいというようなことを言ったことはありますか。
答　ないと思います」
「問　証人は、ドイツではレンツ警告の直後、一一月二五日ごろ販売停止・回収の措置がとられて、その直後にドイツの連邦政府ですけれども、内務省が国民に対してサリドマイドを服用しないように、それからうち（家）の中にあるコンテルガンを一箱残らず全て廃棄したというようなことは聞いていますか。
答　聞いておりません」
「問　水間さんはレンツ教授とは会っていないんですけれども、そういうような点はあなたは何も確認しないわけですか。
答　結果的には確認しなかったということです」

「問　一番最初にグリュネンタール社がやめたということを聞いた時に、ほかの国でどうなっているかということは大日本製薬の人に聞かなかったですか。

答　聞いておりません。何分にも非常に奇異な問題なので、まず起きたドイツが一体どうなっているのか、ということを調べたいと思っていました。

問　現実にドイツでは、聞いた時には販売停止・回収に踏切ったわけですね。奇想天外とは言われますけれども、現実にはそうでしたね。

答　はい。

問　証人は、この問題がもし本当なら、かなり重大なことだと言うふうには考えませんでしたか。

答　もし科学的根拠が十分評価に耐えられることであれば、大へんな問題だと思いました」

「問　まず積極的に停めておいて、調査するというような発想は全然なかったわけですか。

答　当時、それはございませんでした」

「問　厚生省は一九六二年二月二一日に、亜細亜製薬から申請のあったパングルの製造販売の許可を与えておりますか、どうですか。あなたの在任中ですが。

答　覚えておりません」

「問　一九五八年から六二年頃には、副作用についてはまだそれほど意識が高くなかったとのご証言だと思いますか、そう承って間違いないんですか。

答　はい。

問　しかし一九五七年一〇月一日号『薬務広報』(甲一五七)に薬事監視管理官室の名前で『薬事の取締りについて』という記事の中で、薬事に関する取締り行政の基盤はまず第一に自然科学によっているんだ。副作用とか、種々の危険から国民を保護するための取締り分野が非常に必要なんだということを強調する。そういう点で広告宣伝とか、あるいは医薬品による被害とか、そういったことをもう少し慎重に考えていかなければならないのだ、ということが書いてあり、さらに、医薬品から権利が侵害された個人の訴えを待って、ちょうどこのサリドマイドの裁判のように―被害者の立場から個人の訴えを待って救済するということでは遅いので、そういう消極的に保障されていたというような個人の生命とか、身体の安全とかを、もっと取締りとか指導を積極的に行うことによって事前の保障をやるんだ、ということを薬事監視管理室が主張しているんです。あなたの証言を聞いていると、全くそういう節が伺えないので、私はお尋ねするんです。先ほど来のあなたの証言はあなた一個のお考えですか。

答　個人と申しますか、当時の製薬課長の見解だったと思います」

「問　『一九六二年五月二五日付薬製第八五号―サリドマイド製剤について』（乙一九二の二）カッコ書きの中に、市販品については服用を避けることが望ましい旨注意するよう通知することになった、ということが書いてありますけれども、この通知するというのは製薬課長が通知するということではありませんね。

答　これは、自主的な措置であります。

問　製薬課長の通知自体の趣旨としては、服用を避けることが望ましい、ということは言っていないんじゃありませんか。

答　これは自主的措置で、そう決まりまして……」

「問　本件で大日本製薬が一九六二年九月に行った回収については、厚生省は全く行政指導として関与していないということでよろしいですか。

答　行政指導としては関与しておりません」

「問　ソマーズの実験によると、ウサギの場合奇形は出たんですね。ソマーズをあなたがお知りになったのはいつですか。

答　六月か七月です。これは小山先生に聞きましたところ……」

「問（裁判長）厚生省側というか、あなたが執った理解としては、サリドマイドを含有する薬剤は全部［回収の対象とした］という理解ですか。

答　私は、そういうふうに考えていました。

問　その通りなのかどうかということを、確かめてみたことが有るんでしょうか。

答　特に確かめたことはないと思います」

「問（原告代理人）一九六二年の九月以降、つまり六二年になっても回収がはかばかしくない。特に地方によっては店頭に売られているところもあるんだというようなことで、厚生省から府県の衛生課に対して通知を出された記憶はありませんか。

答　ありません」と証言。*6

一二月一日第四〇回弁論。被告側証人小幡昌利大日本製薬東京支店長にレンツ警告後の厚生省と会社の態度について尋問。

反対尋問

「問　市場から回収したんだと、簡単にご証言されているけれども、現実にサリドマイドの患者の親たちが一九六二年の九月以降入手していることもあるんですよ。どう思いますか。

答　それを私どもでも非常に努力しました。おっしゃったようなケースがないということを、私が申し上げるわけには参りません」

「問　製造済のイソミン入りプロバンMを売っていたと、こういうことですか。六二年五月以降。出荷停止後です。

答　それは在庫していたものを、イソミン入りプロバンMを……。プロバンMというものは、その時点では、それしかございません」

「問　乙一九三号証『グリュネンタール社発「日瑞」ケラーあての書簡一九六一年一一月二八日付』の末尾に『われわれは責任ある製薬会社として科学的根拠のないものにせよ、この世間で取り沙汰されている非難が解明されるまで、これ以上コンテルガンを市販しない方がよいと考え、このような処置をとった次第だ。そしてわれわれは貴社が貴国においてこのような状態に対処される適当と考える処置を取られることをお勧めしたい』と書いてありますね。これについてあなたはケラーさんから口頭で具体的になにか勧めなり説明なりがありましたか。

答　処置の内容の具体的なお話でしたら、それは具体的なことはなに一つございません」

「問　大日本製薬では一九六一年一二月一四日、グリュネンタール社あてに大日本製薬は直ちに全製品の製造を中止するよう指示したと。と同時に、大日本製薬は調合剤の販売を停止したと、こういう書面を送っているようですが、あなたはご存じですか。

答　全然、存じません」

「問　全製品の製造中止と、販売も停止したと、こういうことは事実としては、なかったわけですね。

答　ございません」

「問　小山先生から本実験をもっとやらないと、はっきりしたことは分からないんだと、もっとやりたいんだと、こういう要請を受けたことは有りませんか。

答　私どもは、会社に対して小山先生からそういうお話しを頂戴したということは聞いておりません」。

小山証言と食違っている。小山から報告を受けたのは東京支店の勝俣。

「問　六二年四月上旬、水間次長、笹部課長とこの問題について話し合ったと、混乱を防ぎたいと、この時あなた自身はどういう意見をもっていたんですか。

答　注意書きが一つの手段であると」

「問　一九六二年の四月当時、ケラーさんからあなたはそういうグリュネンタール社の大日本製薬宛の意向・警告というか、意を伝えられたことはありませんか。

答　四月の半ばころと私は記憶していますけれども、グリュネンタール社から、大日本製薬はまだ販売しているが、それならば適当な処置をなにか考えてほしいんだということを、ケラーさんからお話しがありまして、そして同時に実はその後の状態の変化は何にもないんだと、そういうお話でございまして、私、ケラーさんとなんのことですかと、だいぶ議論致しました」

「問　イソミンを海外で販売していたこと、これはあなたご存じでしたか。

答　台湾には行っていたと思いますね。グリュネンタール社との契約の中に台湾は入っていましたから」

「問　台湾に対してなにか措置を執ったかどうか、ご存じですか。

答　存じません」

「問　新聞が書きそうにならなければ、そういう事態がなければ、当然［サリドマイド剤の販売を］続けていたわけでしょうね。

答　だと思います」

「問　プロバンM、イソミンとも営業成績のいい部類に属する製品だったわけですか。

答　そうだと思いますね」

「問　レンツ警告以後、直ちに回収に踏み切った国はすでに幾つもあるということを知っていたわけですから、大日本製薬としても可能性としては、販売停止・回収ということは、これは当初から考えておられたんですか。

答　当初から大日本製薬で考えたかどうかということについては、これはちょっと大変むずかしい質問で、私からは……。私の知っている範囲では、一九六二年の四月に入ってから［出荷中止を考え始めた］です」

「問　イソミンについては、注意をしているのにプロバンMを掲げないのはどういう理由ですか。
答　この製品が原因となるというようなことは考えておりませんし、そういう立場から念のために、これはやっているわけでございます。プロバンMは新しい処方のものがすぐ出てきますから、こういう注意をすればおかしなことになると」
と証言。[*7]

六　大日本製薬社員の証言

原告はこの後、西独ノルトライン・ウェストファーレン州刑事局がグリュネンタール社から押収したグリュネンタール社と大日本製薬の往復書簡五通を含む「コンテルガン報告書」（甲一四四）を証拠として提出した。

グリュネンタール社は一九六二年四月二五日に「今後の販売については大日本製薬に完全な責任がある。この手紙は適切な予防手段を怠ってはならないむねの〝最後警告〟である」と日瑞を通じて大日本製薬に通告している。押収資料には「日本では出荷停止後も、会社が薬局に対し返還を求めなかったため、以前と同じようにサリドマイド剤を買うことができたことは確かである」と記述している。[*1]読売新聞は一二月三日付で「コンテルガン報告書」を詳細に報道、被告側を追いつめた。

一二月一八日第四一回弁論。被告側証人笹部一郎元大日本製薬企画室長にサリドマイド剤市販後から回収までの経過を尋問。

反対尋問

「問　科学的根拠ですけれども、現在も勿論、まだ科学的根拠はないわけでしょうね。
答　私はそう聞いております。
問　それは会社全体の立場なわけでしょうね。
答　もちろん、そうです」

「問　『出荷停止の回状』（乙五六の一）、終わりに近い方ですが、『現在までにわれわれの入手した文献資料調査、あるいは実験からの調査は、本品の安全性に対する信頼はあくまでも失っておりません。したがって、前述の斯界の権威者による実験の終了する今秋には出荷の再開を考慮する予定でおります』と、こういうふうにあるので伺うわけです。一九六二年には、再開しておりますか。

答　しておりません。
問　現在は、どうですか。
答　しておりません。
問　いつ、再開するんですか。
答　その時点におきまして再開できると言っておりましたけれども、今の時点におきまして、世間でそう言われているものをわざわざ出す必要はないと、そういうことです」
「問　一九六一年一二月四日にレンツ報告について第一報を受け取って、それで一二月一一日にはプロバンMの処方の変更［補助剤のサリドマイドを別の薬に取り替えた］の申請をだしたわけですが、その理由ですけれども、これは技術援助契約のあるサール社から、そういう警告がだされているものを使うと、クレームがくるんじゃないかと惧れたと、こういうことですか。
答　警告と申しますよりも、要するに西ドイツで騒がれたと、そういうことです。
問　そういうものをサール社の製品と一緒に使うことについて、クレームがくるかもしれないので、早急に処方の変更を考えたと、こういうことですか。
答　はい」
「問　胎児に奇形をもたらすというような重大な警告があった時には、十分慎重な科学的な調査をやった上でないと販売回収だとか、停止ということをしないでしょう。だけれども、同じ原因で、どうして処方についてだけ、そんなに敏速に反応するのか、それを聞いているんです。
答　そうおっしゃられると、ちょっと困るんですけれども、その時やっぱりそれに気が付いたから、そうしたわけなんです。
問　片方は、薬を飲んだ母親から奇形児が生まれるというクレームですよ、サール社からのは商売上のクレームですよ。現に、サール社からクレームが来たわけじゃないでしょう、まだ。
答　そうですよ。
問　こない前に随分予防的に早くやるわけでしょう、片方は、現実にこういう警告が出ているわけでしょう……。
答　それをおっしゃられると私も困るんですが、処方変更をしておこうということで、たとえば製剤関係のところへ言うておくと、そうしたら勝手にそこの関係部門は処方変更の申請を出してやるわけですから、何もそれを前にやったからいけないとか、そういうものでないと、質の違うものを天秤にかけて、こちらが重いとか、こちらが軽いとか、そういうことをおっしゃいますと、私としては困るわけです」

「問（裁判長） レンツ警告以後、梶井論文がでるまでに、一応回収をして、それから科学的に究明する、そういうような考えは証人その他会社の中になかったでしょうか。

答 それはございません」

「問（原告代理人）『大日本製薬とグリュネンタール社の往復書簡』（「コンテルガン報告書」）ケラー氏にグリュネンタール社から来た手紙ですけれども『大日本製薬がイソミンを引き続き販売すると決定したのであれば、どんなことがあっても妊婦がコンテルガンを服用する危険を除去しなければならない』、これは一九六二年三月二九日付の手紙ですから、四月の四日、五日にこのような趣旨を聞いていませんか。

答 聞いていません」

「問 イソミンなどについて、妊産婦、老人、幼児にも安全だと、宣伝パンフレット、あるいは新聞広告等に書かれたことはご存じですか［しかもつわりも適応症だとパンフレットに書いていた］。

答 はい」と証言。[*2]

一二月二二日、米国の消費者運動家ラルフ・ネーダーがディスティラーズ社の会長アレックス・マクドナルドに手紙を送り、英国のサリドマイド被害者に誠意ある態度を見せなければ同社製品の不買運動を米国で起こすと警告した。同社はジョニーウォーカーはじめ有名ブランドのスコッチ・ウイスキーを販売しており、不買運動がはじまれば大きな影響を受ける。また、ディスティラーズ社株主委員会は、ディスティラーズ社が年内に補償金を同社提案の五〇〇万ポンド（約三五億円）から八〇〇万ポンド（約五六億円）に増やさない限り、特別総会召集の手続きを取ると表明し、海の向こうでも加害者側は国民的批判に晒された。[*3]

イギリスの様子は、逐一日本でも報道され一九七三年一月五日、ついにディスティラーズ社は「全サリドマイド児に対する補償として、今後一〇年間、毎年二〇〇万ポンド（約一五億円）を積立てて〝慈善信託〟を設置する。同信託の利益金はすべてサリドマイド児の家庭にはいる。ほかに一家族当り五〇〇〇ポンド（約三七五万円）の見舞金を支給する」と新提案を発表した。

「現金二〇〇〇万ポンド」を要求していた家族側は、「慈善信託」制度が、税制面、運用面で不安があることや、[*4] 実際にどれだけの補償金が継続的に入るか不確定なので、良く検討した上で最終的な態度を決めることにした。[*5]

二月一日第四二回弁論。被告側証人水間豊治大日本製薬元学術課長がレンツ警告後の西ドイツとイギリスの調査、報告を証言。

反対尋問

「問　プファイファーなりコセノウと連絡を取ることは、しなかったんですか。

答　コセノウ、プファイファーは、特定の重篤な四肢奇形についてどうもこれが増えてるんじゃないかと言っていると、そして［一九六一年一一月］一八日のコセノウ、プファイファーの講演の内容をそこで聞いたわけですが、それによると、遺伝的に見てこれは遺伝性のものとは思えない、したがって、おそらく外因性のものではないだろうか、ということを発表したことがわかっておりました。で『ランセット』の論文を見ますと、そのようなことが記載されておりましたんで、仕事がそれで判断できると思ったからです。コセノウ、プファイファーは、レンツのいっていること、疑いがもっともらしいんではないか、というように最後に書いてあったと思います。学会でのやり取りは、コセノウが『外因によるものではないか』という発表をしたわけですが、これに対してレンツから『私はある特定の薬物を疑います』という追加発言があったと。で、その追加発言に対しまして『ほとんどやり取りらしいやり取りは、なかった』という話でしたから、別にそれ以上のものは得られないと思います」

「問　レンツ説の根拠を学会がどう受け止めたかということを調査するには、学会とか学者とかを集めて、専門家委員会をしている内務省とか、あるいはそういうデータを客観的に判断できるような政府の機関とかへ行って調査することは当然考えられるんですけれども、そういうことは何もされなかったんですか。

答　何もされないと言われましても、困りますんですが……。

問　奇形児を出産したという家庭を訪問して、事情を聞くというようなことはしませんでしたか。

答　考えもしません」

「問　あなたは日本に、回収することは納得できないという認識を持って帰って来たわけですね。

答　ドイツで回収したのはやむを得ない、と言う認識を持って帰りました。

問　それは、なぜですか。

答　新聞騒ぎのためでございます。
問　医師や薬剤師が回収を積極的に評価したことについては、あなたは理解できなかったわけですか。
答　それは結果論だと思います。グリュネンタール社が自発的に製品を回収したことに対する受けとめ方であって、われわれがどう商品を扱うかということとはちょっと関連が違うと思います」
「問　［「大日本製薬ニュース」］『イソミン出荷停止、その真相はこうだ』（甲一一二）ここには、イソミンは出荷停止したけれども、プロバンMは出荷停止とは関係がないんだという記事が書いてあるんですけれども、こういうような意見はあなたの調査報告に基づいてまとめられた考え方だと思うんですが、書いた記憶はないんですか。
答　その記事自体も、全然、覚えてないです」
「問　一九六二年の九月の回収に会社が踏み切ったその前後に、サリドマイドの服用者、愛用者が『サリドマイドは大丈夫か』というような問い合せが学術部に来たことはありますか。
答　二、三ございます。返事をしております。
問　どういう趣旨の返事をしましたか。
答　レンツがサリドマイドの問題につきまして、こういう種類のことをいっています。会社はそれに対して納得しておりません、根拠がないからわれわれとしてはこの薬に依然として信頼を持っております、それが趣旨になっております」
「問　薬の服用者は、一九六二年九月の回収の前後の段階で安心して飲んでいいかどうかということに関心が向けられている、これは分かりますね。
答　その時点であれば、不安がございません、と考えておりました。心配いらないだろうと」
「問　ドイツに行かれた結果、このレンツの意見というのは、これは科学的根拠はないと、これは否定できる、こういう結論を出されたわけですね。
答　科学的根拠がないという意味において、あの疑いは成立しないと、確信を持ったわけです」
「問（裁判長）証人は、レンツ説を支持する資料は、自分の調査した限りでは見出し得なかったと、こういうわけですね。
答　はい。要するに、服用率が高い低いでは、この問題の解決にならないと思います」*6
水間豊治は、西ドイツまで行って結局当事者の一方にしか面会しなかった。しかもその当事者がレンツ説を良く理解していないのではないか、という疑問も持たなかった。その上被害者に会うことさえ思いつかない危機感のなさは批判されて当然だ。人類がこれまで体験したことのない事象を、自らの狭い経験をもとに形式的に考え真相発見の努力を怠った。この結果、日本の被害はさらに広がった。

大日本製薬は、三月三日付で東京地裁宛上申書を提出した。以下要旨。

「原告等は、一九七二年六月三〇日、七三年一月三〇日付で鑑定人に高橋晄正、増山元三郎氏を適当とする旨、上申している。しかしながら、両氏については鑑定人として忌避《きひ》事由（欠格事由にも匹敵する）を有し、鑑定事項に関する学識経験の点からみても鑑定人として著しく不適格であり、且つ、鑑定を命ずる必要もない。

高橋晄正氏は、サリドマイド問題について多くの論文を発表し、あるいは講演会において講述し、サリドマイドが奇形の原因であること、サリドマイドを製造し販売を続けた被告会社には、故意、過失があったことを繰り返し強調している。なお、被告会社あるいはサリドマイドに関連ある学者等を非難する等の活動をなしている。また、原告等と密接なる関係を有していることも付言しておく。

増山元三郎氏は、サリドマイドは奇形の原因であり、これを製造、販売したことにつき、被告会社に責任がある旨〔以下墨塗りだが『サリドマイド―科学者の証言』だと思われる〕強調している。同氏に公正な立場を期待しえないことはあきらかである。

以上のとおり、原告等申請の高橋晄正氏および増山元三郎氏は、鑑定人として、欠格事由にも匹敵するような忌避事由が存し、鑑定人として著しく不適格でありますので、両人を鑑定人として指定されないよう、本上申に及んだ次第です」*7

三月八日第四三回弁論。被告側証人原島克孝大日本製薬専務の尋問予定だったが病気のため出頭せず尋問は流れたが、原告側から鑑定人として申請していた米国・ワシントン州立大学教授（臨床薬理学）J・B・ティエルシュの鑑定人尋問が七三年六月下旬、三日間行なわれることが決定した。*8

七　被害の立証

裁判は、過失立証から被害の立証に移り一九七三年三月二二日の第四四回弁論で、原告側鑑定人兼証人一番ケ瀬康子日本女子大学社会福祉学教授がサリドマイド被害の実態を社会福祉の面から証言。

主尋問「女子障害児の不可能もしくは困難な動作としては、まず手の長さを使う動作、それから手を複雑に回したり、捻ったりする動作、排泄に伴う動作、生理の始末などです。これに関しまして、二次的、連鎖的に他の動作に影響が及ぶものに、字を書く時に目を近づけなければ書けないために視力が弱る。両手で体を守ることができにくいために転んでけがをしやすいなどがあります。動作の速度が遅い、仕上りが良くない。特にサリドマイドの方の生活能力の欠損について、社会福祉的に施策は、電動義肢の給付以外にはなかったのでないだろうかと思います。サリドマイド児の親達に対する親族一同のやはり大変な白眼視あるいは偏見があるように思います」。その他、社会福祉の理解を深める公的努力が不足している、社会福祉制度の不備、身体障害者は就労が困難等を証言。[*1]

四月五日第四五回弁論では原告側証人土屋弘吉横浜市立大学整形外科・リハビリテーション教授がサリドマイド被害児の運動障害とその機能回復の可能性を証言。

主尋問「サリドマイドの子供の障害は上から、肩関節の脱臼あるいは形成不全、上肢の欠損、形成不全、骨でいうと上腕骨の異常これは全体の五―六%ぐらいじゃないかと思います。次に肘関節はこれは非常に障害が強い、ことに橈骨《とうこつ》と非常に関係が強いので橈骨の欠損とか形成障害のある患者では、ほとんど全部、肘関節に変化がございます。橈骨の欠損、これがサリドマイド奇形の場合一番主体的な症状ですね。正確にいえませんけれども、七〇%から八〇%ぐらいあると思います。橈骨が欠損しておりますために、尺骨はだんだん曲ってまいります。その次は、手関節が、橈骨の欠損と並んで、一番著名な変化のでるところでして、いわゆる内反手という形をとってまいります。

大体、手首の関節のところで、手が、前腕の軸に対して九〇度ぐらいの角度をとる、そこに関節の拘縮《こうしゅく》があって、ガッチリと関節が動かないようになっている。手はまず親指は、橈骨の欠損のある患者は、ほとんど一〇〇%近く親指の異常をもっています。欠損、小指症、合指症、それから三指節症の人では、親指は向い合ってなくて、他の指と同列に並んでいるわけです。手の機能について非常に大切なことは、親指の機能なんです。親指があるかないかということは、おそらくわれわれが片足があるかないかということよりも、もっと欠損が大きいんじゃないかというふうに思われるわけです。

人差指や中指にも拘縮があって思いどおりに動かない、つまり、人差し指、中指は使い物にならない。で、肘が曲らないなどの機能障害から、自分の身の回りのこと（食事、着替、排泄、生理処理など）が十分にできない、こういう子供が、将来職業について一人前にやっていけるかどうかということになりますと、私は非常に暗い気持にならざるを得ません。リハビリテーションでは、職業の問題、結婚、もう一つは保護者がいなくなった時にどうするかという問題、心理的な問題が大変重大な問題として考えなければならない」[2]

続いて、原告側証人深瀬宏京都・聖ヨゼフ整肢園園長・整形外科医がサリドマイド児の四肢奇形による機能障害の実態を証言。

主尋問「[学校でのトラブルでは]奇形であるということをいわれて、それで泣いて帰ってくるということがあるというように、母親から聞いております。[就職は]上肢の機能が障害を受けている場合、非常に困難だと思いますね。先天的な奇形の場合、手術というのは非常に困難であると考えております。

サリドマイド児に母指の機能がないということは、これは非常に致命的でありますし、物を摑《つか》む、握るという動作、これは生涯できないだろうと思います。これからは精神面の発達上、いろいろ問題が起こってくるだろうと思います」[3]

四月六日には、第七一回国会参議院予算委員会で藤原道子議員が国の責任を追及。齋藤邦吉厚生大臣は、「私は製薬業者も責任がある、国にも責任がある。私ははっきりそう感じております。それは、常に法律的な責任がある、かように考えております」と、初めて国の法律的責任を認めた。裏で和解交渉の準備作業を進めていたから当然の答弁内容だったが、この答弁は新聞記事にならず社会的な注目を集めなかった。[4]

四月一三日の「名倉日記」に「Ｆさんにｔｅｌ大阪行きの時間問合　持参の品の依頼について　その折り　昨一二日西田先生に呼ばれ　全原告を集めて和解に応ずるか拒否するかについて時間をかけて討議する様とのこと　此の期に及んで原告弁護士よりこの様な働きかけがあるとは潔しとしない。自分の能力不足の責任を原告に転嫁している感じが多分にする。弁護士も口では正義を唱えながら、その実は案外被告と変わらないのかも知れない」との記載があり、弁護団が和解に向けて動き出した様子が記載されている。[5]

八　裁判官忌避

一九七三年四月一九日第四六回弁論。原告側木田盈四郎証人が第二次集団訴訟原告の鑑別診断を行なった。その後、裁判所は原告側が一月三〇日付で申請していた過失論に関する鑑定申請を却下、以下その要旨。

「一、原告申請（増山元三郎）の鑑定について、申請を却下する。却下理由は次のとおり。

過失に関するサリドマイドの催奇形性の予見可能性との関連性が必ずしも明らかとはいえない。

二、原告申請の鑑定（高橋晄正）は不指定。不指定の理由はつぎのとおり。

高橋晄正は本訴訟等が係属中に、顧問をしている『薬を監視する国民運動の会』発行の『薬のひろば』というような雑誌の紙面を用いて原告らに対する協力をよびかけ、情報の提供を求めた事実が認められるから同人に付、原告らに対する積極的な協力意図があるとみられてもやむをえない。もし右高橋を鑑定人として指定しない場合にも、なお、原告らが本鑑定申請を維持するか否か検討されたい」

と被告の主張をほぼそのまま認めている。[*1] この時の裁判長と弁護団とのやり取りは、裁判記録の原本の青焼きで確認したが、記録がないので高橋の論文から以下再録する。当時は、傍聴人が法定内でメモを取ることは禁止されていたので元は弁護団の記録かも知れない。

「園田治裁判長　原告側の鑑定の申請のうち、先ずいわゆる高橋鑑定については、その事項についての鑑定申請は認めるが、高橋氏をその鑑定人として採用するのは相当ではないから却下する。次にいわゆる増山鑑定人の件は、鑑定事項自体必要性がないから鑑定を却下する。

弁護士　これは築地産院のことについてである。高橋氏は日本医事新報に学術論文として発表している。学問的行動である。

弁護士　従来の西村、村上両教授らはどうなのか。催奇形性の実験を大日本製薬から依頼されて行っている。

裁判長　しかしそちらから特に反対がでなかった。

弁護士　高橋氏の尋ね人の件［都立築地産院のサリドマイド投与に関する情報提供を雑誌で呼びかけた］が却下の理由になって、西村、村上氏はコンタクトがあってもよいというのはどうか。その理由を聞きたい。

裁判長　鑑定事項の焦点を予見可能性の問題に絞ってほしい。すなわち前提をとって、かくかくだから予見可能性なりしやいなや。

弁護士　被告の主張の反論のために必要である。

裁判長　予見可能性に関係がない。

弁護士　母体の安全性についての実験から、胎児と母体とは関係があるので、つながりがあると思う。
裁判長　焦点を絞りたい。どうもつながるとは思えない。
弁護士　……だから他の医薬品の訴訟について、体のごく一部についての副作用をもつとすれば、目の場合には目について具体的な副作用が（予見可能で）なければならなく、それに関係しなければ鑑定として受け入れなければならないのか。
裁判長　究極的にはそうだが、かつていろいろである。
弁護士　私には（鑑定と予見可能性が）関係あると思うが、（大日本製薬の）データからは不十分であるといっている。
裁判長　いくら（発売前の実験を）やってもいえない。
弁護士　そこまでやったかを聞くのである。
裁判長　どれくらいやったかは専門家に聞いた。
………
裁判長　……データを出されても裁判所が分かるとも思えない。具体的な結論を望む。
………
弁護士　鑑定は予見可能性についてのみか。
裁判長　それ以外は鑑定以外の方法をとって欲しい。
弁護士　我々には立証責任がある。（立証は）もういいのか、まだ残っているのか。
裁判長　予見可能性が過失である。
弁護士　それが唯一ではない筈だが。
裁判長　催奇形性のテストは実際にしていない。どこまで調査しなければ過失なのか、かくかくの調査をしなければ過失なのか。
………
裁判長　調査の欠陥とそれ以外の副作用とは関係があるのか。
弁護士　ありうると思う。
裁判長　スタンダード（な調査）とはどういうことか。

弁護士　それを増山氏に聞こうとしている。

……………

弁護士　裁判所は本件について被告、会社の過失の具体的事実に関して予見の可能性を絶対欠くべからざるものとして考えているのか。

裁判長　究極的にはそうでないのか。

弁護士　予見可能性がかなり高度に必要なのか。

裁判長　積極的意味を持った可能性が必要である。程度がどうかについてはいまはいえない。

……………

弁護士　民事事件の場合は一般に主たる挙証責任のある方が申請している。我々はこれから立証しようとしている。

……………

弁護士　なぜそのような厳格な条件をつけるのか。

裁判長　厳格ではない。

弁護士　（鑑定事項が）不十分だというなら、なお、はっきりせよと決定前にいえばよい。

裁判長　だからきいた。

弁護士　十分聞いたと思うか。

裁判長　再三聞いたはずだ[*2]」

更田弁護士の記録には「われわれの申請の第一は、サリドマイド発売当時において、その化学的性質から催奇形性を疑うべき根拠があったか否かについて高橋晄正博士の鑑定を、その第二は、被告側申請の証拠で明らかになった基礎データに関し、サリドマイド発売当時の副作用テストが十分であったか否かについて、増山元三郎教授の鑑定を求めるというものであった。裁判長は、第一の申請については、公正な鑑定を期しがたいとして高橋氏を鑑定人として指定しない旨、第二の申請については、『催奇形性の予見可能性に直接結びつかないので不必要』として却下する旨告げて、極めて慎重にことばをえらびながらその理由を述べた。略―被告側が、学者の意見を謙虚に聞いて、反対尋問で弾劾するのではなく、法廷の門口で口を封じたのは一昨年のレンツ博士のときと同じ手法であった。

弁護団は直ちに休廷を求め協議のうえ、なお裁判長に決定理由の釈明を求めることとした。とくにわれわれは、増山鑑定の却下理由の釈明を通じて、裁判長に本件における過失ないし予見可能性についての見解を質した。略
われわれは再び休廷をもとめ、急遽当日法廷にいた原告たちを呼び集め、およそ一時間にわたって合議した。その結果、三裁判官を忌避《きひ》することが決まった。

忌避の申立は口頭で簡潔になされた。略―この日誌でもそのつどふれてきた裁判所の証拠調べの方式に一貫性の欠けたことが、原告の裁判所に対する信頼を損なったこと、また民事訴訟法上、本件にみられるような証拠の採否に関する裁判所の決定などに対しては異議の申立等適切な不服申立の方法を欠いており、当事者にとっては極めて深刻な不服についても、その表明は事実上忌避申立によるほかないことを一言指摘しておきたい」と記されている。*3

この日付の「名倉日記」には「忌避申立による訴訟上のメリット、デメリットは特になく時間的なものとして忌避申立の判断が下るまでの間、更にそれが却下されて高裁に抗告した場合は二・三カ月―六カ月位の期間を要するとみなされる。

現在迄予定されていた個人証人関係及J・B・ティエルシュの尋問は事実上ストップし、その間、個人証人、本人尋問の立証の充実をはかり又頑迷な裁判官に対して被害の実情を知らせる準備態勢も必要である。

忌避は原告の決意の表明であるから、これを契機として自分達の内部にどういう影響を与えるかを考え更に自分達の団結、覚悟を固くし前向きに一歩進めて行く意志確認をする。

あの裁判所にこの訴訟をまかせられぬという認識が必要である」

と弁護団の見解と自分の意見を混ぜて書いている。

人権新聞は四段見出しで「裁判所がサリドマイド事件の本質を看過して厳格な予見可能性を要求する超古典的過失論の立場をとり、企業責任を追及する不法行為訴訟において、訴訟当事者の攻撃的防禦方法や立証にいたずらに形式的平等主義を墨守して、実質的平等を顧みないような頑迷な態度をとる以上、原告側にはもはや他に選択すべきみちがなかった。略―原告側がとうに申出ていた鑑定の申出をこの大詰の段階で握りつぶした裁判所の態度はそれにしても予断と偏《へん》見にみちており極めて偏頗《ぱ》だといわなければなるまい」と論評した。

次に西田弁護士は報告で、両鑑定人申請の正当性を説明した後、「会社の申請する鑑定人についてはは裁判所はすべて採用した。因果関係について当事者間ではほとんど争いのない間接的事項についてまで、すなわち月経周期と排卵日の確定という鑑定を

採用したし、過失についての鑑定人のうち、二人の鑑定人はレンツ警告後に大日本製薬や国の依頼により、サリドマイド剤の催奇形性に関する動物実験を行い、消極的回答を行った学者であった。

そもそも諸外国がサリドマイド剤の発売を停止し、わが国では発売継続か停止かの重大な意志決定を迫られた場面において、会社の依頼にもとずき、結果的とはいえ販売継続の側にコミットした専門家と事後において、しかも依然として因果関係をも否定する国、会社ないし一部学者に挑戦し真実を隠蔽する壁を打破しようとする真摯な研究者と、その何れが中立性の名の下に口を封ぜられなければならないのか。このようなことで果してわが国の社会は公害・薬害と闘えるのであろうか」と主張している。[*4] 原告側はこれまで、審理をつくす考えから被告側申請の証人採用に反対しなかった。その中には、明らかに被告側に協力していた杉山博阪大教授もいた。

園田裁判長はこの時、「予見可能性が過失である」と発言し、サリドマイド剤の催奇形性が具体的に予見できたどうかの立証を原告に求めたので、憶測すれば園田は「レンツ警告」で過失責任を線引きする心証だった。従って高橋が築地産院の一連の事実を証言すると、被告の過失がほぼ完全に立証され、その上、森山豊の関与まで明らかになり、被告側の最後のよりどころ「サリドマイド以外にも原因がある」が論破されることを恐れたのかも知れない。しかし、西ドイツのアーヘン地裁をはじめ欧米諸国は因果関係を認定、過失責任も認める判断が大勢だった。特にアーヘン地裁から日本は、名指しで回収の遅れを指摘されていたから、判決なら最低レンツ警告後は過失責任も認定しなければ国際的な笑いものになる。[*5]

しかし、レンツ警告で過失責任を線引きすれば、救済されない被害児に対して国民の同情から強い糾弾は免れない。また、許可時にも予見可能性があり過失があったと主張する研究者から反論されるし、アーヘン地裁の見解とも異なる。何より、全員救済が前提の諸外国から強い批判を浴びる。判決は、世界を納得させるものでなければならず、この時点で園田裁判長の選択肢は、被告敗訴か和解勧告しかなかった。結果は見えていたから原被告双方に立証の機会を十分与えて審理を尽くすか、迅速な審理を行ない早期に全被害児を救済する判決を書くべきだった。

また園田裁判長は、自ら三月頃から和解に向けて動き出していたし、後に分析する被告の和解模索を判事たちは全く知らなかったのだろうか。彼らは和解交渉がはじまれば、その後の審理は中断すると当然理解していた。早期の和解交渉開始には二人の鑑定人の採否を先に延ばすか、採用しても期日を秋に回し、六月下旬に予定されていたティエルシュ証言を済ませて、そのまま夏休みに入る手もあった。いずれの方法も採らず、混乱を引き起こした。園田裁判長はレンツ証言で紛糾した場面、この忌避のやり取りのいずれも記録を残していない。自らの訴訟指揮に自信があれば、これらの記録を残したはずだ。当時の園田法廷は公平で科学的、迅速な判断よりいかに「国敗訴」の判決文を書かずに済ますかの方が重要で、それに腐心していた。[*6]

大日本製薬にしてみれば、反薬害運動の急先鋒、高橋の証言だけは避けたかったと同情はしたいが、それがかえって被告を追いつめる結果となった。マスコミは、一斉に被告と裁判所を批判した。[*7]

裁判官忌避を機に原告側に危機感が高まり、これまで弁護団主導で行なわれてきた裁判「闘争」に母親たちが積極的に参加し、対策会議、集会、メーデーでのビラまき等に忙殺された。原告は四月二三日、裁判官忌避申立書を裁判所に提出。『裁判』では一九日に提出したように記載されているが多分、忌避後に改めて裁判所に提出したと思われる。[*8]

園田法廷は、「B　サリドマイドの訴訟指揮を見てると、さっきの四日市訴訟なんかと逆にモタモタしすぎる。悪いのは被告の企業側であることがはっきりしているのに、いまだに因果関係すら争っているというのは社会常識からみてまったくおかしい。そうすると、被告側の立証をダラダラ認めている訴訟指揮がはたして正しいのかどうか」「D　明確な形で和解調書の中には盛り込めないけど、これだけははっきりさせなきゃならないというのは国の過失だ。許認可について過失があることになれば、国としてはものすごいダメージだと思う」と司法記者からも批判されていた。[*9]

九　ネーダー動き出す

ラルフ・ネーダーが、イギリスに続いて日本でも動きはじめ、次のような文書を一九七三年一月一六日、齋藤邦吉厚生大臣宛に送付した。

「略―われわれは、この薬が、日本においては、種々の名称で、とりわけ、主として大日本によってイソミン及びプロバンMの名称で発売され、その結果、現在、日本には一〇〇〇名をこすサリドマイド犠牲者がいるものと考えております。貴殿から次の事項について情報を提供して頂くことができれば幸いに存じます。

一　日本では、何名の子供たちがこの薬によって被害を受けましたか？

二　日本政府または貴殿がご存知の私的なグループによって、日本おけるサリドマイド事件の広がりに関する研究または報告が、何か作成されていますか？　できましたら、そのような研究のコピーをいただけませんか、もしそれが不可能な場合は、どうしたら、われわれがそのコピーを手に入れることができるか教えていただけませんか？

三　日本政府は、サリドマイド家族に対する何か特別の援助——例えば無料の医療保障、法的措置または一般的な生活費補助——を申し出ていますか？

四　この薬を発売した製薬会社に対する訴訟で、現在係属中のもの、または何らかの決定または判決に至ったものはありますか？

五　両親たちの団体または子供たちのために活動している慈善団体はありますか？（この点について）より詳細な情報を提供できる人を教えていただけませんか？

六　サリドマイド事件の結果として、医薬品の許可手続に何らかの改善措置がとられましたか？

七　英国のほかに同じような補償についてのキャンペーンが行われている国をご存知ありませんか？—略」[*1]

厚生省は、すでに和解で解決する意向を固めていたのでネーダーの質問は迷惑そのものだったが、無視できないので一月二五日、薬務局長名で回答した。もちろんネーダーの質問に答える資料もなく、「政府に訴訟で楯突くような者には行政サービスを提供しない」という日本政府の非人間性を改めて世界に晒し、大国日本の後進性を知らしめた。当の政府・官僚には、それが非人道的だとか世界に後れていると認識さえできなかったところに、どうしようもない人権意識の低さというより、人権意識の無さだった。この過酷な行政態度をマスコミも十分批判しなかった。官僚は、薬害事件の訴訟中に被害者が何人死亡しようが全く心の痛みを感じていなかったし、もちろん今も感じていない。

新聞は、次のような厳しい批判を厚生省に浴びせた。「サリドマイド児対策　ネーダー氏の質問状に　一〇年前の資料提出　厚生省、無策をごまかす／三段　略—『日本にはサリドマイド児は何人いるか』などの問いに、一〇年前の東大の資料を参考として添付するなど、おざなりな内容となっている。

略—回答は『森山豊元東大教授（東芝中央病院長）の調査によれば、一九五八年から一九六三年までの六年間に約一〇〇〇人の先天性四肢《し》欠損症児が生まれ、うち約二一〇人が生存していると推定されている』と述べているだけである」

「さらに、日本政府はサリドマイド家族に対する特別の援助を行っているか、というネーダー氏の問いに、厚生省は『育成医療の給付、補装具の交付、肢体不自由児施設への収容、特別児童扶養手当の支給などを行っている』と、あたかもサリドマイド児に対して国の手が差しのべられていると誤解されるような表現になっている。これらの施策はすべて、一般の障害児に対する給付であって、サリドマイド児を、とくに対象とした施策ではなく、ここでもネーダー氏の質問とすれ違いをみせている」[*2]

ネーダーは懲りることなく五月七日、宮武徳治郎大日本製薬社長宛に質問状を送った。以下その要旨。

「日本におけるサリドマイドの製造業者として貴社は、イソミンとかプロバンMを母親が信じて飲んだために生まれた奇型の子どもたちに対し、その責任を認めなければなりません。

イギリスの状況は教訓的であります。一九六一年一一月までは、薬の配給量は日本の方が大きいように思われますが、ディスティラーズ社も大日本製薬も、事前テストなしに薬を市販しました。両者ともサリドマイドを開発したドイツの会社が提供した不十分な情報に依拠していました。また日本でもイギリスでも、政府の所管機関は販売を許可する前、製薬会社に安全性の証拠を提供させる義務を怠りました。

しかし、レンツ博士やマックブライド博士が収集した証拠によって、奇型の子どもたちの出生が著しく増加している原因がサリドマイドにあることが指摘された以降、大日本製薬のとった行動は非常にちがっていました。

サリドマイドが危険であることが明らかになってから一〇カ月ものあいだ、貴社は入手できた証拠を無視し、サリドマイド剤を日本で売りつづけました。この悲劇的な遅れと、その怠慢の犠牲者に救援の手をさしのべることをその後も大日本製薬が拒否していることは、許しがたい、いや許されるべきでない行為であります。

なかなか動こうとしなかったディスティラーズ社をして、やむなくその責任を認めさせた大衆のあの手段が、日本でも用いられなければならなくなる前に、大日本製薬は奇型の子どもたちに援助する義務を果すことができるはずです」[*3]

原告は、東京・神田の全電通会館で予定していた五・一一集会「サリドマイド裁判を勝利するための被害者と市民の集い」を、忌避を受けて被害者の結束と更なる運動の強化を確認する場とした。主催は全国サリドマイド訴訟統一原告団と支援の三グループ。参加者は、スモンや森永ミルク中毒事件の被害者、市民、学生など約五〇〇人。原告団が他の薬害訴訟グループと一緒に集会を開いたのは初めてだった。

母親E原告が「これからは薬害を根絶させる運動と同時に、裁判勝利を突破口にサリドマイド被害児を含めたあらゆる障害児の社会福祉を充実させるための運動をしていきたい」と訴え、西田弁護士は「法廷という密室内でやり取りするだけでは勝利は勝ち取れない。国民世論の盛り上げに協力してほしい」と要望した。

また、宮武宛のネーダー文書も紹介された。[*4]最後に

「決議　私たち参加者は、『サリドマイド事件』を薬害の原点としてとらえ、すべての薬害の被害者・国民と共に闘うことを宣言する。

私たちは、サリドマイド薬禍の元凶大日本製薬と厚生省が、全世界の良識と国民の良心に反し、この十数年間の間、国と会社は何ら積極的対策を示さず被害者を放置し、被害者の人間としての基本的な権利は大きく損われてきた。私たちは教育をはじめすべての問題が、被害児家族の上に日々集積している現実をとらえ、障害児福祉の問題に積極的に取組み、被害児の奪われた全てのものをとり返すとともに、薬害犯罪の責任を糾弾し、再び薬害を起こさせないための闘いを、全参加者の連帯のもとに推進する。

サリドマイド裁判勝利、大日本製薬製品のボイコット、国民のための厚生、薬事行政の実現、薬品・食品公害の根絶、被害児の完全保障制度の確立、障害児に豊かな教育を。五月一一日」を採択した。以上要旨。[*5]

五月一五日に弁護団は、次のような裁判官忌避申立理由補充書を裁判所に提出した。

「略―　四、忌避申立記載（二）の鑑定を却下したことについて。

裁判所は本件につき被告に過失を認めるためには催奇性について具体的予見可能性と直接結びつかない鑑定は採用することができないとの見解を明確にしたが、過失について被告には鑑定人、証人等の尋問をすでに行わせたが、原告に対しては、ほとんど立証をさせていない段階で過失論についてこのような重大な見解を披瀝したことは本件について被申立裁判官らが許すべからざる予断を有している証左である。

裁判所が、本件鑑定事項が催奇性の予見可能性の立証に結びつかないとしたのは、はなはだ軽率な即断である」[*6]

裁判所での緊迫したやり取りが続く中で宮武大日本製薬社長は、同七三年五月二九日、ネーダーに回答書を送った。以下、厚生省文書から出てきた回答書の要旨。

「日本における特殊事情として指摘しておきたいことは日本では諸外国の例と異なり、国が訴訟の被告として訴えられ、薬事行政上の責任を追求［ママ］されていることです。このため、当社がこの問題を和解によって解決するためには、どうしても国が同調してくれることが必要になります。そこで当会社は、相被告である国と協議を重ねた結果、西独グリュネンタール社が和解によって解決したこともあって、国も基本的に和解によって解決することに同調致しました」。次に一九七〇年一一月四日、東京地裁の裁判長は、原被告双方に和解で解決する意向があるかどうか打診した。
被告側は一九七一年二月一八日、東京地裁を初め京都、名古屋、岐阜、大阪および岡山の裁判所と原告に、訴外者を含めて和解で解決したいと申し出たことを示し、「その後今日に至るまで当社の代理人は、原告代理人と接触を続け代理人として考えている試案を非公式に提示しております。この間東京以外では大体に於いて、代理人間でこの事件を和解によって解決するという基本的方向において意見の一致をみていると聞いている」。この部分に棒線あり。[*7]

この文書は新聞記事、原告団文書、支援者の資料などこれまでどこからも発見されなかった。注目すべき点は、①国は西ドイツ同様和解で解決することに同調した②今日に至るまで……試案を非公式に提示している③東京以外は和解に基本的に賛成の三点で、①は、レンツ証言後和解を決意した文書をすでに示した。②は、原告に提示したかどうかは不明だが和解金の計算式は多数存在する。③は、概ね同様の証言が旧原告から得られている。

この文書が外部に漏れなかった理由は、②が明らかになると原告団内部で収拾がつかなくなることを懸念して弁護団は伏せていたと考えられる。当時、原告、支援者は忌避問題の対応に追われていたので、関係者のだれもが大日本製薬の回答に気づかなかった。ネーダーと西田は昵懇《じっこん》という事なので、西田および弁護団にはこの文書がネーダーから回ってきたと思われる。[*8]正式和解が表面化するのは、一九七三年の一二月なので当然、弁護団としては公表されては困る文書だった。

五月二九日、東京地裁民事部第一八部は、原告団提出の裁判官忌避申立てを「棄却する」と決定した。理由の要旨は、「被告らの過失の有無に関し重大な関係のある前記の鑑定事項（高橋晄正博士鑑定事実及び鑑定事項）につき、受訴裁判所が、同人を不公正な鑑定をするおそれがあると判断したのも、あながち無理からぬことというべきである。

また西村秀雄、小山良修の両者については当事者双方とも異論がなく、鑑定人として指定したのであるからこの両者の場合と比較して不公正な措置とするのは当らない」

「受訴裁判所が前記の鑑定（増山元三郎鑑定申請について）申請を予見可能性との関連性が必ずしも明らかとはいえない理由で却下した点について」

「第一に必要なのは、当時の学問的技術水準に照し、サリドマイド剤の一般の副作用のみならずその催奇形性についてまでも予見可能性があったのかどうか、そして催奇形性に関する研究調査も行うべきであったのかどうかということ、である。

従って、増山元三郎の鑑定は、一般の副作用に関する研究調査を十分に行えば必ず催奇形性を予見しうる資料が得られることが学問的に認められるなら格別、さもない限りそれが一般の副作用についての予見可能性の有無について役立つことはあっても、催奇形性の有無に資する所はないものと言わざるを得ない」[*9]

決定文書の日付と新聞記事の間に二日の差がある。要するに原告は、被告の証人・鑑定人の申請に異議を示さなかったから、被告寄りの研究者も証人・鑑定人に採用したにすぎないと判断している。従って、これ以後弁護団は、要所要所で被告側に対して異議を申立てていく。弁護団は、忌避すれば別の合議法廷が園田法廷の訴訟指揮を検討するので、多少なりとも心理的影響を園田法廷に与えることができると判断した。[*10]

一〇　イギリスの和解

一九七三年七月三一日、イギリスが和解で全面解決するニュースが入ってきた。これで被告、特に国は決定的に追いつめられた。和解内容は、「会社側は、被害児に五〇〇〇万ドル（約一三三億五〇〇〇万円）を支払うことで最終的に解決した。このうち一五〇〇万ドル（約三九億八〇〇〇万円）は被害児四四三人とその家族の補償に当てられ、残り三五〇〇万ドルは就職も絶望的とみられる被害児童たちの将来のための基金に繰り込まれる」というもの。[*1]

イギリスの六二被害者家族は出訴期限（limitation period）内の、被害児出生から三年以内に提訴し、裁判所の決定で請求額の四〇％を被告側が原告に支払う、ただし、被害者一人ひとりの賠償金額は、原被告双方の話し合いで決定する条件で和解が成立した。しかし、被害者一人ひとりの賠償金額を当事者同士の話し合いで決められなかった。そこで、個々の被害者に対する賠償金額を決定するための代表訴訟を二家族が新たに行ない、高等法院が決めた基準に基づいて六二家族の和解が成立した。これを第一次和解という。[*2]

今回の四四三人の和解を第二次和解という。第二次和解が複雑な経路をたどった主な理由は、原告の多くが出訴期限を過ぎて賠償請求を行なったため、ディスティラーズ社側は「出訴期限が過ぎているから、本来は賠償金の請求はできないが善意で話し合っているに過ぎない」と主張して和解交渉を進めていた。しかし、四四三家族のうち二家族は、出訴期限を乗り越える可能性が法的にありそうだった。日本流では、除斥《じょせき》期間が終わっていない可能性が強かった。

また、原告内部で和解金額がたとえ少なくても早期和解を希望した多数派が、一次和解と同等の条件を望む五家族の「近友」

(next friend)、イギリス法特有の未成年原告の訴訟代理人、一般的には父親が当たる、の解任請求裁判を起こし、早期和解に賛成しそうな新たな「近友」を裁判所から任命してもらおうとした内部紛争が発生した。

その上、第二次和解の四〇〇人以上の原告は、出訴期限を過ぎているが、人身侵害事件の例外規定を適用して損害賠償請求訴訟ができるよう裁判所に許可を求めなければならなかった。同時に未成年者の訴訟を「近友」が起こし和解する場合は、一種の父権的監督権として高等法院裁判官の認可(approval)を受けなければならないこと、これらの一連の動きを報じたサンデータイムスの「裁判所侮辱裁判」、そしてマスコミ報道に端を発したボイコット運動などのほか、過失(negligence)問題、弁護士が二種類に分かれていることなどがあった。[*3] 以上のように、イギリスの第二次和解は被告側が有利に展開していたにもかかわらず終始一律和解が模索された。しかもこの中には、サリドマイド禍ではない患者もいたようで、西ドイツの類似障害者同時救済と似ている。日本にはこの様な発想はなく注目される。[*4]

八月六日から一〇日まで、弁護団は、横川の「あたご荘」で合宿、九月二五日提出の責任論第一四準備書面を執筆。[*5] 二〇〇二年八月三日の名倉からの聞き取りによると、この時、京都の猪野弁護士が被告の和解意向を持ってきたと話している。「名倉日記」の一九七三年七月下旬の記述に「森島、淡路先生の切符の手配依頼」とか「森島、淡路先生への切符の渡しについて」とあるので、この合宿には二人も何日か参加したようだ。

この様子を更田弁護士は「レギュラー・メンバー七人と、京都から参加された猪野弁護士が『責任論』に没頭することとなる。発売時における過失班、発売後における過失班各三名、国の責任に関する特殊問題班二名が、各部屋にわかれて陣取る」と記録している。[*6] 続いて八月二七日及び二八日、弁護団は国労共済、東国分寺寮で合宿し、サリドマイド市販時の会社及び国の責任を追及する第一四準備書面がほぼ完成した。[*7]

この頃、高橋晄正は「私が築地産院事件の調査を行ったということだけで、私の科学的分析に原告寄りの偏向を来すとどうしていいうるのか。科学的な解析は客観的なものである。それが原告寄りの偏向であると思われるなら、被告側に協力する学者を総動員してそれを切り崩せばよい。ましてや、被告は大日本製薬だけでなく、国でもある。その総力をあげて反証するのは容易なことではないか。サリドマイド事件のように国が裁かれる立場にあるときでも、弱者である個人に最大限の便宜を与えるよう裁判所は十分な配慮をしなければならない。その鑑定に偏向がある可能性があるというのであれば、鑑定証人として法廷に呼び出し、裁判官の前において疑点を明らかにすれば足りるのである。以上のように原告側申請の高橋鑑定人の却下は、公平に似て非なる所業であるといわざるをえない。それとともに、弁護団が以上のような理路整然たる弁論によって裁判所の不当性を論駁《ろんばく》してくれなかったことに、私は不満の意を表するものである。築地産院の竹内院長、名取医師たちは、大日本製薬にそのこと〔三症例〕を通知したか否かを法廷で証言すべきである。もし、大日本製薬がそうした通知を受けていたとしたら……。恐ろしいことではないか。その重大な事実を、弁護団はなぜ全力をあげて裁判官の前に提示しようとしなかったのか。恐ろしいことだが、弁護団もまた体制内の裁かれるべき存在であるのか……。名取医師は東大分院の産婦人科の出身でありこの主任はあいまいなサリドマイド児の調査を行った森山豊教授なのである」と裁判所と弁護団を批判している。*8

九月一五日、一六日、関西で統一原告団会議が開かれた。その記録と思われる文書の一部が現存している。以下その要旨。

一六日にまず五・一一集会で出た、国と加害企業に被害児救済の恒久的保障を要求するための項目が議論され、治療、補装具・補助具、教育、職業、生活権の確立、死者に対する保障、薬事法の改正などの項目が洗い出された。ここで議論された要求の内容は、和解交渉時に被告に要求したものとそれ程変わらない。一七日は午前中「総合センター」の検討をするが、理想はあっても資金が不明なため提案や問題点が示されたに過ぎず、具体的な議論にはならなかった。その後、これらの要求をどういう形、名称で国側に提出するか話されたが結論は出なかった。

次に西田弁護士から東京地裁の弁論予定を「最終準備書面を中間で書くというのは異例であるが、異常な状況下において、全面的総括をし、その上に立って今後の弁護団の方針を裁判所にハッキリ打ち出す事と同時にそれを力として新しい鑑定人を採用させようというねらいがある。忌避《きひ》に関しては明治以来申し立てが通った例は皆無であるが、却下理由をキチンとしたものにさせる事と却下させるにしても我々に有利なタイミングでの却下となるような仕事をして来た。しかしタイミングは良くも悪くもない時期であった。

最終準備書面の作成にあたっては記録（調書）を整理し、まわしよみをし、今迄の証拠・公判の証言を集約、加えて新しい法律論を打ち立てるために、水俣や四日市に関係している法律学者や他の新しい学者諸氏に参加して貰い研究会を数回開く事も出来た。吉川弁護士を通じてアメリカの弁護士との接触も深め、ティエルシュ氏より新しい情報を得る事もできた。八月に二回に分けて合宿し、準備書面を書き上げる事が出来た。

新しい鑑定人として東京大学の薬理学教授酒井〔文徳〕氏の承ダク《ママ》を得ることが出来、鑑定申請をすることになった。

今後の公判予定は、九月二五日に公判再開、午前中準備書面を口頭で陳述、原告団の代表にも意見を述べて貰う。午後はろう学校（大阪関係）の先生二人が証人となる。一〇月一七日、一九日、二二日の三日間はティエルシュ氏の尋問、採用決定済みなので一〇月一三日に来日する。ティエルシュ氏の尋問が秋の公判のヤマ場となる。

一一月一三日から二〇日まで福岡・大阪・東京の服用関係の個人証人の尋問を出張形式で行なう。一二月以降は未定　被告側が例の学者［テュフマン・デュプレッシーパリ医科大学教授（胎生学）か］を証人によんでいるが、採用尋問については弁護団として反対の表明をしている。もし裁判所が採用するにしても、私達に都合の良い時期になるまでやらせないつもり。

一九七四年は原告申請の酒井氏と被告申請の西村・村上氏が予定に入っているが、この三人を公判廷で行う時は一月になる。しかし書面だけで行う場合もあるのでその時は一月の予定は他のが入る。その後は薬害関係証人、薬品関係証人を準備中だが、時間が余りかからない。そして本人尋問に入る」と説明した。

ここで西田が強調している「最終準備書面を中間で書くというのは異例である」というのは真実の一部だが、実際はこのまま和解に進むと判断した弁護団が最終的な主張をまとめて裁判所に提出し、同時に一般に販売することで弁護団の主張の到達点を明確にしておくのが本当の狙いだったと思われる。いわば、自分たちの業績作りのために用意した可能性がある。

以下、各地裁の報告があり議事として東京地裁の再開弁論冒頭でD原告がこれまでの気持ちを陳述するための原案を約一〇分間読み上げるが、その内容は『裁判』にもなく不明だ。名倉からの聞き取りによれば「当日は、原告席から立ってD原告が話をした」と記憶し、弁護団は内容に干渉しなかったと話している。彼女によると、「弁護団は、すでに和解交渉に入ることに決めていたので原告が裁判で心情を話す最初で最後の機会だから好きに発言させたのではないか」と私に話した。[*9]　D原告発言は、主に「公正な裁判を望む」という主旨で「東京地裁の弁論で、冒頭原告のDさんが特別発言を求め、被害児誕生からの親子の苦悩を切々と訴えた」[*10]

今後の運動予定として、「関西決起集会」開催計画の概要を寺坂原告が報告し、「公判再開を契機に一つの波を作っていきたい。忌避問題以前と意気込みが違うといった面を裁判所、国、被告側及び世間に示すべきである。そのためには原告自身が気持ちの上だけでなく一つ一つ具体的行動に移していくという点が重要。

○公判には必ず出席、ゼッケン、タスキを着用して傍聴する（気構えを示す）。○九月二五日以前に決意表明の集会。[*11]　○街頭のビラまき、カンパ、デモなど従来支援者によりかかってやっていた傾向が強かったので原告が率先してカンパを定例化（実状を訴えることを主体）し規模を大きくして行う。○ポスター、シール、新しいビラを裁判進行状況に応じて作成、世間への訴え方を考えたい。〇九月―一二月迄を公判再開第一期運動期間とする」と確認した。*12

一一　弁論再開

九月二五日、第四七回弁論が開かれ、裁判長は本件に同裁判所一九七二年(ワ)第五五一九号事件を併合すると告知した。弁護団は、力を入れて作成した「原告第一四準備書面(責任論)」を陳述の後、原告側過失論関係の書証約六〇点を追加提出。証人大家みさ、同坂本多朗両聾学校教諭の尋問、二人は被害児の学校での様子を証言した。*1

続いて、「趣旨拡張の申立　原告らは請求の趣旨を拡張し、併せて請求の原因を補正する。被告大日本製薬、被告国は各原告Aに対し、各金四一八〇万円(但し二二Aに対しては四二五〇万円)、原告B、Cに対し、各金七三五万円(但し二一Bに対しては一四〇〇万円)。被告セイセー薬品工業、被告国は、原告二三Aに対し、金四一八〇万円、同B、Cに対し、各七三五万円を各原告Aの生年月日の翌日以降右金員完済に至るまで年五分の割合による金員を支払え。

損害部分について

一、各原告Aの蒙った損害　慰謝料

(1)　原告二二Aを除く原告Aの慰謝料各金一〇〇〇万円。原告二二Aの慰謝料金一一三三万三三三三円(父親の死亡により
　その分を相続)

(2)　労働能力欠損による損害、各金一八〇〇万円

(3)　奇形のために生ずる積極的損害、各金一六四〇万円

(4)　原告Aの弁護士費用、各金四四〇万円

二、原告B、Cの蒙った損害

(1)　慰謝料　原告二一Bを除く原告B、Cの慰謝料各金四〇〇万円、原告二一Bの慰謝料金五三三万三三三三円

(2)　各原告B、Cの原告Aの奇形のために生ずる積極的損害
原告二一Bを除く原告B、Cの積極的損害、各金四七五万円。原告二一Bの積極的損害、金九五〇万円

(3)　原告二一Bを除く弁護士費用、各金八〇万円。原告二一Bの弁護士費用、金一四〇万円

以上、原告が蒙った損害は、原告A金四八〇〇万円、原告B、C各金九五五万円となるところ、前記請求の趣旨記載の各金員の支払を求める」と、原告は損害請求金額を一被害者家族当たり、約二二六八万円から同五六五〇万円に増額した。[*2] これは請求金額を予め増額して、和解交渉を有利に進める作戦のようにも取れる。もちろん現在では考えられない超インフレ時代だったから、請求金額がインフレで目減りしたことも事実だ。

厚生省文書は一〇月一日付で再開弁論を、

「一．法廷の特異な状況

守る会、支援団体の約六〇名傍聴、原告本人児童数名在廷。従前なかったことであるがノボリ二本、タスキかけ、ゼッケン着用がみられ、約二〇分間にわたり裁判所の取外し命令をめぐって混乱があり、最終的に裁判長の命令に従って取外した。この間原告弁護団終始沈黙していた。

二．冒頭原告団代表の意見陳述

原告［墨塗り、D］の母［墨塗り］が約二〇分間［墨塗り］、［墨塗り］児をかかえ、［墨塗り］実情を述べ、公正迅速な判決を求めるとの意見陳述があった。

三．原告側の準備書面陳述（別添─略）

本年四月一九日、原告側の過失の立証方法をめぐり裁判官全員忌避という不幸な事態をむかえ、申立却下後再開一回目の弁論であるが、従前の審理経過から裁判所が過失の主張について十分な認識を持っていないと思われるとの前提で準備書面提出に及ぶとして、医薬品の本質論、製造業者の厳格安全確認義務、不実表示責任、国の安全確認義務について概要の陳述（裁判長の第六の二、三は過失論の内容が二点に分かれるという主張かとの求釈明について）、二、三は被告国の主張に対する積極否認として構成したものであると釈明」と記録している。[*3] 確かにこの日は、被告側に変身した原告を印象づけた。

一〇月一七日第四八回弁論。原告側鑑定人兼証人J・B・ティエルシュ合衆国ワシントン州立大学臨床薬理学教授がサリドマイド開発・市販当時の薬物の催奇形性に関する学問水準と各国製薬会社で催奇形性テストを行なった事例を証言し、サリドマイドの催奇形性は科学的に見て疑うことができたと鑑定意見を述べた。

主尋問「一九五五年の一〇月［二四日から二九日まで］に東京で開かれました国際家族計画会議におきまして、私は一三の化合物に関して報告をいたしました。この化合物は、妊娠の時期によってその重度は異なるけれども、胎仔に影響を与えると考えられる。また、私が報告の中で強調しておいた点は、生き残った胎仔の中に、全身的な発育の遅延と、非常に多数の奇形が見付かった*4」

一〇月一九日第四九回弁論。ティエルシュの主尋問続行。「第一に、サリドマイドは、グルタミン酸と、フサレード（フタール酸塩）からできております。この分子は、溶脂性のものです。あまり安定性の高くないもののように思えまして、ごく簡単に加水分解を起こすことができるものであります。このサリドマイドの分子構造という理由によりまして、グルタミン酸を含んでいるということから、これが胎児に対して影響を与えるという疑いのもとにありました。サリドマイドが胎児に奇形を生むかどうか、動物実験をして確かめてみる必要があるということです。鶏の胎芽を用いました技術を使うのは簡単であったはずであります。このテストに必要な時間は二週間であります。一ダースの卵の値段でできるテストであります。

二番目に『疑いを確認する』ために可能であった方法といたしましては、サリドマイドが、マウス、ラットなどの齧歯類《げっしるい》においての作用を調べることであります。ラットおよびマウスにおけるサリドマイドを調べるためのテストには二一日間が必要であります。二種類の異なった種で、サリドマイドが影響を与えるということが、いったん確立されたならば、妊娠した女性からサリドマイドを、人は差し止めるでありましょう。ですから、こうした実験をやらないでサリドマイドが胎児に対しても安全な薬であると考えるのは科学的だとは思えません。もし、一ないし一以上の種を調べて、それが胎仔に対して影響を与えるという知見が得られた場合には、そのような化合物は非常に危険であり、複数の種を使って、完全に調査するべきであるという、当然の結論に達するものであります」

主尋問

「問　サリドマイドの場合は、成人あるいは成獣に対する『LD五〇［半数の実験動物が死亡する薬品の量］』が非常に高い。つまり致死率が非常に低い。したがってこういう薬について胎仔への影響を考えるのは、当時は非科学的であり、おそらく夢想も出来なかったことだ。こういう意見についてどう考えられますか。

答　グルタミン酸拮抗剤であるノルレウシンに関して母体と、胎仔に対する毒性の関係が、サリドマイドのそれと類似しています。マウス、ラット、後には家兎にたいしますサリドマイドの差別的な毒性に関してでありますが、胎仔の場合には、母親にくらべて一対一〇〇という率でありました。ノルレウシンの場合には、この比率が一対二五〇ないし三〇〇、さらに五〇〇にまで行ったこともあります。したがいまして、サリドマイドにおいて得られた結果というのは、けっして、全く新しいものというわけではありません。

問　一人当りの投与量においても、つまり、奇形を起こすだけの投与量という意味ですが、サリドマイドの場合には、それが非常に少量でしかも、場合によっては、一服の服用でも奇形を起こすというようなことは当時では、とうてい考えられ得ないことであったと反論があるとすれば、これに対して、どうお考えですか。

答　そのような意見は、まさに科学的な文献に対して、全く知らないと言うことを示すものであります」

「問　胎仔の吸収そのものは催奇形性の徴候にならないと言う意見があるとすれば、どうお考えでしょうか。

答　胎仔死亡ないしは胎仔吸収を起す化合物で、それよりも少量を投与した場合に奇形を起さないような化合物というものは、ほんの少ししかありません」

「問　一九五七年までの時点で、産科、婦人科などの、臨床医学界では、妊婦に薬剤を服用させることについて、どのような理解をしていたでしょうか。

答　産科、婦人科の教科書にも書いてあったことでありますが、妊娠期間中、特に最初の数カ月、三カ月ほどまでは、妊婦は何も摂るべきでない。また、何も摂ることを勧告するべきでない、というふうに言われておりました」

「問　[グリュネンタール社が一九五七年代にサリドマイド発売以前に行ったテストの資料]（丁二）この資料を御覧になって、サリドマイドの安全性について、このテストが十分なものであったかどうかご意見を頂きたいと思います。

答　全論文を通して見ても、妊婦に対する影響ないしは胎児に対する影響に関する調査が行われた旨の指摘がありませんでした。アメリカで、当時、このような種類の論文があれば、当然期待されるような項目が幾つか抜けております。たとえば、実験動物の各臓器に対するサリドマイドの定量的な測定に言及がないこと、また、サリドマイドの代謝機構に関しても言及がありません」

「問　その資料を検討されて、サリドマイドの安全性を保証するに足るようなものであったと言えるでしょうか。一九五七年当時。

答　安全性が確立されていたとは思えません。幾つかの抜けている点がありました。

問　胎児に対する安全性の点はどうですか。

答　それは、調査すらされなかったのであります」

反対尋問は、研究経歴と研究方法を聞き以下続行。その他鑑定人に酒井文徳東京大学・薬理学教授を採用し、鑑定人宣言を行なった。[*5]

二二日第五〇回弁論。原告側鑑定人証人ティエルシュ教授の反対尋問続行。ティエルシュのアミノプリテンの投与実験を詳しく聞き、つぎに各種薬の安全性に関する会議での鑑定人の発言を取上げ、最後に各物質の検討を個別に求めた。特に重要な証言は引出せない。

再主尋問

「問　サリドマイドは不安定な性質を持っていて、分解し得るということも、おっしゃいましたね。

答　私には、サリドマイドの構造が安定していないように思われます」

「問　化学構造が異なっているけれども、作用が類似している化合物があるという事実は、化学構造が類似している幾つかの化合物がある場合に、そのうちの一つが他の構造物と同じような作用があるのではないかと疑う根拠を否定する理由になるでしょうか。

答　私には、化合物が代謝の経路に、いかに影響を及ぼすかということは、内部もしくは体内の代謝に依存しているのであり、さらに研究をしない限り判断できないというふうに考えます。

問　ある化合物が他の化合物と化学構造が似ている場合に、その『ある化合物』が、今言った『他の化合物』と類似した作用を持つかどうかということを調査する必要があると、そういう趣旨でしょうか。

答　はい」

と、一九五七年当時サリドマイドの催奇形作用は「予見可能」だったと証言した。被告側は、和解で解決する方針だったからレンツ証言の時のように紛糾しなかった。文献目録、資料、化学構造式が末尾にある。[*6]

以後裁判は、本人の服用関係の尋問に入り関西方面の原告に対する出張尋問が続いた。原告団は、一一月一日付で第三次集団訴訟の呼びかけを一三八家族に行ない、一二月二日、東京と関西で説明会を開き、裁判の進行状況と提訴に必要書類を弁護団が説明したようだが、結局提訴されずに和解交渉に入った。[*7]

第五章　和解工作

一　岐阜地裁で和解の動き

一九七〇年七月一六日、岐阜地裁の原告代理人伊藤義文弁護士が被告に和解提案をし、大日本製薬も基本的にこれに同意したが結局まとまらなかった。厚生省がまとめた文書は、次のとおり。

「岐阜地方裁判所に於いて代理人伊藤義文弁護士から、国およびマルピーに対し、サリドマイド事件を和解により解決することを希望する旨の正式申出。

又、同代理人は裁判所に対しこの趣旨に於いて尽力を求める旨要望した。

理由

一、諸外国に於いてはいずれも和解が成立している。二、裁判の継続には原告として莫大な費用と時間を要する。三、各地に係属する事件の原告らの中には和解の成立を希望するものがある。四、東京や京都の事件では、当事者が多数であるため、和解の線でまとまることが困難である。五、岐阜の事件は内容的にみても標準的なケースであると考えるので、岐阜の事件を和解解決へ向かう一つの契機にしたい。

上の提案に対し、被告会社の代理人としては、

一、各地に継続中の事件、特に東京と京都の両事件の原告らが和解による解決という方向で一致し、二、国が和解の方針を決定して具体的な方策をもってこれを推進する。

という二つの前提が揃うならば、もとより和解に異存はない旨回答

（名古屋法務局は回答保留）

両弁護士間における問答

問　原告本人は和解を希望しているのか

答　然り

問　他の各地の原告らの意向はどうか

答　名古屋の太田弁護士は自分と同意見であるが、他は不明

問　東京と京都の原告らの動向が決定的であると思うがどうか
答　東京は仲仲まとまらない。現在のところ和解は全く考えないという姿勢であるが、和解の動きが現実化して来れば変わるのではないか
問　東京や京都の代理人と連絡をとった上で今回の和解の提案をしたのか
答　はっきり答えられない。しかし、十分連絡をとって、和解を現実化するよう努力したい
問　東京、京都がどの程度和解の線でまとまるかを打診することは可能か
答　できるだけ打診して見通しをつけたい。大阪と岡山は同調すると思う
次回の準備手続の期日は九月二一日と指定され、次回には一、被告側は和解の方向で話を進めることにするかどうかを明らかにする。二、原告側は全国各地の原告がどの程度和解の線でまとまるかを打診した結果を明らかにする。という予定で双方了承した。

マルピー弁護士の判断
全国各地に係属する事件のうち、裁判所に於いて正式に和解の提案がなされたのはこれが最初であり、しかも原告代理人は全国各地の原告らを和解の線でまとめるべく努力する熱意を有しておりますので、今回の和解の申出が全面的な事件解決への一つの契機となる可能性も考えられます。従って、国とも協議の上、早急に具体的方針を検討される必要があると思量します。
（東京側の弁護士の一部では和解による他真の解決はないのではないかという意見を漏らしている。）[*1]

一九七〇年九月二一日の動きを厚生省文書「岐阜地裁　和解について」から示すと、

「東京の原告の意向は国が積極的に発言してもらいたい。そうすれば、今迄東京の主導権をとっていた父母の会より原告代理人に主導権が戻ってくる。

サリドマイド事件は東京が中心であるので、東京の方をさそい出してほしい。それには会社のみではなく、国も和解を言い出して欲しい。

もし、東京が駄目なら名古屋以西一五件だけでも和解して欲しいとの意向表示があったが、国、会社とも態度を保留している」

と言う考えだった。[*2]

当時、東京地裁の裁判をリードしていたのは父母の会で、因果関係と過失責任の認定を裁判所に強く求めていた。被告は、この指導権を弁護団に戻して代理人同士で「現実的」な解決を計りたい意向があった。

大日本製薬側の見解は「一九七〇年七月、岐阜地裁の一原告から正式に和解の申立がなされたが、当社の基本方針として、原告全員との和解成立が最終目的であり、この時点では、原告側の意思統一、国側の態度未決定など、基礎的諸準備がととのわず、せっかくのその申立を和解への突破口にするには、いまだ機熟せずの観がつよかった」というものだった。[*3] しかし、訴外者に対する対応の記録は残っていない。

伊藤弁護士は、東京と京都の弁護団に話をすると発言しているので、間違いなく両弁護団に連絡はあったと思われるが、和解条件が明確でないため東京と京都の弁護団としては話に乗れなかった。被告としては、一部和解で解決した後、和解と異なる賠償金額の判決がでると混乱の元になるので、和解で解決するなら全被害児同一条件を望んでいた。

原告は、東京地裁の弁論がはじまっていないので大日本製薬と国の強気な姿勢を崩せなかった。従って被告側は、原告が和解話に乗ってくれれば幸運だと考えていた。これ以外にも、

「岐阜　一九七一年一月九日　和解をしたいとのマルピーの申出あり　国と個別に和解の話をするかどうかについては話が出ず　国は具体案考慮中　マルピーを窓口にしたいと申出あり　同年三月一〇日　国は考慮中進展なし　マルピーは個々の原告について話合する用意あり　国は何らかの施設等で解決したいとの意向あり

広島　提訴後まもなくマルピーが和解をしたい　原告の要求をまとめてほしいという申出あり　訴状を出しているので被告の方から内容を出すべきと話した　和解も訴訟も東京に準じると云った

東京　一九七一年二月　公判直前、裁判所より話あり　被告は和解を希望しているが裁判所として和解勧告するつもりはないので意向を伝えておくという話あり　原告は和解をしないとは思っていないが前提条件は因果関係、過失を認めることでなければダメと裁判所に申入れた

一〇月　被告よりのサウンドありマルピー代理人より原告は回答のギムなしというならばという条件で二—三回会ったが国の意向不明　国の具体的意志不明　一九七二年一〇月　和解の交渉をしているとの報道があって、そのニュースソースは被告側なので誠意感じられず話を打ち切った」

と、あらゆる機会に大日本製薬は、原告に和解を持ちかけていた。[*4]

二　被告の合意形成

梶井、レンツ証言で敗訴を認識した被告側、特に厚生省は一九七二年四月に入ると和解の方向で各省の説得に取り組み始めた。四月一日に早速、大蔵省と意見交換をした記録文書が残っており、主計局厚生省係は「サリドマイド児は死亡率が高いので、和解金の積算において平均余命をつかうのは疑問だ」と提案している。どういう根拠で死亡率が高いと考えたのか不明だが、乳幼児の場合ならともかく、すでに小学生に達しているこの時点では死亡率が高いという報告は見いだせないので、単なる憶測だと思われる。

また、グリュネンタール社及び西ドイツのサリドマイド福祉事例の説明のほか、「一九六一年一二月六日から一九六二年九月一三日までの間に『イソミン』を服用して出生した児童について国は補償を考えるべきではないか。検討してほしい」とあり、それに対して「それでよいと思うが厚生省はそれをとれない。これは和解をこわす」と厚生省担当者の書き込みがある。これは、レンツ警告を知った日から回収までの間だけが不作為、過失責任が国にあるという考え方だが、その回収が極めていい加減だったことを考えれば、原告・被害者には全く受け入れる余地はない。レンツ警告以前も安全性確認、製造販売許可審査がずさんだったうえに、被害者が子どもなので到底、社会、国民から納得は得られないし、ヨーロッパの動きと比較すると被害者に理解されないと厚生省は判断していた。

また、「『医薬品の製造許可が、その時の医学・薬学の水準にてらして行われるべきものである以上、催奇形性の有無の判断の点で、許可権者の注意義務が営業者のそれよりも軽いとはいいがたく……』とされているが、この表現は薬務局として外部に公言できるのか」と指摘され、「薬務局はこの考え方を外部には言えない。裁判所はこの様な考え方をいうかもしれない」と補足している。その他この文書には、他の医薬品による薬害にも波及するおそれはないか、積極的損害とサリドマイド特別対策との関係、国会の会期の都合で予備費の支出は難しいなどと、記されている。*1

付随文書で国と会社の賠償金の負担割合は、一対二が妥当だと判断し「レンツ警告の前後いずれの時期においても、被告側に責任があるとの前提にたった場合に、会社にのみ責任があり、国は責任を免れるとの議論は、無理がある」「許可時の注意義務が国、会社ともにあるとすれば、許可後、レンツ警告のごとく事情変更が生じかつ、国、会社ともにこれを知りうべき状態にある場合にも、その事情変更に対応した措置をとるべき義務は、国、会社ともにあると考えられる」と考えていた。

「国の責任が小さいことを金銭的に表現することとなるため、原告側の納得を得られず、和解そのものの成立を妨げる恐れがある」「西ドイツ及びイギリスともに、事件当時は、許可制がとられていなかったにもかかわらず、西ドイツでは、国が会社の二分の一の負担を行うこととしており、わが国で、国の負担割合がこれを下回る場合には、国の立場はきわめて苦しくなる」と理由を付けている。まだ、和解交渉が始まっていない段階で被告間の賠償金の支払い割合まで検討しているのは、大蔵省が和解金額の総額を知りたかったからだ。しかも、厚生省が製薬会社をかばう理由として国の負担が少ないと国の立場が「きわめて苦しくなる」とまで書いている。国会の会期と、予備費支出を大蔵省が問題にしているところを見ると厚生省側は、早期解決に自信を持っていたようだ。*2

四月三日には、児童家庭局長が「マルピーは原告数が多くなってくると最高限度額しか負担できぬというかも知れない」と発言、薬務局長は「和解金の中に特別対策を入れてマルピーには負担はさせないことでどうか」と応じるなど、賠償金の捻出方法を議論した。*3

六日には大蔵省の担当官との打ち合わせで「大蔵省としては、厚生省が許可についてこのような態度をもっているということでは困る。許可したから責任があるという考え方はやめてもらいたい」「因果関係があっても国に過失がなければ国として責任がないと云わざるをえない。この点は争うべきだ」と、大蔵省から強気な姿勢を示されると厚生省は、「マルピー社長は、大平正芳、齋藤邦吉［大平は後に首相、高松高商で宮武の後輩で友人、齋藤は厚生大臣を務めた自民党の有力者］の両氏に対し、最近本件について話をした模様である」と政治家の名前をあげて大蔵省を牽制した。*4 その上で、厚生省は「西はおおむね和解に応ずると思うが、東京はわからない」と状況分析をしている。*5

厚生省は、五月二九日に「サリドマイド事件の過失論について」をまとめ六月二日（金）大蔵省法規課に提出している。訴訟を継続する場合は、従来の過失はないとの主張は変えない。しかし、裁判所の判断は、「過失論の審理が行われていないが、少なくとも、被告側の主張がそのまま認められる可能性は薄いといわざるをえない。製造許可については、五分と考えられる。レンツ発表後は、過失ありとされる可能性はきわめて強い。結果が奇形という重大なものであること、及び西ドイツ等で直ちに中止措置がとられたこと等から、国が何もしなかったことは非常に弱い立場に立たされると見ざるをえない」と説明し、「和解の場で過失の有無に言及することは双方ともさしひかえることが妥当である。ただし、和解の成立を図るために、責任の問題に触れざるをえないこともありうる」とし、和解に踏み切る時の対外的な説明として「現在からみると当時の措置等には必ずしも適切ではない点があること。訴訟を続行することは児童の福祉の点から適当でないこと。西ドイツ等でも和解によって解決している」と言い逃れを考えていた。[*6]

六月一四日に、大蔵省と法務省の担当官同士が意見交換し、その様子を厚生省がまとめた文書で、「大蔵省は、回収のおくれについては被告側の過失としては明らかなことだ、一気に和解することはむつかしいだろうと云われたとのことである。和解案では因果関係、過失問題についてはふれない方がよいのではないか。また、金額については最高額を示すのみで、最低額は示さない方がよいのではないかと保田氏［大蔵省の厚生省担当官］は云っていた」と記録されている。[*7] なお、この後に続く三ページに法務省の和解に対する見解が記載されていると思われるが、不開示のため内容は分からない。

この頃はまだ、国側に余裕があった様子がこれらの文書から分かる。何とか、過失責任をぼかして和解に持ち込み、しかも和解金もできるだけ低くおさえようとする意図が明らかだ。一方、大蔵省も回収の遅れに関する過失は認めており、和解による解決は止むなしと判断していた。

翌一五日に厚生省は、大蔵省と法務省に一、イソミンの製造許可は、必ずしも国に責任があるというように断定できない。二、過失相殺を認めてよい。三、マルピーが道義的な立場から負担し、国はそれを補完するという性質のものであり、いわば見舞金的なものである。四、一人当たり五〇〇〇万円程度では裁判所が納得しないだろう。五、マルピーは、税制上損金扱いになるならば、一〇億円以上支払うものと思う。六、和解案は、当面国とマルピーとの分担を明らかにするだけでも良いのではないか、と伝えている。[*8]

これを境に国は、賠償金額の具体的な理由付けに入り、和解で解決する方針は各省間でほぼ合意に達した。

六月一五日夜、大蔵省厚生省係は、一、和解金は、最近の事例としての全日当を参考にしてホフマン方式で積算した。逸失利益の収入日額は男子九〇〇円女子七一〇円平均八〇〇円を基礎にし、積極損害は一万円、弁護士費用は五％にした。結論的には最高額一人一二〇〇万円を限度とし、最低を示さない。二、薬事課長はそのさい最高一二〇〇万円は一五〇〇万円まで弾力性をもたすことはどうか。弁護士費用は若干高くしておいた方が話がまとまり易い、との意見を述べた。[*9]

一六日午前に厚生省の担当官は、法務省の感触を聞きに行き、

「一二〇〇万―一五〇〇万円までの金額で弾力性を厚生省にもたせて和解にのぞむことは、裁判長の考え方が未だ判らない

段階では何とも云えない。だから大蔵省のおすみつきの金額を裁判長に示し、裁判長が不満であれば再び大蔵省にその話をもちだすより、仕方がないのではないか。

しかし、金額のかけひきをしていたずらに時日を要する和解はやりたくない。一発勝負で行きたい。大蔵省が厚生省に正式内示をするとき、国とマルピーとの負担割合を示さなければ、絶対額で国がいくら負担するのかわからなくなるので、主計局長のところできめざるをえないだろう。主計事務局でもその案はいくつかもっているのだろう」との情報を厚生省は得た。[*10]

七月一九日（水）午後三・三〇—五・一〇の間、厚生省と大日本製薬の小幡昌利取締役東京支店長が賠償金の負担方式を話し合った。以下、その時の厚生省の記録。

「松田課長、内藤補佐、北村、大日本製薬小幡、［墨塗り］両氏

小幡氏

一、国と会社との負担割合は一対一と考えている。その理由は誰が悪いとは云えないということで、国と当事者で決めるべきものと思う。

二、ドイツは絶対額方式だった。積上方式なら一日も早く和解するべきだ。

三、一〇億円以上出したら配当もなにもできない。

松田課長　ドイツ方式のように一定の枠の中で処理することは日本ではできないだろう。

小幡氏　国と会社との交渉の結果、会社がりくつにあわない妥協をして会社をつぶしたら株主、職員に説明がつかない。

松田課長　負担定額方式か従量方式かそのいずれをとるのか明らかにしてほしい。また、一〇億円という根拠を明らかにしてほしい」

この日、初めて大日本製薬は一〇億円が負担の限度額だと明らかにする。[*11] 注目したいのは、小幡が従量方式に触れている点だ。しかし、従量方式は以後全く話題に上っていない。

また、大日本製薬は症状分類と和解金額のたたき台を厚生省側に示した。

「一、最重症　フォコメリーの如く両上肢を欠損するもの、およびこれに準ずるもの（生活機能をほとんど欠くもの）

二、重症　両側上肢の橈骨《とうこつ》、母指欠損の如く両上肢に部分欠損または高度の形成不全があるため両上肢の機能が著しく制限

されるものおよび、これに準ずるもの。（生活機能に著しい障害があるもの）
三、中症　片側上肢の橈骨、母指欠損その他の上肢の形成不全のため、上肢機能が制限されているもの、およびこれに準ずるもの。（生活機能に中等度の障害があるもの）
四、軽症　その他の奇形のため軽微な機能制限があるもの、および機能制限はほとんどないが外観上の醜状《しゅうじょう》と認められるもの」

ここでは耳や内臓障害は、全く考慮されていない。[*12]

外国の事例、新潟水俣病、四日市公害訴訟判決などを示し、「症状判定基準として、現在実施可能な方式は西ドイツ補償委員会の作成した点数制であり、これにもとづいて算出された点数を基礎として参考資料を用いて金額を算定する」として、東京、京都地裁の原告三二名に対する点数評価と金額試算を次のようにしている。

原告一人ずつ一点八万円で損害額を計算して三二人合計で三〇四七・五点、二億四五四〇万円、平均一人当たり九五・二点で七六二万円。計算が合わないが原文のママ。原資料には原告の氏名、点数、金額が表で示されているが全て墨塗り。

「裁判長の示唆?・最重症二〇〇〇万円」とあり、この頃すでに園田裁判長は具体的な和解金額を被告側に示していた可能性がある。大日本製薬は、この二〇〇〇万円を「客観的に見てきわめて妥当な数額である」と書いている。[*13]次に「一九七二年七月末現在原告六二、父母の会等の団体で把握している者八〇―一二〇、その他潜在的人数三〇―八〇人で、最低一七五人、中間二一五人、最高二六五人」と被害者数を見積もっていた。

従って和解金額の合計は一点八万円として、「最低一七五×九六×八〇〇〇〇＝一三億四四〇〇万円、中間二一五×九六×八〇〇〇〇＝一六億五一二〇万円、最高二六五×九六×八〇〇〇〇＝二〇億三五二〇万円」と試算。平均点数は、九六に繰り上げて計算している。

実施方法は、まず原告次いで父母の会や大日本製薬などで把握している被害者、最後に申出者の手順で行う。弁護士費用は第一次対象者の点数評価金額＋αの形で対処するか、和解金額の一〇%。

以上が大日本製薬の和解金の試算で国側は、厚生省案はライプニッツ方式、大蔵省案はホフマン方式で試算した表がある。厚生省案・原告一七五四万一〇一九円、内弁護費用（五%）八三万五二八七円、訴外一六七〇万五七三二円。大蔵省案A案八四四万七〇〇〇円、B案九四四万七〇〇〇円弁護士費用は積極的損害に含めている。欄外にA案≒八〇〇万円、B案≒九〇〇万円あり。

また、「大蔵省案による費用総額」の表があり、原告四五人、訴外二〇五人で計算、A案一〇億〇七一九万四七〇〇円、B案一一億二九七九万四七〇〇円と試算している。[*14]

七月二二日（土）一一時四八分―一二時五〇分の間行なわれた大日本製薬の小幡と厚生省のやりとりの記録では、

「マルピー・一〇億円が限界だそれ以上はあとで嘘をつく事になったら困る。現在支払うことはできない（〇金額が二〇億円を超えることは考えられない）

課長　疑わしい人はある程度認めざるをえない

マルピー　そういう人は軽い子供達だ

国が会社より多く負担することは会社としては耐えられない

マルピー　一〇億円以上は出せない。総額が一〇億円以内であればマルピーが全てもつそれ以上は全て国がもってくれ。当

時一時金か年金かわからなかったから。能力（会社の）に関係なく一〇億円は出す。

会社の経営能力からみて出せない」

とあるが、どういう経緯で一〇億円という数字が出てきたのか厚生省文書からはわからないが、すでに示したように当時、大日本製薬は一〇億円程度で解決したかったようだ。

七月二六日、薬事課長と大蔵省厚生省係との打合せで大蔵側が「このようなことは、厚生省でも理論的でないということを知っていて話をしてくるのはひきようです。余りのことといえばあまりです。とに角一〇億円問題は将来とも云わないということを約束してもらいたい」と主張したが、薬事課長は「厚生省としては一〇億円にこだわっていない。少なくなる場合も考えられる。ただこの問題を保留にしてくれと云っているのです。勿論一〇億円問題は厚生省としても積極的に工作するつもりだ」と主張した。[*15]

「大蔵　会社は一〇億円を超えて負担してもつぶれる心配はない。万一つぶれても仕方がない。一〇億円を超えないということは二対一の負担割合を崩す場合もあり、そのようなあいまいなとりきめ（棚上げ）をやっても仕方がない

薬事課長　でなおしてくる」

このように厚生省が大蔵省に対して、大日本製薬の防波堤のような態度を最初から取っていたことが窺え、注目される。[*16]

八月二日に、松下薬務局長と主計官との打合せで主計官は、

「私は国より会社の方が責任が重いと思っているので、会社の負担限度を先決するのはおかしいと思う。この際国の責任を明らかにしておく必要がある。あとに続く薬害裁判があるから。

現在一〇億円問題を確認しないで、和解を進めていくうちに将来その限度額を持ち出してくるのでは、大蔵省としては和解金の内示がむづかしくなってくる。

結論として、会社が一〇億円以上負担することに努力すること。国と会社は一〇億円のことを持ち出さないことを了解して和解金の内示をする。なお、結核予防課は一九七三年度予算要求に際し、ストマイの賠償金一〇億円程度を要求する模様だ」

と結論がでた。

次に大蔵省の担当官から、症状別の賠償金額が示されている。厚生省案の最高一七五四万一〇〇〇円を「最高八〇〇万円―九〇〇万円」に、「最低三二七万七〇〇〇円」を削除して、提示しない。一〇億円問題を持ち出さなければ負担割合は二対一でよい。「局内ではこのような薬害については、平素から危険分散のいみで保険制度をつくら《マ》せ《マ》との意見があった」と、一九七二年八月段階で薬害被害者救済制度創設構想の意見が政府内にあったことが明らかになった。

この時の被告側の和解文書素案は次の通り。

「国は、積極的に先天性四肢欠損症児の福祉を図ることを前提として、原告及び被告は下記の条件により和解するものとする。

一、原告児童が原告及び被告の同意を得て構成する公正な第三者よりなる判別診断委員会によりサリドマイド児と判別された場合には、その児童及び両親に対し、一家族当たり最高八〇〇万円―九〇〇万円の範囲内で、児童の症状に応じた金額の和解金を支給する。

二、原告及び被告は、サリドマイド服用と奇形発生との因果関係を認める。

三、原告は、裁判上及び裁判外において被告の過失を主張しない。

四、訴外については申請のあったものについて一の条件で和解する。ただし、この場合訴外に対する和解金は訴外の症状に相当する症状を有する原告に支払われた和解金（原告に特有のものを除く）と同額とする。

別記

国と大日本製薬株式会社との負担割合については、一対二とすること[*17]」

この経緯をみると、国が被害者側の主張や国際的な視野でこの問題の解決を図ろうとした形跡は見いだせない。欧米諸国では因果関係を認め、過失責任も認める方向で和解している。これが被害者にとって最も大切な譲れない主張だということを全く理解せず、国のメンツにこだわっている。これでは和解の成立は当然不可能だった。金銭賠償の大小ではない本質論で行き詰まるのは当然だった。

しかも、被告側が和解文書を事前に作りそれに原告が同意するというシナリオで、原告との話し合いを想定していない。お上が一方的に原告に施しをするような構造で、一九六三年の直接交渉時に大日本製薬が取った高圧的な態度と同じだ。

以後、国は本質論を無視してもっぱら賠償金額の計算方式にこだわり、最重症に一七〇〇万円程度を考える厚生省と、九〇〇万円程度を主張する大蔵省とが激しくぶつかるが、最終的に、一度は大蔵省につぶされた一五〇〇万円の案がこれ以上譲歩しない条件で国の案として決定した。九月七日のことだった。*[18]

厚生省には、九月二一日に作成された興味ある文書が残っている。

「原告

〇平均一人　二〇〇〇万円

〇人員　一〇〇名

〇総額　二〇億

裁判所の考え（推測）［書き込みあるも判読できない］

〇最高　二〇〇〇万円

〇外国より遅れた和解について金利的考えの加算

〇原告側の裁判所費用をどう見る」

以下、これらを表にしたものだが、計算は微妙に合わないが原文のママ。

「和解金額提示（単位・万円）

	国	会社	原告
最高	一五〇〇	二〇〇〇	『三〇〇〇』（五〇〇〇）

最低	（一九〇）	二四〇	『一〇〇〇』（六三〇）
平均	（五九〇）	（七六〇）	『二〇〇〇』（六一家族）

総額（単位・億円）

二六五名	一五・七	二〇・六	五三・〇
二一五名	一二・九	一六・五	四三・〇
一七五名	一〇・六	一三・四	三五・〇
一点単価	六万二〇〇〇	八万	二一万円

注・（ ）は会社作成の個別点数表に基いて計算した数字
『 』は京都原告より云われた数字[*19]

裁判所の金額は、推測と書かれているが、外国より遅れた分を加算する考えは興味深いが、より重要なのは、注の『 』は京都原告より云われた数字」とある点だ。

一九七二年九月の下旬頃には、京都地裁の原告代理人と被告が和解を模索しながら接触していたことがこれで確認できる。京都の猪野弁護士は、この頃からすでに被告大日本製薬石井弁護士と連絡を取り合っていたと考えられる。

三　弁護団、法廷外で被告と接触

一九七二年九月二二日（金）、被告側は九月一九日に原告弁護士と接触した時の原告側の出方を「西田、山田（東京の弁ゴ人）
↓園田裁判長を信用していない　京都は提案に［一字不明］すもしている」と分析。
「新聞は大蔵、原告、法務省は繋がっていると云っている　マルピー社長の家をとりかこんでいた、レンツにあったら、とも言った　最終的にきまらない限り新聞には話をしないことにした。西田もそうだ。内部をまとめきれないからと云っている」とすでにマスコミに嗅ぎつかれている様子が記されている。また、西田弁護士が次のような質問を被告側にしている。

「九月一九日西田が確認したいといって次の事を質問した
一、耳の奇形はどう考えるのか
二、訴外と訴訟との区別をするのか、平等はいやだ、基本的にはそうかも知れない実際はちがうから。原告は努力し、費用をつかった訴訟費用は弁ゴ士はいらない
三、訴外はどのように把握するのか
四、サリドマイドの認定はどのようにするのか
◎五、和解の内容は会社分を示せ、国は一億を出すと云っていた
六、マルピーは一〇億を積立ているのだから
七、国の考え方はどうか、国の金額は予算上拘束されるから不足分はマルピーがもつのか
八、園田裁判長は［ママ］含めて話をするのか
◎九、裁判長を含めるのは良いから、両者代理人同士で話をさせてほしい
一〇、総額はいくらとふんでいるのか
一一、新聞は熱心だ、産経は特に。新聞に出ても悪く思わないでくれ、原告の代理人は新聞をきらう
◎一二、最高三〇〇〇万円、最低一〇〇〇万円と考えている　東京、京都が固まれば他もかたまるだろう。
一三、西田は九月二九日に第二回の打合わせをしたいと云っていた　高部（［一字不明、国?の］代理人）和解すると一致している、他も和解は良く認識している」
厚生省は西田との接触を「今迄原告、被告代理人が両者で話し合ったことなく、めずらしいことだ◎西田は下飯坂［大日本製薬代理人］とは和解の話をするが、園田とは和解を従前から拒否している。だからマルピーは国が裁判長に話をするのは［二字不明］的で［三字不明］が実際問題としては困る検討したい
マルピー社長の話　九月二九日には両者の代理人に話をさせたいし、二〇〇〇万円で話をしたい。◎下飯坂が国（厚生省、法務省）と話をさせてくれ、日時を連絡してほしい。◎九月二九日には国の金額を示さず、裁判長よりの和解を進めるためのムード作りをするよう話を進めること」と分析している。*1
西田弁護士が、和解金の総額を問題にしているのは注目すべき点だ。被告側も賠償金の総額を繰り返し試算しているが、ま

だ損害額の立証をしてない段階から総額を議論のテーマに乗せたことは、後に被害者の財団「いしずえ」の資金を拘束した。なお、九月二九日に原被告の代理人会談が開かれたかどうか、確認できない。

被告側は九月二六日、和解に向けたシミュレーションを次のように行なった。

「和解に関する検討、協議事項について

一　事前の検討

国内部で、次の事項を検討する（会社との協議を含む）

（一）和解案の内容

（二）和解案の基礎及び関連事項

イ　金額の算定基礎。ロ　福祉施策（交渉の過程できめる）、因果関係（あらためてと言ういみで）、過失、訴外の取扱い（和解書の中に入れるか大臣談話の中に入れるのか）。ハ　認定方法等、経費負担　旅費（一応自前とする）、委員費（被告）

二　裁判所への提示

和解案の内容につき裁判所に提示し、裁判所の態度により、次の（一）又は（二）による。

（一）裁判所積極的な場合

次の事項につき裁判所と協議する。

イ　原告への提示の方式（裁判所か被告直接か）、時期等。ロ　他の地裁の原告の取扱い

（二）裁判所消極的な場合

次の事項につき検討する。

イ　和解案の内容について再検討の余地あるか。ロ　一応原告に提示するが（裁判所内又は外で）

三　原告への提示

和解案を原告に提示するにいたった場合、原告の態度により、次の（一）又は（二）による。

（一）原告、受け入れる場合

次の事項につき協議、決定する。

イ　和解案。ロ　和解の実施細目

（二）原告、受け入れない場合

次の事項につき検討する。

イ　和解案の内容について再検討の余地あるか

四　公表

報道機関への公表については、上記の各場合に応じ、その可否、時期、内容、方法等を検討し、必要に応じ裁判所、原告とも協議する」[*2]

この日用意された被告の和解条件案は、次の通りだった。

「原告及び被告は、次の条件により和解するものとする。

原告及び被告の合意にもとづいて構成する公正な第三者よりなる判別診断委員会により、原告児童がサリドマイド児と判定された場合には、被告は当該児童一人当たり最高一五〇九万九〇〇〇円の範囲内で、その症状に応じた金額の和解金を支給する。

注．訴外については、申出のあったものにつき上記の条件で和解する。ただし、この場合、訴外の者に対する和解金は、その児童の症状に相当する症状を有する原告児童について支払われた和解金に準じて算定した額とする」[*3]

四　和解の枠組みをサンケイがスクープ

一九七二年一〇月二一日のサンケイ新聞朝刊に「国と会社が和解案　サリドマイド裁判／一八cm　一〇億円の賠償支払う被害児に職業教育も」と五段の見出しでスクープ記事が掲載された。「昨年一二月、大日本製薬が国側に働きかけた結果、サリドマイド問題の主務官庁である厚生省も、問題がおきてから相当の日時がたっており、法的な問題より、被害者の救済をはかることが大切だという方向に傾き、訴訟代理者の法務省、賠償金を支出する大蔵省と協議、一〇月中旬ほぼ原案がまとまった」と書いている。

「和解原案は①国と会社は連帯してサリドマイド児一家族当たり平均約一五〇〇万円（請求は五六〇〇万円―三三〇〇万円）を支払う②このうち家族にたいする慰謝料相当額（約四〇〇万円）は即金で支払い、残金は一括して金融機関などに信託し、サリドマイド児本人にはここから終身年金を払う③これまでの訴訟費用は全額国と会社が負担する④サリドマイド児の将来のため、専門の職業教育機関を国が設ける⑤訴訟に参加していない被害児については厚生省ができるだけ早く実態を調査して、該当者には同じ扱いをする」

「因果関係については『和解交渉が成立し賠償金を支払うという事実から、原告側が、因果関係や予見可能性を被告が認めたと解釈することはやむ得ない。しかしあくまでも原告がこの点に固執すれば裁判で決着をつけるほかない』」と、書かれたことで、この和解案は裁判所からも相手にされなかった。

だれから取材したのか、そしてその取材対象者は本当に和解を成功させようとしていたのか不明だが、不用意なリークだった。もちろん原告側は、全く検討に値しない内容だった。この記事は、かなりの所まで踏み込んで取材しており大枠は最終和解とほとんど変わりがない。

一〇月二一日の「名倉日記」には、「サンケイ新聞記事（和解案）について西田先生に伺う　弁護士はこの件については何も知らない　憤慨しているという程ではないが法廷内に於いて裁判長が和解の話を出すということは有り得ない話ではないが度々あることではない　二三日迄には後二日あってその間に被告より裁判所へ申し込んで裁判所がそれに応ずる気になれば可能な事である

更田先生　夕刻より二三日の反対尋問の打合中である　法廷後の裁判所の働きかけについては先ずないと思うが心配なら傍聴に来るとよい

西田先生より　二三日法廷終了後その記事の件に関して話あり　サンケイ夕刊にも同じ記事が出ていて頭に来た」とある。

二三日は、元厚生省薬事課長の水間達夫の証人尋問の日で、弁論は通常通り行なわれ特に園田裁判長から和解の発言もなく終了した。「サンケイ夕刊にも同じ記事が出ていた」は確認できない。

二三日の「名倉日記」には、

「公判後西田先生よりサンケイの記事の件について弁護団のお考えを説明して頂く

①記事の内容については弁護団は何も知らないが被告側の和解ムード作りの工作と思われるので相手弁護士にｔｅｌしたり会ったりして抗議などせず黙殺しようと考えた　新聞に書かせたか、もらしたかは分からぬが真面目に受け取って怒ったり抗議したりするという考えは全くない

②被告が意識して故意にやった事でこれによって原告を混乱させ動揺させようという意図と思われる　圧力をかけて一興に訴訟を止めさせたい、或いは分裂させたい　弁護団と原告団との離間させる策略又は原告団同士の分裂が狙いではないか

③お互いに（弁護団及び原告団）動揺しないよう信頼し合うことが第一　非訴訟者を動揺させてその条件で原告に和解をさせる意図も感じられるが原告が動かなければ出来ない話であるし分裂工作も出来ない

④正式ルートを通じない一方的な話は信用できない従って意見もない（新聞記者向けの答え）」

と書いている。

見てきたとおり西田弁護士は、七二年九月一九日被告側に詳しく和解条件を質問しており「弁護団は何も知らない」というのは事実ではない。最もこの報道内容では、西田としてもまじめに和解の検討はできなかったから、「何も知らない」としらを切ったのは正解だった。

大日本製薬の見解は「一九七二年秋には、代理人間ベースで具体的和解条件に関する話し合いがもたれたが、これは、原告団の内部事情、国側の和解条件に対する不賛同があって、実を結ぶにいたらなかった」と、さらりと書いている。*1 いずれにしても、これで和解のチャンスはまた遠のいた。

しかし、被告側としては、なんとしても国の敗訴だけは避けたいからなお和解の準備を進めていた。以下の文書は、一九七二年一一月一〇日、一七日の二日にわたって厚生省・法務省の意見調整が行なった時のもの。

「別紙［欄外に『裁判上の和解ができない、裁判所の金額にあわないなら別だが一応これでおす』と書き込みあり］」

「第一　和解金額について

国　最重症　一五〇九万九三九六円

会社　最重症　二〇〇〇万円

原告　平均　二〇〇〇万円

第二　和解金の支払いについて［「法律上可能な限り結構」の書き込みあり］

国　原告及び被告の合意に基づいて構成する公正な第三者よりなる判別診断委員会が個々の原告児童を判別し、その結果にもとづき個々の原告に対し和解金を支払う。

原告　個々に原告を判別しないで、東京地裁原告団に対し和解金を支払う。

第三　和解の進め方
国　訴訟上の和解
原告　原告、被告双方の代理人の間で和解を進める。ただし、和解内容が事実上内定した段階で、訴訟上の和解の形式をとってもよい。
第四　和解金の負担割合について
国　国一、会社二
会社　国一、会社一
両社は、当分の間、この負担割合を棚上げして和解を進めることとした。〔「接触時期は選挙の終わったときに裁判所にあたる。大臣、政と当省の考え方」の書き込みあり〕[*2]
注目すべきは、原告が被害者個別の損害額を「判別をしないで、東京地裁原告団に和解金を支払う」とある点だ。この時点で原告代理人は、ランク分けをせず賠償金の一律請求の立場を崩しておらず、「総額」交渉をしていたことが分かる。この場合、原告同士での配分、またはプールの方法になにか考えがあったのだろうか。その記録は見いだせない。
一二月二七日になると、被告をますます追い込む悪いニュースが飛び込んできた。西ドイツで、「財団法人障害児救済機関」が発足し、「G社が一億マルクを財団へ繰入れることについての同意」、「政府は、三三億五〇〇〇万円をクリスマスまでに財団へ繰入れる」、「一九七二年一一月二〇日現在財団に対する一般の寄付総額は、二億五〇〇〇万円で、近いうちにカソリック教会、プロテスタント教会がそれぞれ五億円ずつ寄付する」と大日本製薬から厚生省に報告があった。[*3]

五　忌避の裏で

東京地裁は「一九七三年三月頃　裁判所より呼び出しあり　裁判所として和解の勧告したいが原告がうけるかどうかとの話あり　原告と相談という形で話を保留　因果関係、過失が前提なのでそれは弁護士の判断で云えるが原告の回答まちとしてきたが原告団会議をする前に（過失認定〔高橋晄正、増山元三郎鑑定人〕を却下という事態となり）裁判官忌避となって、従って裁判所の職権による和解はダメとなった石井より［被告大日本製薬の代理人］、忌避はまづかったが話をしたい」という動きをしていた。*1

厚生省は四月一三日付㊙文書で再び法務省と訴訟の状況整理を行なったが、それは前回にもまして悲観的なものだった。

「A　訴訟の見通し

一、因果関係は格別の明確な論証のないかぎり認められる。二、予見可能性、過失の有無についても積極的に認定されるおそれがある。三、結果の重大性、対策の緊急の必要性は強調される。四、損害の算定、特に慰謝料については、熊本水俣病判決例を重視する。

B　和解の見通し（裁判所のハラ）

一、原告に対しては具体的な内容をもって打診はしていない。

二、以下の内容によりうるならば最終的には職権でも和解勧告にのり出したい。

一）最高額二八〇〇万円―三〇〇〇万円

最低額一〇〇〇万円

平　均二〇〇〇万円

二）症状のランクは四段階程度とし、裁判所が格付けする。

三）時期については、現地尋問後［「五月中旬」の書き込みあり］五月末ないし六月はじめを考慮している。

三、二による被告側の接触はできれば具体的に、少なくとも可能な見通しであることを確認したい。消極的なときは和解勧告はさしひかえるであろう。

C　国側のつめ

一、B―二の内容を具体的に是認することが事務的に可能か。

二、一が無理なとき、若し裁判所の勧告が公式になされたとき考慮しうるみこみがあるとして、これを迎える余地があるか」

「費用総額調

最高の和解金額A	平均労働能力喪失率B	A×B	員数	費用総額
原告二八〇〇万円	〇・七二	二〇一六万円	六三	一二億七〇〇八万円

訴外二八〇〇万円　〇・四四　一二三二万円　一八七　二三億〇三八四万円
三五億七三九二万円」

書き込み「一九七三年四月一三日、松下薬務局長、松田薬事課長が法務省訟務部長を訪ね、最近の和解状況の説明を受けた提案、費用総額を試算したもの」「一九七三年四月一七日PM四・一〇―五・三〇　薬務局長、薬事課長は大蔵省渡辺主計官、保田氏に最近の和解の進捗状況、この費用の総額、調書を説明した模様」がある。[*2]

これら厚生省側の資料を総合すると、裁判所は五月末から六月はじめに、被告側は五月には和解の申し入れを裁判所を通して原告側にする予定だった。裁判所の和解提案は原告鑑定人の不採用に端を発した裁判官忌避で頓挫した。次に示す四月二六日付の厚生省文書、「サリドマイド訴訟における和解が他の事件に及ぼす影響について」がそれを裏付けている。要旨は次の通り。

「一　事件当時の措置について

国の責任が最も問題となるのは、レンツ警告後すみやかに何らかの措置をとらなかった点である。レンツ警告が四肢奇形という重大な障害に関するものであったこと、諸外国で直ちに中止措置がとられたこと等を考慮すれば、長期間この問題を放置したことは、現在からみると適切を欠いたものといわなければならない。このような例は他にない。従って、法律的な点で、他の訴訟に影響を及ぼすおそれはない。

二　裁判所の意向について

東京地裁の裁判長は、従来から和解に積極的な意を表してきたが、特に具体案まで提示しての積極的な意向は、十分に尊重すべきものと考える。今回、裁判所が非常に高い額の具体案を提示してきていることからみて、裁判所としては、これまでの審理を通じ、すでに確信に近い心証を獲得し、ほぼ原告の請求を認める方向に傾いていると考えざるを得ない(上記一の点がその判断の基礎にあると思われる。)。従って、訴訟を続ければ、敗訴を招き、かつ、判決額が今回の提示額を上まわるものとなることは、間違いなく、この際、和解に応じた方が得策である。サリドマイド訴訟以外の事件は、裁判所の側からの和解の動きはなく、今後も考えられない。

三　児童の福祉について

本件訴訟は、原告が児童であるという特殊性があるが、これらの児童は、平均年齢一〇歳に達し、人格形成上重要な時期を迎えている。児童の福祉を考えれば、早期に和解により解決することは、理由のあることであり、また、高い和解の額を、児童の福祉に対する強い配慮を含めたものとして受け取ることも可能であろう。サリドマイド訴訟以外の事件では、原告はいずれも成人であるので、訴訟を続けることによって道義的な問題が生ずることはない。

四　諸外国の例について

諸外国におけるサリドマイド事件の状況をみると、西ドイツ、イギリス、スウェーデン、ノルウェー等において、いずれも和解により解決をみたか、又はその方向で進んでおり、訴訟で争われている例はほとんどない。また、和解の額についても、最近のイギリスのごとく、高い額が打ち出されている例もある。従って、本件については、わが国としても、諸外国における動きを十分考慮したうえで解決する必要があるが、今回和解に応ずることは、この線にそったものといえる。サリドマイド訴訟以外の事件については、諸外国に類似の例がないので、その影響を考慮する必要はない[*3]」

要するに厚生省は全面降伏し、和解で解決するしかないと決意を固めた。またこの時点で、園田裁判長が「特に具体案まで提示しての積極的な意向は、十分に尊重すべきものと考える。今回、裁判所が非常に高い額の具体案を提示してきている」と具体的な和解金額を被告側に示していたことが、この文書で確認された。

こうした中、五月二日の「名倉日記」に次のような記述がある。「更田先生へｔｅｌφさんへ云いたいことを伺う　裁判の現況を話し原告達の活動を話す　忌避の問題もあり当面和解など考えず頑張ろうと確認のこと」と名倉は書いているが、更田弁護士から「和解」の言葉が出てきたようにも読める。更田は、うっかり口を滑らせてしまったようだ。弁護団は、忌避の裏で被告側と和解に入るための下工作を進めていたことが、この言葉に象徴されている。

五月一〇日には、薬事課長名で「一、先般の裁判長忌避申立により、訴訟の進行が一時ストップしたことは遺憾である。二、吾々は、訴訟手続の進行とは関係なく、和解による解決が早急に実現することを心から希望する。三、和解の金額については、原告の了承をいただけるよう誠意を持って検討する」の文書が残っており、これだけではだれに宛てたものか不明だが、内容からして弁護団と考えられる[*4]。これを見ると厚生省も、忌避は想定外のことだった。

五月一一日、原告と支援者合同で裁判勝利の集会を東京で開いたが、これに合わせるように宮武社長は記者会見で「サリドマイド問題を早急に解決し、被害児を救済するため、原告側の主張をとり入れ、思い切った補償額を提示したい」と語り、続いて「金額、訓練施設の設置など和解の条件について、被告である国（厚生省、法務省、大蔵省）とも話し合いができており、すでに和解に達している西独、交渉中の英国の先例に近いもの」と踏み込んだ発言をしている。[*5] 厚生省資料でこの発言は裏付けられたが、弁護団がどんな反応をしたかは定かではない。しかし、弁護団はその後も法廷で立証に力を注いでいたので、原告を説得できる内容だとは考えていなかったようだ。

この頃、原告及び弁護団は強い危機感を持っていたことは確かだった。七月九日、宮武は「患者側に救済年金制などの新提案をしており、年内解決をはかりたい」と語ったが、原告は「事実無根であり、和解の話を進めるつもりはない」と否定した。[*6] これに関連して「名倉日記」には七月一〇日に「西田先生よりｔｅｌあり　マルピー社長の記者会見内容について　補償金額の増額　終身年金を出したい　すぐ佐藤さんに伝える」と記載があり、具体的な金額が双方の弁護士同士でやりとりされていたようだ。

六　敗戦処理はじまる

九月二九日、杉山博は「『いわゆるサリドマイド問題に関する統計的考察』について削除訂正」を『日本医事新報』一九七三年九月二九日号に発表した。

「表現法の不備不足と拙劣から招来した多くの疑問と誤解をとくためには、原論文に抜本的な削除を加える以外に方途はないと考え、次のように削除、訂正する次第である。読者諸賢に誤解を与えた私の叙述の不備不注意について、ここに改めて陳謝の意を表する」

「一、削除する部分

(一) 第二節『サリドマイド仮説に関する統計的検討』については、本誌三二頁第四段一九行目の『しかしながら一方において……』から三三頁第一段の終わり『……は推測している』までを残し、ほかは全部、削除する。

(二) 第三節『サリドマイド販売量と奇形発生との相関について』の頁は全部、削除する。

二、訂正補足について

(一) 二つの比率の母集団から独立に抽出した二組の無作為標本があるものとするとき、これを四分表の形にまとめ、両母集団の比率の有意差検定を行う場合に、データを『横に読む』ことが無意味であることは当然である。略私の論文中で削除した図五の場合においては、地域ごとに色わけして、あるいはほかの同等な方法で掲載すべきであったことを率直に認め、ここに再び不備不注意であったことについて遺憾の意を表する」

「略―サリドマイドが問題の四肢奇形の有力な原因の一つであると目されている以上、我が国において係争中のサリドマイド事件が全面的に救済の形で一時も早く平和裡に解決し、関係者すべてが喜びを共にすることのできる日が一日も早からんことを切に祈るものである」

杉山は、このように一九六九年五月一七日発表の表記論文の内容を全面的に否定、謝罪している。この論文を発表するに至った裏側には、被告側が因果関係、責任を認めて和解する決意を固めたことが影響していることは間違いない[*1]。

これを受けて、「本学工学部杉山博教授が一九六九年『日本医事新報』第二三五一号に掲載した論文に誤謬《ごびゅう》があり、そのためサリドマイド裁判の当事者の皆様にご迷惑をおかけしたことにつき、同じ大学の長の位置にあるものとして、心から遺憾の意を表します。

同教授も自己の不備不注意を認め、今年九月末同封の訂正論文を発表し、本人自身深く戒めるところがあったと思いますが、私としても不注意な研究発表が社会に及ぼす影響の重大さを今更ながら感じ、今後細心の注意をもって学問研究に従事し、再びかような過ちのないよう、本学研究スタッフ一同と共に戒めて行きたいと思っております。

ご批判をいただいたことをお礼申し上げます。

一九七三年一一月二七日　大阪大学総長　釜洞醇太郎　大阪大学総長印

サリドマイド裁判を支援する市民の会代表　平沢正夫殿」が市民の会に送付されてきた。釜洞にすれば、杉山本人が訂正論文を発表しているから、当然の文書だった。当時、裏の和解交渉を全く知り得なかった多くの原告、研究者、支援者は自分たちの主張が彼らに受け入れられたと単純に受け取っていた。こうして和解の準備は着々と進んでいった。

第六章　和解交渉開始と賠償金額の決定

一　本格和解提案前後

一九七三年一二月七日、大阪の中之島中央公会堂に約五〇〇人の市民が集まり「サリドマイド裁判勝利のための関西集会」が開かれ、被害児本人が被害の実態をはじめて報告した。西田弁護士の不思議な発言もあったがともかく成功裏に終わり、翌日の新聞は、この模様を大きく伝えた。[*1]この動きを受けて翌八日、大阪で原告団会議を開いた。ここで和解の話が降って湧いてくる。[*2]

山田弁護士はのちに「一九七三年一二月某日―略―被告双方の責任者から正式に原告団と弁護団に対して因果関係と責任を認めることを前提として誠実な和解をしたい旨申し出の可否の打診がなされた。そこで、我々は、原告団の幹事と相談した結果、ことがことだけに慎重を期し、全国各地の原告の意見をきくため、東西ブロック会議を開催し、その対策を協議した」「結論としては、被告側が真面目な態度で和解提案をすること自体は自由であること、原告側としてはこの提案の仕方そのものをみてから態度をきめたいということで一致した」と書いている。[*3]

「東西ブロック会議を開催し、その対策を協議した」とは書いているが、その日付は「某日」と曖昧にしている。原告団が会議を呼びかける文書は、元事務局員の名倉が整理しており、それには一九七三年の一二月に東西で開かれた原告団会議は八、九日以外記録がない。この原告団会議の開催がいつ決められたのか「名倉日記」で確認すると、幹事会が一一月二四日開かれ、そこで決定された。

「幹事会　弁護士、西田、更田　F、佐藤、J、D、a、H
第三次提訴者説明会　関東、関西　一二月二日
原告団会議　関西一二月八日　PM一、関東一二月九日　PM一
判決後の直接交渉は必要（行政面についての）」

とあり、以下、訴訟の予定が書かれている。[*4]これを受けて、開催通知が一一月二六日付で発送されているが、それには議題が書かれていない。ただし一二月八日、九日の「いずれかに御出席下さい」と記されている。[*5]原告団会議の開催通知には、議題が記載されるのが通例なので議題がないことに疑問を感じた名倉は佐藤原告にそれを聞いたところ、「それでいい」という返事

だったと、語っている。

しかもこの一二月八日、大阪で開かれた原告団会議の名倉の記憶は鮮明で、「この時初めて弁護団から原告団に和解の話が説明された。『弁護団としては、一応の結論を出した。和解のテーブルに着いた方がいいのではないか。相手の出方をみて様子を見たらどうか』と最初に発言して、原告はしらけた雰囲気になった。前日、市民集会をやり気勢を上げた翌日に和解の話が出たからだが、裁判の方もティエルシュ証言がおわり、結審間近だったことから、原告には意外だったようだ」と話した。

また、この日「佐藤さんは会議場の外で、S原告が原告団から脱退すると言いだしていたので、説得していた。既に佐藤原告は、弁護団から和解提案の概要を聞いていたと思われるから、外でS原告を説得していた」と、具体的な証言を名倉はしている。[*6] 山田弁護士の「原告団の幹事と相談した結果」と矛盾しない。

九日、東京で開かれた原告団会議の出席者は一一人と、「名倉日記」の七三年一一月五日に記載がある。もちろんこれは予定で、当日この全員が出席したか、これ以外に出席者がいたかどうかは不明だ。この時、和解に関して意見を述べたのはE、J、佐藤の三人で、三人とも「判決を求めたい」と発言し、佐藤は「いろいろあるから皆さんと考えていきたい」と付け加えた。[*7]

翌一〇日、出張で前日の会議に出席できなかったH原告［父］が原告団事務所に名倉を訪ね「和解の話とは知らなかった。そんな話なら出張をとりやめて出席したのに。『おまえ一人でも反対しなかったのか』と妻に言った」と名倉に語り、「名倉さんは事前に和解の話を知っていたのか」と確認した。名倉は「一二月八日にはじめて知った」と答えた。[*8] H原告は一一月二四日の幹事会に出席しているから、この幹事会では和解の話は出なかったことが分かる。従って、被告の和解提案を弁護団から事前に知らされたのは佐藤原告一人の可能性が高い。しかし忌避から一二月はじめまでに寺坂原告は五回、大阪東京間を往復していると名倉は二〇〇七年八月二〇日に話している。そのうち七月七日と九月八日の行動は確認できるが、残り三回は不明なので、佐藤以外にあらかじめ和解提案を知らされていた原告がいるとすれば、寺坂原告が考えられる。

一二日に弁護団を通じて和解申し入れが正式に被告からきて、一三日夜、原告幹事会議を開いたが、これには弁護団は出席していない。一三日の「名倉日記」には、

「夜　原告団会議　出席者は一〇人
新聞記者対策　一二日弁護士より聞いた　現在検討中　相手側の発言はまだ聞いていないので返事出来ない
和解の話は今迄にも一方的な形式で何回もあった　因果関係も過失もはっきりしないあいまいな状態だった　三月には子供

達の検証、四・五月は本人尋問　六月は被告側本人尋問という予定が組まれており結審も間近いという段階で今更という感じ、今更何をどう感じを否めない

第三次提訴者への対策　被告側の申し入れについては検討中　交渉段階には期間がかかる　規定方針通り提訴の予定は進める心積もり　納得が行かなければ弁護士に相談のこと

和解交渉に応じる場合　一、弁護士に頼らず自主交渉の形をとる。二、ランク付けをどの様にするか。三、法制化をどの様にするか

毅然とした態度をとって和解が何時でも蹴れる態度を示すこと　Hさん大いに憤慨　即決なんて考えられない」と記録されており、弁護団は和解交渉を早期に受入れるよう原告団に迫っていた。このことは第七章の八「支援者を切り捨てる弁護団?」で詳しく示す。

この時点で原告団には、和解条件の概要がはっきり伝わっていなかったようだ。しかし、すでにランク付けが論じられている点に注目したい。法制化は「サリドマイド被害児特別立法」を構想していた。ランク付けを佐藤原告は「自活できる被害者と、できない被害者がいるからランク付けがその時あったんでしょうね。具体的なことは話していないと思いますよ」と内部事情を説明。

続いて「一六日に多分、全国の原告団会議を開いているんじゃないかな。全員集めて原告団会議をやったと思うんだがなー。弁護士に全く頼っていいかどうかと。我々は最後の線は絶対弁護士に話さないと言う線は守った。我々の本音を弁護士に言ったら職業上、相手の弁護士に通じちゃうから。そう思っていた。だから、最後の最後は原告団だけで決めようと。だから、第一回は相手が本当に、因果関係と責任を認めるかどうか聞こうと、だから和解交渉に着きますよと言う返事ではない。話を聞いてみましょうということです」と証言した。[*9] 原告は一三日、支援者にこの和解条件に関し意見を求めたが場所は不明。出席は杉山孝博、北住映二（東大医学部学生）、平沢正夫の三人。以下、杉山がその時の様子を同じ支援者の渋谷美子に話した要旨は「弁護団は実の所この裁判を続行しても勝ち目がないと思い和解にあせっているのではないか」だった。支援者は全体の流れを読み切れていないが、これが当時の支援者の平均的な分析だった。[*10]

一方、和解を決意するに至った大日本製薬の主張と見解の要旨は、「①因果関係＝いわゆるサリドマイド原因論がいかなる科学的根拠にもとづくものであるかを徹底的に究明することであった。しかしながら、当社の主張と期待は、以後の時間的経過

の中で、やがて放棄せざるをえない情勢となった」。その理由は、「サリドマイドの催奇形性は『ヒト』に固有の問題であるがゆえに、その再現は不可能であり、一方、既存のデータによる疫学的見地からの考察には自ずから限界があることを認めざるを得ないこと」。意味がよく分からない、限界があるからサリドマイドとの因果関係は肯定できないと裁判で主張していたはずだ。

「動物実験においても、その後、サルによるある種の実験では、サリドマイドによって『ヒト』にしばしば見られた奇形とよく似た奇形を作り出すことに成功したこと。『サリドマイドは特定の奇形の原因である』との命題は実際上、学界でもしだいに定着承認されてきたこと」。一九六二年後半時点で、サリドマイド原因説を否定する研究者はほとんどいなかった。

「このような情勢の変化を当社は率直に評価し、また、この問題の速やかな解決のためには厳格な学問論争に多くの時間をかけるべきではないとの見解に立ったのである」。論争を仕掛けたのは被告国と大日本製薬だったことは、裁判経過の通り。

「②予見可能性＝一九五八年発売当時はもちろん、六一年時点でも、医学、薬学の水準において、通常医薬品に属するサリドマイドが『ヒト』の胎児の奇形発生原因になるかもしれないとの科学的知識が確立されていなかったことは、当社として確信していたところである。たとえば、レンツ発表に関し意見聴取した専門学者たちの見解はもとより、その後ＷＨＯの医薬品安全性専門委員会において、明らかにされた」。明らかな間違い。大日本製薬が意見を聞いた研究者がレンツ警告を理解できず「薬が奇形を引き起こすとは聞いたことがない」と話しただけだ（松永英、梶井正、ティエルシュ証言、一九六二年四月付尾山論文参照）。

「③結果回避義務＝当社がレンツ発表を入手したあと、出荷停止、回収の措置を講ずるまでの間の時間的遅延に過失がなかったかどうか。当社および厚生省は、即座になんらかの措置を必要とすべき科学的合理的根拠を当時見出すことができなかったというのが、いつわりのないところである」。これは弁解にすぎず、実際は経営的理由が先行した。その理由付けのために研究者から有利な見解を集めたと批判されても仕方がないことは、見てきた通り。

「しかしながら、時代の趨勢として、企業の判断・行動は社会的・法的にきわめてきびしい基準で評価されるようになり、ために、日本での回収が西ドイツなどに比し一〇カ月の遅延を生じたという事実に対しては、全面的な否定的評価をさけられない事態となった」というものだった。*11

こうして七三年一二月一四日、被告は次の声明を発表した。「これまで一〇年以上の長い間、『サリドマイドと先天性異常児』の問題について、因果関係と責任を否定し、長期間に亘る裁判を争って参りましたが、この間、被害児の方々が放置されていた事実を反省し、遺憾の意を表するものであります。

国および大日本製薬株式会社としては、因果関係と責任についてこれ以上争うことを止めて、被害児の蒙った損害を回復し、その将来の生活の安定をはかるため、和解の場において誠意をもって原告らと話合い、速やかな解決を得ることを強く希望致しております。

国および大日本製薬株式会社は、この旨を裁判所ならびに原告代理人に申入れました」。一四日付の「名倉日記」の記載は以下の通り。

「西田先生よりｔｅｌあり　ＰＭ六・三〇　常任委開催前に佐藤さんが新聞記者に逢うの件について　まずいという意見ありとのこと[*12]
◎新聞記者を怒らすと恐いからやめた方がよい　弁護団の回答は　今回は正式な申入れと云えるが原告団と慎重に討議の上返答する
◎新聞記者が来たら　いくら定例の常任委といっても納得しないので是非場所を変えて会合をせよ　常任委形式的にやって解散せよ　新事態になったので常任委は流会。[*13]
◎別会場は信濃町の真生会館　ｔｅｌ三五一―七一一一　弁護士はＰＭ七・三〇―八・〇〇までに会場に着くようにする
―略
今日の弁護団の態度は不可解千万　何故新聞記者を避けたがるのか　西田先生は『今迄の原告団の運動を支えて来たのは新聞関係の協力が多かったので新聞記者を怒らせてはよくない』との事だが、記者に会うというのは新聞記者に協力するという態度だと思うが弁護団の言動は分からない　思うに弁護団は新聞記者と逢えない状況であるわけだ」
この日の常任委員会で何が話されたかは不明。読売新聞はこの申し入れを「国、製薬会社がこれまで否定してきたサリドマイドと奇形発生の因果関係、過失責任を事実上、全面的に認め、被害児の早期救済を図ろうとしている。
原告と被告はこれまで、約一か月間、代理人を通じて話し合いを行っており、最大の争点となっていた因果関係の取り扱い、および基本的な和解方針で双方が合意に達しているとみられるので、原告側も和解に応じる可能性が強く、日本のサリドマイド事件は、法廷内外で急速に解決に向けて進むものとみられる」と報じた。[*14]
そして一七日六時三〇分から「幹事会　西田、更田弁護士、佐藤他六人の原告が出席　①申入れの受諾発表日について　一

二月一九日正午　発表者　寺坂、佐藤、F

②第一回テーブル　一二月二三日九段会館　新聞記者及び支援者は被告側が陳謝するまで後退席」と、すでに第一回和解交渉の段取りまで議論していた。*15

佐藤原告のいうように「一六日および一七日の午前か午後原告団会議を開いた」としても八日と九日に東西で一回ずつの原告団会議、一三日は関東近県から一〇人出席して原告団会議、一四日に常任委員会、一七日は幹事会と一七日昼間を含めて六回しか原告団会議を開いていない。しかし一六日と一七日の昼は記録がなく、開いたとすれば原告だけの秘密会だが、一三日に支援者に和解提案を説明し、一四日に被告の声明が出ているので事務局の名倉を排除して秘密会にする理由がない。以上から一六日、一七日の両日とも原告団会議は開かれなかったと思われる。*16 従って、和解交渉をはじめる決定は、東西各一回、一三日の計三回の原告団会議と常任委、幹事会各一回の五回の会議で決めた。

「名倉ノート、日記」によると一二月九日、一三日の原告団会議、一四日常任委員会、一七日の幹事会に出席したのは東京地裁の原告三九家族中、重複を除いて一五家族だった。八日は出席者の記録がなく不明。元々関西は和解交渉に賛成な原告が多く、関西以西は東京から遠く「お任せ」の感もなくはなかったから、結局関東周辺の原告の合意取り付けだけが問題だった可能性も否定できないが、平沢の「拙速」批判は当を得ている。*17

一方、厚生省は一八日にすでに交渉会場の設定、発言の順序、記録、支援者対策など詳細な準備をしていた。特に支援者の突入で会場が混乱することを恐れ、大日本製薬を通じて最寄りの警察署に事前連絡をするよう求めている。支援者側には、和解交渉の場に突入するとか、交渉を妨害するなどという発想は全くなく、これまで通り原告を後ろから支えるという考えだった。厚生省も支援者のこれまでの行動を分析し、大日本製薬との直接交渉は「平穏に話し合った」、東京支社前でのビラまきも「騒ぎはない」と正確に掌握していた。和解交渉の会場は、当初「薬事健保会館三階」、予備として「都道府県会館」が予定されていた。*18

一八日の厚生省文書では、「略　二　依頼事項　略　（五）一九日に二三日のこともふれるのであれば、『国に今日申し入れを行う。』という形にしてほしい。

（六）であれば、合意予定項目をあらかじめ定めておいてほしい。[「二一日午後行う」書き込みあり]」と厚生省は、すでに一九日に原告が「和解交渉のテーブルに付く」と発表するのを知っていた。*19 当然、原告がまだ会ったこともない松下廉蔵薬務局長や吉村仁同企画課長に直接電話するとは考えられないので、弁護団が被告の弁護士に連絡したと思われる。

一九日、原告団および弁護団は次の声明を発表した。

「原告団および弁護団は、今回、国と会社よりサリドマイドと先天性障害との因果関係、ならびにサリドマイドの許可、製造・販売上の責任を認めることを前提とし、適切な損害賠償と将来の諸措置につき誠実な交渉をしたい旨申し入れをうけました。

原告団および弁護団としては、関係者、支援者の方々と慎重に相談した上、交渉のテーブルにつくことに致しました。しかし訴訟遂行の態勢はときません。今後は国および会社の提案に対し、われわれの諸要求をぶつけ、満足のゆく成果をかちとるための努力をしたいと思います。

交渉の前途はなお予断を許しませんので、障害児の現におかれている事態と将来の生き方につき、これまで以上のご理解とご支援をお願い致します[20]」

但し、「支援者の方々と慎重に相談した」事実はなく「説明」した程度だった。この様子を「名倉日記」は「PM一一頃　司法記者クラブで被告側の申し入れ受諾の発表　寺坂、佐藤、Fさん　PM六　会議　寺坂、佐藤他原告三人」と記録している。[21]

齋藤厚相は、要旨次のような談話を発表した。「今回、原告の方々が和解の申入れに応ずる旨を表明し、私は心から喜んでいる。今後は先日表明した趣旨に従い、誠意をもってできる限りの努力をしたい[22]」。これを期に原告と支援者は、交渉の進め方をめぐり意見に差が生じ、関係が少しずつ変化していく。この時点での意見の相違は、交渉の場に支援者を入れるかどうかだったが、原告は反対だった。もちろん被告も反対だったが大日本製薬は、一二三日の交渉を記者団が傍聴するのは反対していない、国側は原則公開に賛成だった。[23] 二回目以降は、原告と大日本製薬はマスコミの傍聴に反対したが、国は原告が望むなら反対しないというという態度だった。その結果、交渉後に原告は司法記者クラブ、被告は厚生省記者クラブで交渉内容を発表するルールが確立する。[24]

一二月二〇日夜、渋谷の山手教会ビルにある住民広場で三者会議を開いた。出席者は支援者が井野満博（東京大学生産工学研究所助教授）、勝山泰佑（写真家）、塩田芳信、木野恵司（以上慶応大学生）、杉山孝博、北住映二（以上東京大学医学部学生）、平沢正夫、川俣他、原告から佐藤他三人、弁護団からは山田弁護士が出席、遅れて東京大学医学部学生の吉田貢がきた。司会は平沢で原告団と弁護団は、ここで初めて公式に被告の和解提案を支援者に説明した。記録に残っている主なやり取りは次の通り。

「川俣　なぜ急いで和解のテーブルに着くのか、状況がこちら側に不利になっているからなのか。既に原告団同士や他の被害者との話がまとまったのか疑問を持っているし状況分析もこんなに早くできたのか。

山田　経過は不利でない。ごく最近和解の話があった。被告側と裏で取引をしたことは全くない、このことは弁護団としてハッキリしておく」

「平沢　先程戦術といったがその件について説明してほしい。

山田　この交渉の見極めを早くつけたい。六カ月にもなることはない。因果関係を認めさせるのは口でいうほどやさしくない。責任についても被告は白旗を半分掲げた。この辺を正当に評価してほしい。また裁判を続けても被告が認諾《にんだく》をすれば金が出てそれで終わりだ。しかし今被告はその責任者の口から原告に対してできる事はさせてください。させて頂きますといっているので、このように社会的にある程度それらを認めさせたのは前進だ。被告はこれまでどの点に対しても争うといってきたのだから。

　とすれば裁判を再開する時に判事達にある程度心証を形成する要因になる。略―もし和解がうまく行けばそれ以外の長い目で見た対策を引出すこともできるかも知れぬ。原告とその親と子どもの代表としてだけではなく、それ以外の人々にたいしても早く楽にしてあげる必要がある。まだ具体的にいくら取れるかハッキリしていないが。また判決がでても二週間後までに長期的なことも含めて結論をださなければならない。でないと判決は確定する。私は判事は頭が固いと思っている。彼等が非原告にも金を出したといえば、また渡せば被告に対して判事はある種の心証を作るだろう。もちろんこれは法廷外のことであるが。だから交渉についてともかく被告の話を聞いて、押すだけ押すことにした」

「吉田　関西の支援者の話、これは一四日の時点の事です。和解交渉には次の事が満たされる事を要望します。一、因果関係を認める。二、交渉の対象は全被害者でしかも公共的に。三、交渉の主体は原告で公開を原則とする。弁護士ではダメ、どの原告も発言する権利を認める。四、裁判を一時的に休むのはしかたがないが、いつでも再開できるようにしておく。次に原告に対して一、交渉に当たっては全被害者のためを考えてほしい。二、具体策を被告に要求していき、単に被告の発言にイエス、ノーだけではなく要求すること。それは関係者全員で行なう。三、現在の被害者だけではなく二度とこのようなことが生じないような確約を具体的に取るべきだ。四、原告の足並が揃わない時点での話はまずい、最低原告の足並は揃えてほしい。五、正しい情報を支援者に流してほしい、そしてそのような場を作ってほしい。これが関西の支援者の要望です。今日また話し合っている」

「山田　これまでの運動の反省と将来に対する建設的で具体的なことなら、しかしこの会は一般的にマル秘について無関心なので少し心配です。それを考えて話さないと弁護団は隠しているといわれるし話せば被告に流れるし。

吉田　そのようなことがあったらここで公表すべきです[*25]」

この山田弁護士の被告に情報が流れる、という発言は何を意味しているのか分からない。証人尋問の内容などは支援者が事前に知ることはできなかったし、ましてや和解に関してはこの席で初めて原告・弁護団から直接説明を受けた者が大半だから、被告側に流す情報それ自体を支援者は持っていない。むしろ弁護団が被告の弁護士と連絡を取り合っていた。厚生省は一八日すでに、一九日に原告団が声明を出すことを知っていたことからも疑いが持てる。情報漏洩は、猪野京都地裁原告弁護士で彼から石井大日本製薬弁護士を通じて被告国に流れていたことが、厚生省文書から明らかになった[*26]。

二　第一回和解交渉

厚生省は記者クラブに第一回和解交渉の日程を伝えた。

「クラブ発表　一九七三年一二月二二日

サリドマイド和解に関する第一回話合い

一　日時　一九七三年一二月二三日（日）午後一時―四時

二　場所　九段会館（千代田区九段南）TEL二六一―五五二一

三　出席者　原告側　原告及び原告側弁護士（七〇人程度の規模）

被告側　厚生省薬務局長、大日本製薬社長及び被告側弁護士

四　記者の入場は、自由とするが、公開をはばかる［二字不明］が行われる部分については退席を願うことがありますので御了承願います」。

被告が土下座をさせられる心配をしていたようだ[*1]。一二月二二日夜六時から予定していた原告団会議は、東海道新幹線の架線故障のため中止となり、PM一一解散[*2]。そのまま二三日の和解交渉に入る。

第一回和解交渉を東京・九段の九段会館で午後一時から行なう。出席者は原告側から東京、京都、大阪、岡山、各地方裁判所五二家族と西田公一、猪野愈、山川洋一郎、儀同保、山田伸男、更田義彦、吉川清一、曾田多賀、秋山幹男、内田剛弘の各弁護士が出席。司会はF原告。

被告厚生省の出席者は松下廉蔵薬務局長、井上同薬事課長補佐、鹿内同薬事課訟務専門官。大日本製薬関係は宮武徳次郎社長、足立取締役法規部長、藤原社長室長と被告代理人の石井通洋、下飯坂常世。

発言者名は、『裁判』第一編五三七頁に準拠したが、必ずしも正確とは言えない。『裁判』にも発言者の名前に誤りがあるように思える。この後、調印までの各交渉及び原告団会議の発言者の声と名前が、ここでは異なっている人もいるように、私には聞こえる。なお、『裁判』には、発言の順序が入れ替わっている所もあるようだ。

被告側の自己紹介ではじまり、寺坂原告から厚生大臣が出席をしていない理由を質問され、松下局長は、予算編成中で多忙のため出席できなかったと説明しているが、一二月一八日、同一九日の厚生省文書、同二一日の記者クラブへの発表のいずれも出席は、「被告側厚生省薬務局長」と書かれており当初から厚生大臣の出席は考えていなかった。*3

「松下薬務局長　サリドマイドという医薬品のために皆様方のお子様方が不幸な障害を受けられましたということは、今、ふり返ってみますと、当局としての努力に欠けるところがあったと存じまして、責任者と致しまして、深くお詫び申し上げる次第でございます」

「今後、皆様方のお子様達の教育、あるいは職業訓練の問題なども含めまして皆様方のご意見ご希望を十分に拝聴いたしながら、出来るだけ早く具体的な措置が取られますようなお話し合いを通じて努力していくということが、私達のとりうる唯一の償いの手段であるという事を覚悟いたしております」

「宮武社長　先ず私はサリドマイドによりまして多くの子供達が、先天的に身体障害を受けて重荷を背負わされたというこの事実を率直に認めたい、―略―この事実を認めて、それから出発させていきたい」

「当社がそのような恐ろしい事態を生んだ製品を承認致したことにつきましては、責任を痛感しているということを率直に申し上げたい」

「松下局長　国の方からも、約三年前一九七一年の二月に裁判所の方に和解の斡旋をお願いいたしておりますことは、ご承知の通りだと思います。皆様のお気持ちとしては、その時に今私共が申し上げたような、因果関係、過失責任というものをなぜ率直に認めて、和解を進めなかったのか、というお叱りはごもっともかと存じます」

「C原告　じゃ過失責任を十分に認めるというんですか、あなた。

松下局長　その通りです。

C原告　はっきり言い切れますネ！

松下局長　はい」

「C原告　社長も言い切れますか！

宮武社長　はいッ」

「H原告　どうして裁判長に和解の申し出をなさったんですか。それはそれでもいいんでしょうけど。それだけ急いでおられるんなら、どうしてあなたが私の所にお出でにならなかった。

足立部長　まあ、そう言う機会がなかったことは非常に残念でございます。

H原告　機会はね、探し求めていたと仰ってたでしょ。社長も局長も。それは通りませんよ」

このH原告の質問は、和解交渉開始を急いだ理由の説明を被告側に求めているもので、①弁護団が和解交渉開始を急ぐよう原告に求めたのは、被告側の事情によるものかどうか②被告は、裁判で認諾《にんだく》をしないでどうして和解交渉の席では因果関係と責任を認めるのか、本当は因果関係と責任を曖昧にして解決しようしているのではないか、の二点を確認したかったからだ。

「E原告　サリドマイド剤とは、一体どういう目的があって売り出したんですか。

宮武社長　サリドマイド剤はですね、睡眠薬、として売り出したものです。

E原告　睡眠薬として絶対、不可欠だった物なんですか。現在サリドマイド剤を売っていなくて困っている人がいると思いますか。

宮武社長　あの、それはね、えー、はっきりは言えないと思いますが、当時におきましては、睡眠薬としては最も副作用の少ない優れた物であると、言う評価であったと思いますが」

「松下局長　皆様方原告の方々と和解の内容を、もし応じていただければですね、和解の内容が明らかになりました段階で、その和解の内容に準ずる措置を、［訴外者にも］国とマルピーと両方責任を持ってするつもりでございます。

宮武社長　私からも申し上げますが、今局長が言われたとおり、えー、まず原告団と和解を致しまして、その結論によりまして、それに準じた、—略—この点厚生省と意見はまったく一致であります」

「D原告　原告の家族の兄弟とか本人は将来結婚する、兄弟は結婚するというお話しがでましたね。略—もう姉に、もう結婚適齢期ですから、あちらこちらとお話しが入ります。しかし、カタワを隠してくれるんだったならば、お見合いをしましょうという話もきているんです。あなた達が今まで述べた中でですね、責任問題と過失は認めますと仰ってます。それと先ほどあちらの方がお墨付きを頂きたいと、私はそれに対し一日も早くいただきたいです。［口調が次第に強くなる］一人の犠牲じゃなく兄妹三人の犠牲なんです。社長のお孫さんにも、一人息子が身体障害者と仰いましたね。略—もうあちらからは断られ、こちらから断られすれば、本人が死ぬ前にですね、兄妹が死にます。略—一日も早くこの書類をですね、責任問題、過失の問題、因果関係、それを全部ですね、明記したものを貰って、子どもの見合いの席にでも、お仲人さんにでも立派に出せる、うちは片輪でも、手は足りなくても、短くても、決して血統ではないんですと、立派な孫まで生めますから、どうぞと言える私たちにして下さい。

宮武社長　分かりました。

［「そうだ」という声が上がる］

D原告　略—最後の確認です。私に［涙声でよく聞き取れない］……それはですね、何回いっても取り返しはつきません。つきませんけれども、レンツ警告を無視しなかったならば、絶対に私の子供は生まれていない。私以外の子供、被害をもっと最小限度に食い止めたんじゃないかと。それですから、もう一回確認のためにお二人にお聞きします。レンツ警告を無視した過失はお認めになりますね。

宮武社長　なります。

D原告　終わります。で、因果関係の先程私が申しました、因果関係と過失責任のついたお墨付きのその書面は、いつ頂けるでしょうか。そのご返事を頂いておきたいんです。今日この席で。略

宮武社長　え、ちょっとね。申し訳ございませんがね、非常に重大だと思います。えー日にちの問題もですね、仰るとおり、近い将来という言葉は、大変あの曖昧であると思うんでございますけども、一応ですね、その問題に対しましてですね、我々協議させて頂く時間を頂戴できませんでしょうか。

D原告　あ、今日ですか、これから、はいどうぞ。

佐藤原告　それではここで一〇分間休憩」

この一連のD原告の発言は、心情的にはよく理解できるが、これまで原告団はレンツ警告以前、以後を区別しない、障害の軽重も問題にしないという方針で裁判を闘ってきたので、レンツ警告以前の被害者にとっては抵抗のある発言だ。また、障害の原因で障害者を区別しない「全ての障害者のために」という当初の運動の基本方針が、ここで覆された。遺伝性や原因不明の障害者を結果として区別するこの発言は、外部に漏れたら原告団の限界が一気に表面化する、重大な変節点だ。

「司会F原告　再開します。

松下局長　略―先ほどのご要望の点も、先ほどから何遍もお答え申し上げておりますように、お気持ちも、また、緊急にご要望されるご趣旨もよくわかります。えー私共、出来るだけ早くそういったご要望に添え得るように、またこの後いろいろご要望、具体的に承りたいと存じますので、そういったことも含めまして、今後、さらにあのぅ、ご相談をつめまして、出来るだけ早くご希望に添い得るような処置を取りたいと、これは、あの、会社と私共で協力して責任をもって進める所存でございます。

D原告　それじゃですね、一週間以内ということが無理であるならばですね、あなた方が早急にということを信じてですね、必ず公文書にして頂けるということを考えてよろしいんですね。

松下局長　お約束致します。

D原告　必ず約束しましたよ。社長……。

宮武社長　私も同じ……。

D原告　約束しましたよ。

宮武社長　え、致します。え、大変どうも」

「佐藤原告　えー、あの、それからですね、あのまあ、大日本製薬とその会社と共同でですね。あの因果関係と責任を認めてですね、そしてあの、賠償金として支払うというふうに、あの金額やなんか今後の交渉でしょうけど、基本的な態度はそれでいいと、ご判断、と私たちは判断してよろしいわけですか。

松下局長　そうです。そのとおりでございます。

佐藤原告　で、それは、そうすると責任を認めてということで。

松下局長　そうです。
佐藤原告　よろしいわけですね。
松下局長　そう、お認めいただいて結構です。
佐藤原告　そして、発売時の責任を認めて。
松下局長　まあ、あの、総合的な分析をすればいろいろと、議論があろうかと思いますけれども、全体として国の責任を認めたということでお考えいただきたいと思います。
佐藤原告　というと過失の有無にかかわらず責任があると、いう風に理解してよろしいわけですね。
松下局長　えー、その辺は、あの、今、申し上げましたように、その法律上のですね、厳格な判断につきましては、私も、まあ、あの、まあ法科出身ではございますけれども、民事法を直接専攻しておるわけではございませんので、そう言った、その厳格な価値判断は、今の私の立場としては差し控えさせていただきたいと思うんです。ただ、厚生大臣も何遍も国会でも答弁しておりますように、国もこの問題につきましては、深い責任を感じておるということは、国の立場としても当然言っておるわけでございまして、そう言う意味におきまして、国が賠償の責めに任じると言うことはあの、国全体と致しまして、貴重な皆様方を含めての税金を支出するわけでございますから、もちろん、そう言う責任を認めない限りは、そう言った措置はとれないわけでございます」
「H原告　略—他にも沢山の、他の薬害の方がいらっしゃる、で、同じような考えが、で、今サリドマイドに対して仰ったことをですね、今後国の姿勢として、なしていただけるのかどうか、この点についてはどうでございますか。
松下局長　略—一応救済制度という言葉を使っておりますけども、そう言った因果関係が一応推定できるような段階で、早くその被害を受けた人たちのための措置が取れるような国の制度を作りたいと、いうことで去年から私共の局に、あの研究会を作りまして、ずっと問題点を詰めてきております。これはあの、できれば一九七四年度でも、その次の国会にでも法律案を出してでも制度化したい」[*4]
薬害救済制度をマスコミに発表したのは一九七三年五月一九日だったが、支援者はこの制度に反対した。なお、この第一回和解交渉を伝える新聞各紙は、薬害救済制度に触れていない。[*5] この日の原告団の行動を「名倉日記」は「ＰＭ一　第一回会談ＰＭ四・三〇　会談終了　ＰＭ六　記者会見　ＰＭ六・三〇　テレビニュースを見る　解散」と書いている。

山田弁護士の記録「その夜遅くまでおこなわれた原告との打合せで被告側が因果関係と責任を全面的に認めたことと、非原告に対しても原告と同一の対策をとると約したことの二点を評価し、今後とも交渉を継続しておこなうことにした」としており、名倉の記述と異なる。[*6]

一方、大日本製薬は「国ならびに当社側の真摯な事情説明と深甚な陳謝の意の表明も、終始怒号と非難の声にかき消されがちな初の和解交渉であったが、その中にもいよいよ深く痛感されたことは、重大な不幸を背負っていま目の前に出席している純真な子らのために、万難を排して和解交渉成立にこぎつけなければならないということであった」と記録しているが、録音テープを聴く限り全体として交渉は平穏に行なわれた。確かに、被告側を罵倒することもあったが、過失、被害の重大さから見れば原告は理性的に対応した。[*7]

この日の前日の心境を原告の鳩飼きい子は「和解の話が正式にあり、こちらがその交渉に応じるということであるなら、たぶんその方向に向いて動いていくのだろう。判決は取らないのか、という不満と、やっと終わる、いずれなにがしかのお金を得ることになるのだが、そうなればHhの耳の形成に取りかかれる、という具体的な嬉しさが交互にあった。略―、大阪の者はずっと和解推進派だった」と書いている。[*8]

新聞報道は、「交渉の結果①和解が成立した場合は提訴していない被害者にも、申出があればそれを適用する②過失と責任を認めた被告側の見解を文書にし原告団に手渡す、などが確認された」「この日の交渉について原告団は『因果関係と過失責任について被告側はハッキリと非を認めた。今後も交渉を続けたい』と語っており、問題の解決にむかって大きく前進したといえる。西田公一・原告側弁護人は『交渉はいたずらに長引くのをさけ三、四カ月で見きわめをつけたい』といっており来年の早い時期に具体的な補償額、被害者の救済措置について交渉が持たれるものとみられる」だった。[*9]

一方、京都地裁の猪野弁護士と大日本製薬の石井通洋弁護士のラインから「[一九七四年]一月七日[四字不明]より情報

(石井、猪野両氏よりの連絡)

一月三日　東京地裁の在大阪・京都の原告集合。

一月[以下日付あるも判読不能]日午後

東京・京都弁護団会合する。

一月一五日

全国の弁護団集合、今後の交渉方式を決める。
現在、熊本水俣のケースを参考とし検討中である」
「一月七日［四字不明］より情報
（石井、猪野両氏よりの連絡）
一月五日　京都原告会合
一二月二三日の結果、原則として和解進行につき、弁護団に一任する。必要なときは原告の代表二―三名は出る」の様に、原告の情報が被告厚生省に流れていく。なお、京都地裁の原告が和解交渉を弁護団に一任したことを示す他の資料はまだ見つかっていない。[*10]

三　交渉内容の分析と原告団の方針

一九七四年一月三日寺坂、佐藤他六人の原告が出席して幹事会を開き、第二回交渉では「第一回回答の不明確な点の確認をとる」ことを決め交渉形態は全体交渉とする。「非原告は交渉の場に入れず　原告が非原告と交渉の場をもつ様にする……原告がリーダーシップをとる様にする」、公開にするかどうかは「交渉は原則的に公開　後は場合によっては臨機応変、裏交渉の場合は非公開ということもありうる　傍聴者は各自発言せず交渉委に話を通す　新聞記者に対しては原則は公開　場合によっては非公開（臨機応変）」と公開が確認されるが、非原告との交渉を含め全く実行されなかった。

原告は木田、梶井、レンツ等のサリドマイド被害児だとする認定証言があるが、認定証言のない未提訴被害者はサリドマイド胎芽症かどうか明確でない。これらの人たちは、後に行なわれる正式な認定判定委員会でサリドマイド被害児でないとされる可能性もあり、交渉関与は難しい判断だった。「全ての心身障害者」に重点を置けば、福祉項目の交渉に参加することは可能だが、その場合サリドマイド被害児固有の施策を求めている原告の方針と微妙なずれが生じる恐れもあり、以後話題にもならなかった。その他、幹事会は毎週土曜日午後三時から、原告団会議は毎月一回午前一〇時からと決めた。[*1]

山田弁護士の記録「原告側の下作業として、この一月から原告と弁護団を、（イ）リハビリを含む医療、（ロ）教育職業、（ハ）金銭賠償と年金、（ニ）センター対策等関係の四班にわけ、各々必要に応じ学者・専門家の助言を得て準備をしてきた」[*2]

一月一二日午後三時三〇分から九時まで、東京大学病院北病棟四階会議室でサリドマイド裁判の和解を議題に三者会合が開かれた。出席者は原告から佐藤他二人、弁護団は山田、更田、吉川、山川、曾田、支援者は関西から田辺二郎（神戸薬科大学講師）、高嶋学、山添史郎、関東からは平沢、井野他九人、スモン、森永ミルク中毒事件の被害者が各一人。

はじめに、第一回和解交渉の経過報告を佐藤原告が要旨次の通り行なった。「原告が和解交渉に入ることを決めた理由は被告側が因果関係と責任を認めるというので。おおまかにいって被告はこれを一九七三年一二月二三日認めた。因果関係、責任のお墨付きは近い将来くる　マルピーは細かい点について殆ど認めたが国はその点不明確　原告達は不明確な点を明確にするなら第二回をもつべきではないかという意見　確約をとったのは、子供達の為に出来るのはやる　賠償金として支払うといった賠償金とは因果関係、責任を認めたからと解釈できる　会社および国は被害の回復はできる限りするといっている。ただしその細目については明確に彼等は発言していない」と発言。

次に山田弁護士が「前回の和解交渉は被告の釈明であったが次回は具体的に被害の回復について交渉したい。非原告の話を聞くために具体的な行動に移りつつある。第三次原告および第四次の原告については裁判にするか交渉にするか決めていない」と発言。

高嶋が関西の支援活動を「情報が入らないので動きようが無い。今日ここにきたのは正しい情報がほしいからだ。支援者が救済に対しどう参加できるのかを明らかにしたい。その上で窓口を一本化してフィードバックしたい」と報告。

「弁護団　情報が被告側に流れる。市民の会はフラットな運動体なので全ての情報を流して被告側に流れるといけない。

平沢　（大きい声で）市民の会が信用できないということですか。

弁護士　それは本当のことだ、事実をいっているのだ。

高嶋　支援者というのは単にある時点でお話をうかがうという存在でしかないのか」

「弁護士　弁護団は非原告の意見をなるべくきこうという態度でいる　その過程で支援者の意見もききたい」

関西の支援者から恒久案［後に被告と取り交す「確認書」のこと］、和解に関して支援者がどう参加できるか明らかにしてほしい。また、一二月二三日の交渉に支援者が傍聴ができなかったことは不安、不信であり納得できる情報を知りたいと意見がでた。

山田弁護士から「専門家及び支援者、飯田氏とそれぞれ分けて検討する」との発言があった。平沢からは「支援者は何を成す

べきか　運動の方向の模索として常任委を復活すべきだ」。田辺は「①被害児の人権を守る　人間としての生活を守る②再び薬害を起こさぬ　これが柱となっている　裁判も運動の方向の一つと考えてなので和解になっても動揺はしていない　裁判が終わった時点で本当の運動の展開と考えている」

井野は「公開交渉で不特定の支援者でなく専門家も出席して相手にでたらめを発言させない歯止めとする　最終決定前に原告は支援者と十分な討議をして運動全体として交渉をもっているので実質的なものとすべき　常任委は実質的な運動の力にはなっていない唯報告のみに終わった」

森永の被害者から「救済案が要求しにくいのは年々要求が変わる　将来にわたっての本当の恒久救済案はむづかしいのではないか」[*3]。山田弁護士が、既に関係が冷え切っている父母の会飯田進の名前を挙げているのが注目される。以後、被害者、弁護団、支援者の三者で構成する常任委員会を復活し定期的に情報交換することになった。

山田弁護士の記録の要旨は「ボランティアーから出る意見は今後のセンター構想や福祉要求に参考となる貴重な提言である。支援者の中から、今後の交渉方式は支援者も傍聴参加できる公開交渉が原則であるとの意見が出された。実は、一二月二三日第一回交渉の前にも支援者の中から同様の意見がだされたのである。この交渉公開原則論をめぐり、我々も原告も率直な意見を述べる。第三者を入れる形をとるか、あるいは公開とするかは、一部支援者の主張する如く原則論の問題ではなく、獲得すべき目標とそのためにとる手段の有効性で決めるべき事柄であろう。この点からみて、報道陣を入れた第一回交渉は、加害者が社会の目の前で謝罪した点で有効であったが、厚生省ばかりでなく他の官庁を含む国を相手方とし、しかも地味で、専門技術を要する福祉問題や微妙な金銭交渉が必ずしも公開交渉に適するとは思われない。まして、第三者を入れる交渉は考えられない。交渉方式についてのみ自説を固執する一部支援者と議論の中で、大学闘争・労働組合運動、あるいはイタイイタイ病や水俣、森永等の公害事件の交渉例にまで言及せざるを得なかった。ともかく今後は交流をはかるため、原告、弁護団と支援者の三者の連絡会をもつことを決め、別れた」だった。[*4]

もちろん、この山田弁護士の記録は当日書いたのではなく、一九七四年初冬に書いたものだ。その時点の彼の支援者像がよく現われている。山田の非公開理由はそのまま、だから公開すれば勝ち取れる、譲歩を引き出せる、という意見にもなる。

次に表題がなくA４横書き手書きメモ、配布日は不明だが裏に川俣の書き込みがありその内容からこの日配布されたと推測できる支援者の文書を分析する。

「和解提案の背景の情勢分析

☆マルピーは一九七五年五月からの資本一〇〇%自由化にそなえ、サール、アボット、ライカからの提携を切られないため、解決をいそいだ」。この可能性は高い。[*5]

「☆マルピーが厚生省をくどいたとおもわれる。厚生省は薬害救済制度への業界のコンセンサスを得るために、マルピーに同調した」とあるが、残された文章から厚生省は、一九七一年一一月末には和解の意志を固めていた。その文書の中に大日本製薬の判断は記されていないから、双方独自に和解を模索していたと考える方が合理的だ。

「☆はじめのころ厚生省は既存の薬害救済制度にふくめる方針であったが、サリドマイドのように因果関係の明確なものとは別途解決へと方針をかえた」。見てきたとおり「薬害救済制度」は、政府内部で和解総額を検討している中で大蔵省から一九七二年八月二日「危険分散のいみで保険制度をつくらせ」と意見がでているので、これは誤り。サリドマイドは、はじめから独自に解決する方針だった。

「交渉のあり方と裁判との関係

☆弁護団によれば交渉でかちとる被告の社会的責任とは①因果関係②過失責任③損害補償④薬害防止の四点だった。交渉の方がよいと判断した根拠は?」。まだ分からないが、長期継続補償金（年金）、福祉の充実、再発防止策の他早く終結すれば直に弁護士報酬が得られる、判決より和解金の方が弁護士費用が高額になると予測した、あるいはその確証を得たかも知れない。しかし、一九七二年九月二二日付の厚生省文書に「訴訟費用は弁ゴ士はいらない」と西田発言が記録されており矛盾するが、この発言は真意が明確でなく結論は出せない。[*6]

「☆原告団内部に公開しないとの意見があったのは支援への不信とみるべきかどうか」。原告の一部に支援者が原則論を展開するので、辟易していた人は確かにいた。それは、和解金が多ければ原則論なんかにこだわらないと言う人たちだ。

「☆和解は被告が出してきた、被告にそれなりのメリットがあったのか、緊急の要因があったのか、われわれがそれを逆手にとる可能性はあるか」。被告側が和解を急ぐ理由は、国は敗訴の可能性と国際的非難、大日本製薬は自由化に対処するために国内問題を解決しておきたかった。

「☆和解交渉をうちきる基準は原告の方で明確化されているか」。いなかったが、被告側が因果関係を認めなければ裁判に戻ったと思われる。過失責任は、大日本製薬が認諾《にんだく》、国はぼかすことで代理人同士の事前交渉で話がついていたと、私は推測している。レンツ警告以後で判断すれば国の過失責任は明確だが、それを持ち出すとレンツ以前と以後で原告・被害者内部で混乱が生じる可能性も否定できない。国が一律に認諾すれば、官僚の責任問題に発展するから国も過失責任はぼかしておきたかった。以後、確認書の文言で紛糾する。

「和解よりも判決をとって、あとは力で自主交渉的にやるべきではないか」。正論だが、一部原告はこの時すでに和解金が頭から離れない状態になっていた。[*7]

第一回交渉が終わった段階で、原被告の代理人が考えていたとおりの展開となり、もう裁判に戻ることは不可能になっていた。この文書から支援者が、まだ状況をつかみきれずにいた様子が見える。

この頃、木田盈四郎「先天異常総合研究所」、飯田進「サリドマイド被害児および類似障害児の救済援護の方策に関するメモ」、田辺二郎「サリドマイド対策委員会構想私案」等各方面から救済制度、先天異常監視制度など相次ぎ提案されるが、原告団には全く受け入れられない内容だった。[*8]

四　統一原告団・弁護団会議

一月一五日、統一原告団会議と全国弁護団連絡会議が東京農林年金会館で開かれ、和解交渉の経過説明がはじめて公式に行なわれた。

まず、経過を弁護団が次のように報告した。一九七一年二月に被告の提案があり、その後七二年一二月、続いて「七三年三月裁判所を通じて話あり　原告幹事がその話をきいた所内容ははっきりしないとのことだが因果関係は認めるが責任、金もはっきりせず、原告会議にはかることが出きない状態の中、忌避《きひ》が起きて中断」とはっきり弁護団は原告に説明しているが、見てきたとおり厚生省文書では裁判所から具体的な金額が示されていた。その後「一九七三年一〇月ティエルシュ証言後可成りはっきりした形で因果関係、責任をみとめ金は賠償金で支払う　要求に関しては厚生省が窓口となってもよいが原告が夫々の官庁へ要求されてもよい」と、和解提案があったと報告した。[*1]

このティエルシュ証言後の日にちを特定する資料は見出せない。ティエルシュ証言が終了したのは一〇月二二日だからその後、被告から和解の提案があったとすると、やはり読売新聞の記事のように正式な和解提案公表以前に「約一か月間」交渉していたことが裏付けられる。[2]その後弁護団は、服用関係の尋問のため一一月一三日―一六日の間大阪、福岡に出張している。同時に第三次集団提訴者を組織するための準備もしており、こうした合間を縫って和解交渉の打診を受けていたことになる。

「○賠償金は国とマルピーとの連帯責任で支払う　○これだけはっきりしているので東京、京都地裁に対しての原告に会議の上相談した　被告の真意を聞くべきという話となり急に一一月二三日第一回をもった　他地裁原告にもＴｅｌ連絡をして報告をし皆の意見も一応話をきくことは賛成してくれた」

その後弁護団会議で「国としては因果関係、責任を認めるとの態度を示してきたのでこの件を公にせよとの申入れをし、一二月一四日に国とマルピーとの申入書を共同発表した」[3]

「急に一一月二三日第一回をもった」と説明しているが、むしろ急いだのは弁護団だった。次に一九七三年一一月二三日の和解交渉を「最初に因果関係、責任を認めるかとの確認をとり賠償金として支払うという　しかし大局的には因果関係、責任を認めても細かい点を追及していくと明確な回答が出なかった

○和解なら責任はＹｅｓ裁判ならばＮｏ

○東京、京都に関して因果関係、過失を認めて他地裁に話がないことはこの点認めていないという旨」と説明しているが、被告側は、他地裁及び非原告に対しても東京・京都の原告に準じて対応をすると答えているので正確な説明ではない。弁護団は東京、京都地裁以外の原告にプレッシャーを掛け、和解交渉開始の同意を取り付けるために、こう説明したと考えられる。責任も「裁判ならＮｏ」というのも同じ理由だ。この様な説明の端々に、弁護団の和解を急ぎたい意向が見える。

「因果関係、過失の被告の回答の文書は期日は決めなかったが第二回前に貰うが、それがなかった場合第二回の席上で確認をとることにしている」と説明しているが、むしろ弁護団は、後に確認書と呼ばれる文書で一括して書き込めばそれでいいと支援者に説明しているので、これも他地裁の原告を安心させるための発言だ。実際第二回交渉でも内容を詰めたいと被告から発言があったが、具体的な文書の交付見通しの約束は取れなかった。[4]

二月一〇日の真鶴の原告団会議で「どのように書くか検討が必要だ」と佐藤原告が発言したが、第四回交渉を報告した「サリドマイド速報」三号（一九七四年三月二五日付）には因果関係、過失責任の文書に全く触れていないことからも原告は、興味をほとんどなくしていたと考えられる。次に話題となったのは、七月四日の厚生省の吉村課長の「判定委員会の判定を受けたという厚相証明書は可能だが厚相が認定は不可能だと思う」と発言が記録されているのみだ。[5]

この日の結論は「和解交渉については東京へ一任すると決定　進展についてはたえず報告する　会議もつ必要の折は招集　交渉日は常に連絡するので出来たら上京されたら如何　具体案を提出の時はもっと会う機会が多くなると思う　マスコミ等の誤報を信ぜず様に

第二回のもち方　原告要求案をぶっつけるか被告の内容を聞くのか　交渉用の要求案を示す対応―幹事会で決め書留速達で原告に了解を求める　金額を決める用意　原告団会議で決める」ことになって、和解交渉を全原告の総意として進める決定をした。*6

山田弁護士の記録「（イ）以後は、六三家族が統一原告団として交渉すること、（ロ）交渉委員を選出すること、（ハ）福祉要求は、作業を分担し、学者支援者の協力を得た上、要求案をつくること、（ニ）金銭要求と症状別ランクについては原告団で今後煮つめることなどを決定して散会した」*7。これ以後、具体的な福祉要求項目を原告団、弁護団、研究者、支援者などが意見を出し合ってまとめていく。

五　第二回和解交渉

二月一日、第二回和解交渉を東京・丸の内の東京会館で一時から四時三〇分まで行なった。司会は、西田原告弁護士。共同通信の記者が紛れ込んでいたので退室を求める。「証明書」を今日持ってきているか、持ってきていないならその理由を答えて欲しいと原告が求めるが、被告側は検討中、と回答。以下そのやりとりからはじまる。

「被告石井大日本製薬弁護士　技術的問題もあるので出来れば原告弁護団も含めて話し合って内容をつめたい。

D原告　私達原告が納得がいくような文書がいただけるということが……

被告石井弁護士　もちろん、話し合いによってその内容も決まると思いますので、当面は意向を無視した文書と言うことはあり得ないと考えております。

松下薬務局長　私の立場もまったく同様でございます。そういう趣旨でマルピーの方ともご相談しまして原告団のご意見を十分伺いまして、一番あの、この前あれしましたご趣旨に添うような文書を差し上げられるように詰めてまいります」

「佐藤原告　一二月二三日の交渉の席上で発言されたことで、一番重要だと思うことだけ二―三確認させてください。略―大日本製薬の社長にお聞きしたいんですけども、サリドマイドの子供たちとサリドマイドの薬の因果関係については、はっきり認められると、私達は解釈しているんですけれども、それでよろしゅうございますね。略

宮武社長　はい。

佐藤原告　サリドマイドの薬の発売に当たって安全性の確認の点が過失があったと私達は、理解している。

宮武社長　責任を覚えると言うことは、すなわち過失であると、こうなると思うんですが。

佐藤原告　過失を認めたから責任をとったんだ、認めるんだということで私たちは……。

宮武社長　責任を認めることが過失に繋がると、いうことです。ややこしいですが」

「被告石井弁護士　略―話し合いの前提としては、因果関係と責任を認めると、そこから話し合いは出発されるべきであると、という皆様方のご希望をそのまま受け取って、話し合いに入らせていただいた、ということです」

「H原告　責任の具体的な成果というんですか、ちょっとご説明願いませんか。

被告石井弁護士　仮にこれが和解調書の形で、こちらの責任を認めると言うことになれば、むしろ、法律的な責任ということになる。その点はまったく任意的な解釈を許さないはっきりした物です。それにつきると思いますが。

西田弁護士　ただ責任という言葉についてですね、いろんな解釈がある得るんではないかと、そう言う心配があって、つまり法律的な意味で責任を認めて、そして補償すると、言うのではなくて何か他の、曖昧な形で責任を認めて、そう言う意味での和解をすると、そう言う意味では困る、というのが原告団の考えです。

被告石井弁護士　どういうふうに最終的に集約するかと関連するかと思います。［以下声が小さくて聞こえない］責任を認めるというのは先ほど申し上げたとおり、仮に原告団と被告側との間で何らかの文書のようなものを取り交わすとなれば、その点が曖昧のないような形で表現するのは技術レベルの問題でして、原告と国、大日本製薬と話し合った上で表現を確定すると」

「H原告　何があったから責任を感じられるのか、ということです。

被告石井弁護士　略―はっきりしている思います。会社がイソミンを販売し、それを服用した方からこのお子さんが生まれたと、これは事実はっきりしています」

「F原告　略―要するにサリドマイド剤を発売するに当たって、厚生省の場合は製造許可を与えたことに過失があったという

ことを、一二月二三日の席上ではお認めになったと我々は、解釈しているわけです。今責任を取る、認めると言われましたけれども、責任の範囲はどういう範囲なのかと言うことを聞きたい。

松下局長　略―法律上の賠償責任という意味でございます。これは恐らくご疑念がございますのは、今までの経緯から申しまして、国会答弁等含めまして、責任は認めると、ただそれはあの、道義的責任という意味であると、言うような答弁をした例がございます。[*1]略―法律上の責任が前提になりませんと、なかなか十分なことはできないという前提があるわけです。そう言う意味で現在お願いしております和解の話し合いというのは、あくまで法律的な形での責任、ということを前提としての、そうお受け取りいただいて結構です」

「更田弁護士？　略―サリドマイド剤について、未だ製造許可承認は、そのままになっているわけですし、そして、ドイツのある州の内務省がやったように、家庭の医薬箱についてまで呼びかけをしてあらゆる所からサリドマイド剤を回収するというような積極的な行政的な措置が何らお取りになっていないままで、今日に至っているわけですね。略

松下局長　略―これは、私個人が言うんじゃなくて、歴代の薬務行政を担当しております担当者が、この点は、各段階において反省いたしまして、―略―承認の際におけるですね、資料の提出の問題、あるいは薬事審議会における審議の方法の問題、更に今やっております、過去に承認許可を受けました各品目医薬品の安全性の再評価、こう言うことはすべて一連の従来、今省みれば不十分であった、また非常に不幸な事態を招来した、こう言ったことを貴重な教訓と致しまして、やっております。略―現在の法律には、許可承認取り消しという規定はございませんけれど、これはあの、裁量権によりまして、不十分なことが、有用性がないことが、安全性の問題も含めまして有用性のないことが確認された品目に付きましては、正常な廃止をしない限りは、これは全部取り消すと、という処置をとっております。略―この問題については法律的な責任がある、ということを申し上げております」

続いて宮武が、イソミンの製造販売許可は取り下げている。プロバンMは、被害者の心情を考慮して名前を変えると約束した。これを受けて松下が、サリドマイド製剤の許可状況を点検し名目的に残っているものがあれば取り消し処分にすると発言。

次に原告が「落度」「過失」を質すが、松下は明確に答えない。

「寺坂原告　略―なぜ東京地裁と京都地裁にだけ和解提案をされたのか、その理由と今後、東京、京都地裁以外の方をどのように考えておられるのか、ということをお聞きしたい。

被告石井弁護士　東京地裁と京都地裁だけに和解の申し入れをしたと、形がそうなっておるかも知れませんが私どもとしては、この問題の東京と京都の原告団の方が、原告を代表していらっしゃると、いう理解でお話をしたわけです」

「寺坂原告　略―非原告の一応のまとめを国の方は、飯田氏、子供たちの未来をひらく父母の会にまとめを依頼されたということは、どういう理由なんでしょうか。*2

松下局長　私は別にそう言うことはしていません。略―ただ、私の前のポストが児童家庭局長でしたから、父母の会の飯田進さんとは顔見知りでございます。たまたまお会いした時には、この問題に関する気持ちは出来るだけお伝えしております。こちらから訴外の方のとりまとめをお願いしたことはございません」

「西田弁護士　略―原告団側としても、現在考えておられる諸々の要求と、項目的に整理してある物がありますので、一応これは差し上げた方が正確だと思いますのでお渡し致します」

と発言後、プリントを配布し西田弁護士は、これが要求の全てではない、追加も有りうる。子どもたちの幸せのために最大限努力をして欲しいと発言。

それに対し松下局長と宮武社長は「できる限りのことをする」と回答した。続いてF原告が「サリドマイドのための特別立法」の準備はあるかと質問。松下は、「非常にあの、難しいと思います。今までの所率直に申し上げまして、そう言う準備は致しておりません」と答え、特別立法を否定した。

配布資料の説明を西田弁護士がはじめる。以下、西田弁護士が説明で付け加えたものは〔　〕で囲んだ。

要求項目

第一、金銭賠償（国及び会社）

一、対象　こども、両親

二、支払方法　（一）一時金（二）年金（スライド制の実現）〔支払い保証の点がどうなるのか。終身にわたる年金〕

三、訴訟による損害の補償〔九年間の訴訟継続に関しての補償〕

第二、福祉要求（特に註記のない限り国に対して）

一、行政当局による被害者の認定・証明

（一）実態調査、（二）被害者手帳の交付……福祉的給付　手続きの簡素化、（三）身障者福祉法の「身障者」とみなす

二、医療

（一）情報の収集、研究の継続、（二）被害者データの把握、管理、（三）右データの被害者、関係医療従事者への開示、提供、（四）専門医の斡旋、紹介、（五）定期検診、（六）医療関係費の給付（国及び会社）

三、補装具、設備

（一）研究、情報蒐集《しゅうしゅう》、開発、（二）補装具、補助具等の給付、補修、（三）公共施設の改善

四、介護

（一）介護者、専門員の派遣（養成、研修費含む）、（二）介護料の給付（国及び会社）

五、教育

（一）未発掘被害者の就学、（二）身障者福祉に対する教育の充実及び社会に対する啓蒙、（三）教育関係者に対する啓蒙、（四）学力の遅れの未然防止及び回復、補習、個人指導及びその費用の負担（国及び会社）、（五）学校での備品補助具、設備の研究開発給付、（六）高校全入……公立指定校、補助金、寄宿舎、内申書、ペーパーテストの補正など〔これは例示です〕、（七）養護学校の設立、（八）高等教育（大学）を受ける機会の確保、（九）奨学金の給付（国及び会社）、（一〇）職業教育へ継続すべき専門教育者の個人指導及びその費用の負担（国及び会社）、（一一）サリドマイド児及び上肢障害児の教育に関する情報蒐集、研究調査、改善行政の推進

六、職業

（一）個人指導、専門教育の費用負担（国及び会社）、（二）上肢障害者、聴覚障害者の職業に関する情報蒐集、研究、（三）サリドマイド児の職業適正把握に関する措置、（四）サリドマイド児の職業訓練、職業の確保に必要な措置（国家免許、身元補償、資金援助、就職優遇等）

七、生活の安定

（一）税金の免除、（二）公営公団住宅の優先入居、（三）各種年金、社会保険給付との並給、（四）住宅資金の優先融資

八、副次的被害の補償

（一）新たな障害の発生に対する完全補償（請求権の確〔ボールペンで「留」と訂正〕保）（国及び会社）、（二）近親者の結婚不

成立に対する対策及び補償（国及び会社）
九、非原告に対する補償
（一）被害者の実態調査、認定、給付（国及び会社）、（二）死者の遺族に対する補償（金銭的補償）（国及び会社）
十、センターの基金及び運営資金の拠出（国及び会社）、課税上の特典
十一、薬務行政の改善
十二、先天異常研究所の設立、先天異常の予防、先天異常者の治療、福祉対策の充実
［以下鉛筆の書込みがあるが西田は読んでいない。しかし、後に原告の説明の中で追加する］
十三、思春期の問題
十四、親無き後の対策（保証）

三時一〇分まで休憩した後、

「西田弁護士　とりあえず質問の方から。

松下局長　証明書の交付、身障者手帳の他に被害者手帳というのはどういう趣旨でしょうか。

西田弁護士　間違いなく身障者として認定して欲しい。被害者手帳の交付は、サリドマイド障害であるということを証明して欲しい。

更田弁護士?　身障としての等級の認定で、必ずしも実情に沿っているとは言えないことから、サリドマイドの場合は多様な複合障害として考えて欲しい。

松下局長　つまり、いままでの障害の認定が不合理であると言う趣旨でね。分かりました」

以下、定期検診、実態調査、義肢、補装具、上肢障害者の社会活動のための施設の改善、職業教育と続く。

宮武社長は、「私はできるだけ実現するよう、誠意を持って取り組みたい」と発言。松下は、「年金の問題は国の従来の支出では例がないので財政法など具体的に検討させてもらいたい」「福祉施策の項目は相当幅広い。賠償の一環として行うものと、一般的な障害児対策として対応していかなければならないものと、両方あるのである程度振り分けていかなければならないが、出来るだけご要望に近づけるように考えなければならない」と回答。最後に次回第三回交渉を二月二三日二時から五時三〇分

と決め、「被告が各項目についてできるだけ具体案を出して、次回交渉を実りのあるものにしたい」と西田弁護士が発言。

松下局長が記者発表で、原告の福祉要求項目のプリントを配布しないのならば、大項目はいわなければならないと思う、次回期日は発表する。西田弁護士は、「全くの密室での交渉をするとは考えていない。国民の皆さんに知ってもらいたいと思う点については公表する。私どもが記者発表をすると言っているわけではなく、記者団から公開にしてくれと強い要望なので」と発言。

この日の要求書は厚生省として当然、行政範囲だし、権益拡大に繋がるので和やかに交渉は進んだ[*3]。

山田弁護士の記録「第一回交渉では進行を含めてすべて原告の両親や子供がおこなったが、この第二回交渉からは親が中心となり、弁護団はその補佐役として必要なときのみとした[*4]」

これを受けて、東京地裁の原告団は、二月一〇日と一一日の連休を利用して真鶴リゾートハウスで原告団会議を開いたが、出席原告は広島、大阪、京都の各地裁、九州からも含め四四人で、統一原告団会議風になった。父母の会はこの日「水上冬期療育キャンプ」を開いていたので同会の会員原告の多くが欠席した。

内容は、教育、賠償金、未来構想を中心に、福祉要求、経過報告など[*5]。

年金は賠償金積立方式で、一〇万（月額）高卒A、一五万（月額）高卒Bの二案でランク付は、差なし三人、二ランク二七人、三ランク三人だった。これらの意見を名倉は次のようにまとめている。

「年金　高卒一八歳で受給　年金額は未定、年金一時金の比率は総額金額が出た時に考える　最低三五〇〇万。ランク　専門家に原告の意向を伝えて専門家の線を出して原告がそれを検討して決定する　二ランク位　慰謝料は一律で年金で格差を付けた方がよいのではないか　差額については金額が或る程度提示されてから決定するのがよいのではないかとのこと[*6]」

佐藤原告は「真鶴会議で何が話されたんですか」の問に「和解交渉をこう言う形で進めて、最終的に妥結していいかと、意思確認だと思いますがね。このまま進めていいかどうかと言うことです[*7]」と証言する。

六　福祉要求を検討する厚生省

厚生省は、原告の福祉要求を詳細に検討していたが、基本文書と第三回交渉に向けて整理したものを検討する。

「(一九七四年二月一三日)『要求事項に対する回答の検討資料』

一、基本的な考え方　―略

(二)今回の話し合いに応ずることができる事項は、上の基準に照らし、賠償金としての性格を有するものでなければならないので、原告らの要求を賠償としての性格を有するものとそれ以外のものとに分けると別表［略］のとおりである。

(三)賠償としての性格を有するものについては、できる限り要望に沿って実現を図るが、その他のものについては、履行強制の方法を欠き、和解調書上和解条項として設定できないことから、将来一般的な行政上の努力を尽くすことを、和解調書以外の基本的合意書もしくは確認書で約束するにとどめる。［すでに「確認書」という言葉が出ている］

(四)賠償の方法は、金銭賠償(一時金と年金)といわゆるセンターの福祉措置による賠償との二つによって行う。賠償としての性格はそれぞれ次のように対応させる。

ア、逸失利益―年金、福祉措置

イ、積極的損害

(ア)過去―一時金(イ)将来―年金、福祉措置

ウ、慰謝料―一時金(福祉措置)

エ、訴訟に用した費用―一時金

2、具体的な方法と問題点

(一)一時金

過去における積極的損害、慰謝料及び訴訟に用した費用の合計額から、福祉措置により受ける利益を控除した額とする。

(問題点)ア、国の負担割合。イ、福祉措置により受ける利益の算定方法。ウ、予算上は、予備費要求が必要となる。

(二)年金

ア、逸失利益及び将来における積極的損害相当額を平均余命の年数で除した額から、福祉措置により受ける利益を控除した額とする。

イ、国の拠出の方法

A案、単年度予算で予備費要求を行い、基金として一括支出する。

B案、毎年度予算に計上するか又は数年度予算に計上し、基金として積立てる。

（問題点）ア、国の負担割合。イ、福祉措置による受ける利益の算定方法。ウ、国の拠出方法についてB案をとった場合は、国庫債務負担行為が必要である。

（三）センターの設置

（A案）ア、財団法人を設置する。イ、基本金はマルピーが拠出する。ウ、財団の運営費は、国及びマルピーが拠出する。エ、センターは、サリドマイド児童に対する賠償として必要な、医療、介護、教育、職業などに関する福祉措置を行うことを業務とする。

（問題点）ア、福祉措置に必要な経費が、損害賠償を全部金銭で支払ったと仮定した場合の金額の範囲内でまかなえるか。イ、センターの運営費を毎年国が拠出金として支出する方法をとる場合は、国庫債務負担行為が必要となる。ウ、財団法人に国の拠出金を管理させることができるか。エ、センターの運営費を基本金の利子収入でまかなう方が運営がしやすい。ただし、この場合は、国も基本金の一部を拠出し、特別法人とすることが必要となる。

（B案）ア、福祉措置により行う賠償についても、いったん国及びマルピーから他の一時金と共に一時金として支払い、原告らはそのうちから一定額を拠出して財団法人を設置する。イ、センターの運営費は、当該拠出金の利子収入によりまかなう。ウ、センターは、サリドマイド児に共通な福祉措置をおこなうことを業務とする。［以下図があるが略］

（問題点）ア、一時的な拠出になるので、財政負担が単年度に集中する。イ．マルピーが拠出できるか。ウ、国とのつながりがうすくなる」以下、解決方法別による要求事項の分類等は略。*1

こうしてまとめたのが、次の文書だ。

「（一九七四年三月）［日付はない］

『サリドマイド児の福祉に関する一般施策について（案）』

第一　基本的な考え方

略―本事件が裁判によって争われていた長期にわたる期間、被害児の方々が放置されていた事実を深く反省し、被害児の蒙った損害を回復し、その将来の生活の安定をはかることを第一として和解を申し入れたことに思いをいたし、金銭補償とともにサリドマイド児の福祉についても誠意をもって話し合いを進めたいと考えております。

しかしながら、国が行政として実施する種々の施策は、国民全体があまねくその権利を享受する権利が与えられている性格のものであり、身体障害児（者）の福祉対策も国が行政として行う場合はその例外ではありません。略

右の考えをふまえ、国及び大日本製薬は、ご要求のあった各項目について、現在の行政上の施策によって実施可能なものについては直ちに実施し、現行制度上においては実施が困難なものについても、現在及び将来の努力によって実施できるように措置し、それが社会福祉全体の向上につながっていくことを望んでおりますが、さきに述べました法の下に平等の要請から、現段階における行政上の施策として実行が困難なものについては、当面の措置として、去る二月一日の和解要綱案で提出した『サリドマイド児福祉センター』（仮称）で実施するという基本的な方針のもとに各項目について次のようにお答えします」

項目別では、実態調査を行なう、障害者手帳を交付する、医療はサリドマイド児特有な問題は福祉センターで、医療費、介護費用、教育の補習費は金銭補償で、その他の項目は努力する。「サリドマイド児として出生し、その後死亡した事実が確認された場合には、原告団に準じた措置がとられるよう検討したい」と死者の遺族に対する金銭補償を行なうと発言したが、その後話題にもならず実行されなかった。[*2]

厚生省は、この様に原告側要求を具体的に検討していた。しかし、福祉センターの性格付けや基金総額が決定していない段階で、何もかも「センターで実施したい」と回答しているのは不誠実だ。最後は、研究費などを予算化するからそっちでやってくれ、という態度になった。

七　第三回和解交渉

二月二三日、都道府県会館で午後二時から六時までの第三回交渉で松下局長は、

「症状障害別等級によって、額を決定していくということは、これは考えなければならない事項であろうと思っております」

「継続補償金の支払期間は児が一定の年齢に達したときから終身。一定年齢はご相談事項だと思います。支払い財源としては、基金総額を定め相当回数の年金もしくは半分の積み立てにより支払基金を設定する」

「[継続補償金を] 物価変動にスライドするというは、今の時代では先ず常識的な問題だろうと思います」

「比較的軽症のお子さんにつきましては、一時金と年金とに配分いたしますと年金がわりと小額になると、そういう場合にはやはり年金よりも一時金として受けた方が有利であるという配慮もあろうかと思います」

「原告団の場合では、訴訟による損害の補償がございます」

「福祉要求で、一般行政における努力目標としてのご要求、それから、この賠償ないし和解の内容としての金額を伴う要求。行政面ではかなり広範なものを含んでおると了解いただきたいと思います」「センターの設立及び運営資金、これは当然のことでございまして、経費負担を被告側ですべきものであり、そういう考え方でございます」

「具体化の方策ですが、一が認定委員会、これはサリドマイドによる障害であるかどうかを認定する委員会でございます。二番目が症状、障害等級判定委員会、前提としてどういう障害等級を作るかですが、具体的な症状を診断いたしまして、どの等級にあたるかを認定、三番目が継続補償基金設立準備会、四番目がセンター設立準備委員会です。設立の形態、仕事の内容、経費等です。五番目の作業委員会と申しますのは、和解調書の内容を整理するそういう組織です。以上が和解要綱案の考え方です」と回答した。

「F原告　センターの規模についてですが。

松下局長　全体の金銭補償の一環ですから、全体の枠の中で考えなければなりません。

寺坂原告　金銭補償ですが、我々は一人平均五五〇〇万円ですか、その上へ上積みとしてセンターとかあるいは、福祉要求をしていくつもりなんです。これを天秤に掛けるのでは、交渉は行き詰まると思うんです。

佐藤原告　センターの基金の大きさによって金銭賠償の一時補償金と継続補償金の額は変わってくると、そちらは考えているわけですね。

松下局長　被告側では、総額いくらというだし方はできないと思います。細かい計算は、お互い具体的に詰めていくと考えています。福祉要求の中でセンターに属する部分が金銭賠償に入るということです。金銭賠償の他に福祉要求がある、そういう要求があると言うことは理解しています」。

松下は、一時金、継続年金、センター費用、サリドマイド児特有の福祉要求の全てが金銭補償の中に含まれるという考えを示している。*1

この後に原告団、弁護団の反省会というか作戦会議のようなものが信濃町の真生会館で開かれた。これを全てではないが記録した録音テープが残っており、その中から重要な部分を採録する。
「山田弁護士　要求をきちんとある程度向こうにぶつけてね、社会的に支援者もいるんで、責任ある態度としてはやや。トータルが訴状の金額を上回ったってかまわない。それは向こうだって大義名分があればいいって言っているんだから。だって、非原告を入れたセンター構想と言うことになれば、そういうこと［訴状の金額を上回る］もあり得るんじゃないか。だから［被害者の数が］この位だったらこうだ、この位だったらこうだと出していく」
この発言は、現実的で的を射ている。個人に対する賠償金一律五〇〇〇万円、センター資金は被害者一人当たり五〇〇万円とし一〇〇人なら五億円、二〇〇人なら一〇億円と決める。年金は五〇〇〇万円の中から二〇〇〇万円を各原告が拠出して運用する。原告に対する支払い合計金額が裁判での請求金額を上回っても理由が明確なら問題ない、という考え方だ。
「曾田弁護士　福祉施策は、長くかかるので小委員会を作るのはいいけど、金銭要求と分けた方がいいのでは。向こうはこれは関連すると言ってくると思うけど。こちらでお腹を決める必要があると思うんですよ。センター構想にどれだけ、その他にどれだけというある程度決めて。それとは別立てで福祉施策を実現するのにどうすべきかと。
更田弁護士　今日の内容は、福祉施策なんか何もやると言っていないじゃないか。
特定できない弁護士　全部金銭賠償に結びつくと。後は金銭賠償絡みでしょ。だからお金で解決すると。だから金額は十分検討した方が。
佐藤原告　センターが何かをするのはお金があるからできるんでしょ。
西田弁護士　そうするとセンターの規模をどうするかと言うことでしょ。それは国は言わん訳だから。それは、今日皆さん方と相談してと言っているだけだから。略―国の場合一日言ったら若干幅はあると思うけど。いずれにしても何らかの形で話を詰めた方が本当はいいんだと思う。＜―――＞それが原告団の意志かというと、原告団の皆さんの金額のことはそれぞれ考えているでしょ。
山田弁護士　原告団はこれだけやってきたんだから要求案はきちっと出すべきじゃないの。ぶつけると、試算してこいと。
西田弁護士　前の、松下局長の話を皆さんにすると、国としては、今日言っていたことを僕に言っていた。大蔵省もあり文部省もありで、了解得なければならない、特に金額的な面については従来よりもたくさん出すという風なことになってくると、やっぱりそれなりの根回しをしなければならんと、それについては裁判所を使いたいと、そんな話はありましたよ。

つまり裁判所の勧告案とか勧告とか裁判所のそういう風な話はありました。それについては、こっちも裁判所の案については全然否定しないし。今のままでは、［交渉が煮つまっていないので］裁判所はそっちで詰めてくれと言う」

今日交渉の場で松下が話したことを、すでに西田弁護士は知っていた。しかも賠償金の決定に「裁判所を使う」という具体的な内容なので、これは間違いなく西田弁護士または弁護団は被告国、大日本製薬と裏で具体的な話し合いをしていた確証になる。そして結論は、この通りになった。

「更田弁護士　国民の納得できるというのは、その事をリフレインした。裁判所が原告からも被告からも損害論は個別には何も調べていないの、損害額についてなにも立証していないでしょ。出せるわけがない」

次に、秘密交渉の提案が出る。

「山田弁護士　秘密交渉というのはね、これだけオープンにしてきたのにできんから、姑息なことはできない。パートの詰めを出させてね。

特定できない弁護士　それじゃ金額でないじゃない。

山田弁護士　第一次要求案に肉を付けて、突きつけて金額をつけて。訴状の請求金額にこだわらずに、社会福祉要求をやっているわけだから、プラス一般行政施策もこの際方法論として要求しているんだから、こっちが言うのが筋だと。

西田弁護士　掛け値のないものをだすと。

山田弁護士　これだけの薬害事件で、支援者をバックに向こうがどれだけのものを出すのかということ。

特定できない弁護士　先に出したら有利なのが出来るかというと。

山田弁護士　有利かどうかはともかくこちらのを前提にして奴らの考えを、明文が出る。

特定できない弁護士　社会的に正当化されるかどうかと言うことと、交渉自体が有利な条件とするのにどっちが有利か。

更田弁護士　例の交渉に入る時にね、あの例のコンフィデンシャルな数字があるでしょう、一応。で、それを、その、国は、あのまだ何とも言ってないわけですよね、で、会社も結局一応の数字として出したんで何が含まれているのか、含まれていないのか全然わからんわけでしょ。だけど一応、何が何だかわからんけど、一応数字がでているんだから、そうすると内容を含めるという、あるけれどもだいたい、おおよそなんと言うか、この辺りなら何とかなるかも知れないと言うこう、輪郭、範囲と言うのが有りそうな感じがありそうなんですよね。そうだとしら、そんなものを一応のその軸に据えながらこっちの要求というのをね、そのこちら側で何というか試算できないだろうか。それで出して、出した辺りというのが、向こうが考えていて、これが入る、入らないと言うので食い違いがあって、開きというのがどれ位になるかやってみないと分からないけれども、その辺の範囲で、結局さっき西田先生が五六〇〇と、例えば二〇〇〇とか三〇〇〇とか数字だったら交渉決裂だと、普通ならね、だけど、そうじゃなくても実際には何か知らないけどこう、匂わされている範囲があるんだから、その範囲があるんだから、それをこっちとして、どうとらまえるかと言うことを一応基準に置きながらなんかね、こっち側なりに試算して、その辺を今山田先生が言われた形にこっち側で作ってね、それでぶつけると、それで向こうがどこまで食いついてこれるかどうかと言う辺り。

山田弁護士　敢えて言えば、コンフィデンシャルか何か知らんけどね、それはやっぱいろんな、考えるというね、それは一つの証拠と言うかな、一つの証として言った位に思ってだな、なんもここで約束をしているんじゃないんだからな、コンフィデンシャルでもなんでもないんだから、歴史としては考えるけれども、[更田弁護士の「拘束されるという意味じゃないよ」と発言あり]訴状金額通りと言っても一律じゃないということをこちら側がある程度、格差を付けるという、ある程度の方向がでるならば、やっぱりそれについてはこう考えるという風にしないとね、訴状の通りだと言うんで、原告の皆さんに納得いただくというイメージを慎重に構えるのはいいけれども、僕はある段階でそうしなければならないと思うしね、それの方がプラスにもなると思う。僕はあまり過激なことを言わないで正々堂々とぶつかると、そういう辺りで要求出すと」

更田弁護士の「コンフィデンシャルな数字」発言から、和解交渉に入る時に被告側が和解金の総額か、一被害者当たりの平均賠償金額を弁護団に提示したことが分かる。それを山田弁護士がそれとなく否定する発言を行ない、「コンフィデンシャルな数字はなかった」というイメージを原告団に与えようとしている。と言うことは、この件は原告団も知らなかったということになる。更田弁護士がつい口を滑らせたようだ。それと山田弁護士の「支援者をバックに」と言う発言にも注目したい。

「西田弁護士　向こう側としては、いろいろ詰めてそれから話し合うという。今そういう詰めた話をしろと言っても、ようしないと思うな。今やっているのだって非公開だし。ある程度事前のもみ合いというやつをやると言うやり方もある。そして裁判所に持って行くと、国を引っ張り上げる一つの方法としては非常に現実的だと、しらんけど、普通の金額交渉で行なわれるような、そのお互い額を出し合い詰めていく、最終的に詰めるという方法が国が∧——∨とすれば、替わりの方法としては会社相手にある程度やると言うことはあり得る。それは事前交渉というか、何というか詰め方はいろいろあるけど。

曾田弁護士　そう度々はやらないでしょう。山田さんの言われる方法でもしやれれば一番いいと思うんですけどね。ただこちらから案が出るかどうかという問題があるんですよ。

西田弁護士　向こうが何も言わないの、こちらから出せるのかどうか。［発言が錯綜して聞き取れない］

寺坂原告　そうだったら、これから考えて早急に出さなければいかん。

更田弁護士　寺坂さんね、それが出せるかどうかなんだけど原告団会議の雰囲気なんか。原告団でそこら辺り話があるわけですか。たとえばどれ位、年金はこないだ一〇万とか一五万位の年金と言う話が一応あったけど、一時金についても具体的な出た話あるんですか。

寺坂原告　検討した線はありますけどね。これいうまだ確定な線はまだないわけですね。相手が出ないで、こちらも何の資料もないんでね、皆さんに納得さす資料もなければ。

曾田弁護士　原告の方の中にもいろんな考えを持っている方がいらっしゃると思うんですね。そこで短期の間に案がまとまるかどうか。もう一つは、正攻法で行った場合当然、厚生省も法務省も大蔵省も知るわけでしょ。そういうふうになった場合に効果がどうなんだろう、影響がどうなんだろうかという気がする。

更田弁護士　こっちの案を先に出しちゃうと言うのはね。

佐藤原告　お互いに一発という。

［それぞれ勝手に発言して聞き取れない］

山田弁護士　こっちがね、出す元気がなきゃ。認諾《にんだく》じゃないんだから向こうが。

西田弁護士　山田案は、やや危険があるなー」

「まだ間に合う」という私語の後、録音は突然とぎれ以下空白。

録音テープは途中までだが、原告側は、賠償金の獲得が交渉の中心で、それを原告・弁護団とも言い出せない雰囲気を感じる。福祉要求の実行には資金・予算がなければ何もできないという考えを推し進めれば、被害者個人が受け取る賠償金をゼロにして、継続年金とセンター資金に割り振ることで資金・予算を捻出する考えも出たはずだ。それは、森永ミルク中毒事件の

「ひかり協会」に近い方式となる。[*2] しかし、全く検討されなかった。

後日「コンフィデンシャルな数字があると更田弁護士が発言していますが、これを聞いてどう思いましたか」の問に佐藤原告は「[沈黙……]、いやこのヘンは良くわかんないナー、覚えていないなー、印象ないナー。[原告団の知らない所でそう言うことが」あるからね我々の腹は一切弁護団に話さなかった。これは記憶にないですね」と証言している。[*3]

八　和解金額を試算する被告

大日本製薬は次のように和解金の試算をしていた。

「㊙ 受付一九七四年三月一一日法規部［大日本製薬の用紙］

『和解金額の試算』［以下要旨］

一　等級区分による賠償の原則

西ドイツの点数制を基礎として、原告が裁判所に提出した資料で判断した。五区分とする。

A	三人・男子一五二〇万円、	三人・女子一四二〇万円
B	七人・男子二〇二〇万円、	三人・女子一八二〇万円
C	一〇人・男子二九〇〇万円、	一〇人・女子二七〇〇万円
D	八人・男子三六五〇万円、	七人・女子三四五〇万円
E	五人・男子五四〇〇万円、	四人・女子五一〇〇万円

計六〇人＝一八億五一七〇万円

一人平均　三〇八六万円」

年金の試算は、元本を年利五％で運用し一二歳から五六年間支給の場合、年額最高Eランク男子で支給額二〇三万円、最低Aランク女子が同五一万円と計算している。その他物価スライドの計算表や障害認定基準案、損害の内訳がある。Eランクに想定している原告や六〇人で計算している理由は不明。[*1]

三月一二日付厚生省の「サリドマイド賠償額について」では、まず提示の仕方を検討し、A案として最高額を提示して判定委員会に労働喪失率を決定してもらう案。この案は、見た目が高額になるので「マスコミに与える印象がよい」と分析している。問題点として判定基準が明らかになるまで時間がかかり原告に不安を与える、総額が最後まで決定されないと分析している。B案は平均額を提示する方法で、配分方法は原告に任せる案。「低額との印象を与える、訴外者と原告団との間にアンバランスが生じやすい」

としている。次に金額の査定方法は次の通り。

「(一) 案としては別紙二のとおりであるが、平均三千万円、最高四千万円を目安にした場合は②案が比較的これに近い。

(二) 法務省が前回ライプニッツ係数を使用したのは、最終的な額との関係と考えられるので、問題は平均三千万円という額であると思われる。(訟務二課後藤係長の話では、国が和解にあたってホフマン係数を使用した例もあるとのことである。)

(三) 積極損害の額を増額した場合でも③案及び④案となってもホフマン方式を使用した場合よりも額が低くなる。

(四) 労働能力喪失率の判定は、医学点数を用いた場合と労基法基準を用いた場合とでは個別的には相当異なるが(別紙一)平均すれば大きな差は生じない」

以下別紙一、原告六二人の氏名、医学点数、マルピーランク、労基法等級があるが全て墨塗り。別紙二。「逸失利益、積極損害　過去・未来、慰謝料　本人・両親、小計、弁護士費用、合計」を横軸に、縦軸に「マルピー案（一九七四年三月八日）、①案　一九七二年九月五日法務省案をスライド、②案　ホフマン方式、③案　将来の積極損害up（ライプ）、④案　積極損害を全部up（ライプ）」あり。以下各案の最高、最低、平均のみ記載、なお、マルピー案は弁護士費用空欄

「マルピー案	最高五三〇〇万円	最低一二三〇万円	平均二九三一万円
①案	三三五八万円	一一一一万円	二四二三万円
②案	四四一五万円	一四九三万円	三三五一万円
③案	三七〇五万円	一二四五万円	二七一四万円
④案	三九七一万円	一二三九万円	二九一五万円」[*2]

ここに示されている大日本製薬案の原本は見いだせないが、三月一一日の提示案から性差を修正したものと思われる。

翌一三日付の文書「サリドマイド児に対する賠償額提示案」［書き込み「〇井上、三月二五日法務省訟務部に説明したときの資料」あり］

「一　金額
（一）四二六〇万四〇〇〇円（労働能力喪失率一〇〇%の場合）
（二）平均三一三四万一〇〇〇円（労働能力喪失率の平均七五%と仮に計算した場合）
二　内訳

	（喪失率一〇〇%の場合）	（平均）
逸失利益	一八三五万八〇〇〇円	一三八三万八〇〇〇円
積極損害	一六七一万七〇〇〇円	一二六〇万一〇〇〇円
過去	五六九万四〇〇〇円	四二九万二〇〇〇円
将来	一一〇二万三〇〇〇円	八三〇万九〇〇〇円
慰謝料	五五〇万〇〇〇〇円	三四一万〇〇〇〇円
本人	五〇〇万〇〇〇〇円	三一〇万〇〇〇〇円
両親	五〇万〇〇〇〇円	三一万〇〇〇〇円
小計	四〇五七万五〇〇〇円	二九八四万九〇〇〇円
弁護士費用	二〇二万九〇〇〇円	一四九万二〇〇〇円
合計	四二六〇万四〇〇〇円	三一三四万一〇〇〇円

（備考）一、労働力喪失率の判定は、労働基準法第七七条の規定に基づく障害補償について用いられている基準及びドイツにおけるサリドマイド児に対する補償に用いられた医学的判定基準を勘案して行った。
二、各金額については、最近における我国の判例及び外国における和解の金額を参考として算定した」

以下、「参考資料（手持ち）」あり。別紙一として原告表で六二人の氏名、医学点数、マルピーランク、労基法等級、備考欄で整理しているが、これらは全て墨塗り。欄外に「一九七二年一二月六日以降」あり。備考欄には医学点数が書かれているが空欄の被害児も多い。*3

一方、原告は三月七日付で賠償金に関するアンケートを行ない、各原告の希望を集めたが、集計結果は見いだせていない。*4

朝日新聞は、四月三日朝刊に五段見出しで「サリドマイド訴訟の被告である国（厚生省）と大日本製薬は二日、現在進めている和解交渉で原告団に提示する損害賠償額をほぼ固めた。東京など全国八地裁で訴訟を起こしている被害児六三人とその家族に対する賠償額は、合計一九億円とした。症状・障害等級を三—四段階設け、最高約四〇〇〇万円、三段階の場合の最低額約一三〇〇万円で、平均約三〇〇〇万円となる。被告側は、和解が成立すれば訴訟を起こしていない被害児・家族も同じ取り扱いをする考えで、この算定によれば、賠償総額は約四〇億円—六〇億円になるとみている。被告側は、この賠償額について今月中旬に予定している第五回和解交渉で示す方針である」とスクープした。

原告側の動きを「名倉日記」で跡づけると四月三日の記述は、「西田先生へtel 弁護士の見解は原告の意見を聞いてから云いたい 新聞社他の支援者には朝日の記事の意図は解らない 原告、弁護士と相談の後、方針が出ると思う程度（先生本当に知らなかったんですかって聞いたら、妙な声を出した）」

四月四日の記述は、「Hさんよりtel朝日の記事の金額（三〇〇〇万円）がアンケートの金額を意味するならば原告団内部でツウツウの感あり 特に俎の上の鯉という感じで本交渉で唯単に抗議をするというだけでは承伏出来ない

本交渉とは別に舞台裏交渉が行われている感じで本交渉で一生懸命になっているのは何か可笑しい感じ この前の原告団会議では先ず福祉要求なので相手側に金額は余りつめるなという話をすると弁護士は言っていたが少し変ではないか」と弁護団に対する不信の念が高まった。

四月一日の「名倉日記」に「西田先生よりtelあり 四月六日 PM二松下氏OK 会場はどちらでとるかとのこと 佐藤さんにtelする 此方で取る様にとのこと 個人名では町村会館、都市会館、私学会館等は予約は出来ないとのこと

更田先生はこの交渉はOpenでない為団体名は差し支え個人名にせよとの指示あり

四月六日 九段会館PM一—五 カトレアの間 佐藤さん名 西田事務所へ伝える—略

F、Dさんに四月六日の件伝える Fさん何とかなるとのこと DさんOK これは交渉委［佐藤、F、D、J、寺坂］のみとのこと」とあり、弁護団と一部原告は被告側と秘密交渉していたことは間違いない。[*5]

見てきたように朝日新聞の記事は、厚生省が法務省に説明したものに近い。厚生省は四月一六日「サリドマイド児に対する賠償額提示案」と題する文書を作成、原告に対する金額提示の準備を完了した。

「一、金額

（一） 四三〇八万円（労働能力喪失率一〇〇％の場合）

（二） 三一八七万円（労働能力喪失率平均七八・二八％と仮に計算した場合）」

以下算出根拠あり、その後に「金銭補償予想質問」あり。以下その全文。

「金銭賠償予想質問

一、全体的なもの

1、逸失利益、積極損害、慰謝料、弁護士費用等はそれぞれどのような内容の損害を対象としているのか。2、ランク付けはどのようにして行われたか（五段階の根拠）。3、各ランクの金額はどのように算出されたか。4、各原告はどのランクに該当するのか。5、原告間と訴外者とではどこで差がつくのか。6、提示額は一時金のみか。7、提示額の一時金と年金との割合はどうなるのか。（一時金のみの選択も可能か）8、支払時期はいつか。9、ランクVはどのような者が該当するのか。10、年金は児が死亡した場合親が受給できるのか。11、スライドの実施はどのような方法で行うのか。

二、逸失利益

1、算出の根拠は何か。2、平均給与はなぜ七三年分で計算しないのか。3、将来の賃金上昇はどう考えるか。4、なぜライプニッツ方式によったのか。5、稼働可能年齢を一八歳―六七歳とした理由。

三、積極損害

1、算出の根拠は何か。2、積極損害のなかには介護、医療、通院雑費、リハビリテーションを含むのか。3、将来月三万円、過去一万五〇〇〇円とした根拠は何か。

四、慰謝料

1、算出根拠は何か。2、差をつけた理由。3、片親の場合、親がいない場合はどうなるのか。

五、弁護士費用

1、八％の理由。2、「等」とは何か」。これをみると被告らは、とりあえず原告側と議論ができると考えていた。*6

四月一九日夜、弁護団と交渉委は賠償金に関して打合を西田事務所で行なったが、この時の様子を名倉は「EさんPM五頃来所　Eさん西田事務所行きについては更田先生　弁護団会議があると断ったとのこと　交渉委と交渉打合わせと云わないところに不信感を抱く　何かを感ずる　金銭補償の提示が四月二〇日（第六回）交渉であることはほぼ確定と察しられる　それに対する対応策だろう―略―Eさんは原告なので断るのはいささか考え方が狭量に思われる　この交渉の進め方がだんだん一部の人のものになってしまう危険がある」と同日の「名倉日記」に記述している。

九　和解金額の提示

四月二〇日、全共連ビルで午後一時から五時三〇分まで第六回交渉。まず厚生省側が福祉要求の詳細な回答を文書で行なった。概要は、被害児の実数調査は行なわず賠償金の申告漏れをしないようにすることで「確実な実数を把握したい」、医療費は既存の育成・更正医療の他はセンターで行なう。センター活動に協力する。障害等級は「サリドマイド障害の特殊性が充分反映するよう努めたい」、「介護に要する費用は金銭補償に含まれる」、「認定被害者増加時のセンターに必要な資金の拠出については、新たな認定被害者に支払う金銭賠償の一部として支払う」などの内容で、サリドマイド児を対象とした施策には回答せず、既存の制度の運用と拡充、後は努力するという内容だった。

次いで原告の質問に、基金を国が提供し、その運用で研究費を数年度に渡って捻出することはできない、研究費の補助は可能と回答。その後補助具・補装具、医療問題を議論。次いで障害等級の改善、介護者、教育問題を議論と言うより陳情のような雰囲気で展開。しかし、文部省の特殊教育審議官が「中学校は地方公共団体の管轄だ。教育の目的、到達点は、普通学級も特殊学級も同じだ。だからサリドマイド児も特殊学級でもいいではないか」という官僚的発言をしたため紛糾する。

結局、サリドマイド児特有の施策は金銭補償で解決する、その他は既存の行政サービスで行なうという基本路線が示され、死亡者補償には触れなかった。労働省の係官が、心身障害者雇用拡大のための施策を説明し今後も努力すると話した。新薬の安全性の確保は、次回まとめて厚生省から回答することになった。原告は「サリドマイド事件を契機とし、承認許可基準を改善するよう要求する」と発言し、松下局長は、「わかりました」と答えた。

休憩後、一九七四年四月二〇日の日付のある金銭補償に関する文書を厚生省が配布、重要なので以下その全文を紹介する。

「一、ランク

労働基準法施行規則別表の身体障害者等級表の一級ないし三級を第一ランク、四級及び五級を第二ランク、六級及び七級を第三ランク、八級及び九級を第四ランク、一一級を第五ランクとした。

二、各ランクの労働能力喪失率

上記の障害等級ごとの労働能力喪失率を、各ランクごとに平均して算出した。

三、慰謝料率
東京地裁交通部において用いられている慰謝料額を率に換算し、障害等級ごとの慰謝料率を、各ランクごとに平均して算出した。
四、逸失利益
ア、一九七二年賃金構造基本統計調査報告書の『パートタイム労働者を含む労働者の平均給与』による年間現金給与額および年間賞与その他の特別給与を基礎年収とした。
イ、上記の基礎年収をもとに一八歳から六七歳までを稼働可能期間とし、ライプニッツ方式によって算出した。
五、積極損害
ア、現在東京地裁で検討中と発表されている交通事件損害賠償新基準（以下「新基準」という。）の近親者付添費通院一日一〇〇〇円を将来の積極損害とし、過去の積極損害については、従前の東京地裁における基準により一日五〇〇円とした。
イ、上記の日額をもとにし、将来分については、一三歳から七二歳までを平均生存期間とし、ライプニッツ方式により算出した。また、過去分については一三年間分を算出した。
六、慰謝料
ア、本人分については、新基準による最高額一〇〇〇万円を基準とし、前記三の慰謝料を乗じて算出した。
イ、両親分については、新基準により本人分の三割相当額とした。
七、弁護士費用等
逸失利益、積極損害及び慰謝料の合計額の八％とした。
ランクⅠ　労働能力喪失率一〇〇・〇％、慰謝料率一〇〇・〇％、逸失利益一六二七万六〇〇〇円、積極的損害（過去）二一三七万三〇〇〇円、同（将来）六八九万円、慰謝料（本人）一〇〇〇万円、同（両親）三〇〇万円、弁護士費用等三〇八万三〇〇〇円、合計四一六二万二〇〇〇円。
ランクⅡ　労働能力喪失率八五・五、慰謝料率六二・五％、逸失利益一三九一万六〇〇〇円、積極的損害（過去）二〇二万九〇〇〇円、同（将来）五八九万一〇〇〇円、慰謝料（本人）六二五万円、同（両親）一八七万五〇〇〇円、弁護士費用等二三九万七〇〇〇円、合計三三三五万八〇〇〇円。

ランクⅢ　労働能力逸失率六一・五％、慰謝料率四五・六二五％、逸失利益一〇〇一万円、積極的損害（過去）一四五万九〇〇〇円、同（将来）四三三万七〇〇〇円、慰謝料（本人）四五六万三〇〇〇円、同（両親）一三六万九〇〇〇円、弁護士費用等一七三万一〇〇〇円、合計二三三六万九〇〇〇円。

ランクⅣ　労働能力逸失率四〇・〇％、慰謝料率二九・三七五％、逸失利益六五一万円、積極的損害（過去）九四万九〇〇〇円、同（将来）二七五万六〇〇〇円、慰謝料（本人）二九三万八〇〇〇円、同（両親）八八万一〇〇〇円、弁護士費用等一一二万三〇〇〇円、合計一五一五万七〇〇〇円。

ランクⅤ　労働能力逸失率二〇・〇％、慰謝料率一五・〇〇％、逸失利益三二五万五〇〇〇円、積極的損害（過去）四七万五〇〇〇円、同（将来）一三七万八〇〇〇円、慰謝料（本人）一五〇万円、同（両親）四五万円、弁護士費用等五六万五〇〇〇円、合計七六二万三〇〇〇円」

休憩後、「佐藤原告　提示額の内容は私達の気持ちと全くかけ離れたものであります。これでは、我々としては検討もできない。

J原告［と思われる。以下同じ］　過去六回にわたってのお話が全然入っていないんですよ。

佐藤原告　提示額はお返しします。

［沈黙続く］

J原告　子どもたちの日常生活、子どもたちがなんのために障害児になったか全く理解していない。

西田弁護士　親御さんの意見はこういうことです。今日はこれで打ち切りにしたい。二一日もこういうことでは進まない。

一応流したい」と発言し交渉は終了した。

この回答は、弁護団としても弁護士費用を一〇％と考えていたので納得できないものだった。*1

以下「名倉日記」の記載、「PM六・三〇真生会館で反省会」を開く。録音テープは、引き続き原告団会議の様子が録音されているが、不鮮明で内容が良く理解できない。

「佐藤　∧――∨全員が集まって議論する必要がある。

寺坂?・T?　二本柱［福祉要求と金銭賠償］でやってきて、一本はともかく。

＜――＞二日間の合宿の線で交渉しているんで交渉委員が突飛な考えでやっているんじゃない」[2]
この発言は、原告交渉委員と弁護団が事前に被告側と何らかの交渉していたことを示しており、四月一九日夜に行なった交渉委の打ち合わせにE原告の出席を拒んでいることを含めて考えると、弁護団と交渉委は事前にこの数字を知っていた可能性がある。
「西田弁護士　四月の二八日二九日も流すということは、原告団会議をもうやらんと言うことじゃないですね、近い将来。［和解の合意取り付けができなくなるのを恐れての発言か］
曽田弁護士　国も会社も一回提示したものは簡単に変えられないから慎重に慎重に考えた結果でしょ。そんなに動くということは考えられない」と発言。
［場面が変わった様子］
「佐藤原告　作業委員会＜――＞懸案事項、確認書に盛り込まれる内容、積み残しになっている＜――＞作業委員会、因果関係と改めて恐縮なんですが二月一日の……。
［再び雑音多く聞き取れないまま、テープは終わる］」[3]
山田弁護士の記録「原告側は、一時間以上休憩をとり、これをめぐり討論し参加原告一人一人からも意見をきく。
この提示案は労災や交通事故を基準にしたもので、額そのものも低いし、障害等級も多いとして、再考を求めるためこの案を返上することにした」[4]
マスコミは、交渉中断を「国側、サリドマイド補償額示す／一四・五cm　最高四千百万円　患者側即座に拒否／四段」日本経済新聞二一日付と大きく取り上げた。原告・被告とも暗礁に乗り上げた交渉を裏でなんとか打開しようと五月一一日、秘密交渉を行なったが歩み寄りができなかった。[5]　なお、秘密交渉はこれ以外にも行なわれたが、もちろん、原告の多くはそのことを知らなかった。
四月二八日と二九日、大阪市立労働会館で原告団会議を開くが、二九日は流れて自由行動。[6]　議題は、被告側提案の検討。[7]
山田弁護士の記録「連休を利用し、大阪で原告団会議をもつ。決裂寸前に至った交渉をふりかえり、今後の対策を協議した。被告側提案の五ランク案と金額について強い不満があり、この点前進がなければ法廷に戻ることを確認し合う」[8]
五月一六日の常任委員会の状況分析が「名倉日記」に次のように記載されている。

「四月二〇日　第六回交渉後の被告の動きについて、今日まで何も連絡なし　五月一八日　裁判期日あり、その折り、被告側より何の意思表示もなかったら原告団、弁護団と相談の上態度決定する　その時期は六月一杯と限る（公判か和解か）弁護団の見方▼被告が提示した金額を一言の釈明もさせずに原告が蹴った事について不可解というのは他の事件の弁護士からの感想　弁護士一般の常識としてはこの程度ということなのか◎被告側として第二、第三案を持っていて第一案を提示したわけではなく役所が出すにはそれなりの計算、条件があってのことなので簡単にはねり直しは出来ない状態で時間がかかっているとと思うがとのこと　自ら曰く　被告側の代理人みたいな発言になるがとのこと

◎具体的には五月一八日被告の出方をみる。◎一言の釈明も聞かず金銭補償を蹴ったのであるから合意する金額との差は余り少ないと変である　最低三割アップH、二割佐藤。◎マルピー小幡支店長との会談で、あの条件なら蹴られると思ったが国が入っているので（国をよい楯にしている感じ）仕方がない　子供の将来を考えると蹴られても当然だ、そうな。裁判で争いながら和解でまとめたいとはケシカランと支援者は言う

◎公判に戻るとしても時期の遅れはあるが原告にとっては有利ではないか。金額、福祉、因果関係、過失責任について逆に被告にとっては不利と判断される」

弁護団が大日本製薬の小幡と接触していたことが分かる。もちろん大日本製薬は国より高額な賠償金を試算していたので「あの条件なら蹴られると思った」という発言は正直なところだろう。

五月一八日午前一〇時から裁判期日があり、裁判所は原被告双方から事情を聞いて四月二〇日の被告提案にこだわらないで、賠償金額を検討して提示すると約束した。また「原告弁護団、大日本製薬と秘密交渉」と「名倉日記」一九七四年六月九日に記載があり、弁護団は裏で大日本製薬と断続的に交渉を進めていた。*9

その結果、五月二七日、大日本製薬は「覚書」で統一原告団に「サリドマイド被害児の出生に対する責任を痛感し、事件発生以来今日まで十数年に亘って、被害児を放置してきた事実を深く反省した上で、原告被害児の方々が緊急に必要とし、かつ、大日本として実現可能な当面の措置として、被害児の日常生活上の障害を軽減するための補助具などの提供を行う」とし、被害児の家庭と通学先教育施設内に、自動排泄処理便器、足踏式水栓、特殊机を設置または交付する。

英国マーガレット・ローズ王女外科病院で開発された回帰電動装置付の軽量空気式義肢を導入するため統一原告団の選定した被害児とその保護者が英国を訪問し、義肢の試作発注に必要な費用の全額を負担する。これらの債務総額は金三〇〇〇万円

とする、と公正証書で原告団に約束した。[10] これは、四月一三日の第五回交渉で足立勝法規部長から提案されたもので、この合意には和解成立の前提は付いていないが賠償金額が決まる前にこの様な契約を取り交わした裏には、両者暗黙のうちに和解成立を前提としていたと思われる。

一方厚生省は「一九七四年五月二八日（火）

試算額（一案）［要旨］

	弁護士費用を除いた合計	年金拠出分	人員
一．	四五四二万八〇〇〇円	五五一万二〇〇〇円	一七
二．	三五八五万一〇〇〇円	四七一万二〇〇〇円	一七
三．	二五八七万五〇〇〇円	三三九万〇〇〇〇円	一九
四．	一六七九万〇〇〇〇円	二二〇万五〇〇〇円	七
五．	八四三万六〇〇〇円	一一〇万二〇〇〇円	〇

弁護費用は、年金拠出分を引いたものの一〇％　試算額（二案）［同］

一．	四六四二万八〇〇〇円	五五一万二〇〇〇円	一〇
二．	四〇三二万六〇〇〇円	四七一万二〇〇〇円	四〇
三．	三一一四万三〇〇〇円	三三九万〇〇〇〇円	一〇
四．	二二七七万一〇〇〇円	二二〇万五〇〇〇円	三
五．	一四八八万六〇〇〇円	一一〇万二〇〇〇円	〇

弁護士費用は空欄」という案を作っていた。[11]

五月三一日、裁判期日ＰＭ一、東京地裁民事三一部判事室、西田、山田、更田、曾田、秋山、儀同、京都の猪野以上弁護士、原告はＪ、Ｄ。また、参加原告を「◎原告は言下に（四月二〇日）蹴った　併し次回に多数の原告が傍聴に来たのでは言葉と態度は違う　被告になめられる恐れあり

◎五月三一日出席者は事務局及希望原告二名程　人選は事務局にまかす◎五月三一日傍聴等ということは絶対に書かないこと　中断状態で皆気にかかっている処へそんな文章が行ったら地方からも出て来かねない　厳につつしむこと」とあるよ

うに、傍聴を制限したことが五月二一日の「名倉日記」に記されている。
この日の交渉内容を西田弁護士は「今日裁判所においてPM一―五の長時間にわたって裁判長より各々に対して事情聴取があった。その結果、裁判所の和解案として、福祉要求のセンターに対する交渉は当事者間で誠意をもって交渉をするという前提条件で　金銭賠償については『三ランクとし　Aランク四〇〇〇万　弁護士費用は別途一〇％　Bランク三三〇〇万、同Cランク二八〇〇万、同　法廷訴訟費用は被告負担』という提案があり、三者とも持ち帰って検討して裁判所に回答すると約した。国としては検討期間は最低二週間ということで次回裁判所期日は六月一五日AM一〇と決定した」と原告に説明した。[*12]
大日本製薬側の見解は「当社においては、こう着した状態を打破すべく原告団側と誠意をもって接触し、話し合い再開のための土壌づくりに奔走し、国及び原告団それぞれの立場を配慮しながら、あくまで和解実現の線を貫くべく、東京地方裁判所に和解交渉再開の斡旋を依頼することになった」。「土壌づくり」とは義肢などの費用三〇〇〇万円を指していると思われる。[*13]
裁判所の提案を受けて原告団は早速、その諾否のため幹事会を六月二日、番町教会で開いた。そのあらましを「名倉ノート」から示すと次のようなものだった。

「出席者・弁護士西田他五人。原告・佐藤他五人。事務局名倉。
六月九日　原告団会議の持ち方の前に福祉要求の重点
四月二八日の大阪会議の結果　金額の上昇を上げることについて交渉委に任せるとの条件で一カ月過ぎ、その間弁護団を通じて被告との交渉をもった」
続いてランク付けは真鶴での二ランクは、国がOKしないので、交渉委としては三ランクをやむなしとして認めた、と説明。
次に被告側のランク基準と金額は「原告案は最低三〇〇〇はゆずれぬということで、お互いに裁判所にぶつけた。
原告案はA．四二〇〇　B．三五〇〇　C．三〇〇〇
裁判所案はA．四〇〇〇　B．三三〇〇　C．二八〇〇　斡旋という形で出てきた
原告要求ならば原則的には会議にはかるのが当然だが交渉委の行動だということならばあやまるより仕方がない。事後承諾については弁明の余地なし。但しこれは一応の主張なので了解を得たい。但し金額ランクについてはかけ値なしのことについては原告の意思と余りはなれていないと思う。これは純然たる賠償金である。
訴訟対策費　二億

弁護士費用は別
センター　四億　人数に関係なく　　被告の予算
四億の内訳は、一億は基金　五〇〇〇万一〇年で使ってよい金。五〇〇〇万教育、医療資金。一億が介護資金。一億が特別基金として親亡き後の資金として積み立てる」「八％で八〇〇万の運営資金なので原告としてはやれぬといったら被告としては何とかやってくれという希望。法律扶助協会にはお礼金が要る。弁護費用の二〇％」、センターは法人格を取ると概略を説明した。

六月九日の会議のもち方として、「◎裁判所の和解案について（センター、福祉の条件が整えば）金額の決をとる◎訴訟対策費として一つの案としての金額を出して討論」「弁護団の考えとして　訴訟対策費　他地裁との関係の件についてどうするか。その方法をどうしてやるか統一原告団会議をいつ頃もつか」と検討課題を提示した。センターの設立、事業計画、寄付行為の案は山川弁護士が担当、ランク判定は木田、有馬、土屋、一番ケ瀬などの専門家に内々で聞く等が話された。

また「第六回交渉（四月二〇日）後　弁護士を通じて被告と交渉をもった（五月一一日、一八日、二六日）」とこの日までの交渉経過を説明した。一方「名倉日記」の同日付には「五月に入って交渉委と被告との交渉が行われていたとの（どの様にとか詳細は不明）話あり　いよいよもって運動は崩壊自滅の一途であり　今後弁護士、幹事が運動などとふざけた事を云ったら承知しない」と書かれている。[*14] このように裁判所提案を元に原告被告双方が内部で検討しつつ、秘密交渉は続けられていた。

六月九日一二時から九段会館で東京・京都の原告団会議を開き、交渉経過を次のように説明した。ランク付は原被告の主張を折衷して三ランク、金銭賠償は裁判所案を受け入れるがCランクに対しては、大日本製薬が二〇〇万円別枠で上乗せする。当時は、「ウォシュレット」という名称は普及していなかったが、自動排泄処理便器を学校や自宅に設置する費用、マーガレット財団の義肢の調査費用など含めて三〇〇〇万円の提供、二億円の訴訟対策費の支払い、センター資金四億円の拠出などの約束が報告された。このうち、訴訟対策費の二億円は増額の含みがあると説明された。賠償金の内訳は次の通り。

「

	A	B	C
1. 賠償金	四〇〇〇	三三〇〇	二八〇〇
2. 特別調整金			二〇〇
3. 訴訟対策費	一五〇	一五〇	一五〇

4．弁護料　四〇〇　三三〇　二八〇
5．介護手当　（五〇〇）　（三三〇）
6．センター費用　＋　＋　＋
小計　（五〇五〇）　三七八〇　三四三〇
（四一一〇）

訴訟対策費　二億
センター資金　四億
介護料については　原資　五〇〇〇万　月額三万
三三〇〇万　月額二万

センター資金四億の内訳は
基金　一億
介護料　一億
特別基金　一億
医療関係費　五〇〇〇万
教育関係費　五〇〇〇万
訴訟対策費二億の内訳として
法律扶助借金元金　八〇〇〇
法律扶助礼金（寄付金）　二五〇〇
裁判費用（印紙代、海外証人費用）二四〇〇
証人、鑑定人、協力者への礼金　一一〇〇
その他
他に弁護士報酬あり」[*15]

以上を元に今後の方針が話し合われ、金銭賠償は裁判所案を受け入れる、その結果、裁判には戻らず和解で解決することが

決定された。年金のコース分けは今後の交渉に、ランク付けは原告の信頼する医師に任せる、その人選は弁護団と交渉委員に一任することになった。なお、介護手当とその運用は不明。

この時、佐藤原告は「何故弁護士と妥協するのか　弁護士との妥協線を何処においているのかと　妥協はしていないとの返事だったが、一、和解申し入れる時期の件、二、因果関係過失文書の件、三、公開、非公開の件、四、和解調書にもり込む因果関係、過失の文書について余り列挙しない件（これは未決）」と発言した。[*16]

原告のCランクに特別調整金として二〇〇万円増額する合意が、いつされたか明確な記録はない。確認できるのは、六月二日の原告と弁護団の会議では見てきたとおり二〇〇万円は話題になっていない。六日の打ち合わせでも議論に出てこない。八日に秘密交渉を行ない松下も出席した。「名倉ノート」には、「福祉（教育、職業、医療）を議論」とあり、「名倉日記」には、「昨日の因果関係と過失責任の文書の形式についての意見云う」とあるだけで、金銭問題は話された様子がない。[*17]しかし、九日の原告団会議で二〇〇万円の特別調整金が報告された。

八月四日、西田弁護士が原告団に説明した内容から、裁判所の提案前に原・被告で具体的な金額、ランク分けを話し合っていた。その上で、六月に入って最終的な詰めを両者で行なったようだ。更田弁護士は、「交渉ごとだからあうんの呼吸もあったかも知れない」と二〇〇七年一一月六日の電話聞き取りで語っているので、裁判所の賠償金額案は当事者同士である程度詰めて、最後に裁判所が提示した金額だった。

また、記録は見いだせないが訴訟対策費とセンター資金の額を決める交渉もしていたはずで、憶測すれば先ず大日本製薬はCランクの原告に二〇〇万円の積み増しを了承して合意を引き出し、次いで七月下旬頃までに訴訟対策費は、二億円から二億四〇〇〇万円にセンター資金は四億円を五億円に増額した。賠償金は「総額」方式だからどこに分配するかが議論の中心だったと考えられる。[*18]

被害者の数が増えてもセンター基金が増額されないのは不合理だが、一九七四年四月二〇日、被告側は「金銭賠償の一部として支払う」と回答しており、積み増しが「必要なら［賠償金の］中から申請和解の被害者が拠出すべきだ」と主張していた。[*19]この問題は、以後の交渉に出てこないだけでなく、原告の意見・考えも見付かっていない。多分、センターの事業は年金管理以外具体的な構想がほとんどなかったためと思われる。健康管理、資料収集など項目は並んでいるが、それぞれの質・頻度などが例示されていないから、費用の算出ができない。従って予算も立たず基金総額も見積もれなかったようだ。[*20]

もっとも、センターが資金不足に陥れば当然不足分は大日本製薬に請求するから結果は余り変わらないという考え方もある。大日本製薬も後からの請求はその時に考えることにして、現在は賠償金等の支払現金そのものが手元にないので、先に延ばせるものは先に延ばすことにしたとも考えられる。*21

山田弁護士の記録「全国の原告が数時間にわたって討論をした。討論結果は、福祉要求が満たされればという条件で裁判所の金額面の案をうけ入れる方向である」。*22 佐藤原告は、二〇〇四年一〇月一三日の私のインタビューに対してCランクに対する特別調整金は覚えていないと発言している。

厚生省は、一九七四年六月一〇日付の文書「サリドマイドの和解について」で次のように分析している。以下全文。

「一、去る五月三一日(金)、東京地裁民事部第三一部において、サリドマイド事件に関する和解手続きが行われ、園田裁判長から、要旨、次のような説明があった。

(一)さきに被告側が提示した和解金額に対し、原告側から、次のとおり要望があったこと。

提示額のランク数を三とし、各ランクの金額をA＝四二〇〇万円、B＝三五〇〇万円、C＝三〇〇〇万円とすること。

弁護士謝金は、上記金額に対する一〇％の金額とすること。

(二)またマルピーからは、前回提示金額を三ランクとし、A＝四〇〇〇万円、B＝三三〇〇万円、C＝二五〇〇万円、弁護士謝金は、上記金額の一〇％の額に修正してもよいという発言があったこと。

(三)裁判所としては、うえの情況を勘案し、ランク数を三とし、A＝四〇〇〇万円、B＝三三〇〇万円、C＝二八〇〇万円、弁護士費用は上記金額に対する一〇％の額とするという和解案を提示すること。

二、これに対し、国側は、さきに提示した和解金額は、国として充分検討をつくした額であるので、いま直ちに裁判所の和解案を受け入れるという回答をすることはできないが、関係各省と協議して、和解案受諾の可否を検討したい旨回答した。

なお、裁判所の和解案に対する回答は、次回和解期日(六月一五日(土))に行われることとなった。

三、裁判所から提示された上記和解案は、算定に関する根拠は明示されていないが、裁判長の発言から散聞されるところを要約すれば、前回の被告側の提示額は、サリドマイド児の障害が先天性のものであるということに対する配慮が十分でないという点にあるように考えられるので、前回提示額に対する考え方を次のとおり修正し、裁判所の和解案を受け入れたい。

四、考え方の修正

（一）労働能力喪失率及び慰謝料率の算定にあたっては、従来の労基法における考え方や東京地裁交通部の考え方からはなれ、サリドマイド児特有の障害を考慮した独自の算定率による。

（理由）

労基法における労働能力喪失率又は東京地裁交通部における労働能力喪失率及び慰謝料の考え方は、いずれも後天的な障害を対象としている。特に労基法においては、就業年齢に達した後において障害を受けた場合を対象としているので、サリドマイド児のように先天的に障害を受けている場合については、適切な基準とはいえない面がみられる。

サリドマイド児の障害は、前例がないことから、現時点では判明し得ない未知の障害が潜在している可能性があり、またあらわれている障害が部分的であっても、その影響が身体全体に及んでいる場合が多いといわれているので、労働能力喪失率及び慰謝料率の算定にあたっては、このような点を考慮する必要がある。

（二）サリドマイド障害を五ランクに区分し、労働能力喪失率及び慰謝料率をあわせて、損害率とし、それぞれのランクの損害率を次のとおりとする。

（ランク）	A	B	C	D	E	（別紙一）参照
（損害率）％	一二〇	一〇〇	八五	六〇	三〇	

（理由）

一．ランク数

サリドマイド障害の解剖学的な分類を基本とした場合、五に分類できる。

二．損害率

うえに述べたサリドマイド障害の特殊性から、サリドマイド児の最重症者の障害は、労基法及び東京地裁交通部の基準において、労働能力喪失率一〇〇％として定められている場合の障害よりもその程度がさらに高いといえるので、前回提示額のうえにさらに一ランクを設ける。また、前回提示額の基礎となった労働能力喪失率は、端数を整理して、損害率とする。従来の四ランクと五ランクは統合し、損害率は平均をとる。

前回提示額との対応関係は次のとおりである。

（提示額）――→（改訂案）

（ランク）	（労働能力喪失率）（％）	（金額）	（ランク）	（損害率）（％）
			新設→A	一二〇
Ⅰ	一〇〇	三八五三万九〇〇〇円	→B	一〇〇
Ⅱ	八五・五	二九九六万一〇〇〇円	→C	八五
Ⅲ	六一・五	二一六三万八〇〇〇円	→D	六〇
Ⅳ	四〇・〇	四〇三万四〇〇〇円	統合　E	三〇
Ⅴ	二〇・〇	七〇五万八〇〇〇円	統合　E	三〇

（三）Bランク（損害率一〇〇％の場合）の金額の算定を提示案の一ランクの額とした場合、各ランク別の金額は、それぞれ次のとおりとなり、いずれも裁判所の和解案を上回る損害額となるので、裁判所の案をそのまま受諾する。

（ランク）	（損害率）（％）	（損害額）	（裁判所案）
A	一二〇	四六二四万七〇〇〇円	四〇〇〇万円
B	一〇〇	三八五三万九〇〇〇円	三三〇〇万円
C	八五	三二七五万九〇〇〇円	二八〇〇万円
D	六〇	二三一二万四〇〇〇円	一九八〇万円
E	三〇	一一五六万二〇〇〇円	九九〇万円

DEは損害率の割合によった場合　（別紙二）参照

（四）弁護士謝金に関する裁判所の和解案（賠償額の一〇％）は最近の実態からみて受け入れることができるものである。

五、発表にあたっては、うえの考え方は示さない」

別紙一は、各ランクの医学的な根拠、別紙二は六月五日の日付入りで、賠償金額の逸失利益、慰謝料など項目ごとの内訳を①案と②案として表にしているが、総額は同じ。ランクごとの人数はA一三、B三七、C一一、D二、E〇、計六三人と予測していた。*23 これに対して判定結果はAランク二四人、Bランク三六人、Cランク三人だった。

厚生省が裁判所の提示額を受け入れるにあたり、関係省庁に受入理由を説明した文書はいくつか残されているが、その代表として次のものを紹介しておく。

「（一九七四年六月一一日）

『裁判所の和解案を受け入れない場合の問題点』［欄外に「一九七四年六月一一日、大蔵省寺村主査に説明」の書き込みあり］

「一、略―今回裁判所から提示された和解案は、東京地裁において最初からこの事件の審理を担当し、この事件の性格を十分に理解している裁判長が、これらの事情を勘案し、十分に妥当性のあるものとして示している額であるだけに、これに対して各当事者がどのような態度をとるかということは、マスコミをはじめとする社会一般の注目を集めているものである。このような情況のもとにおいて、もしこれをいずれかの当事者が拒否した場合は、当該当事者が一方的に不利な立場におかれることは自明である。

この意味においては、仮に原告が拒否した場合にも、国は受け入れるという意思を表明した方がよいと思われる。

二、国会等において、又、和解交渉に入る前提として、国は因果関係及び責任を認める発言をしているのに、悲惨な状態にある被害児を再び裁判に戻すことは、被害児の救済を遅らせることによって世論の非難を浴び、かつ、国に対する不信感を増大させる。

三、裁判に戻ったとしても何らメリットはない。すなわち、判決の額が和解案の額を下まわることはほとんど期待できず、かつ、国の責任に対する判決の論調が厳しくなることが考えられ、医薬品の副作用に関する他の事件、特に国に責任がないと考えられる事件に対してまで、裁判上、裁判外を通じて悪い影響を与えることが予想される。

（備考）

本件の特殊な経緯から考えて、本件和解が他の事件に及ぼす影響はないものと考えられる」[*24]

国の過失責任を棚上げして「悲惨な状態にある被害児」とは抵抗を覚えるが、こうして交渉当初から最後は裁判所を使うという原・被告の思惑通り、裁判所の斡旋とCランクに大日本製薬が二〇〇万円上積みすることで金銭賠償額は合意した。原告団にとって、先に賠償金額を決めたことは戦略的には失敗だった。

六月一三日には、まだ正式な合意ができていないのに手回しよく厚生省は次のような確認を大蔵省に迫っていた。

「『サリドマイド事件にかゝわる東京地方裁判所の和解案を受諾するに際しての確認書』

サリドマイド事件にかゝわる東京地方裁判所の和解案を受諾するに際し、下記のとおり確認する。

一九七四年六月一三日

大蔵省主計局長　橋口　収殿

厚生事務次官　加藤威二

記

一、サリドマイド事件の和解による金銭補償については、原告及び訴外の者を問わず、国として負担すべき金額は、次に掲げる額の三分の一に相当する額を限度とする。

障害等級	本人分	弁護士費用（原告のみ）
一、	四〇〇〇万円	左の額の一〇%相当額
二、	三三〇〇万円	同上
三、	二八〇〇万円	同上
四、	一八〇〇万円	同上
五、	九〇〇万円	同上

二、サリドマイド訴訟に要した費用、障害等級の認定のために要する費用については、その三分の一に相当する額を国が負担し、その三分の二に相当する額を大日本製薬株式会社に負担させるものとする。

三、サリドマイド原告団の福祉に関する要求については、国としては現行の各種の福祉制度の範囲内において対応することとする[*25]」

この段階で、厚生省は訴外者に対しては五ランク、福祉要求は現行制度の枠内と方針を決めていた。この文書が後に確認書の文言を拘束し、松下の頑なな発言となって原告の前に立ちはだかることになる。

六月一五日朝一〇時から、東京地裁で原告と被告から裁判所が意見を聴取。裁判所は、厚生省が訴外者の中には原告より症状が軽い被害者もいる可能性があるので訴外者にはDランクを設けたいと主張したのを、原告にDランクを設けると思い違いをして夕方まで計八時間の交渉となった。そのため午後一時から全共連ビルで予定していた福祉要求に関するミニ交渉は流会となった。なお、この時点では、D、Eの金額を被告側は明らかにしなかったようだ[*26]。

山田弁護士の記録「午前一〇時裁判所の期日が開かれる。交互の個別聴取方式ではじまり午後六時まで、延々八時間もかかる。原告側は、最終的に裁判所に対し、福祉要求を煮つめることを条件として先の金銭面の和解案を受け入れる用意があると返答をする。それにしてもこんなに時間を要したのは、厚生省の背後には大蔵省・法務省が控えているからである。国を相手とする交渉は、これからも手間取ることが予想される」[*27]

大日本製薬は「国は、三ランク制を承服せず五ランク制をつよく主張し、裁判所による調停も一時難航した。しかし、最終的には、東京の原告についてはその症状が三ランクにおさまるであろうという現実的配慮から、国も同勧告案に応じることとなった」と書いている。[*28]

翌一六日の日曜日、番町教会で統一原告団会議を開いて、これまでの経緯を西田弁護士が説明し、次の項目が合意された。

「一、各支払い賠償金額了承
一、訴訟対策費（交渉委提案について）一応了承　その他の配分についても一任
一、年金コース設定についても原則的に　コースについては作業委員会にて今後詰めるが年金方式を採ることは全員了承
一、センター設立　了解」

次いで今後の予定と福祉、センター、年金などの各担当者を決めた。[*29]

山田弁護士の記録「統一原告団会議で今後の交渉方式について協議をする。その結果、①補装具・教育・職業対策などの福祉関係、②年金関係、③センター関係の三つにわけ、各分科会方式をとり、交渉委員を中心にし参加希望の原告と弁護団が入り、学者・支援者との勉強・意見交換などの準備作業と交渉の詰めを行い、煮つまった処で、文書化作業をすることとした。なお、障害程度の判定は、判定基準の作成とともに原・被告推薦の学者六名に一任し、作業をしていただくことにした」[*30]

厚生省が一七日にまとめた文書「東京地裁におけるサリドマイド和解」には「了解された事項（口頭）

一、サリドマイド障害児の障害等級の認定は、基準の制定を含め、各当事者の合意のもとに裁判所が委嘱する委員から構成される認定委員会によって行う。

この場合において、認定基準の上位三ランクに判定された児童に対する補償金額は、裁判所の和解案に従う。

二、サリドマイド児の福祉、福祉センター、年金については、今後とも話し合いがつづけられる。

（含み事項）

①障害等級の基準の制定は認定委員会に委ねられるが、基準としてのランク数は四とし、訴外のものについては、『その

他』としてこの基準以外の等級の者がありうること。

②原告児童のなかに、認定委員会による判定の結果、上位三ランク以内に位置づけられない児童がいる場合には、第三ランクの補償金額との差額は、マルピーが補償すること」

とあり、新聞報道の三ランクは正確ではない。原則四ランクだが原告にDランクがいたら大日本製薬の負担でCランクと同額とする合意だった。[*31]

原告は、認定委員会の判断を待つまでもなく全員Cランク以内になることが決まっていた。その上、Cランクに大日本製薬が二〇〇万円上乗せするので原告は四〇〇〇万円、三三〇〇万円、三〇〇〇万円となった。そして訴外者にDランク一八〇〇万円と、それより軽い被害者がいればEランクとして九〇〇万円を設定した。

原告でCランクに認定されたのは、東京地裁の三人のみで、その内二人は大日本製薬、残る一人はセイセー薬品工業が被告だが、セイセーがこの二〇〇万円を負担したことを示す記録は見つかっていない。

私は、厚生労働省に行政文書の開示請求を求めたが、一部文書は法務省の作成関与するものとして法務省に移送された。法務省はそれらの全ての文書を不開示としたので、情報公開審査会に異議申立てをした。法務省は二〇〇五年四月一二日付の「補充理由説明書」で「『一人当たりの賠償額』が、報道されたものと異なっている場合には、問題の蒸し返しになりかねないだけでなく、当事者に混乱を来しかねない」と主張した。[*32]

私は意見書、補充意見書の中で報道された和解金額以外に触れていないので、不開示とされた法務省文書の中に、大日本製薬がCランクの原告に二〇〇万円の上積みを約束する文書が存在すると確信した。この合意の不合理な点は、下に二ランクを設定したにもかかわらず特Aランクを想定していない点だ。当時、支援者からこの点を指摘されていたにもかかわらず、原告団は何ら交渉した様子が窺えない。

不可解なのは、各ランクの障害の度合いを明示しないでランク分けをして、その上で原告六三人は全てCランク内とする決定をしたことだ。もちろん、被告側は見てきたとおり被害の分類、考え方を検討しているが、それは目安に過ぎず厳密なものではない。認定判定委員会は、六三原告をCランク以内に位置づけるのが仕事となった。しかし原告内にも重い心臓病と腕と手に障害持っている被害児もいたし、訴外者にも上下肢ともフォコメリーの人も見つかったので最重症者には納得できない金額だった。[*33]

以後和解交渉は、七四年九月七日の第七回交渉まで「分科会」または「ミニ交渉」「作業委員会」で年金、福祉、確認書案の検討を行なった。

一〇　年金システム

これ以後の交渉は、福祉関係は国の既存制度利用が基本方針なので具体的な進展はなく、大日本製薬も三〇〇〇万円の拠出を約束しているので細かいところでは配慮するが大枠は変わらない。残る問題点は、確認書、例の「証明書」と年金、センター構想に絞られた。福祉、教育、就職問題はどれも官僚側にとっては、予算を増やすために都合のよいテーマだから原告の意向に納得、同意してそれを背景に大蔵省に予算要求することになった。ただし、サリドマイド被害児特有の問題が多く、成長に伴いどういう福祉サービスが必要になるかよく分からない。

残された厚生省の課題は、長期継続補償「年金」の仕組み作りで幾通りもの案が検討され、特に安定確実性と非課税対策が重要な問題だった。「年金」がどの様な経緯で提案されたか厳密には不明だ。しかし、西ドイツをはじめヨーロッパで導入されたことで原被告とも「年金」の導入は当然という認識だった。被害者側は一九七三年一一月二八日の「サリドマイド被害児（者）の恒久的保障についての要求書（案）」に、厚生大臣は一九七一年一二月一八日の第六五回国会衆議院社会労働委員会で「お金を支払えばそれですむと言うことではなしに」との発言をしている。また、一九七三年一二月一四日の和解提案の中で「将来の生活の安定をはかる」と表明していることが、それを裏付けている。新聞報道では、サンケイ新聞が一九七一年一二月七日のスクープの中で紹介した。

「（一九七四年一月二一日）『継続補償金に関する法律上の問題点について』

厚生省は、サリドマイド原告団との和解交渉にあたり、賠償金として継続補償金（終身年金）を支払う旨回答したいと考えているが、この場合、

（一）継続補償金の支払いのために必要な財源を基金（財団法人）を設定して当該基金に対し単年度予算で一括支払うことを和解調書に記載するとともに、物価の上昇に対応させて一定期間（例えば五年）ごとに同財源を補充することを厚生大臣が和解調書以外の書面（例えば確認書）で約束することは、財政法第一五条に抵触しないか。

（二）継続補償金の支払いのために必要な金額を、他の一時金とともに一担原告らに支払い、原告らは継続補償金相当額を拠出して基金（財団法人）を設立するが、この基金に対し物価上昇に対応させて一定期間ごとに財源を補充することを上と同様方法で約束する場合はどうか。

［書き込み］薄井補佐　二二日［二月と思われる］電話回答　いずれの場合も厚生大臣の政治的な責任で行われる場合はよいと考える」と、一律加入でも任意加入でも政治判断なら問題がないと政府内で確認した。*[1]

原告側は、六月二九日の原告・弁護団会議で「◎終身ｏｒ確定◎月額ｏｒ拠出金（終身の場合―途中死亡の場合　年金ストップ終身は原則として生保扱い三・五％信託はほとんどやらぬ）不利、確定―有利、月額確定―不可能　一〇万／七〇年、拠出運用税金　預金運用益（利子のこと）にかかる　厚生省に働きかけているがほぼ実現不可能　かからぬ方法は受益者を公益法人にすればよい　信託より公益法人より本人という場合　但し法人から本人にわたる場合にかかる可能性あり　この場合法人が真中に入ると賠償金というより法人より年金を受けるというケースになるので逆に原資に税金がかかる様になるかも知れない」等と検討していた。*[2]

一方では、五月から六月にかけて原告団は、「年金」の希望月額を次の要旨で原告に聞いた。まず、信託銀行に拠出金を信託し、その運用で設計することが説明され、その上で所得税、給付期間、死亡一時金、スライド方法とその資金などを解説し利率変動と、据置期間後の原資額を例示して、拠出金は一〇〇〇万円から二五〇〇万円まで四コース、期間は六〇年から七〇年の三コースから選ぶもの。*[3] このアンケートの集計結果は見つかっていないが、一九七四年六月二日の「名倉ノート」に三六人の回答のうち一〇万円希望が二六人と読める表がある。

大日本製薬の構想は、七月のものとして『年金に関するマルピーの考え』

一、被告側が支払った賠償金の内、児の将来の生活の安定のために信託年金を設定した場合に被告側は毎年の年金額の実質的価値の低下を防止するために一定基準方法により年金額にスライド保障を行う。

二、スライド保障の対象となる信託年金は、次の条件を備えるものでなければならない。

拠出原資については、判定委員会の判定に従い、ランク別の最高限度額を次のとおりとする。

イ）A　二〇〇〇万円、B　一五〇〇万円、C　一〇〇〇万円

ロ）支給年数　六〇年

ハ）支給方法　一年据置　一九七五年九月から年四回期初払いとする。
ニ）予定利率　六〇年という長期にわたる年金である点に鑑み、原資ベースで可能な限り、定額確定年金に近づけるために最高の予定利率を六・〇％とする。但し将来において実際の運用利率が六・〇％を下廻り、当初年金額を維持できなくなった場合には、年金額を改訂する。
ハ）期間六〇年予定利率六％として年金月額を試算すると
a）二〇〇〇万円　年金月額　一〇万五三八九円
b）一五〇〇万円　年金月額　七万九〇四二円
c）一〇〇〇万円　年金月額　五万二六九四円
ニ）予定利率を上廻って運用された場合
運用利率と予定利率の差益（利差）は将来の金利の変動にそなえて五年以上留保するものとする。但し五年以上経過した利差益については被害児が金利変動の危険を負担することを条件に自由に処分することができる。
三、スライド保障の基準・方法
①スライドの基準　厚生年金保険方式②スライド保障方法　九月一日から適用する③保障金の支払い方法　一定の機関に対して払込む
四、年金運営に関する被告の希望
被害児が受領した賠償金から年金相当部分を、一定の機関（センター）に拠出し、センターが委託者兼受益者となり受託者である信託銀行と信託契約を締結し被害児に対する年金はセンターが支払う形式とすることが望まれる。
五、死亡ｏｒ解約における被害児の償還請求
死亡ｏｒ解約時における元本残額とする」[*4]
この案では、利率が年率六・〇％を下回った場合は年金額を減額改訂するというもので、原告は当然受け入れられない。当時は、インフレで金利が高くゼロ金利などは思いもよらなかったから、今から見ればどうしても楽観的な計画になった。
「年金」で更に問題なのは、物価スライドと六〇年ないし七〇年間の平均利率をどう設定するかだった。七月一日付の表題「年金ついて（案）」で厚生省は、次のように考えていた。

「三、年金額のスライド

（一）スライドの考え方

（基準年平均全国消費者物価指数＝一〇〇）　基準年金額＝一〇〇［以下グラフあり。物価指数が基準年に対して五％以上上昇したらその分引き上げる］

（二）年金額のスライドは、年金支給開始日の属する年の前年の平均全国消費者物価指数及び基準年金額を基準に行う。

（三）基準年金額は、年金の支給開始日において、知ることができる最新の賃金構造基本統計調査報告書の『パートタイム労働者を含む労働者の平均給与』による年間現金給与額及び年間賞与その他の特別給与額に次のそれぞれの率を乗じて得られた額とする。

Aランク一〇〇％、Bランク八三％、Cランク七〇％

（四）国は、スライド補償金の拠出を債務として負担することができないので、毎年必要とする金額について、予算上の措置を講ずるよう努力することを約束する。

（五）児が国民年金法の規定による障害福祉年金の受給を受けた場合において基準年金額と障害福祉年金の額との合計額が、基準年金額にスライド指数を乗じて得られた額と同額か又はその額をこえる場合は、スライド補償金は支給しない。

四、租税上の扱い

（一）マルピーが児に支払う補償金及びセンターに支払うスライド補償金は、賠償金として損金に計上することが可能と考えられる。

（二）センターを公益法人とした場合は、センターが信託者から受け取る利子に対しては課税されない。（法人税法第七条）

（三）センターから各児に対して給付される年金額のうち、運用利子相当分は、雑所得となり、（所得税法第三五条）課税所得として取り扱われる」[*5]

七月四日ミニ交渉、場所は東京プリンスホテルで一時から。[*6]

［出席者・厚生省　吉村、井上、吉田、鹿内　マルピー　石井、足立、伊藤、南沢

［原告弁護士］西田、山田、吉川、山川、猪野、曾田、秋山、事務局名倉、［原告］佐藤他七人］。先ず医療・福祉問題を吉村課長が考え方を説明したあと、年金問題は交渉したというより、吉村から構想の説明を受けた。要旨は、支給期間は六〇—七

○年、物価スライドは、基準年に対して五％上下したら適用する、途中死亡の場合は原資のみ精算する、というもの。

大日本製薬以外のサリドマイド剤販売会社に対しては、「他社のサリドマイド責任としてセンター拠出金についてマルピーがやるわけには行かぬので厚生省でやってみる　原告団で運動することは一寸まってほしい

マルピーと他社のシェアの％で拠出金の算出額が出る（被告石井弁護士としては考えていた）訴訟当事者でないから補償金の対象にならないが社会的責任もあるので他社にセンター拠出ということは当然とは思う」とあるが、原告が直接他のサリドマイド剤市販会社にセンター資金を要求した記録は見つかっていない。[*7]

七月七日の原告団会議で、「年金」の仕組みを説明したが原告としては、六〇年または七〇年間当初希望の月額一〇万円程度が物価変動による実質目減りがなくしかも税金がかからず、障害福祉年金を含む公的年金との併給が可能ならば後はあまり関心がなかった。しかし、物価上昇と金利変動による補塡の可能性がある被告側の議論は簡単ではなかった。

七月一三日付で厚生省は「『継続補償金の方式について』

Ａ案　一、国は、全額一時金として原告に支払う。年金の義務を負わない。二、マルピーは、年金を希望する者については、年金原資分を保留し、残額を一時金として支給する。あわせて年金の支給義務を負う。（担保の設定）。三、年金原資分の運用は一切マルピーに委ねる。四、年金の額は物価にスライドさせる。五、終身年金とする。なお、児童が死亡した場合は、その年金受給期間に応じて、遺族に対して一定額の一時金を支払う」

「Ｂ案　一、スライド所要分の三分の一を国が負担するため、マルピーは物価スライド分の三分の二を含む年金所要額をセンターに毎年拠出し、国は物価スライド分の三分の一の所要額を補助金としてセンターに毎年支出する。二、その他はＡと同じ

（問題点）

一、担保の設定方法

二、仮にマルピーが倒産した場合、年金原資の残額を確保したとしても、その後の年金支給はどうするか。

三、児が死亡した場合の一時金の算定方法　一案としては、年金受給期間一年につき、拠出額の六〇分の一が減少したものとして、その残額を支払う方法が考えられる」[*8]や同二〇日付の「年金制度（案）」、同二二日、同二四日などさまざまな方式が検討された。七月一五日の全体交渉及び分科会交渉で被告側から、年金は「途中解約は可能だと思うが途中加入がむづかしいか　可能だろうと思うがスライドについては年金額のスライドであって原資にスライドするわけではない」「物価スラ

イドは交渉妥結」と説明。[*9] もともと松下局長が物価スライドは必要だと第三回交渉で発言していたのでこの点は妥結した。

ただ、七月三一日大蔵省から

「本日の主計官に対する説明の過程において、次の事項が問題となったので、回答を準備されたい。

一、将来、各被害児は、障害福祉年金を受給するようになると思われるので、これによってスライド分をカバーすることができるのではないか。

答（一）障害福祉年金の伸び率はかなり高いが、現在のところ年額一三万五〇〇〇円—九万円であるので将来の伸び率を考慮しても当該年金のみでは生活することはできないというのが原告らの考え方である。

したがって、原告らの要求は、公的年金と今回要求している年金との併給を希望しており、障害福祉年金によってスライド分をカバーするという考え方は納得させることができない。

（二）将来、障害福祉年金が生活できる程度の額となった場合、スライド補填額との調整を図ることも考えられるが、それは、その時点における問題として取り扱うべきものと考える。

（三）この問題は、現在確認書の事項中にとりあげられていないが、年金問題に深く言及すれば、公的年金との併給問題まで取り上げられる危険がある。

二、年金原資額を引上げ高額の年金を支給すればスライドの必要がないのではないか。年金原資を引上げた場合の年金額の計算はどうなるか。

答（一）原告らの年金原資拠出希望額は一〇〇〇万円—二〇〇〇万円であり、限度がある。

（二）年金額が高くなれば、その額をベースとしてスライドを要求してくることは必定であり、むしろ原資額は低くおさえる方が負担が少ない。

（三）かりに原資を三〇〇〇万円とすれば二〇万円の年金となるが、もし、一〇％のインフレが続けば、八年で物価は約二倍となるのでそれ以降はやはりスライドが必要になる。

（四）年金原資の引上げをした場合の年金額の計算は、原資の増加率を年金額に乗すればよい。

一五〇〇万円→二〇〇〇万円＝年金額＋（その額の三分の一）ｏｒ年金額×三分の四

三、物価のアップ率八％、過去一〇年位の金銭信託の平均利率を用いて、原案の方法により計算した場合のスライド補填額の資料、及びこの前提により利息でスライド補填額をまかなう場合の最初の年金額はいくらか、その資料。
答一、物価のアップ率八％
過去一〇年の五年以上の金銭信託の平均利率七・一三％
五年据置（八・五二―八・一三で運用）
五五年間、五・五％の予定利率（利差一・七三％）で資料作成中」
と厳しい指摘を受けていた。[*10]
八月三日と思われる年金（継続補償金）に関する交渉で、
「◇被告側回答
一、（一）受給開始時期　五年後児の年齢が一八歳（平均）に達した時から給付する。（二）給付開始までの五年間の据え置き期間は原資を八・一三％の利回りで運用する。
二、拠出金額（原資）と給付額・給付期間など
（一）一五〇〇万円拠出→五年後の給付額一カ月当り約一〇万円
イ、五五年間の平均予想利率五・五％の計算。ロ、拠出額は概ね原告の希望によったが、これを二〇〇〇万円とすることには難色を示している。
（二）複数のコースの設定も、一〇〇〇万（給付額五年後約七万円）、一五〇〇万（給付額五年後約一〇万円）の二コースなら問題は少ない。
（三）給付期間
給付開始後五五年間とする。ただし交渉の余地はある。
（四）相続
（イ）被害児が支給期間の満了しないうちに死亡したとき、年金原資の残額は相続できる。受給権は相続しない。
（五）解約
（イ）希望により途中解約できる。年金原資の残額は被害児に返還する。
（六）税金

（イ）信託により、年金原資が生ずる利子は「機関」が財団法人であれば課税されない。（ロ）各人に対する年金額のうち
運用利子相当分に対しては課税される可能性がつよい。

三、スライド問題

（一）給付額を物価スライドさせ、その実質的価値を維持する。（二）その方法は、概ね厚生年金等のスライド制度にならう。五％以上の物価変動があったときにスライドがはたらく。（三）スライドの開始期間。物価の基準時点は年金（継続補償金）の給付開始の時。据置き期間中はスライドしない（前記一（二）のとおり八・三三％の金利で原資を運用する）。

四、年金（継続補償）の運用

（一）被告が原資相当額を原告の指定する「機関」に支払う。（二）右の「機関」は信託銀行に信託し、管理する。（三）給付の実務は信託銀行が担当する。（四）スライド積増分は被告が負担する。（五）支給時期は毎年四回三カ月分づつ支給する」

と、内容からみて和解交渉の最終段階に近い。特に、「スライド積増分は被告が負担する」は重要だ。

ところが八月五日に再び、主計官は物価スライドと原資不足分の国の補填を「一、主計官は［三字不明］納得しない。二、できればこれらの事項はすべて大臣の声明書の型で処理できないか」と、これも政治解決を求めた。[*11] 大蔵省の反対理由は、和解時に賠償金を支払うことで、原告との債権債務は精算される。その後、原告の希望者が信託方式で長期継続「年金」を組むのは自由だが、予定金利が得られない場合とインフレによる目減り分を国が補填するのは賠償金の二重払いだと考えていた。理論的には、説得力があるだけに厚生省としては理由付に苦しまなければならなかった。

そこで八月五日の「長期継続年金の実施要項」では、

「第六・スライド分の不足分の補填

一、第五の二により年金の額が増加したため、第四の二の年金の原資では、その年度分の年金の支払総額が不足する場合には、その不足総額は大日本製薬等により補填されるものとする。

二、厚生大臣は、一の措置が円滑に行われるよう努力する」

との表現で大蔵省と政治決着が図られた。[*12] 調印時に厚生大臣があいさつの中で長期継続補償は「被害児の方々の将来の生活の安定にかかわるものであるため、物価スライドを組み込んでおりますが、この事業がその趣旨にそって円滑に運営されるよう最大の努力をする」がそれを裏付けている。[*13] 大蔵省としては物価スライドと金利不足の補填を文書に残されると前例になる

ので「不足総額は大日本製薬等」と「等」とあいまいな表現になった。
九月七日の第七回和解交渉では、確認書の表現で紛糾し「年金」問題には入れなかった。続く同一四日の第八回和解交渉の年金の議論は次の通りだった。
「原告?　支給開始時期の問題があります。
吉村仁薬務局企画課長　支給開始時期については解決しておりません。一八歳までの猶予の間のスライドについても解決しておりません。コースの選択、二コースか三コースかは、一五〇〇万円のみです。利率五・五%もこれ以外に考えられない。五五年間か六〇年かは私は五五年ですが交渉の余地はあると。
私達は、皆さん方がお金を積み立てて運用なさるわけですから、それについて干渉するつもりはありません。ただ、スライドは、一五〇〇万円についてのみスライド財源を後から出しますと、そういうことを言っているにすぎないのです。皆さんが自由になさる年金についてスライド財源を出すと言うわけではありません。スライド制にするというのはある程度公共的になる、税金を使うわけですから。
佐藤原告　大蔵省と折衝したと言いましたね、私達がこうだと言ったらどうなるんですか。
吉村課長　そりゃーがんばりますよ、交渉というのはそういうものですよ。一八歳支給開始年齢というのは中々譲りませんよ。一つの論拠があるわけですから。大蔵省は一八歳をと言っている。
男性原告　現実には、就職前にお金がいるわけですよ。教育とか職業訓練に。その辺のところしてくれと言う。
吉村課長　それは詰まるところ、賠償金が少ないじゃないかとなる。
佐藤原告　賠償金が多くても一五〇〇万円しかスライドしなければ問題は同じですよ。
吉村課長　大蔵省に交渉にいくために、ぎりぎりのところを出してくれませんと。即時は、向こうが駄目だと言っている。
一八歳の所はちょっと、先に進めない。年金ということでほかのとバランスがある。将来税金をつぎ込むわけですから。
［休憩］
男性原告　駆け引きのない案で二年後に開始して欲しい。
松下局長　出来るだけやってみる、これは最終案で、大蔵が抵抗した場合決裂ですか。
佐藤原告　ぎりぎりの案だけど、絶対動かないかと言って、いいわけですか。

松下局長　最後になったら、三年とか四年になったと、その時どうですか。
男性原告　三年以上では、まとまらない。
松下局長　分かりました。相手があることですから必ずとはいいませんが努力します。お約束は出来ませんが。
原告男性　一五〇〇万円ですが。
松下局長　今までの話は、即時が交渉でそれが三年後と言うことになると、一〇万円というのは別な話になります。どれをスライドの基準にするかということですよ。［以下、年金の原資、据え置き期間、金額の組み合わせの案がいろいろ出る］
原告弁護士　二―三年の据え置きで、開始時期の金額と原資二〇〇〇万円コースを新たに設けるということで大蔵と。
松下局長　それだと、たくさん原資を拠出した人は、多くスライド額を出すことになりますね。子どもさんが重度で、重度加算の考え方なら折衝の余地はあると思う。利率の問題は、国が関与する部分についての計算の方式は、国の方式によるしかないと思います。これは交渉で変わらない。
吉村課長　五・五％で計算しますが。
原告弁護士　前にもらった文書が、原告がよく分からないと言うので説明してくれませんか。
吉村課長　この時の考え方は、利率が変化した場合五年ごとに見直す。計算の仕方が変わるだけで原告の方がもらう額は同じです。利率が低くなれば今度は、国と会社がその分持ち出すと言うことです。
佐藤原告　金利の差よりも物価が安定して。
松下局長　それは、インフレの場合もあるしデフレもありますから。途中はいろいろあると思うんですよ。
男性原告　コースの設定ですが、二〇〇〇万円コースをつくって欲しい。
松下局長　それは、この問題と別ですからね、あわせて折衝します」*14

以上のように、大蔵省と交渉している吉村課長を原告が責めながら最終妥協点を模索し、結局コースは重症者に二〇〇〇万円を新設、期間は六〇年、支給開始時期は和解後三年程度を示した。

この中で松下、吉村とも物価スライド分と利率変動の補填は被告が負担すると繰り返し話しているので、大日本製薬との交渉はすでに終了しているように見られるが、厚生省文書にはそれは見当たらない。

九月二八日「和解のための作業委員会（全体会議）」、ただし和解交渉の回数に含めない場で、「吉村課長　結論だけ申し上げますと、五年を二年なり三年にしたらという点は、これは三年で大体話がつきました。二〇〇〇万円コースを設けろということですが、これについては重症者については認めても良いと言うところまでです。Aランクと言うことで。希望したからと言って二〇〇〇万円にするのはおかしいと、それから五五年を六〇年にしろ、支給期間ですね、これはOKです。これが最終案と考えていただきたい。これ以上、私にちょっと折衝能力がない感じですね。

佐藤原告　三年にした理由は何ですか。

吉村課長　有りません、足して二で割っただけです。

「佐藤原告　三年、重症者については二〇〇〇万円、支給期間六〇年ですから了承です」

ここから、交渉は分科会方式となる。全体の雰囲気は、合意したように和やか、笑い声多数あり。長期継続年金実施要綱の検討に入る。このテープは年金分科会を録音。

「F原告　利率の変化についてですが。

吉村課長　年五・五％を六％にする場合、どこの時点から考えるか。六〇年間、年利六％で廻れば支給額がその分増えるわけです残したってしょうがないから。五・五％の意味は、利回りがこれを下回ればその分を補填するという意味です。

吉川弁護士　厚生年金などの各種年金の利回りが五・五％ですからそれに合わせたということです。利回りが変われば給付額を増やせるかどうか。

吉村課長　出来ません。

松下局長　年金全体の原資がいくらになっているかで支給額を決めているが、利回りが高くなったからと言って支給額が上がるわけではありません。

吉村課長　途中で追加出資が考えられれば、支給額の増額は考えられる。

F原告　他の年金との併給の問題ですね。やはりこの年金というものは収入になるのですか。所得になると所得制限に引っかかる場合がありますね。公的年金にも所得としても、これはひっかかる分けですね。

吉村課長　なると思いますね。ただ、税法上とはちょっと問題は別ですけどね。ちょっと違うんですよ。税法は今、あの所得税をかけんようにと、所得であっても所得税をかけんようにといろいろやってんですけどね。どの法律の所得かというのが問題なんですが、福祉年金なんかに関する意味で所得かと言われれば、所得だと思います。かなり技術的に、つめて今ね、税務署で税金がかからんような仕掛けをするのはどうすればいいか詰めているんですよ、もう少し待って頂けませんでしょうかね。基本的なところでは、これは所得税はかかりません。問題は、利回りで増えた分ですね、そこをどうするかということだけだと思います。

吉川弁護士　スライドの件ですが、財団にですか、個々にですか。

吉村課長　補塡は、個々の被害児に補塡するという税法の解釈です」

と、ほぼ合意した。

次いで、死亡一時金の相続権者の確認はセンターがするのは大変だから「相続の権利を有する者」に落ち着く。その他細かい語句の確認と修正を検討する。

以下、各人の発言をまとめると原資を三年間運用し、三年後の元利合計額を以後六〇年間の原資とし、これを年利五・五％で六〇年間運用出来ると考える。この条件で得られる元利合計金額が、支給開始後六〇年目の支給後にゼロになるように年間の年金額を算出する。但しこの間、五・五％以下の低金利で元本を取り崩さなければ支給額が不足する年には、国とサリドマイド市販企業が不足分を補塡する。反対に高金利で余剰金が出た場合には取り敢えずプールし、不足時に備える。支給開始後、六〇年後に余剰金があれば精算する。物価スライド制は、基準年に対して消費者物価指数がプラスマイナス五％を超えた場合、最初に決めた年間支給額を消費者物価指数分だけ国と市販企業の責任で増減する。年金額は不変だが、物価スライド制があるからインフレが続けば見た目の年金額は増加する。*15

この「年金」と生活保護との関係を川瀬善巳は「この裁判の和解交渉中に当時の厚生省の担当者が、厚生省を代表してと前置きしたうえで、所得制限がある各種年金、手当について賠償金受領後の問題として受給できるかどうかについてはむずかしいが、少なくとも生活保護については厚生大臣の裁量権にゆだねられている部分が大であるので、十分配慮して考える旨の発言を行っているテープも存在している」と、「年金」と生活保護の併給は可能なはずだと論じている。*16 全体交渉を記録した録音テープにはこの部分がない。しかし、川瀬の記述が具体的なのでそのテープは分科会のものと思われるが、見つかっていない。なお、名倉は「ミニ交渉」「分科会交渉」「秘密交渉」の録音テープはないと語っている。

文書も見つかっていない。議論されたのは「年金」の支払いと他の年金との併給で、それは問題はなく可能だ。「年金」の本体は賠償金だから税金はかからない、と吉村課長は説明しているが、これと生活保護との併給は全く性質が異なり、複数の年金の併給と同列に論じられない。また、吉村は、「年金」の性格を「福祉年金なんかに関しては所得だ」と発言している。

厚生省文書には、「現行制度上関係のある公的給付としては、特別児童擁護手当及び障害者福祉年金であるが、これらの給付はいずれも金銭賠償としての年金制度と併給することが可能である。なお、所得制限の適用のあるものについては調査のうえ個別的に検討する」と一九七四年三月の文書にあるがここでも、生活保護との併給は論じていない。[*17]

以上と生活保護の「自らのあらゆる資産を活用しても最低限度の生活が維持できない」場合にのみ支給する原則から「年金」を収入として捉え、生活保護の支給額から「年金」部分を減額すると解釈しても理不尽だが、違法とは言えない。

その後、この「年金」に対する課税問題は一九七七年四月一六日、国会で質問があり、[*18]「いしずえ」も国税庁に「長期継続年金」の課税に関し文書で照会していたが、同年六月九日次のように国税庁直税部長から回答があった。要旨。

「一、年金について

『いしずえ』が被害者に支払う年金は、所得税法第九条第一項第二一号による損害賠償金として、所得税は課税されない。

一、解約一時金について

損害賠償金の精算として支払うものであり、所得税は課税されない。

一、死亡一時金について

年金を損害賠償金として受け取る本人が死亡した場合の一時金は、所得税法第九条第一項第二〇号により、遺産相続として相続税の対象になる[*19]」。

以上のように「年金」の運用利子収入には、特例として課税されないことになった。この新聞記事が見いだせないのは、特例のため公表がはばかられたからで、国税庁としては国会での追及、イギリスで紛糾し政府が厳しい批判にさらされたこと、被害児を後押しする世論などを考慮したようだ。[*20] 大日本製薬の物価上昇と金利不足の補塡の支出名目は「賠償金」で大蔵省と合意済みだった。[*21]

「年金」が任意加入になったのは、①厚生省に政策が無かった②確認書と付属文書の合意前に賠償金額を決定したことで、被害者の受け取る金額があからさまになった③一部原告が賠償金を自分で運用したいと希望した、などが理由として考えられる。大蔵省は、一律加入なら運用利子収入は財団の所得になるので法解釈に矛盾がないと考えていたようだ。

七四年六月二四日午後一時、都道府県会館で第一回『サリドマイド児の被害の程度の判定の為の委員会』が発足した。[*22]

第七章　確認書の文言

一 原告協定書（案）を作成

残された課題は、和解時に取り交わされる文書の内容だ。なぜかサリドマイド事件は先に賠償金額を決め、その上で和解文書を作成するという水俣病などとは逆の手順で行なわれた。どうしてそういう順序になったか現在では分からないが、第一回交渉で因果関係と過失責任を被告側がマスコミの前で認める発言をしたことで、原告の次の獲得目標は賠償金額に移ったようだ。もちろん支援者は、因果関係と過失責任を認める文書を先に取るよう求めた。それに対して、弁護団は、「そういう全共闘みたいな、要求を小出しにして一つずつ文書を取るようなことはしない」という方針だった。[*1]

一九七四年四月二日の常任委員会で「今回の要求は余りにも膨大なものなので和解調書とは別個の協定書にしなければならぬと考えている」と弁護団から見解が示され、和解調書とは別に協定書を被告と取り交わす方針が確認された。[*2]

文書の名称は原告が協定書、厚生省も当初は協定書としていたが後に確認書に変更した。支援者は、四月二八日付市民の会発行の「私たちの考え」に「因果関係および責任についての確認書案」と明示しており、市民の会では「確認書」の名称が抵抗なく使われている。内容は因果関係の認定、国と大日本製薬の責任を動物実験の不備、胎仔への影響調査をしなかったなど詳しく列記し、「大日本製薬および国は、以上のことをサリドマイド被害者および全国民に対して確認し、被害児に多大の肉体的・精神的・社会的な苦痛・負担を強い国民に不信を与えたことを謝罪する。そして、ここに認めた責任は、道徳的・社会的・法律的等のあらゆる局面おいて責任として存在することを確認する」と断じている。もちろん、支援者の案だから原告側から見て理想的な内容だった。

六月六日には、秋山幹男弁護士による確認書に盛り込む項目を整理した文書が表題もなくまとめられた。六月二二日の分科会交渉では「協定書の表現の問題もあり」と協定書という言葉が使われた。[*3] 同日付の「名倉日記」には、「Hさんtelあり―略―そもそもこの和解の形式は逆である　先ず始めにとるべき因果関係、過失責任の確認書を取れず賠償額が先ず先に決まると云うことは本質が逆さまである　お金が決まってしまって福祉要求などというものはとれるものではない。弁護士は一体何を考えているのか私には本当に不可解である」と弁護団を批判していた。

六月二九日付の「名倉ノート」に「当事者間の協定書（調書に盛り込めぬものを記載）」とあり、この時点では原告、弁護団ともに協定書が共通認識だった。この間、支援者、研究者などの協力も積極的に得て、原告団と弁護団は和解調書とは別に被告と取り交わす文書の作成を急いだ。その第一次原告案がまとまり、七月九日、被告側に渡したのが以下の原告案。*4

「㊙『協定書』（案）

全国サリドマイド訴訟統一原告団と国及び大日本製薬株式会社は、サリドマイド被害者に対する損害賠償、被害者の生活・医療・介護・教育・職業等に関する施策につき、次のとおり協定する。

前文

大日本製薬株式会社は一九五七年以降、旧薬事法にもとづき厚生大臣の許可を得た上、サリドマイド（Nフタリルグルタミン酸イミド）を製造し、睡眠薬『イソミン』およびこれを含有する胃腸薬『プロバンM』を販売した。このサリドマイドは母親が妊娠初期に服用すると生まれてくる子供に上下肢、耳を含む頭部領域、内臓等に重篤な障害（サリドマイド胎芽症）を発生させるものである。

サリドマイドにより、いわれなく先天性障害という重荷を背負った子供達とその家族は、これまで十数年にわたり、筆舌に尽くせない様々な苦痛屈辱、労苦を一身にうけながら、一日一日の生活をたたかって生きてきた。

全国に散在するサリドマイド被害者のうち六三家族は一九六三年以降、東京・京都・名古屋・大阪・岐阜・岡山・広島・福岡の八地方裁判所に対し、国および大日本製薬株式会社を被告とする損害賠償請求訴訟を提起し、東京地裁に係属する事件を先頭に訴訟を遂行するとともに、全国サリドマイド訴訟統一原告団を結成して団結し、ひろく一般社会に対しても身障者への理解と支援を訴えてきた。

国および大日本製薬株式会社はこれまで被害者が提訴した訴訟においても、また対社会的にもサリドマイドが催奇形性を有する物質であるという確立されている一般的因果関係の存在すら否定して抗争し、その責任を全面的に回避し、悲惨な被害者を長年にわたり放置してきたが、一九七三年一二月一三日に至り従前の態度をあらため、サリドマイドの催奇形性および被害発生拡大の責任を率直に認め、これを前提として被害者に対する賠償金の支払と被害児の将来にわたる諸施策を実行することを誓約した。

よって、全国サリドマイド訴訟統一原告団は、国および大日本製薬株式会社と数カ月におよぶ交渉をとげ、ここに当事者双方は以下の通り合意に達した。

本文

一、国及び大日本製薬株式会社は、サリドマイドが催奇形性を有し、いわゆるサリドマイド胎芽症発生の原因となる事実及び全国サリドマイド訴訟統一原告団の各被害児の障害は、サリドマイド含有製剤のために惹起《じゃっき》されたものであることを認める。

二、国は、

1 サリドマイドの製造・販売許可に際して厚生大臣の行った薬の安全性確認が不充分であったことを認め、催奇形性の有無に関する審査基準・方法をもうけていなかった点を反省し、

2 大日本製薬株式会社が『安全で乳幼児・妊産婦・老人・病弱者にも推奨できる』『中毒量が決定できない程低い』『特徴として安全性はどの睡眠剤よりも高い。小児・妊産婦などどなたにもおすすめ願える』等の誇大・不正確な文言を用いて無差別、無限定な宣伝・販売を行ったことに対し、これを放置して何らの措置をとらなかったことを認め、

3 販売開始後においてサリドマイドの薬効・副作用等の追跡調査を怠ったことを認め、また製造販売していた大日本製薬株式会社に対してもこの点に関する情報・資料も要求しなかった点を反省し、

4 一九六一年一一月一八日西独のレンツ博士がサリドマイドは奇形児を生み出すとの警告を発したにもかかわらず、これを無視して、サリドマイドの発売許可の取り消し又は大日本製薬株式会社をして直ちにサリドマイドの発売停止・回収等の措置をとらず、かつ国民への警告もおこなわず、被害を拡大させたことを認め、

以上の諸点につき過失があったことを認める。

三、大日本製薬株式会社は、

1 サリドマイド製剤の製造・販売にあたり、催奇形性を含む毒性、副作用の有無等の安全性確認を十分におこなわなかったことを認め、

2 妊婦に対する安全性の確認をしなかったにもかかわらず『安全で乳幼児、妊産婦、老人、病弱者にも推奨できる』『中毒量が決定できない程低い』『特徴として安全性はどの睡眠剤よりも高い。小児・妊産婦などどなたにもおすすめ願える』等の誇大・不正確な文言を用いて無差別、無限定な宣伝・販売を行ったことを認め、

3 販売開始後においてサリドマイドの薬効・副作用等の追跡調査を全く怠ったことを認め、

4　一九六一年一一月一八日西独のレンツ博士がサリドマイドは奇形児を生み出すとの警告を発したにもかかわらず、これを無視して、一九六二年九月一三日まで販売を続行し、右同日以降行った回収措置も極めて不十分、不徹底であったため悲惨な被害を拡大させたことを認め、
以上の諸点につき過失があったことを認める。
四、国及び大日本製薬株式会社は、
サリドマイドにより多数の悲惨な被害が現実に発生していたにもかかわらず、十余年もの長きにわたって因果関係及び責任を否定して抗争を続け、被害者の救済を放置し、サリドマイド被害家族に多大な精神的苦痛と経済的負担を負わせたことを率直に認め心から反省し、各被害者と家族に深く陳謝する。
五、国の薬事行政を担う厚生大臣は、本件サリドマイド事件の発生を契機に、
1　新医薬品の承認制度と手続に関し、一九六三年三月中央薬事審議会に安全対策特別部会を一九六六年一二月副作用調査会を新設して、副作用情報の評価と安全性の向上を図り、
2　一九六七年三月医薬品の副作用モニター制度を発足させ、新医薬品承認後三年間の副作用報告の義務付けとＷＨＯの副作用モニター制度の加盟を図り、
3　一九六七年一〇月『医薬品承認等に関する基本方針』を設定し、新薬申請に際し、薬の安全性強化のため、催奇形性等の毒性の有無を確認する胎仔試験を義務づけ、毒性・薬理・臨床試験成績などの安全性、有効性に関する資料を専門学会または学会雑誌に公表されたものに限定し、また従前の包括建議制度を廃止し、
4　医薬品の宣伝広告については、誇大・虚偽等不当な宣伝にわたらぬよう行政上の監視を強化することにあらためた。
厚生大臣は本協定成立にともない、国民の健康を積極的に増進し、心身障害者の福祉向上に尽力する基本的使命と任務をあらためて自覚し、今後右制度手続の改革の趣旨の徹底と科学水準の向上に応じて一層の改善をはかり、医薬品の安全強化の実効をあげること、および医薬品の安全性・有効性に疑いのある場合は国民の健康保持の観点から承認許可の取消、販売の中止、市場からの回収等を速やかに計ることを約し、サリドマイド事件にみられる如き悲惨な薬害が再び生じないよう最善の努力をする。
六、大日本製薬株式会社は本協定の成立を契機として、医薬品は本来人の生命・健康維持の増進に寄与すべきものであるが

同時に生命健康に重大な障害を与える処があることを自覚し、安全性研究の充実をはかり、今後開発・製造・販売する医薬品の安全性確保に最善の努力をなすことを約し、かかる薬害を再び生じさせぬことを誓う。

七、以上のとおり、国及び大日本製薬株式会社は、人間の歴史上いまだかつて類例をみないサリドマイド被害児の多発という悲惨な事態を生ぜしめたことについての法律上、社会上の責任を果たすため、被害児およびその家族に対する一切の損害賠償を行うと共に、被害児の将来にわたる生活保障、健康の維持・管理・介護・教育及び職業確保等の施策をできうる限り十分に行うことを約し、次のとおり各項目の約定を実行する。

項目

一、損害賠償金支払に関する事項

1　国及び大日本製薬株式会社は、損害賠償金として全国サリドマイド訴訟統一原告団に属する被害児本人とその父母に対し、連帯して次の（イ）乃至（ハ）に定める金員を各地方裁判所における和解成立時に支払う。

（イ）被害児本人に対し

Aランク金　　　円

Bランク金　　　円

Cランク金　　　円

（ロ）被害児の父母に対し金　　　円（但し、右は、被害児本人一名あたりの父母に対する金員であり、父母の一方を欠くとき又は養父母のあるときも含む）

（ハ）被害児本人とその父母に対し、弁護士費用として（イ）および（ロ）の各金額の　　％にあたる金員

2　［認判定委員会のメンバーは略］

3　前記1（イ）に定める賠償金は、被害児の選択に従い、一時金または継続支払い金として支払われるものとする。継続支払い金の支払い方法は、後記二『継続支払いに関する事項』に定める約定に従い処理する。

4　［訴訟対策費は略］

二、継続支払金の支払いに関する事項―略

三、財団法人サリドマイド福祉センター（仮称）設立運営に関する事項―略」

以下、福祉要求、附則は略。

「同時に調印する覚書（又は声明）

訴訟外のサリドマイド被害児に関する支払いについて

国および大日本製薬株式会社は、訴訟原告とならなかったサリドマイド全被害児に対して一九七四年　月　日成立した協定書に明らかにした基本方針と精神に基づき同一の対策をとることを宣言する。［以下略］」

全体の構成は最終のものとほぼ同じで、特に、福祉条項は一九七四年一月二三日秋山弁護士が草稿を作り、同二六日原告・弁護団で討議され、二月一日の第二回和解交渉で福祉要求として被告側に提示したものが、そのまま踏襲されている。異なるのは年金関係が損害賠償金の項目に合併された程度。*5

二　被告側の確認書（案）

この提案を受けて厚生省は七月一二日、協定書の第一次案を作成したが、サリドマイド薬害の具体的記述を削除、「一般的因果関係の存在を否定して抗争しその責任を全面的に回避し、悲惨な被害者を長年にわたり放置してきたが」を削除、「救済の措置がとられることが望まれるところであった」とまるで他人事のように変更した上で、「サリドマイドの催奇形性および被害発生拡大の責任を率直に認め」も削除し、厚生大臣の責任を「医薬品の安全性確保のため各般の改善措置を講じてきたが」と、あたかも不可抗力だったかのように厚生省に都合良く書き変えた。*1

一六日には、厚生省は二次案を作成し法務省、大蔵省、大日本製薬に提示した。大日本製薬は一九日付で「全国サリドマイド訴訟統一原告団を結成して団結し、広く一般社会に対しても被害児を含め、身体障害者に対する理解と支援を訴えてきた」を削除。以下、「レンツ警告後の発売停止回収等に遺憾の点があった」とし、大日本製薬の広告宣伝、副作用の追跡調査、催奇形性に対する安全性確認等の事実関係の表記を削除した「確認書」案を厚生省に提案した。

こうした作業を通じて被告側は七月二三日、国・会社案として次の案を原告側に提示した。

「一九七四年七月二三日　確認書（国・会社案）

全国サリドマイド訴訟統一原告団と厚生大臣及び大日本製薬株式会社は、サリドマイド訴訟を裁判上の和解によって解決する前提として、サリドマイド被害児及びその家族に対する損害賠償並びに被害児の生活、医療、介護、教育、職業に関する施策につき協議し、次の通り確認した。

記

大日本製薬株式会社は、一九五七年以降、旧薬事法に基づき、厚生大臣の許可を得た上、サリドマイド（Nフタリルグルタミン酸イミド）を製造し、睡眠薬『イソミン』及びこれを含有する胃腸薬『プロバンM』を販売した。

このサリドマイドにより先天性障害という重荷を負って出生した子供とその家族は、これまで十数年間に亘り筆舌に尽くせない物心両面の苦痛を受けながら生活を続けて来た。

全国に散在するサリドマイド被害者のうち、六三家族は、一九六三年以降、東京、京都、名古屋、大阪、岐阜、岡山、広島及び福岡（小倉支部）の八地方裁判所に対し、国及び大日本製薬株式会社を被告とする損害賠償請求訴訟を提起し、東京地方裁判所に係属する事件を先頭に訴訟を遂行すると共に、全国サリドマイド訴訟統一原告団を結成して団結し、広く一般社会に対し被害児を含め、身体障害者に対する理解と支援を訴えて来た。

これに対し、国及び大日本製薬株式会社は、右裁判における因果関係と責任とを否定し、十年以上の長い間にわたり争って来た。

しかしながら、厚生大臣及び大日本製薬株式会社は、日々成長する被害児及びその家族をこれ以上放置し、裁判を継続することは、被害児の福祉のためにならないと決意し、一九七三年一二月に至り、長期間被害児とその家族が放置されてきた事実を深く反省し、これ以上因果関係と責任について、裁判の場で争うことを止め、裁判上の和解によって被害者に対する賠償金の支払いと被害児の将来のための諸施策を実行したい旨申し入れた。

よって、全国サリドマイド訴訟統一原告団と厚生大臣及び大日本製薬株式会社とは、数カ月に及ぶ交渉を遂げ、厚生大臣及び大日本製薬株式会社が以下の事項につき、将来にわたり誠実に実行することを前提として、ここに当事者双方以下の事項につき合意に達した。

一、厚生大臣及び大日本製薬株式会社は、サリドマイドが催奇形性を有し、いわゆるサリドマイド胎芽症発生の原因となる事実を認めると共に、人間の歴史上いまだかつて類例をみないサリドマイド被害という悲惨な事態を生ぜしめたことについて責任を認める。

また、各被害児がサリドマイド系医薬品によってサリドマイド胎芽症に罹患《りかん》し、生涯回復し得ない障害を蒙ったものであることを認める。

二、厚生大臣は、サリドマイド被害の発生に深く思いを致し、新医薬品の承認の厳格化、副作用情報システムの強化、医薬品の宣伝広告の監視強化など医薬品の安全性確保のため各般の改善措置を講じてきたが、サリドマイド事件にみられる如き悲惨な事態が再び生じないため、今後科学技術の水準の向上に応じてさらに一層の改善を図り、医薬品の安全性強化の実効をあげると共に、国民の健康維持のため必要な場合、承認許可の取消、販売中止、市場からの回収等の措置を速やかに講ずる。［まるで厚生省に責任がないような書き方だ］

三、大日本製薬株式会社は、本事件を契機として、医薬品企業の社会的責任を改めて自覚し、安全性研究の充実をはかり、今後、開発、製造、販売する医薬品の安全性確保に最善の努力をする。

四、損害賠償金支払いに関する事項—略

なお、判定基準に定める基準によりがたい場合、及び上位三ランクに該当しない場合は、別に当事者が協議して定めるところによる」

以下原告案と順序、書き方は異なるが年金、財団の設立、福祉要求と続くが大きな違いはなく略。*2

この文書の欄外に「七月二四日原告団弁護団に渡した」とあり、原告側にも被告の案を受け取ったことを示す文書がある。*3 ただし、厚生省は二六日付で二三日案とは異なる第三次案を作成している。それには、原告が七月七日提示した案をある程度尊重する姿勢を見せている。*4 七月二六日に原告側は第二次案を提示し、「二七日の交渉では、確認書の件は分科会に委ねることで合意。厚生省の対案は、提示しないことになった」*5

三一日の作業員会交渉で更に検討した結果、ほぼ合意に達したので、その文書を八月三日、四日の東京・京都の原告団会議及び統一原告団・弁護団会議の資料として同日郵送で全原告に配布した。*6

確認書・協定書は他に、大日本製薬名古屋地裁代理人色川幸太郎弁護士の作成日不明の協定書、七月二三日の案を交渉で修正した厚生省の「七月二七日原告修正案」、二九日の日付のあるもの、三一日付でタイプ印書、同一部手書きのもの、同「法務省回答、清書したもの」があり、いずれも内容が少しずつ異なる。この様に、最終的に確認書として取り交わされた文書案は、原被告合わせて全部で二十数種類確認できるが、書き込みのあるものを含めるとそれ以上の数に上る。その多くは書き込み期日の記入が無い上に、書き込む人によって文案が異なっていて、時系列に分析しがたい。

三　東京・京都地裁の原告に確認書を説明

八月三日、東京と京都の原告団を対象に確認書の説明会を開いた。その要旨を、録音テープから示す。場所は雪印健保会館。

「F原告　私達が一番最初、先生方と協議して作った物があるんですけども、その場合は、協定書と文案になっています。それが、ええ、作業委員会形式のあの、小グループで話し合って、まあ、ここにお届けしてあるように、確認書と言うことになっています。厚生大臣というのがありますけれども、これは、ええ、原案では国という風に、あの、非常に総括的なものになっていました。これもやはり交渉の時点で厚生大臣という風になおりました。

『記

大日本製薬株式会社は、一九五七年以降旧薬事法に基づく厚生大臣の許可を得て、サリドマイド（N・フタリルグルタミン酸・イミド）を製造し、睡眠薬およびこれを配伍［配合］した胃腸薬を製造販売した。

これらの医薬品を妊娠初期に服用した母親から、サリドマイド胎芽症と呼ばれる四肢・顔面・内臓等に重篤な障害を受けた子供達が出生した』

『これらの医薬品を』という所から『出生した』と言う部分ですけども、原案では、この薬は、その、『サリドマイド胎芽症を発生させるものである』という風に決めつけておりましたんですけれど、これも、交渉によって、こういう風に、まあ、出生したと、言う文言に直りました。

『一九六一年一一月、西独のレンツ博士が、当時西独において多発していた重症四肢奇形児は、サリドマイド製剤の服用によって発生したものと考えられることを指摘し、サリドマイドの催奇形性に対する警告を発した。

大日本製薬株式会社の製造販売にかかる前記医薬品については、その製造販売およびこれに対する許可に際し、胎児に対する催奇形作用の有無について安全性の確認がなされておらず、また、西独グリュネンタール社等が、レンツ博士の警告後、短時日でサリドマイド製剤を市場から回収したとの情報が、大日本製薬株式会社および同社を経由して厚生省に到達していたが、わが国においてはイソミン及びプロバンMの販売を継続し、その後、一九六二年五月にイソミンの出荷停止、同年九月イソミンの回収の措置がとられたが、この間にも、これらの医薬品が服用されたことによる被害が発生した』

『サリドマイドにより先天性障害という不幸な重荷を背負わされた子供達とその家族は、十数年の間、筆舌に尽くし難い様々な苦痛や屈辱に耐えて、一日一日の生活を闘って生きて来た。

全国に散在するサリドマイド被害者の中、六三家族は、一九六三年以降、東京・京都・名古屋・大阪・岐阜・岡山・広島・福岡（小倉支部）の八地方裁判所に対して、国及び大日本製薬株式会社を被告とする損害賠償請求訴訟を提起し、東京地方裁判所に係属する事件を先頭に訴訟を遂行するとともに、全国サリドマイド訴訟統一原告団を結成して団結し、ひろく一般社会に対しても被害児を含め、身体障害者に対する理解と支援を訴えて来た。

これに対し、国および大日本製薬株式会社は、これらの訴訟において、十年余に亘ってサリドマイドの服用と重篤な障害との間の一般的因果関係と責任を争い、この間子供達とその家族の精神的、肉体的苦痛や経済的負担に対する救済措置は何等講ぜられなかった』

この部分ですが、これに対し云々と言うことで、『一般的因果関係』という、うー、所がありますけども、これは原案では、『国および大日本製薬株式会社は、これまで被害者が提訴した訴訟においても、また、対社会的にも、サリドマイドが催奇形性を有する物質であるという確立されている一般的因果関係の存在すら否定して、抗争し』、とこういう風になっているわけです。[*1]先に進みます。

『厚生大臣及び大日本製薬株式会社は、前記の事態を反省し、一九七三年一二月、因果関係と責任についての裁判上の争いを止めて、和解によりサリドマイドによる被害の回復と被害児の将来の生活の安定のための諸施策を速やかに実現することを希望し、この旨を全国サリドマイド訴訟統一原告団に申し入れた。

全国サリドマイド訴訟統一原告団は、厚生大臣及び大日本製薬株式会社の右申出が、因果関係と責任を認めることを前提とするものであることを了承し、約八カ月に亘って右両者と折衝し、サリドマイドによる被害の回復と被害児の将来の生活の安定のための諸施策を協議し、ここに合意に達したことを確認する』

『一、厚生大臣および大日本製薬株式会社は、サリドマイドが催奇形性を有し、その服用によっていわゆる、サリドマイド胎芽症児が出生した事実及び全国サリドマイド訴訟統一原告団の各原告被害児の障害がサリドマイドによって生じたものであることを認めると共に、右悲惨なサリドマイド禍を生ぜしめたことにつき責任を認める』

ここで責任を認めるということで一項で、えー、記載になってますけども、原案ではこの責任の部分は、えー、―略― 一つこれこれの責任、一つこれこれの責任、一つこれこれの責任と言う具合に分かち書きになっておりました。非常に長文にわたって、四ページほどあの国と、それから大日本製薬に分けて、責任を追及しておりましたんですけれども、それがこういう風に、まあ、転記されているわけです。続いて二番。

『二、厚生大臣及び大日本製薬株式会社は、前記製造・販売・許可・回収等の一連の過程において、催奇形性の有無についての安全性確認、レンツ博士の警告後の処置につき、欠けるところがあったこと及び訴訟上十余年に亘って右因果関係と責任を争い、この間被害児とその家族に対して格別の救済措置を講じなかったことを反省し、原告等に対して遺憾の意を表する』

えー、ここ、遺憾の意を表するという部分はですね、原案では、深く陳謝するという風になっていました。えー、原案ちょっと読んでみますが『被害者の救済を放置し、サリドマイド被害家族に多大な精神的苦痛と経済的負担を負わせたことを率直に認め心から反省し、各被害者と家族に深く陳謝する』と言う風になっておりました。三番目。

『三、厚生大臣は、本確認書成立にともない、国民の健康を積極的に増進し、心身障害者の福祉向上に尽力する基本的使命と任務を改めて自覚し、今後、新医薬品承認の厳格化、副作用情報システム、医薬品の宣伝広告の監視など、医薬品安全性強化の実効をあげると共に、国民の健康保持のため必要な場合承認許可の取消、販売中止、市場からの回収等の措置を速やかに講じ、サリドマイド事件にみられる如き悲惨な薬害が再び生じないよう最善の努力をする。

四、大日本製薬株式会社は、本確認書の成立を契機として医薬品製造業者の社会的責任を再確認し、再びかかる惨禍が起きることのないよう医薬品の安全性確保に一層の努力をすることを確約する』

この部分は、うー、『かかる薬害を再び生じさせぬことを誓う』という風になっていました。

『五、厚生大臣及び大日本製薬株式会社は、前記の責任に鑑みて、サリドマイド被害児及びその家族に対する損害賠償並びに被害児の将来の生活保障・健康の管理・介護・教育・職業確保等の施策を充分に行うことを確認する』

以上の他にですね、原案としましては、この後に項目としていろいろ、付くわけです。項目として損害賠償金の支払いに関する事項、あるいは、えー、継続支払金の支払いに関する事項、それから福祉センターに関すること、それから福祉施策に関する事項、それから、えー、まあ付則としていろいろ、あの、本協定の履行に関することとか、あるいは覚書、同時に調印する覚書、一応お手元にお配りした確認書はそういうことでした。会社および国の方から、えー、の、この我々が出した原案に対する対案として出来た確認書の中にはですね、その他に、一番最後に『原告等は、別紙記載の通り、前記各訴訟事件を終了させることを承諾する』と言う文言が入っていました。

［弁護士が小さな声で］入りますよ、これ。

F原告　入るんですか。

弁護士　そうしないと、∧――∨の支払いにならない。

F原告　ああ、そうですか。これがあの、このプリントには脱落しているらしいです。入るそうです。［この文書はまだ見付かっていない。若干F原告の読み違いもあるようだ］

これはちょっと参考ですけれども、『原告等は、各地方裁判所における和解成立に際し他に何らの債権債務のないことを確認する』という文言が国の方から言ってきたわけです。それに対して会社が、えー、まあ、この訴訟は終了だという意味合いの原告等は、先ほど追記していただきました、別紙記載の通り、前記各訴訟事件を終了させることを承諾する、と、言う文言になったわけです」

まず問題になったのが「確認書」と「協定書」の違いだった。当初被告もこの用語の区別を厳密に考えていなかったが、厚生省が七月一二日大蔵省に説明に行った時に、大蔵省主計局法規課薄井補佐から

「一、この書き方でも債務負担行為になる、と思うが、課長も主計官もいないので結論は出せない。

二、『確認書』とした場合はどうか」

と問題とされた。[*2] 要するに大蔵省としては、「債務負担行為」と読める書き方は避けたいというのが本音だった。「確認書の経緯」と名付けた文書二枚に続いて、

「要求一．確認書→協定書。

回答　確認書が妥当である。

（理由）

一、従来の交渉内容の確認的性格をもつものであるから、実体的に応じた名称である。

二、協定書とした場合は、本文書の成立によって債権債務が発生すると解せられる可能性があり、それは法律上できない。

三、森永の場合も確認書である。
四、確認書という表題であっても、それが守られることにはかわりがない」
とあり、国が確認書にこだわったことが明らかだ。*3 これを弁護団は次のように説明している。

「E原告　協定書がどうして確認書になったのか、それから、その、それの意味合いって言うんですか、位置づけって言うんですかそこら辺について、基本的なことについて分かりませんので、良くご説明していただきたいと思います。

更田弁護士　一二月から直接交渉を重ねてきたわけですが、そこで双方で合意に達した事項を、それから国なり会社側が確認してきた事項、それをその、総合的に文書化すると、そう言う主旨のもので、まあ、これは、あの、私どもの考えでは、協定書と呼んでも確認書と呼んでも性質は変わらない。で、ここに盛られた基本的な確認事項を、その、相互に確認すると、そして合意したと。ですから、まあ、それは表題の付け方ぐらいで、特に、あの、その事によって性質が変わったと言うことはないと、言うふうに考えています」

「E原告　私達は一番最初は、和解調書というものができればそれでいいと思っていたんですけれども、この前の時点で協定書というのがでてきて、今度確認書がでてきて、最終的には一体幾種類の書類っていうものが出来上がるんですか。

更田弁護士　最終的には、この基本的な事項の確認書と、その中に盛られている具体的な事項についての意志債務とか、あるいは、細則に関する幾つかの合意を確認する規定といいますか、そう言った幾つかの文書と、それからそれとは全く別に、裁判上の和解調書と言う書面」

「E原告　はじめからなぜそう言うことをご存知の先生方が協定書というので原案をお作りになったか。向こうから戻ってきた時に確認書になっていたんですか。

山田弁護士　私どもとしては、その、そんな熟慮してあの、協定書という名前を使ったわけじゃないんです。

しかし、この確認書によって、金銭、大変理屈ぽっい話なんですが、金銭を支払う約束、債務負担行為とこれ言うんですけれども、債務負担行為を厚生大臣が協定書の名前でですね、さっと結ぶわけには行かないわけです。あの、国の債務負担行為については基本的に国会で、あの、決める事項でございますけれども、後は裁判所の和解調書つまり、公的な裁判所が入った所ではじめて支払い義務がですね、発生してですね、大蔵省もそれで支払って、支出官が支払う。

直接的に、あの、契約的に書いてしまうと、国会の問題もあると。一行政機関としては、やはりそこはできるならば確認書という名前を使ってくれと、こういうその、実は、あの、向こう側のですね、その切なる要望がありまして、内容によって決してあの、レベルダウンするものではないから、私どもとしては、これは、実を申しあげますと他の事項、事項の取り合いとの関係でですね、この基本的なあれは最後までがんばりました。こういうことなもんですから名前を譲ったと、こういう風にご理解いただきたいと思うんです」

F原告に質問され、逃げ切れなくなって、ようやく弁護団は本当のことを話すという姿勢が理解できない。続いて、

「佐藤原告　内容は変わんないけど、やっぱり、確認書と協定書の差はあると言うことですね。

山田弁護士　今言ったように契約書にしたいところだけど、協定書、中間案を取って強く押してみたんです。表現においては一歩譲ったと、いう点は、あの、率直の所あの、認めざるを得ないと思います。

佐藤原告　ご主旨は分かるんですけども、その、協定書という名前で調印することは技術的には不可能なんですか」

と質問している佐藤原告自身、この表題の変更をこの時まで知らなかったと言うことか。

「山田弁護士　ちょっと難しい状況ですね。我々のその、今回交渉を続け、獲得したものはですね、金銭の支払いだけではなくて福祉とかいろいろなものがございます。これは訴訟の、要するに主たるテーマになってなかった事項でございますのでね、和解調書にその事を盛り込む、福祉施策からなにやら、盛り込むというわけにはいかないんです、これは。

従いまして、確認書と和解調書というものが一本としてですね、二つの柱を一本として私どもは要求を獲得したと、こういう風にご理解願った方がいいと思います」と説明した。

次に議論は、具体的な文言の検討に移る。

「E原告　過失責任の所の部分のことなんですけれども、原案を例えば山田先生、原案をまあ、ほとんど表現こそ違え網羅してあると言うの＜——＞とこが、原案の方にあの、宣伝販売の方法についてと言うのがございますよね。

山田弁護士　はい。

E原告　所がこれ、そっくり落ちております。それはどうして落ちたのでしょう。

山田弁護士　えーとですね、宣伝のことですか。あの、これはですね、まあ、あの、私どもの原案は訴状の、あの骨子を、あの、ぶつけたわけですよね、それで、その所の、あの、やはり、あの、我々本編で我々いろいろ立証もしましたけれども、製造許可の所とですね、それからレンツ警告後の処置、これが大きな四つ言いましたけれども、その二つがやはり一

番大きな問題だと、言うのでその点は押さえてですね、中間項のあの、宣伝の方法とか、それから情報、副作用情報の所とか、そう言う所は、この三項にですね、厚生大臣は、あの、今後宣伝強化、医薬品宣伝、あの監督、監視ですね、それから情報の問題と、言うことについて今後、あの、あの、ちゃんとやりますと、こういう風にあの、約束を取って、あの、当然の処理をしたということなんです。

E原告　いえ、あたくしが言っているのは、今後のじゃなくて、当時の宣伝販売の方法が非常に、その、いい加減だったと言うところ、こと、それをね、この二の安全性確認、その後に宣伝販売の方法、レンツ警告後の件、さっきの『付き』と言う言葉も気に入らないんですけれど、ここいら辺にそういう、述語ちょっと入ることはできないんでしょうか。

更田弁護士か　それは、向こうが、これはもう絶対だめだと、こういった、ということですかね。

E原告　向こうの方が高姿勢なんですか。

更田弁護士か　いやいや、それは、その、交渉だから、[後ろから「『勘弁してくれ』と被告側が言うから」と、言う意味の発言あり」その点はあの、なんというか。

E原告　はいそうですかと、下がってきたんですか。

弁護士全員で　そうじゃなくて。

西田弁護士　そうじゃなくて、それじゃ、えー、その替わりにもっと一般的にですね、全部を包括するような言葉を入れるということで、そういうことで一にしたわけです。責任を求めると、認めると言うのは、まあ、無限定、もう要するに、これをはっきり言ったと。

更田弁護士か　向こうは責任という言葉をこの際、もう少し薄める方向の、まあ、あれはやっぱり交渉ですからね、つまり振ってきたわけです。

西田弁護士　それは、やっぱり、だから、やったり取ったり切り返したりと。

E原告　でも私達にしてみれば、責任だけじゃなくて、その、過ちがあったと言う所もできれば欲しいわけでしょ。責任というのは若干譲歩している言葉なんですけれどね。

西田弁護士　いや、そう、そう言う意味じゃないんですよ、あの……。

E原告　そうですか。

西田弁護士　ええ。過ちがあったと言うことは、国民の中に含まれるわけですね」
原告の基本的な立場、気持ちを弁護団にぶつけた。山田弁護士が的外れな受け答えをしているので弁護団は、「妊産婦にもおすすめ願える」と言う広告表現の重要さを理解していなかったことがわかる。
「山田弁護士　あの、なんか弁護団ばっかり答えています。こりゃ原告の交渉委員と私どもが、あの、やりました作業でございますから、私どもだけがお答えするというのは適当でないと思いますけどね［と言うことは、佐藤原告も交渉に参加していたのか］、やはり、私どもは、いつも、あの、言っているようにですね、こういう交渉事ではですね、仲裁者ってのはいないわけですから、そいで、向こうから原案を出させてね、それで、こちらが飲む飲まないというんじゃなくて、こちらの要求はこうだと、という強い案をぶつけてですよ、そして、向こうからはね、この点はどうぞこういう風にしてくれないかと、この点はこういう風にしますからと、これが交渉なんです。だから向こうから、あの、言ってきた文書は取らないでこちらから先に先手を打ってぶつけたわけです。だからおっしゃるように、私ども原案が薄まったというのは、率直の所認めざるを得ないと思います。これは、あの、やけにごまかしてね、おんなじだという積もりは全然ないです。弁護団としましても。

それからもう一つ、あの、あの、勘案していただきたいのは、水俣の判決の協定書ですか、森永は確認書ですけども、その、判決があった場合ですね、あれ水俣の判決ございまして、裁判所の判断があるわけです。それと、その通りだと言うことを確認させています。しかし、サリドマイド事件はやはり、もう、ずいぶん押しましたけれども、やはり判決はまだ、あの、ないわけでございますからね、こちらの訴状の一から一〇までね、全部その、認めてね、向こうが判を押すと、いうのはね、そりゃ無理だろう。それはご理解いただきたいと思うんです。実は責任を認めると言うところも、大変向こうは抵抗したんです」

一九七三年四月六日参議院予算委員会で齋藤邦吉厚生大臣は、藤原道子議員の質問に「私は製薬業者にも責任がある、国にも責任がある。私ははっきりそう感じております」と答弁している。一九七四年四月八日の参議院予算委員会で松下局長は、小平芳平議員の質問に「因果関係及び責任を認めることを前提といたしまして和解のお話し合いに入る」と答えている。[*4] これらの事実と山田弁護士の発言は矛盾している。また、一九七四年一二月二三日第一回和解交渉でも松下局長は「全体として国の責任を認めたということでお考え下さい」と発言しており、この山田弁護士の発言は言い逃れの感じがする。[*5]

「山田弁護士　この一カ月半ぐらい、もう何回やったか分かりませんけども。大変な抵抗したんです。しかし、最終何が何でもこれだけ、は、入れなければですね、私どもは責任取れないと言うので交渉委員と私どもがね、それは最後までがんばったんです。その苦労話は、まあ、詳細お話しするあれはないですけど、大変がんばった所は、あの、認めていただきたいと言う風に思います。

特定できない原告四　先ほどEさんが言われたようにね、僕もそう言う字句のあれについては、こだわっているつもりはないんですけれどもね、それは、因果関係といわゆるその、責任という問題についてね、［力を込めて］一言でもその過失というような風のものをね、認めたような感じのものもあっても良かったな、と言う気は、これは、まあ、先ほどの説明では、あの、納得できたんですけども、まああの、さっと読んでみて感じたことを、まあ、申し上げているんですけどもね、現実にあの、一二月の二三日の時にですね、いわゆるまあ、因果関係も認め、責任も認め過失と言うことも口にしておりますしね、彼等は。従って、それも入れてもですね、いいんではないかと言う風なね、気もしたんですけどもね。

山田弁護士　あの、私どもその第一回第二回の反訳テープをですね、—略—詳細に何回も読んで確認しておりますが、やはりあのマルピーだけならね、あの場合だって土下座もあったろうし、もうこちらの言うなりにもう、一言半句も抵抗させない形でね、その、何でも取れたと思うんです。やはり厚生大臣のですね、やはり局長が代理した言葉をよく読んでみますとね、今からから考えると、こういう点で反省すると、そう言う意味で私どもはね、あの、責任を認めますと、こういう言い方をしているんです」

第一回交渉で、サリドマイド奇形を証明する文書がほしいと要求している場面。「D原告　責任問題、過失の問題、因果関係、それを全部明記したものを—略—必ず公文書にしていただけるということを考えてよろしいんですね」、「松下　お約束します」と答えている。弁護団は故意に解釈をゆがめている。この点は後に詳しく検討する。[*6]

「山田弁護士　ですからその三項にですね、欠けるところがあった、と言うことは向こうも反省して、認めているわけでございますから、今のその足すという問題はね、ここに盛り込んであの実は、いると、だから大きな責任というのは法的責任ですけど、これは認めていると。こういう主旨でね、まああの実は収まったというか、紆余曲折ございましたけども、あのやっとそのそこに達したというのが実情なんです。ちょっと交渉委員の方から、少しあの、ご説明があってもいいと思うんですけど。

西田弁護士　相手が法務省の役人だったら第一項の責任を認めるなんて絶対に飲まんでしょうね。あれ、厚生省の役人だからですね、うんじゃ細々としたやつはこっち削ってやるから、そのかわり責任を認めると言うのを削れと、じゃそれの方がありがとうございますと、という考え出したわけですね。これは相手が法務省だったら僕は絶対にこんなことありませんよ。かえってその方が［以下聞こえない］

特定できない原告四？　と言いますと。

西田弁護士　［大きな声で］原案の方がややぼかしてあるん［以下聞こえない］

H原告？　こういう風に解釈していいですか。厚生省は、曲がりなりにも認めたけど国としては責任は認めない。

山田弁護士　そんなことございません。そんなことございません。今度の和解調書では責任はちゃんと、あの明記させるつもりです。因果関係と責任。

H原告？　和解調書の中にそういうような文言が入るわけですね。

山田弁護士　はい」

入っていない。交渉だからやってみなければ分からないのは当然だが、山田弁護士は少し言い過ぎた。

「西田弁護士　その辺は交渉でやりますけどね。

山田弁護士　交渉は提示してあります、原案は。

特定できない原告五　確認書の中にあの……。

山田弁護士　損害賠償責任は認める。

C原告　あの、損害賠償責任認めなかったら損害賠償金払わないですよね。

更田弁護士　そりゃまあ、こういう事件で例えば、その見舞金程度の僅かなお金ではなくてですね、何千万円というお金を払うとすれば、損害賠償としてしかも……ですね、それは松下が言った通り。しかもその、こういう風に責任を認めると言う風になればその点も問題ないわけです。ただそのまあ、特に法務省なんかが、その抵抗するのはね、あの国が被告になっている薬害事件が他にもいっぱいあるわけですよ。もうサリドマイドについてはもう何ともしょうがない、シャッポを脱いでいるわけだけれども、よその事件＜――＞されるような、そう言うのは最小限度に食い止めたいという配慮がやっぱり、どうしてもある。するとあの、山田先生言いましたけどその交渉ですから、あの今さっき仰ったみたいに、確かにあの全面降伏、山田先生みたいに実は僕書いたんですけれども、え、正直言うとこんなの書くと皆さんこの通りになるんじゃないかと思って期待を持たれてですね、その国の抵抗があって、あのまず通りっこないものを書くことについて、その書きすぎたんじゃなかろうかと思って心配をしたんですけど、Eさんや佐藤さんが、あのぜひこれはと言うご希望がありましたんでね、書いたんですけど。あれを押すと結局法務省あたりは、こんなに全面降伏で和解しなきゃいかんのなら、もう、蹴って［「帰って」とも聞こえる］くれと、まあ、厚生省を突き上げることになるわけですよね」

更田弁護士のこの発言は、この点にこだわると和解は不可能になると受け取れる発言で、原告を恫喝しているように聞こえる。しかし、和解交渉に入る時の厚生大臣の声明、国会での大臣答弁、国民の批判、諸外国の潮流が国側に重くのしかかっており、和解が国側から壊れる可能性は無かった。*7

「更田弁護士　そこでまあ向こうのいろいろ立場が、厚生省だとか、大蔵省だとか、法務省だとかにそれぞれ分かれて強いところもあるし、厚生省のように比較的弱いというか、国の責任を認めようとするところもあるし、そう言う兼ね合いで結局、渋［「重」?］をついてきたということじゃないですか。だからその原案はもう完全降伏文書をまあ、作ったわけですから、あれより後退していると言われればそれは認めざるを得ないですわね。

曾田弁護士　それとね、一般の日本語でも英語でもそうでしょうけどね、話し言葉と法律用語の言葉と違うんです。責任という言葉ね、過失責任も含む、こういう責任も含むんです。ですからね、過失責任より私は広い範囲、それから責任には法律上の責任もありますし、政治上の責任もありますし、行政上の責任もあるし。それも全部含まれている責任の中に。だから今言われた過失という言葉で限定して小さくするよりも、責任と言う方が広いわけです。その点理解していただければ、この方がむしろ強い表現になっていると、言うことが言えるんじゃないですか」

原告にとっては過失責任が最も重要で、政治責任は裁判で問題にしていない。

「山田弁護士　まあ、あの作業の過程で支援者のご意見も聞きませんと。支援者は私どもの原案でもまだ弱い、もっとこれをこうしろと、こういうご要望もありました。その中で、あのなるほどと思う所は取り入れたんです。それで幾らでも強くすればですね、あのなると思うんですけどね。それはまあ、土下座するまでが最高限度だと思います。マルピーはそう言う意味で助かったと言えばね、土下座しないですみましたからね、それは国が入って、たまたま入っていたから土下座しないで済んだんでしょう」

次に謝罪表現に意見がでる。

「H原告　この二の『欠けるところがあった』云々というの、もう少しこう無限定な責任というようなものを前提とするよりも、個別的具体的な責任を一つ位は明記していただきたいような気がするんです、できたらですよ。

山田弁護士　これはあの無限定じゃなくて、あの一定しているんじゃございません。つまりその製造許可の問題とレンツ警告後の処置と書いた所にEさんにご疑問あったようですけれども、これについてはあの、表現上の問題として回収、停止、それから適切な警告、その他、いろいろあるわけでございますが、それをまあ処置という言葉であの表現しましたけれども、その二つについてはあの特定をしている積もりなんですけどね。

H原告　なんかね、素人目に読みますと『欠けるところがあった』というのは、なんかちょっと隙間風が洩れたからこうなったんだ、というような印象を受けますのでね、欠ける所があったと言うのは全部欠けていたんだと言うような感じで私達おるんですけど、その辺の所でなんか強く表現できないかと言うような気がするんです。所が向こうは全部欠けていたんですよ。

西田弁護士　『欠けるところがあった』という所を入れるに付いてはね、これは『欠けるところがあった』というのは、『欠ける部分があった』という風に向こうは読まずにですね、『欠けるところがあった』というのは『欠けておった』と、いう風に、まあ、日本語というのはまあ、二通りの意味ありますね、向こうはそう言う風に悪いように読んでですな、これはともかく何とかして外して欲しいと言ったんですけども、これはがんばったんです。

山田弁護士　だってその前の、『製造販売許可回収等の一連の過程において』と言うことでですね、私どもとしては、特定をサリドマイド事件についてしている積もりなんですけどね、この点は。

更田弁護士　それとここの読み方としては、前に私的な記述として書いたその経過と、その期待として読むと、あのそういうような書き分け方にはなっておるわけです。ですから、処置の中身については、そのように前文に書かれているところですし、そういった表現の書き分けはあるわけです」

「特定できない原告四　それからもうあの、この二のね、あれの一番最後あの『原告等に対し遺憾の意を表する』と言う所があったんですけれども、これあの、まあ心から受ける感じがね、大阪弁で言うとこの『遺憾の意を表する』いうのは、すまんと言う、こういう感じですわね、なにかこのやっぱりどうもすいませんでしたという感じやったら、陳謝とかですね、非常にその深く深甚にその謝るというね、そう言う感じのやつにして欲しいと思います。『遺憾の意』と表されてもね、完全に謝ってもらわんことには困ると思うんですがね。単にすまんでは、ここは困ると思うんですよ。うん。

山田弁護士　いやそれはですね、仰る通りですよ。陳謝と言うことを書いたわけですよ、ね。しかしまあ、率直に申しあげて、ウソも隠しも申し上げませんけれど、先方からですね、今まで大臣がですね、一、まあ、市民というとおかしいけど、一市民なり一団体に対して、その陳謝しますと、ね、言うことをね文書でね、言葉で言ったことは幾らでもあるっていうんですよ。国会で代議士からいじめられたらお詫びしますって、大臣諸公やっておりますけれども、文書でやったことはねーっていうんですよ。これだけね、『遺憾の意』を表するとかなんとか、かんとか違うかも知れませんが、要するにお詫びをすると、言うことをですね、あの主旨なんだと、ただね、ここはもう最後のお願いでね、大臣にね、陳謝っていう文書を書かすって言うのはね、本当にこれはもう勘弁してくれと、こういう要請をもう何回もこれは佐藤さんも聞いておられますし、他の交渉委員も聞いておりますけども、そのやったわけですよ。

　我々は陳謝だと、こう言ってがんばったんですけどね、まあそこは武士の情けといいますかね、そのマルピーの宮武ならね、陳謝で私ども絶対引かないですよ。そんないいわけ聞かんかと、やりますけどね。やはり国のね大臣の今までの慣例とかね、その閣僚会議に入ってあいつはどうだと、こういう成績になったりなんかしますのでね、ここは武士の情けで最後はね、最後の最後までがんばって、これは聞いたんですよ。それは仰るように陳謝の方がいいと思います、僕も。しかし、取れませんでした」

この発言と同様なことを松下局長が九月七日の第七回和解交渉で話している。ということは分科会（作業委員会）交渉でも松下はこの様な話をしたのだろうか。[*8]

「佐藤原告　水俣の協定書なんか全部謝罪すると、はっきり書いてあります。

西田弁護士　まあ国の公式文書はですね、あの外交文書にも等にもあるようにですな、そのまあ、『遺憾の意を表する』というのが最大級の陳謝ですね、普通一般的には。まあ、それは外務大臣じゃないですけどね、まあ厚生大臣もそのかつて陳謝する［数多くの人が勝手に発言して聞き取れない］それはあるんでしょうね、〈――〉戦争に負けた時にも、戦争に負けたら別だけどこりゃ、そのやっぱり『遺憾の意』でしょ」

弁護団は、被告側の言い分を代弁して「遺憾の意」という表現を正当化している。

「F原告　もう、言葉の綾はこの辺でいいんじゃないでしょうか。

特定できない原告五　次ぎ進もうじゃない、一番みんな一生懸命ならんといかん所が抜けているみたいですね。

特定できない原告六　和解調書がありますからね、確認書一本でこれすっきりして、僕はこれいいと思います。

特定できない原告七　いやだけどね、これは私はね一言ね、私個人から言いますけども。

E原告　和解調書ってどんなんですか、私知らないんですけど。

特定できない原告六？　大きな器なんでしょ、こう目的にですね、載っているわけですわね、これ。

特定できない原告七　いやいや、それは、それは……。

特定できない原告六？　項目を審議する前提であるからここ、はっきりしとかんといかんのじゃないですか。

山田弁護士　［小さい声で］見解の相違です」

と言うように、確認書の文言を検討すればするほど原告から疑問、不満の声が上がり次第に収拾がつかなくなっていく。議論は、福祉要求の各論に入っても意見、要望が噴出して結局時間切れとなる。確認書の文言を原被告ですりあわせた作業委員会の具体的な記録は見いだせていない。ここで弁護団が説明しているのが、残された記録のほぼすべてだ。次に「年金」の仕組みを吉川弁護士が説明した後、二億四〇〇〇万円の訴訟対策費の使い道の原案を東京地裁の原告には山田弁護士、京都地裁の原告には西田、猪野弁護士が示す。

「山田弁護士　一、法律扶助協会の借金が八四六万あります。二、扶助協会に対する寄付金、これはですね、二八〇〇万、これはあの、これはあの規定によりましてあの弁護料二割相当額を寄付するという決まりで実は借金をしたわけでございます。後に説明申し上げますけれども二八〇〇万は、あの、なるべくまけるように今あの、扶助協会、財団法人扶助協会と今交渉中でございます。しかし、あの限度一杯でいけばですね、あの二八〇〇万になると」

法律扶助協会では、勝訴したら寄付しろと言う条件を付けて裁判費用を貸していない。基準は、勝訴する見込みがある、または見込みが強い、訴訟費用の捻出に困っている現実があると言う条件のみだ。何か弁護団の扶助協会内の立場を強くする目的が有るように思える。二八〇〇万円が二割という事は、弁護士費用は総額一億四〇〇〇万円という事か。

「三、ティエルシュさんに対する謝礼で借用文が入っているのがあの一〇〇万でございます。四、学者協力者協力団体に対する謝礼というのが一一〇〇万、ございます。五、出版関係二〇〇〇万、これはあの出版することについては、あの意義なり何なりについてお話があったと思います。

六、当初着手金という物をいただかないあの、皆さんがあの人権協会と言うとこにやっていただいたためにですね、まあこの際人権協会に対するご寄付を、東京・京都の二つの人権協会にご寄付として五〇〇万の予算を見ていただけないかと言うことでございます。

七、交渉会議費一〇〇万円。会場費があの両者分担でやっております。八、立替金という項目。これがですね、A・原告団事務局関係として二八〇〇万円を予算として、これはあの事務所のいままで諸運営、その他が一三〇〇万円、内訳ですね。その他が一五〇〇万でございます、

B・弁護団事務所関係として三〇〇〇万を取っております。これはですね、あの今まであの一〇年にわたる弁護団の事務局を、旧海野事務所、それからこの五年は西田事務所に移しました関係で、えー諸雑費の立て替えが入っております。

その点の問題とそれから京都のですね、あの人権協会を主体とした弁護団関係の立替費用でございます」

決算書で「裁判費用立替金（弁護士）」の名目で三四五〇万円支出しているが、詳細は不明。弁護団は、和解時に賠償金の一〇%を弁護費用として受け取っている。実費は、一九七一年秋以降は、市民の会が集めたカンパの半額を原告団に寄付していたので、その寄付金等でその都度交通費、食費等支出していた。着手金は、法律扶助協会から総額八四〇万円、訴訟救助も受けたので十分ではないにしても裁判費用はあったと考えられる。*9

「九、調整金、つまりあの対策費と呼んでいる物でございますが、これは統一原告団にお諮りしましたように、一律六三家族

一五〇万円を掛けますと、これが九四五〇万というあの額になります。

一〇、予備費、これは二億四〇〇〇万から一から九までの合計金額をさっ引いた額でございまして一三〇四万円。この予備費が何に相当するかと言うことは、この際あのはっきり申し上げますと東京・京都の、あの地方一一家族を除いた五二家族でございます。この調整金という意味でございます。明日ですね、一一家族、つまり東京・京都以外の原告の方が頭からですね、東京・京都は苦労したんだからこれだけ取るよと、こういうお諮り方ではやはり民主主義としては通らないだろうと。むしろ地方の方が今までのご苦労を考えて、あのですね地方の方があの、まあ、東京・京都は苦労されて立替金もいろいろございましょうと、こういう形でご提案いただいた方がですね、筋としてあの宜しいんじゃないかと。

従いまして今まで大変あの一次と二次、東京・京都の差も幾ら幾らと言うことも話し合いが詰まって、あるいは、いたかも知れませんけども、私どもとしては優先順位から考えまして、やはり最後のその、項目に置かしていただきたいと言うことでございます。今までの経過を鑑みてですね、これじゃ全然足らないじゃないかと、例えば一人五〇万とかいろいろ案があったようでございますけれども、この点はですね、今申し上げました一から九の項目の中で、多少今後努力次第で減る項目がございます。これはあのまだ確定しておりませんが二番目の法律扶助協会に対する寄付金でございます。多少話し合いの余地がございますけども、ゼロと言うわけではございません。この二八〇〇万を可能な限り減ずる努力を今やっております。

それから浮いたものその他は、一〇の項目の予備費の方に入れていただく、それから後項目としましては、学者協力者協力団体の四番目と申し上げた一一〇〇万、あるいは出版関係の二〇〇〇万、そこら辺がですねその、まあ多少この点で浮くお金がもしあるならばそれは予備費の方に回ってですね、あの最終的には皆さん方、統一原告団の原告が納得ずくでお分けいただいて結構だと。しかし予算としては以上申し上げたようなあの配分で一つご了承を頂けたらどんなもんだろうかというふうに考えます」

元々この訴訟対策費は、原告団のもので弁護団のものではない。最初から原告団が納得して使い方を決める性質の金だ。この説明では何か弁護団が自由にしていいように聞こえる。しかし、原告団だけでは配分を決められない程、原告団内部に考えの差があったようだ。

佐藤原告は、筆者の二〇〇四年のインタビューに次のように語った。[*10]

「川俣　これは二億四〇〇〇万の使い道です。この使い方の原案を考えたのは誰なんですか。

佐藤　弁護団ですね。略

川俣　ここで山田さんが仕切っていて、二億四〇〇〇万の振り分けを、あたかも自分たちのお金のように振り分けていっているんですよ。略

佐藤　略――Yさんは裁判するのに一〇〇万積まなければだめだとかいう話があるでしょう。我々は結局それをしないで済んだわけですよ、法律扶助協会で。それは弁護士が勝ち取ってくれたということで、それは弁護士にお任せしていたからね。我々は少し呑気だったかもしれないけれども、いくら法律扶助協会から借りてどうしたという数字は、原告団の幹事もき

ちっとつかんでなかったのですよね。だから、それが返さなければならないお金だということであれば、当然だという認識だったんですね」

訴訟対策費は、あくまで裁判をした家族だけの問題だし、東京と京都地裁関係が中心に裁判を進めたので実質両地裁の原告が以上の枠の中で割り振りを決めた。

決算書は次の通り。

東京　F拝

一九八一年一月一〇日

報告書

項目				
扶助協会借金返済	予算	八四六万円、	実績	八四六万円
扶助協会寄付金	予算	二八〇〇万円、	実績	五〇〇万円
ティエルシュ関係費用	予算	一〇〇万円、	実績	九〇万六四〇〇円
学者、協力者、協力団体へ	予算	一一〇〇万円、	実績	一五八五万一九六三円
人権協会寄付金	予算	五〇〇万円、	実績	五〇〇万円
裁判費用立替金（原告団事務所）	予算	二八〇〇万円、	実績	二七九五万円
[手書き書込「一次原告団へ分けた、名倉氏へのお礼を含む」あり]				
裁判費用立替金（弁護士）	予算	三〇〇〇万円、	実績	三四五〇万円
出版関係費用	予算	二〇〇〇万円、	実績	一九五三万二八一四円
交渉会議費	予算	一〇〇万円、	実績	〇円
予備費	予算	二〇〇万円、	実績	〇円
小計	予算	一億三四四六万円、	実績	一億一七二〇万一一七七円
第一回返済分（裁判費用・個人）	予算	一億〇五五四万円	実績	一億〇五九二万円
[手書き書込「一次、二次関係なく一四〇万行っている、地方も」あり]				

残高

予算総計　二億四〇〇〇万円、　実績　二億二三一二万一一七七円

原資残高　一六八七万八八二三円

預金利息受入　三六三万四〇六二円

カンパ、寄付金受入　二六万一八〇〇円

［手書き書込「学者たちのお礼を受け取らず返したもの」あり］

一九八〇年一二月三一日現在　残高　二〇七七万四六八五円

出版物頒布代金入金（別会計）　三一一二万一六八三円[*11]

翌四日の午前中も引き続き、訴訟対策費の使途を議論したがその記録は見いだせない。[*12]

四　再び統一原告団・弁護団会議

翌八月四日、統一原告団・弁護団会議が、全共連ビルで午後一時からはじまり最初に、西田弁護士が総括的に和解交渉の経過を報告した。以下その中の金銭賠償に関する部分の要旨を録音テープから示す。

「西田弁護士　その相手方の回答というものを拒否をして、返上をした。我々としては、恐らく特に弱い方の会社の方もあわてるだろうと、見通しもあったわけでありますが、まあ、果たせるかな会社の方から少し、そのまあ、国の態度については……［言いよどむ］これはまあ遺憾であるが、会社としては別の考えがあるから一つ金銭については会社の考えも一つまあ聞いてくれと、こういう申し入れが有りまして、それじゃその会社の話と言うものを聞いてみようと、こういうまあ経過になってきたわけであります。

その様なところから更に会社に対して、えー、お前達は謝ってまあ涙を流したけれども、あれは空涙かほんと涙か、本当の本当の責任を感じておるならば、もっと思い切った金額というものをなぜ出せないのか。言うまあ、形での詰めの交渉を致しまして、えー、現在示されたようなこの、四〇〇〇万、三三〇〇万、二八〇〇万という、まあ額というのがその経過であります。えー、まあもちろんこの案が出てくるにつきましても、これは一度あるいは二度の交渉で出たわけでは

ありませんでして、何度も何度も追いつめた結果、まあ、最後にここまで相手がやっとここまで降参してきた、こういうことであります。

ただあー、その内、Cランクの二八〇〇万につきましては、うー、一応これはまあ、正式の発表としては二八〇〇万でありますけれども、これにはあー、一人あたり二〇〇万ずつのその差額と言うものを会社は払う。従いましてこれはまあ三〇〇〇万ということになります。で、このプラスの二〇〇万というものはこれは、いわゆる訴訟対策費の枠外という約束を、まあ納得つけております。こういう形でその金銭の問題は一応確定に至ったと言う状況があります」

この原告のCランクに大日本製薬が二〇〇万円上積みするという密約は、今まで外部に漏れておらず、ここではじめて正式に報告され、「名倉日記」の一九七四年六月九日付に記載がある以外文書では何も残っていない。ただし、公開されていない法務省文書に、この二〇〇万円の上積みが記載されている記録があることはすでに書いたとおりだ。

次に確認書と和解調書は更田、福祉は曾田、センター問題は山田、年金は吉川の各弁護士から説明があって質問の時間に入る。休憩を挟んで訴訟対策費の使途に関する説明を寺坂原告が行なった。最後に、今後の交渉を交渉委員に一任するよう採決に入る。以下その核心部分の要旨。

「猪野弁護士　この後の処理についてお願いしたいと思いますが、この統一協定を、協定と言いますか、確認を結ぶにつきましてえー、各原告のご意志を確認する意味におきましてえー、交渉委員にご一任願えると、言うような形での委任状をちょうだいしたいと、いう風に考えます。これはあの、相手方の国並びに大日本製薬の方で統一原告団と言うのは、法律上のえー、法人と言うことではないために、個々の原告の方のご賛同をいただきたいと、こういう風な申し出もございますので、出席しておられる方につきましては、えー、この席でできれば委任状を、交渉委員に出していただきたいと、いう風に思います」

この猪野弁護士の発言は全体交渉ではない分科会か、その他被告と弁護団との話し合いの場で被告側から出たものかは確認できない。「E原告　ちょっと伺いますけど、そうするとあの委任状というのは四通りのものを、出すわけですか。それとも一括してということですか。

猪野弁護士　えーと、委任状……。［小声で「一括じゃなきゃだって調印できないじゃない」「一部分では」「調印できないもの」と弁護士同士の話あり］そいじゃあのね、あの、東京の弁護団の方でご用意されました委任状の内容をですね、読ましていただきます。

『私は、全国サリドマイド訴訟統一原告団（団長寺坂金松、同副団長F、同β）を代理人と定め、以下の事項を委任いたします。

一、厚生大臣及び大日本製薬株式会社との間に、サリドマイド被害児及びその家族に対する損害賠償並びに被害児の福祉等に関する基本確認書及びこれに関連する付帯細目、実施協定に調印する件。

一、大日本製薬株式会社が右確認書に基づき、サリドマイド福祉センター（仮称）の基本財産、運用資金として拠出する金員及び訴訟対策費として支払うべき金員を受領する件』」（句読点は厳密ではない）。

「名倉ノート」の八月二日付によると、同日行なわれた原告団・弁護団会議で三日と四日の配布資料、議事進行と委任状を集めることが話し合われたので、出席していたE原告も納得していたようにも理解できるし、意味が分からず反対意見を述べなかったのかも知れない。ただ「名倉ノート」には詳細は記録されていないので、E原告がこの二日の会議に遅れてきたか、または中座した可能性も否定できない。[*1]

猪野弁護士の続き「こう言う形で委任状をちょうだいしたいと、こう言うことでございます。これは実際上の、実務上の手続きでございますので、一つご協力を願いたいと、いう風に考えております。

H原告　ちょっと。

F原告　Hさん。

H原告　協定にしろ、内容にしろ色んな問題にしろ、最終成案て言うんですか、原案と言うものは、協定後にしか各原告にはもう目に触れないと言うことですか。

山田弁護士　それは、ちょっと議長。

F原告　はい。

山田弁護士　ちょっとあの、あれですけど。

F原告　それでは。

西田弁護士　ちょっと、今の。

猪野弁護士　今の質問について、Fさんの方からお答えいただきます。

F原告　ぼくちょっと。

西田弁護士　あのね、あの協定のその確定した奴はね、あの調印の前にね、各原告に見せて貰えるかと、言うことで……」

H原告の当然の質問に、弁護団がうろたえているのがわかる。

「F原告　それはあの、今Hさんのご質問のあった件に関しましては、あのできるとお約束……。皆さんに調印する前に、できるとお約束します。

H原告　と言うことはその時点において、あのもう一辺意見は言えると言うわけ、もう言えない。

F原告　クレームですか。

佐藤原告　一任したからには、［雑談で「ちょっと難しいんじゃないか」など聞こえる。その後雑談のように勝手に発言している］

F原告　あの一任し、協力と言うことになってますので、その辺はやはり、［再び雑談になり「できるんじゃないんですかね」など発言が聞こえる］

猪野弁護士　まあ、これですね、まああの、ご一任得たのは、六三人の方が銘々に意見出されますとですね、これはまたあの収拾がつかなくなると、言う意味で先ほど皆さんにお詫りしてえー、交渉委員にできる限り皆様方のご意向を体して相手方と交渉していただいて、これは相手方があることでございますんで、完全にこちらの言う通りになるとは限らないとしても、できる限りの努力をして、最善の努力の結果得られたものを、で、あの、ご了解を得たいと、言うことでご一任をいただいた趣旨に理解しておりますので、一つその点は、そう言う含みで最終的に煮つまって、その案文ができました場合には、これはあの皆さんにもちろんあの、お諮りするわけでございますけども、確定稿としてご了解いただきたい、こう言う趣旨でございます。その点でご賛同いただきたいと思うわけでございます。

F原告　Jさんどうぞ。

J原告　東京原告のJです。略ー私挙手しましたのはね、センターの設立には賛同だと言うだけしか手をあれ、あげていなかったんです。でもなんか先生の仰るのはですね、読まれたのは全部承認されたとしたと、書かれていますが、私はそれは余り……。［雑談、「多数決で決まったのに」、「私は承認していない」とそれぞれが勝手に小声で発言している］

猪野弁護士　入江先生どうぞ。

入江弁護士　えーこれはね、三つあるのか四つあるのか知りませんけどもね、三つ四つというのはこれは、事項はですね、これワンセットになっているわけですね。で、仰るようなセンターを作る事だけ賛成で他のは賛成でないと言ってですね、相手と交渉してですね、ここだけはこれでよろしいと、これはだめですと言うことではですね、これはグロスで一つのセットになっているわけですから、ま、こういう風に一項目ごとに、ご了解は得ましたけれどもね、それを、これはだめで、これはいいちゅうんではですね、これは全部だめと言う事に等しいですから、そう言う風にご理解願いたいです。略

E原告　はい、あのよろしいですか。

猪野弁護士　はい、どうぞ。

E原告　あのそれは、あの交渉というのは相手があることだというのは、非常によくわかっております。ですから、あの最終協定書、最終協定書に目を通した段階で委任状を出すと言うのは、もし何人かこの中に反対の人がいたとしたら、私もその反対の一人でございますけど、そう言うことは考えていただけないんでしょうか」

曾田弁護士が「交渉できないじゃない」と発言し、同じ発言を他の弁護士も小声でしている。勝手な発言が続き聞き取れない。

「猪野弁護士　そう言うことになりますと交渉委員が交渉できなくなる。

［議長の許可無く勝手に「……そんで反対や言うのおかしいちゃう」等との発言あり］

E原告　えっ、個々に全部手を挙げてないの。あたし。手あげてないのあるの。うん。

山田弁護士　議長、ちょっと。

猪野弁護士　はい。

山田弁護士　あの、私は調印のですね、具体的な手順の問題だと思うんですよ。ですからあの、調印するまでにですね、今までにやっておりましたようにね、各パートの交渉委員、それから原告の方が加わったですね、分科会方式というのを今やっておるわけですよ、ですから年金なら年金、表現の問題なら表現の問題、いろいろ福祉のあの条項についての作業もですね、今後詰め作業やるわけです。ですから、そう言う各分科会、あの方式のですね、確定稿に近づいた段階でね、それぞれそれを通して原告なり、交渉委員を通じてですね、皆さんにですね、それをお諮りするチャンスはあるだろうと思うんです。

しかしながら、最終調印日というものを想定しなければなりませんから、その段階ではですね、一応全部に渡る確定稿というのはでき上がると。そして、調印日に皆さん立ち会われるんですから、前日なり、その日の午前中なりにですね、

なんなりに確定稿を、に、その全文のですよ。全文の確定稿に、あの、を目を通して、そしてそこであの調印と、言う手順でなかろうかと思うので、あの、Jさんやあるいは Eさんの方の、あのご意見で、ご不満なところは個々にわかりませんけれども、各分科会員にですね、そう言う強い要望をですね、やはり申し出ていただいて、そして分科会の交渉委員なりあの、弁護士なりですね、あのそれに参加した原告の方が、それに沿ってあの、消化していくというか、あの、最善の努力をしていくと、こういう事を通じてしかね、これは解決できない問題だろうと思うんです。一人ひとりの仰るご不満のところがですね、一致していりゃいいけれども、ある人はこの部分、ある人はこの表現の部分と、いろいろ区々に渡っておられるんじゃないかと思うのでね、そう言う分科会方式は今後も採るんだと、言うことをあの、ご理解いただければその点あの、何とかご承認いただけるんじゃないかと言う風に考えますけど、いかがでしょうか。

寺坂原告　今あのJさんとあの、Eさんからまあ、承認できない、あるいは各承諾できない仰いますけども、分科会の福祉関係では特にですね、Eさん、あるいはJさんが分科会でえー、そう言う案を弁護団と練り、また、分科会と国、あるいは会社側と交渉しておられる方がですね、あの、各承諾には不賛成だと、また、委任はできないと仰るその……」

テープはここで終わる。最終的に委任状を取り付けられなかった。*2

山田弁護士の記録「各パートの交渉とこれを整理した文案（福祉関係の一部の項目が未整理）が一応出来上がったので、全国原告団兼弁護団会議をもつ。各パートの交渉経緯と成果を原告全員に報告し、討議した。席上出た主な意見は、①スライド付き年金の発足時期が五年後では遅すぎる。②確認書の一部の表現をめぐり改善を求めたい点がある。あるいは③獲得した福祉項目は、詳細すぎるので研究費、補助金交付にしぼれという意見などであった。結論として、慎重を期し、未整理の福祉項目の文書化を含め以上の諸点につき、なお原告会議をもちながら詰め作業をすることとした」と確認書の表現では合意が得られず、委任状が集められなかったことは、意識的に触れていない。*3

名倉は「略―委任状の件で俄然もめる　東京関係原告のお母さん達何もしないといっても　口頭弁論に入って活動をする機会が増えて少しずつ成長してきた感じが強い　都市センターホールで今後について協議する　赤坂見附の駅でヤケ酒に酔っ払った弁護士と出会う」と記している。*4 弁護団の委任状取り付けにかけた意気込みと、それが不成功に終わった後の心情を「酔っ払った弁護士」が明瞭に表わしている。

弁護団が、どうしてこんなに急いで和解をまとめようとしたのか良く理由が分からない。被告側は、もう裁判に戻るつもりがないことは繰り返した。そんなことになったら政治問題に発展しかねないところまで政府内部はきていた。大日本製薬は、それ以上に早い解決を望んでいたから、時間がかかっても和解の合意は必ず得られた。普通なら、過失責任に関する文言を全体交渉で原告が納得するまで議論させるか、支援者の協力を得て社会に問題を訴え、それを背景に交渉することも可能だった。それで原告の意向が通せなくても原告がやるだけやったという、満足感を持たせるべきだった。この三日、四日の会議の様子が次のように厚生省に伝わっていた。

『サリドマイド事件のその後の経緯』

略―八月四日(日) 原告団大会(情況)

①一部原告から次の点について異議がでた。

一、協定書が確認書になったこと。二、責任の表現があいまいであること。三、年金が五年間据置かれること。

②これに対し、弁護団は原告団をかなり説得したが最終的には一括委任をとりつけるまでにいかなかった。

③この結果、交渉は今後とも続けられることとなったが、むしろ問題の重点は、原告団内部をいかに統一するかということに移ったようである。

八月七日(水) 原告団との交渉 三・〇〇―三・三〇

四日の大会が以上の結果に終わったため交渉の進展はほとんどなく、今後の予定を定めるにとどまった」*5

これらの情報は、だれから入手したのか。八月八日の裁判期日に原告弁護士が裁判所に説明したのだろうか。この日、原告は出席していない。*6

五 危機感を募らせる原告

八月九日、状況分析と対策のために原告団会議を開いた。「PM五・三〇 於 雪印健保会館で原告会議 来ない筈の弁護士四人出席して驚いた」「名倉日記」、以下同日付の「名倉ノート」から要旨。

「出席者・原告一二人と名倉

今後の行動をどうとるか 弁護士よりの話 原告の不満は何か 弁護団が一生懸命にやって来たのに

交渉は全体的交渉にしたい　それは現在迄の交渉では小人数の表面の交渉であるのではないか　①確認書②センター③年金に対する交渉の不満　作業委の限界を佐藤氏は感じている　そうでなければとりたいものはとれない　作業委では原告が発言する余地がない　全員で納得して獲得してやりたい　結果が悪くとも全員でやったという団結が残る　被告とは対決するという姿勢をはっきり打出さねばならぬ　弁護士には対決の姿勢がない現状である

原告が委任状を出さぬ理由　話合の雰囲気が会議にない　国ではなく厚相とすれば具体的なものが獲れるとの話で厚相になった。略

原告の体制が整ってないのに委任状はダメ

H　全般的に理解できない　なぜ委任状が必要か　交渉和解についても時間的に追いかけられたものであってすぐに結論を出させられるやり方に不満　討議される時間が全くない　略

F　皆で交渉しようというのに何故東京地裁原告が何故必要かききたい

西田弁護士　交渉して確認して書面化して署名捺印してほしい申出あり　過去の委任状だけでこの様な事件

六三人が協定書に捺印すれば委任状は要らないだろう

弁護士　内部問題が終わった時点で委任状をとるのが当然である　委任状は強行的にとるつもりはない　原告団会議で対策費、センター費を貰うのであるから費用を受け取る確認をする　団長が委任をうけているという証拠であって内部の委任状であって対外的な委任状ではない　弁護団として策略を労して和解をしようという気持ちはない　今回は調印と費用受領、対策費、センター費の委任状である　交渉に対する委任は前にあるので（?）略

佐藤　交渉のテンポが速すぎて自分がそのテンポについて行けなかった点もある　確認書の文章を変えること相手に充分云えなかった点がある」

ここでも八月三、四日の原告団会議の弁護団の行動、特に委任状をむりやり集めようとしたことに原告から強い批判がでた。四日の録音テープは途中までしかないので、その後の様子は分からないが、かなり揉めたことがこのノートの記述で理解できる。交渉のテンポが早すぎるという批判は、録音テープのない分科会での発言を指していると思われる。

八月一五日に再び原告団会議を開くが、今回は弁護団は出席していない。場所は、「名倉日記」に「雪印健保会館　PM六原告団会議」とある。出席者は原告九人と名倉。

「今後の交渉方式について　分科会方式は止めて全体交渉のスタイル皆で交渉する　交渉前に資料を全原告にくばって検討後全体で交渉に臨む―略―　吉川発言［出席者には吉川弁護士の名前はないので、別の場所での発言か］出来るだけ文章内容を詰める方針　和解調書は全原告が眼を通すべきものでそれで納得した上で調印するのが普通のやり方であろう　対弁護士にはこれだけとれねば蹴るということは一つの取引

一、協定書で押す　協定書と確認書の基本的なことの確認をすること　法律的裏付けがどう違うかということ。二、責任をどう表現するか。三、確認書は六三人の印を押す　欠席者のみ委任状要。四、福祉、五、略。六、父母の会より　和解についての話合い（組織対組織の話合い）　被害者同士の話し合いなら受けてもよいが―略」

とあり、弁護団に対する批判が噴出した。[*1]　二一日には、今度は弁護団を含めて今後の方針を次のように話しあった。

「真生会館［「名倉日記」一九七四年八月二〇日付記載に「PM六・三〇」とあり］

出席者・山田、西田、更田以上弁護士。原告九人と名倉

①今後の交渉の持ち方について

原告の要望としてはぜひ全体交渉をしたいが如何？　年金の言葉は使わず継続補償金　年金は則スライド　据え置きはあってもよいが交渉妥結後即時開始　大蔵省との直接交渉したい　和解調書の文案を見せてほしい

②六三人全員の調印捺印は可能か

立会人は議事確認のため明記する　議事確認書を作る予定なので（調印式に出席した出頭簿みたいな意味のもの）そこで出席したものが署名捺印すればよい

分科会交渉については

全員でやった方が真からこの交渉に関わったという気がなく　気構えが違う　相違点を現すことでなく一致点を拡大する方法をとる方がより打開できるのではないか　金額については交付するでも交付に努めるでも内容は同じであって　但し　交付するとキチットするには国は予算が伴うことなので国ははっきり約束できない。略

◎全体交渉の意味は原告全員が直接きいて納得する◎交渉委が交渉に出て原告団会議にもち帰って又交渉にのぞむというのは時間がかかる　全員で出て決出来るものは決定して進むという形

弁護士としては◎全体交渉は兎に角理屈の云い合いになって進まぬことがありうる◎全体になっても現在までの八カ月の交

渉結果のやり直しはしないでほしい◎不必要に長く時間をかけるのは避けてほしい　ここまで来ている為に尚更◎個人の事情で欠席する場合は意見を事前に話をする　でなければ万障繰合わせて出席すること　考え　ギモン点を交渉委に話をすること

欠席者は意見を出して交渉後は結果をきくこと◎全体交渉で双方対立した場合は和解交渉を蹴るという様な最終的な結論はその場で結論を出さないこと

F　最終結論とは否定の場合だけでなく和解という結論もか

弁護士　決定できる内容については委員のみで決めてよいのではないかと思う　全体交渉でも弁護団は立ち会う

弁護士　◎原告修正案を朱筆で入れて対案を被告に提案した方がよい」

弁護団は、全体交渉に否定的で、重ねて早期合意を促したが八月三日、四日の原告団会議であれだけ疑問が出された以上、交渉委員はもちろん弁護団も全体交渉方式に反対できなかった。[*2] しかも、和解調書の文案を見せてほしいとまで言われれば、弁護団としても強いことは言えない雰囲気だったようだ。翌二一日の会議では、支援者から見た和解交渉の評価が話された。

「場所未記載　出席者・平沢、杉山孝博、杉山彰、井野博満、狩俣茂雄以上支援者、H原告、名倉

略─原告の力量がないのが現実　委任状を出さなかった理由

◎確認書とするのがおかしい◎因果関係、過失の文書表現─略─◎福祉についての文書の協議するとか努力するのでは具体性に欠ける　判定基準の公表を要求　非原告も含む　全体交渉で当面相手（特に大蔵）にぶつかること　支援者の意見を反映させることが大切　和解交渉に入ったメリットが大変薄れ」

と、支援者は和解交渉を評価した。[*3]

次に支援者と原告が共通認識を持つための合同会議を二八日、信濃町駅近くの真生会館で開くが、もちろん弁護団にはこの会議を知らせなかった。出席者は、筆者の左隣から杉山孝博、平沢、勝山泰佑、C原告、吉田貢、北住映二、H原告、佐藤原告、井野、伊藤政礼、名倉の順。

主な議論は次の通り。

「勝山　確認書はどういうやり方で作られたか　原告被告双方で協議の上作られたか　現在迄の交渉の内容により厚生省の役人が書いたのか

佐藤原告　原告の協定書を出し被告はゆずれぬという云い方に直された　原告のがんばりが足りないといわれれば

勝山　この文章は誰が作ったかわからぬ文章　原告の気持ちがどこに入ってるか　原告の怒りがこめられていない　当事者が不在の文章という感じ　血が通っていない文章

佐藤原告　原告が押されてきた感じ　交渉方式等の問題もあるがそれは過去の問題なので　これでは原告は不満なので変えたいという意向が今頃になって気付いたので遅いと思うが　読後感は非常に悪い　被告は全然反省していない感じ　表現具体性　内容について格段の差　原告は全面的にゆずったという感じ　すべての主語が国―マルピーとなってしまい従って被告の非が明確にうたわれていない　協定書より抜けているものは少ない　一個一個のものがもられているが事実が表現されているのみである　反省が全くない　責任がない　原告の作る文章はズバッときめるが他人事的表現になっている　厚相だった文章の表現がもっと具体的になるという話だったのでそれを一つ了解する形で一歩退くとだんだんこの様な文章に押されて来た

責任の否定があって争いを止めるという表現である責任を認めて止めるのではないということになる　第一回で得た成果を書き込む　因果関係、責任を認めたことを原告が了解した上で交渉に入ったという経過を書くべき

井野　原告でどうしてもゆずれぬという線をふみはづしている文章　確認書を一番始めにやるべきという気持ちをもっていたのにこれが一番最後に来た―略

平沢　全体交渉をもつことになったときいたがいつか

佐藤原告　原告としては九月七日

勝山　原告がよくやったという文章で被告がここまで原告にとられたかという文章が和解の文章と思う

佐藤原告　そのようなやり方の文章は被告にとってはそれは和解ではなく認諾《にんだく》ということになるといっている

井野　確認書を読んで支援者としては黙っていいのかということを考えた　支援として抗議行動が必要ではないか　支援者はたいしたことは出来ないが

佐藤原告　支援の抗議行動は九月七日の交渉の結果をみた上でやってほしい

平沢　その抗議行動は支援者だけであったらガードマンに排除される恐れあり　弁護団に批判的な人は　委任状を既に出した人達への根回しはどうか

佐藤原告　委任状は幹事に対してであってそれは今後の交渉を含めてということなのでよいと思うが交渉が長びいた場合は

状況説明は必要と思う
C原告　そんな必要ない（強ごし）
平沢　九月七日は原告から云うなら止むえないだろう　弁護団は原告がやれるものならやってみろという態度になるのではないか
H原告　全体交渉した場合被告が原告の要求を七〇％認める気持ちがあっても弁護団の手前五〇％位で妥協するのでないか
　他地裁の人を含めて原告相互の感じは八月四日は余りごたごた云わなくてもこの辺でいいのではないかというムードだった　センター福祉なども問題にしないという感じ
佐藤原告　この様な案なのでどうかといえば文句が出るが原告として現在かうしてかうやっているので今少し辛抱しろと云えば何とかまとまってくれるのではないか
平沢　金に関しては気前がよいとは云えぬが或る程度出したが中身として、確認書については国のかげにかくれた感じで後退している
井野　七日に第一回の交渉の追及をこえる交渉ができれば確認書は変えられると思う　弁護団のメンツを被告が利用して原告にマイナスになるのではないか
平沢　弁護団は交渉の場にくれば被告としては弁護団をクッションにする、いいにつけ悪いにつけ
吉田　最初の交渉は当事者で中心になって原告が交渉してたが分科会交渉になって弁護団が中心になってきた感じ
井野　第一回の雰囲気に戻すべきである
H原告　金を払うというのが悪い印象を世間から受けるのは当たり前である
C原告　余りの文章なので変なところで妥協せず法廷にもどってもよいというのが一―二人位いてもよい　それによって損しても子供に云いわけする」
どこから出た情報か不明だが、弁護団が被告側と裏で繋がっているような発言が相次いでいるのは注目される。また、筆者を含めて支援者は裁判に戻ることも選択肢の一つと考えていたが、六月九日の東京地裁の原告団会議で裁判所提示の金額を受け入れ、和解で解決する方針を決めていたことは、支援者に知らされていなかった。
「吉田　確認書は直るか

佐藤原告　我々は直したいと思う
井野　原告は非常事態に追い込まれた状況である　強硬意見としては　①和解をける②座りこみ　二つの方法がある　一人でも和解をけったら全体の和解をつぶすという様に被告が出てくるだろう
C原告　けった場合原告がどの様な態度をとるか
H原告　これは委任状を出さぬのはけるということに一歩近づいた感じ　確認書の責任を明確にする　年金　福祉　センター等の問題を一つづつ線を引けばよいと思う
北住　原告はいつでも裁判にもどるという態度を示してきたのに弁護団の態度で和解のムードが強調されて来た
佐藤原告　確認書については弁護団には意見をきかず相手よりきくと弁護団に言明した」
この発言は、全体交渉場面で弁護団は殆ど発言せず、原告主導に変わったことを裏付けている。
「井野　そのような状態は非常に不幸な状態だ
H原告　弁護団に意見をいう原告がおかしいという感じを他の原告自体がもつので質問している原告がおかしくなる状態、浮き上がってしまう
佐藤原告　首のすげかえした場合は今の弁護団よりましな弁護士があるのかききたい
川俣　ましな弁護士がいるとかいないとかより　新弁護団となれば原告が新規まき直しで原告主導型に変わりうるのではないかと思う
平沢　法廷内の問題としては弁護団として一〇年のちくせきがあるが新弁護団は単なる専門的助言者としてみるだけ
勝山　刑事の弁護士でも熱意とか何だとかで優れている
井野　サリドマイド弁護士を解任したら他の弁護士と話して弁護士としての礼ギとして引き受け手がないだろう　原告の意志一致が今が一番よいと思う
川俣　確認書は弁護団の思わくできまった形になった　交渉のまづさが確認書に出てきた　交渉の中途で如何でしょうかｏｒおねがい調になってしまったのがこの結果をまねいた。略
平沢　［厚生省の］救済制度［研究会］との関連がすでに出ている　サリドマイド方式で解決するという道が開けて来た　研究会はすでに形ガイ化したと思っていたが実際はもっと進んでいて制度自体が必要でないサリドマイド方式で一つづつつ

ぶしていけばよいと松下氏が記者会見で発表した八月五日　薬業関係報道者について発表。*4

九月七日交渉を原告は突破口とするが支援としてどの様にとりくんでいくか　社会的に問題点のあり方を問わねばならぬが

佐藤原告　新聞に流す方法　原告被告の意見を出して発表　また全体交渉的記者会見して原告の主張はこうであると発表する

川俣　支援がもらすより原告がもらす方がよい　弁護団と原告支援が対決してもよいが原告がたえられるか

井野　この様な確認書ができた以上支援は弁護団とは対立するより仕方がない

吉田　どの様な形にしろ公にせねばならぬものである　この事態は

井野　新聞が発表するには何かきっかけが必要だからそれは全体交渉後の記者会見とする

佐藤原告　それについては事前に新聞に対してレクチャの要あり

平沢　七日に新聞発表するとしても事前にレクチャーすべき　七日までに新聞に流す情報の渡し方はどうするか

佐藤　七日にあると発表すれば記者はその交渉内容をさぐるだろう

勝山　内からの遊撃があれば支援として外からの遊撃する価値ある

佐藤原告　交渉委は不信任なので全体交渉に変えるのである　これは分裂を意味しない　七日は何故かという相手の意見をきくだけでもよい　前日にマルピー厚生省に責任を明確にせよというビラをまく。略

H原告　弁護団と原告の意見がかみ合わぬ場合の交渉は相手に対しての圧力がにぶるのではないか　七日の相手の出方をみて常任委を決定した方がいい　今日の話は支援は弁護団に対しての内部批判になる」*5

この様に支援者が弁護団を批判するのは当然としても、原告がここまで弁護団を批判するは初めてで、ましてや代表幹事の佐藤原告から弁護団解任の話が飛び出したことを考慮すれば、この時点で一部とはいえ原告の弁護団に対する批判は相当なものがあったと考えられる。分科会交渉の雰囲気は分からないが、弁護団と被告が作業を進めていたので原告の発言機会はほとんどなかったようだ。

理解できないのは、佐藤原告は確認書の文言を検討した作業委員会にほぼ皆勤していたと思われるが、その佐藤原告が自分も立ち会って作り上げてきた確認書の文言、確認書、協定書の違いを弁護団に質問している。その上、彼は、八月四日の統一

原告団会議で委任状を集めることを決めた八月二日の原告・弁護団会議に出席していたので当然、委任状のとりまとめの意味、その成否も予測可能だったはずだ。

八月三日の佐藤原告の発言が本心だとしたら、彼は意味も分からず確認書の文案作成作業部会に出席していたのだろうか、それとも単に彼が優柔不断、付和雷同的だっただけなのか。あるいは、弁護団に遠慮があって本当のことが言えなかったのか。弁護団解任まで踏み込んで発言している本当の理由はどこにあるのか。彼は、筆者の質問に「弁護団解任」発言、「委任状のとりまとめ」の両方とも「覚えていない」と答えた。彼の回答には、代表幹事で交渉委員だった立場から考えて全く誠実さが感じられなかった。真実は語れなくてもせめて、「答えられない」と言ってほしかった。[*6]

六　全体交渉再開

八月三一日に九月七日の和解交渉に向けて原告団、弁護団の作戦会議が次のように行なわれた。

「真生会館　関東会議ＰＭ六時　山田、西田、吉川、秋山、更田、曾田以上弁護士　佐藤他八人の原告―略

Ｐ原告　協定書が確認書に変わったような字句の理由をただす　内容に入るよりは前に字句の訂正についてやらねば　何故そのような表現が出来たのかという点　原告にはかったがこの点をこうしてほしいかという聞き方をして行った方が妥当でないか

弁護団　交渉委員が出席しているので　自分たちはこうしてほしいという要求を出した方がよい　色々ときいたけどよく分からぬのでききたい　この処はこうしてほしいがどうなのか　最初からぶつかるという

山田弁護士　略―全体のバランスを考えて　問題点を全部出す方がよい　一つ一つ出すということは相手が本気にならぬ―略

◎厚生省が根回しするという案を既に厚生省に出した　調書には金額と支払い条件のみである　印をつくのは裁判官と書記官のみ―略

和解条項

一、被告国及び大日本製薬㈱は、サリドマイド含有製剤による原告各Ａのサリドマイド胎芽症の障害につき、それぞれ損害

賠償責任のあることを認め、原告等に対し連帯して別表記載の金員を原告代理人西田公一の指定する方法で支払う
二、訴訟費用は被告らの負担とする
三、原告ら及び被告らは、本件和解条項に規定するほかお互いに債権債務のないことを確認する
過失とは責任条件で責任そのものではない
作業をしてここまでやったので形としてこうなったと皆さんに相談して作業委が全権大使の役は嫌だ　その場で決定権をもたされるのは困る　全体的に交渉出来るのはお互いの意志疎通の問題も含めて
確認書の方が覚書より強いので今後、実行させるためには確認書に盛り込んだ方がよい　協定書と確認書の区別は法的に差はなし」*1

協定書が確認書に名称変更になったことに原告がこれほどこだわったのは、八月三日の弁護団の説明のまずさがあった。最初から、率直に事情を説明すれば、原告も理解したと思われる。名称の違いだけで、実質に変わりがないことはすでに示した。「名倉日記」の一九七四年九月二日記載によればこの日「弁護士が引き上げた後も九月七日に向けてどの様な質問をするか話し合った」とある。これから判断して八月三日、四日の会議以来、確認書の文言に原告の危機感は高まった。

一方、厚生省側は次のように事実確認をして省内の意思統一をしていた。

「(一九七四年九月三日)『九月七日の交渉について』
一、確認書について
(一) 原告、厚生省、マルピー三者の統一した案は作成されておらず、三本立ての案で交渉が続けられているのが現状であるが、総論部分については、ほぼマルピー案(七月三一日付)のスタイルでまとまる方向にすすんでいる。
(二) 各原告にくばられている案は、ほぼマルピー案に近いが、厚生省及びマルピーが了承していない部分が若干残っている。九月七日の交渉の席で、この案が配付されそれによって交渉が行われる可能性が強いが、この案は、従来協議されてきた案を基礎として作られているので、厚生省の考えと基本的なへだたりはないと思われる。
(三) 各論部分については、年金部分を残してほぼ固まりつつあるが、福祉部分についてなお原告らに若干の要望があるといわれている。
(四) 原告と厚生省、マルピーとが公式に交換した案は、原告が最初に提示した原案と厚生省及びマルピーが協議して作成

した案（一九七四年七月二三日付）であるので、厚生省案として関係省に配付してあるのはこれらの案のみである。

したがって、九月七日の交渉で三者の統一した案がでた場合には、最終決定をする前にもう一度関係省に了解をとっておく必要がある。

二、年金について

（一）確認書の表現方法、覚書（長期継続年金要綱）案、大臣談話の内容が形式の問題として残されている。

（二）実質的な問題は、原告側の態度に対応させて回答する。

三、和解調書について

専門的な問題であるので、国の弁護士と原告側の弁護士との間で協議するのが最も適当であると思うが、基本的な方針としては、金銭の支払い部分についてのみ記載されればよいのではないかと考えている」[*2]。

この様に厚生省は、確認書の表現にはかなり楽観していたようで、九月七日の全体交渉で原告から強い不満の声が出るとは予想していなかった。

九月七日の第七回和解交渉は、午前一〇時から午後五時まで。同日の「名倉日記」から以下採録する。

「AM九・〇〇より全共連一階ロビーで交渉に向けて打合　AM一〇第七回交渉　全共連ビル四六号会議室

交渉に入る前　支援者が会場に入る松下局長に対して少々の実力行使あり、弁護団、寺坂さん大いに慌てて佐藤、Fさんに仲介の労をとる様いささかみっともない行動あり。同室内には厚生省側の吉村課長他三名、マルピー側は全員五名着席しており、被告の面前で原告内部の不統一の現状を暴露したものと思われたろう。人は時と場合を考えて行動したいもの」とある。

この日の支援者の行動は、九月一四日の三者会議で詳しく紹介する。

同時に市民の会は会場周辺及び、厚生省、大日本製薬東京支社周辺で要旨次のようなビラをまいた。

「サリドマイド被害児を見ごろしにするな‼　厚生省・大日本製薬に断固抗議‼　サリドマイド裁判を支援する市民の会

〝悪魔の薬〟サリドマイド被害者は、今加害者のおしすすめる〝和解〟によって、生きる権利をうばわれようとしています。

現在、和解交渉では、双方でかわす確認書の内容を煮つめつつあります。その中身をみると、大日本と厚生大臣は、被害者にただ『遺憾の意を表す』だけであり、子供たちに対する福祉、教育、医療についても現行の児童福祉法、身障者福祉法のワク内で『努力する』にすぎず、すべて〝画にかいたもち〟なのです。しかも加害者は、このような確認書を密室交渉によってまとめようとしました。当然のことながら原告のなかから加害者追及の声が高まり、本日原告団の要請により、加害者との七回目の交渉がもたれています。私たちは原告団を全面的に支援し、みずからの過失責任を認めない加害者をバクロし抗議行動をおこなっております」。なお、厚生省文書第三号三三に綴られているビラには「大日本と厚生大臣は、被害者にただ『遺憾の意を表す』」に傍線が引いてある。

当日支援者が取った行動は、松下に「今日は簡単にはね、このままで入れると思ったら大間違いだぞ」と、いいつつ一—二分程度入室を拒んだ。こうした中で第七回和解交渉は、気まずい雰囲気で始まり原告側は恐る恐る質問、松下は努めて官僚的な答弁をしている。

「佐藤原告　因果関係を認めるという表現でした。それでよろしいんですね。責任の問題なんですが、その性格付について聞きたい。

松下局長　和解の場合と訴訟の場合では多少の違いがあり得るんだろうと思います。サリドマイド剤をいろんな形で世の中に出したことについての包括的な責任、そういう意味で責任、法律上の責任があるというそういう意味なんですけど。

佐藤原告　法律上の責任と言うことは、一二月二三日の一番最初の、原告の質問に対して責任を認めますとお答えになった。

松下局長　私の記憶では、こういう過失、こういう過失を認めますかという質問に対しては、そういう事実があったことは認めますと、ただそれが過失と評価されるかどうかと言うことは、客観的な法律上の価値評価であるから厚生省としての責任は認めるけれども、過失の判断の個々の評価を下し得るかというのは裁判等の問題であって、私が担当者としてお答えすべき問題ではないと思います、と、お答えをしたよう〈——〉。

佐藤原告　個々の過失についてはそういうご回答でした。最初に総括的におっしゃった。

松下局長　その点は、国が賠償金をお支払いすると、立場からすれば何らかの責任がなければできないわけですから、和解に応じるというのはある程度の責任を認めるという、こういうことになると思います。幾つかの民法上の過失がありうることになりうると思いますけれども。

佐藤原告　会社側はどうですか。

宮武社長　法律上の責任に限定しているわけではない。そういう意味で社会的な道義的な意味でも責任を認めるということを前提にこういう和解交渉に臨んでいるとはっきり申し上げています。これは変わっていません」

次に具体的な文言の詰めに入るため、これまで双方が提出してきた文書のうちどれを基準にするかを議論。

「被告大日本製薬弁護士　四月二〇日以来自然に作業委員会方式で行われてきました。唯一の交渉相手は統一原告団であるという認識で話し合いをしてきた。七月三一日に確認書の内容を進めた時点でもそのつもりで、こだわるわけでないですが今日配布されたビラを見ますと『密室交渉云々』とも書いてあります。私どもは皆さんのご希望、言い分の下で作業を［してきたことを］確認して欲しい。あの段階で原告団の皆さんが最終的な詰めをなさってきたと率直に申し上げて。

我々も会社に持ち帰って検討したかったこともあったが、最終的な詰めと言うことで考えていた。あの時点で皆さんの総意がそうであると思っていた。今日ここで話し合うことの位置づけを釈明して欲しい。

佐藤原告　ビラがそう書いてあるか私は読んでいませんが、私達は一つの案として持っていった。協定書と作業部会で詰めたものと開きがある、どうしてそうなったか。原告が生の声を聞きたいと、恐縮ですが。なぜここの表現がこう変わったのかという。作業委員会の性格について……［口ごもる］。これでは原告の意見と違うよという……。これでは原告は不満だよと言う危惧を抱きながら交渉したことを率直に申し上げます」

七月三一日の作業部会で「責任部分の表現について一応の合意が成立」していたが、その後の八月三日、四日の原告、弁護団の合同会議で原告から不満が出され、それで原告側が議論を蒸し返している。*3 これが佐藤原告が遠慮がちに話している理由と思われる。「自然に作業委員会方式で行われた」と大日本製薬の弁護士が発言している点が注目される。

「松下局長　字句を、話し合いの経過に従った修正なので、サラットは答えられない。

J原告［と思われる、以下同じ］　安全性の表現、これでは子どもに聞かれた時になんて答えたらいいか、答えられない。母親としては一二月二三日に子どもが謝って下さいと言いましたね。子どもの気持ちを尊重して欲しい。母親としては、宣伝のことは是非とも書き入れて欲しい」

「大日本製薬弁護士　事実を認めることはやぶさかではないです。文言についてはそれでよろしいわけですか。希望として、特に妊産婦についての安全の確認ですがどう表現するか、それから無差別無限定なという評価的な文言は、これは削除していただきたい。

佐藤原告　会社側の意見ですね

大日本製薬弁護士　会社としてです。

松下局長　問題となる妊婦について、事実として記載するのは私どもは異論ございません」

以下、七月三一日検討の確認書案を元に表現の修正作業を続けるが、同日付の確認書案は大きく分けて三種類ある。ここでは「㊙七月三一日確認書」と表記され、タイプ印書一部手書きで第四号二六〇頁に綴られているものを元に議論しているようだ。但し、この版にも細部が異なるものが数種類あり確定はできない。もちろん八月三日、東京・京都地裁の原告に説明したものとも異なる。

「J原告　あのう、ここのところ［「悲惨なサリドマイド禍を生じせしめたことにつき」］『すべての』責任を認める、大事なところ。

松下局長　略―非常に重要な点だと思っています。私ども慎重に考えないと。私ども皆さんのお気持ちはほとんどわかっているつもりですが『すべての』という表現をお使いになっている言葉の意味ですね、どういう点なのでしょうか。

J原告　過失責任を含めて。

松下局長　法律問題でございますから、法律上の点からご相談しております。前提としての法律上の賠償を必要とするような責任の要素は当然入ると思います。道義的責任であるとか行政上の責任であるとか政治的責任であるとか、あるいは法律的な責任とか議論されるわけですけれど、今言われたように『すべての』と言いますと、非常に広範なニュアンスを認めたことになってくる。法律的な責任を問うことになってきますと、とくに刑事責任まで入ってくると当時の担当者の責任まで入ってくる。現在の担当者としては軽々に申し上げかねるんですけどね。責任については、政府部内でも調整しております。ご了解いただけないでしょうか。

J原告　主婦の私が、母親として肌で感じるものがあるんです。はっきりあの時過失を認めるとおっしゃったんですね。母親としては、あいまいのように感じるんです。すべてを入れて下さいませんか。

松下局長　お気持ちはわかりますが、それはそれとして、交渉の記録は残るわけですから、確認書の形で大臣が官印を押して天下に公表するわけですから、お話しした内容をある程度集約してだれがこれをお読みになっても誤解されるようなことがないようにまとめると、これは行政官としての責務になってきます。これは政府内全体の問題ですから。訴訟以外で法的責任を認めるというのは政府の歴史としてかなり異例のことでして、すべてのとなりますと相当広範になります。私も責任を取るべき部分はあるわけですね。どれとどれの部分の責任ということになりますと、これはまさに訴訟に話が戻ってしまうわけでしてそういう意味で、損害賠償を主体といたしました厚生省としてあるいは、政府全体として責任を認めると言う主旨でこの表現を使っているわけでして、こういうところで責任を認めるという表現をいたしますと、公務員としてはこれは相当な私自身としても将来として責めを負う形になる表現なんです」

「松下局長　当然法律的責任の意味であると、事新しく法律的とか法律上とか表現を要しない言葉だと申し上げたいのです。

J原告　要しない言葉なら法的と書いてもいいんではないですか。

松下局長　法律的責任というのが中心になりますけど、行政上の責任でもあるわけですね。そういう趣旨で、から言えば単に法律上のとすると限定されるのではないかと思います。この内容から言いますと、賠償問題からいいますと法律上の賠償責任で、それから福祉要求などは行政責任になります」

松下としては、「法律的責任、または過失責任を認める」という文言は、絶対に認められない一線だった。[*4] 原告側弁護士がだれも発言しないのが理解できない。

［沈黙続く］

「佐藤原告　法律的という言葉を入れた〈――〉責任には行政的、法律的いろんなのが〈――〉

松下局長　ただ責任を認めるだけで、後になんにもなければありうるけれども、賠償問題、薬務問題の改定、福祉行政など具体的なものが続くわけでしょ。そういう意味では決して責任の限界がぼけるという性質の表現ではないと思います。私達公務員としてはね、責任という言葉はそう滅多に使わないですよ。私達公務員にとりましては責任という言葉は重い意味がある。いわんや、こういう大欽命《だいきんめい》の文章に軽々に使っているわけではございません。

［沈黙続く］

大日本製薬弁護士　このままの表現でお願いしたいと。検討した結果の表現ですから。

佐藤原告　国と切り離して。

大日本製薬弁護士　確認書が一人歩きするわけです。ですから、株主総会でも説明しなければならない。

佐藤原告　解釈が変わらないような表現では。どういう障害があるんですか。

大日本製薬弁護士　限定した表現ですと、それを説明しなければならない。

佐藤原告　この場で表現できることがなぜ文書で表現できないのかという。理解できないのか。

大日本製薬弁護士　第三者になぜいちいち説明する必要があるのかという、我々がよく了解していればそれでいいんではないか」

この発言はまさに「密室交渉」の実態を表している。国はこの和解を他の薬害の前例にしようと考えていることは、当時から分かっていた。[*5] 過失責任を明確に確認書に記載しなければ、他の薬害和解に必ず悪影響を与えると考えていた支援者は危機感を持っていた。それで「密室交渉」というビラをこの会場前で撒いた。この録音テープを聴く限り、この時点で原告が世論の後押しを受けていれば、もっと強い姿勢で交渉ができた。そういう意味で世論の声を必要としていたことが分かる。どうして原告・弁護団は支援者と共同歩調を取らなかったのか、やはり理解できない。

「松下局長　同列の立場に立っている被告ですから統一されていませんと、後々混乱が起きると思います。多少ずつ違いはあります。私企業と政府ですから、両方の最大公約数を取りまして、どこまで表現できるかと言いますと責任の認め方としてはぎりぎり詰めてこれが精一杯。責任の認め方としてはこれが限度ということです」

「J原告　責任を全面的に認めるというのはどうなんですか。一切としてはどうですか。

松下局長　そうですね、言葉の意味としては、そうですね。あらゆる意味でという意味での縛りがかかってくると、表現として字句として現れるというのは、さっき言いました責任という言葉は非常に広い意味を持っていますので、結論的にはちょっと無理じゃないかと気がするんです。責任を認めるといえば、縛りがなければ、特になにかがはずれるということはないはずなんですよ。

[沈黙続く]

松下局長　ここの所で［前文の最後の部分「右申し出が、因果関係と責任を認めるものである」を指している］責任を認めると言うことは、確認書全体の文脈の流れでご判断頂くと言うことになると思います。サリドマイド禍というのは、皆さんが置かれているすべての社会的問題全体を意味していると私どもはそのように理解しています。

[沈黙続く、良く聞き取れない]

大日本製薬弁護士　我々の原案は、サリドマイド被害という悲惨な被害を生じせしめたという意味です。略

佐藤原告　会社のほうも法律的責任を意味しているんだというわけですね。和解調書との関連もあるわけです、確認書が。和解調書の中にこういう表現が可能であればそれでいいんではないかという意見もあるんです。

松下局長　和解調書は、全く純粋の訴訟法上の問題ですから私には今直ちにお答えするだけの知識、権限がありません。法務省が主体になって作ると思います。どういう書き方になるか分かりません。[*6]

大日本製薬弁護士　一般的表現は歓迎されないだろうと思いますが、双方の代理人で検討していくということになると思います。

佐藤原告　和解調書との絡みで希望は有るんですね。この問題はここで保留にしておきまして。次の二の問題について。

J原告　［レンツ警告後の処置等に］『欠けるところがあった』と言う表現ですが、過失という言葉は使えないんですか。

松下局長　過失というのは単なる日常用語ではなくて民法用語ですね。こういう文書に過失という言葉が入るのは、法律上の価値評価が入って来るんです。そういう意味で過失と言うことを軽々に、この部分だけに使うのは避けたいと思います。ただ『欠けるところがあった』と言うことは何らかの『手落ち』を認めているわけですから、『落度』と変えることはかまわないと思います。

J原告　『落度』という書き方はよろしいんですね。

松下局長　『落度』と言うのは日常の用語ですから、素直に認めざるを得ないと思います。

原告弁護士　通常弁護団としては、こういうところは責任を追及していく所なんですよ。未必の故意でね、そういうことも考えて『欠けるところがあった』ということです。『落度』というのは更に軽い。そこまで我々が引き下がることはない。

略

J原告　『格別の』を『何等の』［救済措置］と入れるのは。

松下局長　ここで『格別の』という表現をお願いしましたのは国としては、サリドマイド被害児を含めて障害児対策を何もしていないわけではない。特に電動義肢の交付などにサリドマイド児を重点に一〇〇〇万円余りの研究費を配分してるんです。もちろん皆様方の目からご覧になれば極めて不十分である、何もやっていなかったに等しいというご批判はあると思いますが、現在の法律の枠の許す範囲内でできるだけのことはやってきたつもりであるんです。限られた制度の枠の中である程度のことはしてきたんだと言うことは、なにか大臣としても表現したい気持ちがあるわけなんですよ。はっきりサリドマイド児を対象にしてやってきたかといわれれば、そういう銘打ってではないけれど、しかし実態としてなんにもやっていないかというとそうではない［語気を強める］。なんとか多少は認めていただけないだろうかという気持ちなんですけどね」

松下は児童家庭局長として、一九七一年一二月七日参議院社会労働委員会で藤原道子議員の質問に答えて「電動義手の支給をした」と答弁している。こうした発言が「何もしていないわけではない」に繋がっている。大臣が特別この件で意見を示した証拠はない。たぶん松下が大臣の名を借りて自分の主張を通そうとしているに過ぎない。*7

「大日本製薬弁護士　『何等格別の』でどうでしょう。

松下局長　実態としてはそれで間違いはないと思います。

J原告　『一般的因果関係と責任を認め』とありますが、『因果関係と責任に付いて裁判の場で争うのをやめた』としたいのですが。

［沈黙続く］

J原告　四ページの二行目なんですけれど『原告等に遺憾の意を表する』というところ〈――〉。

松下局長　これはまあ、あのう、他のところと違ってご主旨を説明するまでもない問題だと思います。この点はさっきの責任問題と違って私もマルピーの社長もおわびを申し上げますと、一番始めに、何回か申し上げているところです、率直に書けば、陳謝、謝罪、おわび、まあそういう用語に一番なじむんだろうと思います。ただ、これはこういう文書に致す場合に、特に国のといいますか政府の責任者が公式に文書にする場合、口頭で言う場合も含めまして、これは私ども重大な問題でございまして、内閣の方にも調べてもらいました。略

同じく遺憾の意といいましても、相手を非難するような意味で遺憾の意というのは非常に特殊な場合しか使われていない。通常の行政の所管大臣、あるいは政治家として遺憾の意という場合には一般的に残念であると、不十分であると、多少の反省の意味を含んで遺憾の意を使っていますけど、自分の所管に関する事項で遺憾の意という時は、これはやはり相当謝罪という意志が強く現われている用例が相当あると思います。と言うことを内閣では言っております。略

そういうような一般的な制約がございまして、私どもとしましては、陳謝とか謝罪はこれはどうも大臣自身に傷を付けると申しますか、そういうふうになりますので、最終の段階で大臣も皆様方にお会いすることになろうかと思いますが、その段階では大臣はご自分の気持ちとしてそういう意志を表現されると思いますけど、こういう文書は一応閣議にかけるわけではございませんが、関係閣僚の了解は必要になってきます。その点は一つ担当者としての限界があることも何とか

ご理解いただきたいと思います」
同趣旨のことを山田弁護士が八月三日の東京・京都の原告団会議で語っているが、原告に対する説明の仕方からこの説明は秘密交渉で出たと考えられる。
「佐藤原告　どうにでも取れるんじゃなくて子どもにも分かる表現ができないかと言うことです。陳謝が大臣個人を傷つけるというのであるなら何かもう少し表現がないかという。例えば、非常に申し訳なかったとか。
松下局長　そっくり返った感じがすると言うことでしょ。第三者的な使い方をすると。
J原告　子どものとても悔しい気持ちが分かるんですよ。子どもが分かる言葉をぜひ。
松下局長　いろんな表現がありうると思いますが、謝ると言うことを生の表現で表すと言うことについては、先ほど申し上げたように、今までの例としては個人的な大臣の非を認めることとしか使われないいんですね。
佐藤原告　別な表現というのはないんですか。
松下局長　能力の限界と申しますか、ご主旨は良く伺っておりますから、相当な手段を尽くして表現については検討したつもりなんです。これをもっと丁重な言い方にしてですね、言葉を入れ替えるなり主旨ができるだけ出るような表現についてもっと努力することはやぶさかではございませんけど。結論的には、お詫びすると言うことの意味についてこの言葉以外にちょっと現段階ではこれ以上別の表現を見出す自信はございません。申し訳ないんですけど。
原告女性［J原告とは違う女性］　会社の方としては謝罪をどのように考えているのか。やはり遺憾ですか。
大日本製薬弁護士？　率直にお詫びするという一二月一三日にも言っていると思いますし、態度が変わるもんではない。お詫びする気持ちを持っています。
原告女性　松下局長さんは、一二月一三日に言葉で謝っても書面では、率直にお詫びしますと書けないのは非常に残念なんですね。これは子ども達に永久に残ります。私は、子どもが交渉の場にでられないから親が代理で出ています、将来子どもが原告に対してこれだけの国・会社の最高責任者がこれだけの言葉しかいえなかったのか、僕たちの罪の償いを全部するつもりなのかといわれたら私は、非常に困ると思うんです。ですから、言葉で言えることがなぜ書面に書けないのか。お詫びするというのがそれほど個人的に。申し訳ありませんでしたと一言でいいんじゃないかと思います。そうすれば子どもも納得してくれると思いますよ。

佐藤原告　会社の方は別の表現を使うことは。会社は遺憾の意なんて言葉使いますか。
原告女性　子どもが納得できない。
被告大日本製薬側　おっしゃるとおりですね。［良く聞き取れない］
原告女性　公文書では陳謝は使わないんですか。
松下局長　陳謝という文書は、私、役人二九年目ですけど、いままで陳謝というのはなかったかなー、ちょっと記憶がないんですね。他の例がないからそれだけの理由で使わないわけではないです。全然ないわけではないと思います。薬務局長自身の手落ちの場合にはあるかも知れません。そうしますと行政官として責任問題になって来るんです。
佐藤原告　森永のヒ素ミルクの時は、すっきり書いてあるんです。これも……[*8]」
先送りの雰囲気。以後再び確認書の細かい字句の修正を続けている。
「松下局長　五ですが、これは他省のことが入っておりますので教育・職業など、今後詰めたいと思います。
［今日の作業を確認している］
松下局長　私ども被告として共同歩調を取ってきたので、お願いしてできるだけ統一した表現で書けるようにしたいと思います」
「大日本製薬は遺憾の意でなく、謝罪、陳謝」でもいいとの発言を受けて、確認書の謝罪表現を厚生省と大日本製薬で変えるのはどうかと原告が提案、大日本製薬は謝罪し、厚生省は遺憾の意では厚生省に対する国民の批判が強まると警戒している。[*9]
「一九七四年九月一四日番町教会」と書いてある録音テープがあるが、このテープは九月七日の和解交渉に続いて録音されている。話の内容から九月七日の第七回和解交渉の後に行なわれた原告・弁護団会議と推定できる。場所は「名倉日記」に「番町教会」と記載されている。以下要旨。まず、加熱してきたマスコミの取材が話題になる。
「西田弁護士　和解の交渉なんで相手もある、相手に信義もある。相手に言うなと言ってる。内部的にも変なこと書かれても困る。大体何分通りきてるんだとかね、どの位でまとまるんだと聞いてくる。いつごろまでなんて言えない。雑音が流れて、思わぬ不信感が出ても困るから。
山川弁護士　略—西田先生の不信の噂聞くんですけど、もし原告団の中にそういう風にかりに不信があれば、それは新聞の方へ先に言うことではなくて、過去一〇年来この事件を一緒にやってきた代理人との関係からすれば、西田先生には不信を言えないとしても、代理人には先に言うべきではないでしょうかね。もし皆さんの中にあればね。

佐藤原告　結局はそういう意見はでてないと思うんですけどね」

佐藤原告は、八月二八日の支援者との会議で弁護団解任の話を持ち出したことを隠そうとして弁護団不信を否定したが、思わず「結局は」を付け加えてしまったが、弁護団はそれに気付かなかった。

「山川弁護士　今の時点では、相手側もそういうことを流さないと思うんですよ。原告団と弁護団を今、離間させても何にも得るところがない。無責任な傍観者かあるいは、被告の周辺にいたのかも知れないけど。

佐藤原告　原告団ということはないよ。

山川弁護士　と思うよ、新聞記者も『と言うような噂も聞くんですよ』と程度でね。僕はすごいびっくりして、西田先生辞めていない所みると、不信感はないんじゃないでしょうかといったんですけど（笑い）。それからもめているという噂もね、得体もないんですよね。そりゃ今交渉中だし原告団もたくさんだし、代理人が各地裁で別々に付いてるせいもあるから、意見の違いはあるかも知れないけど、不信は絶対ないと」

八月三日、四日の原告団・弁護団会議は参加者も多く、東京地裁の原告主導の和解交渉に批判的な原告もいたから情報は漏れて当然だし、マスコミが内容を知ればそれを元に弁護団に取材をかけるのは当然だ。もしかしたら八月二八日の会議に出席した原告のだれかが取材に対して、原告と弁護団は和解をめぐって意見の相違があると漏らし、その発言を確認するために弁護団、とりわけ西田弁護士に聞いてきた可能性は否定できない。しかし、その可能性は低い。

松下の言い方だと、九月の下旬以降、確認書を入手していた新聞社もあったようだが、支援者からマスコミに流れた証拠はなく、むしろ原告から流出したと考えられる。

「寺坂原告　佐藤さん、京都の原告団、京都の原告団同士で、東京と大阪の原告団分裂したと。会議に出ていない人が。

佐藤原告　京都はそういう人あるかも知れない。

寺坂原告　大阪の意向としては〈――〉含むんですけど、〈――〉されてはできないと。大阪の人は一人欠席しました。その点と委任状の問題、できたらもういっぺん相談していただいて、どの辺が煮つまらないのかもう一度はっきり、余り長くされると、歩み寄りがどっちにもなかった場合、僕危険や思うんです。現実に同じ原告の中にも噂がでてきている。白い目で見られて、大阪の人としたら、できたら返事欲しいと。もっと交渉していくのか、大阪の人の意見も聞いて頂けるのか。
佐藤原告　その答え、今日の会議で出てない。
寺坂原告　僕の考えと、東京の人達とは違うから、僕が東京の人の答えを［大阪に］持って帰ったら危険すぎる。
西田弁護士　今日、交渉のしっぱなしの状態だから、譲歩したところもあるし、今後の作業をどうするかとある程度了解ができて〈――〉。まだ残っている今日やらなかった、年金の問題もある。これからどうするかと言うことを、ここである程度話をして、その結果を持って帰ってもらうと言う風にしたらどうですか。聞いとられたわけですから。方針を議論して。大阪の方に戦法があることを知ったわけだから、寺坂さんの発言でね。
佐藤原告　今日、京都の人来なかったんですね。次回は出しますといってました。今日は、時間かかった割には、一番の問題の責任の表現のところと〈――〉。遺憾の意味については、もう少し向こうは〈――〉。その問題と〈――〉二点と年金。
山川弁護士　確認書の問題と年金の問題が、進展が見られなかったらどうするのか。前進が見られればいいけれど、前進が見られてもなお、だめだというのか。みられた場合は良しとして、更に新たな論点を持ってきて全共闘スタイルでやるか。
曾田弁護士　私ね、その前にね、ちょっと伺いたいんですけどね、今、確認書のこと今日やりましたね、あと年金が残っていると思うんですよね。その他に福祉問題とかありますね。そういうの全部全体交渉でやるお考えですか。
佐藤原告　いや、あのう、内容的に、例えば福祉の問題、皆さんどうお考えますか。
曾田弁護士　そこまでまだ、皆さんで話し合っておられないんですか。
佐藤原告　話し合っていない。内容が確認されてて、それを文書でどう表現するかという、それはある程度作業委員会でかけて行っていいんじゃないかと思うんです。
曾田弁護士　私は、年金については全体交渉でやるのはいいと思うんですよね、もし縮められるなら縮めるというのはいいんですよ。福祉についてはね、今日みたいな感じでやってましたらね、あれだけ量の大きなものをどれだけの時間かかるかわかんないと言う気がする。作業委員会でも向こうは認めるかも知れないと思う。全体交渉の力を持ってしなくても。［「何を」と発言あり］こちらの要求をです。厚生省は、大体希望に添えると言う返事を得ているわけですよね。だから全体交渉でやる必要性はないんじゃなかろうかという感じを持っている。

佐藤原告　皆さんのご意見はどうですか。
西田弁護士　今日ぐらい、朝の一〇時から晩の五時までの交渉で何回くらい。三回くらいですか。
佐藤原告　三回くらいはかかるんじゃないですかね。
山川弁護士　佐藤さん、僕さっき言ったことと関連するんですけども、まあ、どこにめどをつけるか、客観的に、一〇月の末か、新聞の言うところでは一一月に内閣の更迭があるよ、厚生大臣も替わる、厚生省の内部も変わるかも、今までわりとはりきってやってきたことが、そこでがくっとスピードダウンすることもあるから、どこにめどを置いて、後半年かかっても一年かかってもという、そういう方針なら、考える必要ないけどね。勢いがあるから、まあ勢いに押し流されて、その皆さんの意向を無視して、どっちかに転がっていくというあれはないけれども、まあ大体一カ月やったら、ある程度は出尽くしたとみなけりゃいかんわけで、向こう側だって今日は辛抱強く答えていたけども、これがもう最後ですよと、と言うことは厚生省の連中は言わないけれど、文部省辺りからでてくる。私どもの譲歩できるのはここですと、交渉のある時点では必ずあります、一度は。こちらから言うこともあるし向こうが言う場合もある永遠の交渉というのはないでしょう。
佐藤原告　それはない。
曾田弁護士　原告の人がどこで、どのくらいの時点で腹を決めるというようなものを持っていないといけない。
山川弁護士　例えば、ということは、『全ての』と言うのが入らなければもう和解に応じないというのか、『陳謝』が入れられなければこれも同様なのか。もちろん取れるのがいいわけで、それによって結論が左右されるものであるか、そうでないか。年金にしてもそうでしょう。
更田弁護士　今日のは、原告の皆さんの、この事件についてやっぱり、それぞれ自分の内で確認したいと、そういう機会を設けてもらいたいというのが東京の原告団、東京地方に住んでいる東京地裁の原告団の考えではないかなって思って聞いていた。今日やったのは因果関係と責任とかで、交渉全体のベースになる部分であったけれども、福祉についてもその他の状況についても、今日のようなやり方で皆さんが先生方とあれすると、強く希望しているのかどうか。
弁護団、私個人としてでもいいんですけど、要するにこないだ二八日には、[*10]二年も三年もこんな調子ではお付き合いできませんと言ったんだけども、それは、今まで一〇年付き合ってきたのに二年三年を急ぐんじゃなくて、交渉全体の位置づけね、この事件、サリドマイド訴訟をどういうところに位置づけて、どういう見通しでやろうとしているのか、少なくても代理人に分からなくてね、少しおかしいんじゃないか。その点についてやや日経新聞「「立ち上がった」?.または「足りなかった」?.」んじゃないかと言う感じがする。[*11]

Fさんだったか、なぜ先生そんなに急ぐんですかと質問が出たんですけど、いま、山川さんが言われた内閣改造問題も一つだし、それから金額について裁判所の案が出たのは五月一五日のことなんで、それから日が経って段々色があせて来ると言うこともあるし。金利をみすみす捨てていると言う計算をされる人がいるかも知れないし、そういうことを含めて原告団内部ががたがたしてるんじゃないかと憶測を原告団の中の人じゃなくて、原告団に近い人達、特に原告の人達が感じてイライラするかも知れない。一番大事なのは、原告団の結束だとか、原告団と弁護団の結束だとか、その辺りかなり本質的な問題を脅かすようなことが、時間が長くかかると、そういうような問題が忍び寄る危険性があるだろう。

僕は時間をかけるとでてくる問題は幾つかある。そういうことで早くやったほうがいいんじゃないかという一つの考えが有るわけですけどね、その辺について原告の皆さんはどう考えるか。どれくらいの時間を、ならば交渉に充てていいと考えているか」

弁護士たちが、内閣改造や金利を持ち出し早期妥結を促しているが、内閣改造と和解の問題は全く関係がない。

「J原告　私はね個人的意見ですけどね、実は今日交渉を持って欲しいと言ったのは、私なんか強く要望したほうで先生方には悪いと思うんですけど、やっぱりね、協定書が確認書になった経過が分かんないで、どうしても腑に落ちなかったんで、今日は壁が厚いな、ということは分かったしね、はっきり言うと私、今日七月の二十何日かに、その相手側から出た年金の回答を見せてもらいたいんですけど、ああいうの本当だったら全員に配ってもらって、そこでどうこうと検討してそこで集約して有れば、今度みたいなことがなかったんじゃないかなと、気がするんですね。[*12] これから先私だってね、一〇月一一月やる気はもうないんで、今度は、私個人はね、今日やって、通るとか通らなくて、こういう風にやって、こういう結果が出てきて、やってだめだったよ、説明みたいなものを子どもにね、できるものを作ってある程度納得したわけですよね。まあ、二つ三つあれしないことがあるけれどもね。

そして、今度は次は年金が私達に説明受けた部分と、その見せてもらった物とちょっと違うようなのでね、それをみんなで見せてね、内部でもって向こうは最終案が出てきたんだけど、自分達としてはどうなのかと検討して、そこでもう一回だけ押してみてだめでね、だめなら納得して行くと言うことになる。それから福祉の問題はね、国そのものの福祉はものすごく次元が低いからね、それを今、特にサリドマイドの子どものためにこれだけを取ろうとしても、とっても大変だと思うんで、センターなんか作ったところで、みんながまだ取っておかなければならないことだと思う。

寺坂原告　我々反発するんじゃないので誤解しないで聞いて欲しい。今言われた協定書が確認書に変わったゆうの、三日には、ある程度主旨説明があって、了解には行かなかったけど、ある程度主旨説明していると、年金も個人的にJさんから言われた。[*13]あれも知らなんだと、あれも交渉はJさん欠席された。年金の時は交渉委員会なしに分科会でできるし、東京の方は特にいつでも出られる範囲であると、出られなかったのでその席上で貰っていなかったのをあと、一カ月半、七月二十何日ですか、そういうのも東京には会員の方たくさんおられるし、年金出られた方たくさんおられた、その点はまず聞いていただいて、こんなもの私は知らなんだ、こんな物急に渡されたって、言われても交渉はみんながきるんですよ。交渉委員だけではなかったんですよ。それを欠席したんですよ。大阪もそうなんですよ、交渉に出席した人にはパンフレットくれるんですよ、資料もあります。それを持って帰ってやっぱり説明するのは、もって帰った人が全部の人にできないし、聞くとか、交渉に行った人に、個人的に説明するとかして貰いたいんですよ。

J原告　それはね、私はね、相手から対案が出たんだと知っていたら、それなら対案を見せて下さいって言いますよ、そういう話を聞いていない。恐らく皆さんね、今度の年金ね、お宅らが持っている書類を皆さん見たら、今まで説明聞いていたのと違うと恐らくおっしゃると思いますよ」

「J原告　今日ですよ、私、それ見せていただいたの。そういうのやはり全体に見せるべきでじゃないですか。［勝手に発言続き聞き取れない］

山川弁護士　これでしょ。これはあれだよ、七月の二四日付になっているけどね、あの二六日に雪印の健保会館で打ち合わせをやりましたよね、あの時に、この内容を説明したつもりですけど。[*14]

J原告　センターに固執してね、そこから貰うという話は聞いていなかった。

山川弁護士　ここにセンターと書いてあるけどね、これはセンターと言う意味じゃないんですよね。これはセンターでなくてもいいの。要するに原告団が指定するなんか機関。その説明はしています。吉川さんが。

J原告　私は、賠償金の中から個人が拠出するまでしか勉強していないんですよ。

山川弁護士　観念的にはそうですよ。仕組みとしては、国と大日本製薬から来ると。
佐藤原告　その説明とイメージしていたことと、資料のイメージと違うわけですよ。
山川弁護士　資料に書いてあることと、当日の説明を聞いて要点を整理して、その都度説明してきたつもりです。
西田弁護士　向こうが出してきた資料を種に交渉しているわけだから、違うのは当たり前なんだ。交渉の結果をまとめているから。
佐藤原告　そのように、交渉して変わったと言うなら別ですけどね。
西田弁護士　センターから払うんじゃなくて、原告の指定する機関から払う。
J原告　だから、あの資料とこの資料をくっつけて出してくればよかった。
西田弁護士　そうだけど時間がないし、精一杯だから」
佐藤原告が、八月九日の原告団会議で「交渉のテンポが速すぎて自分がそのテンポについて行けなかった点もある」と発言した通り、それをJ原告と寺坂原告のやり取りが裏付けている。八月三日、四日の原告団・弁護団会議が紛糾した理由は、作業委員会や分科会交渉の結果を原告全員で共有する手続きを省略して、いきなり結論を押しつけるようなことを弁護団がしたことが原因だった。それは取りも直さず、交渉のテンポが速く原告に考えをまとめる時間を与えないで弁護団が原告に合意を迫っていたからで、西田弁護士自身が「時間がないし、精一杯だから」と認めている。
「寺坂原告　僕はセンター経由は反対なんだ。［議論が錯綜して聞き取れない］
山川弁護士　寺坂さん、センター経由が反対なら、向こうと交渉する前に言ってくれなきゃ。
西田弁護士　もう一辺やんなきゃ。
山川弁護士　センターは財団法人なんだから税金が、別な税金がかかるんだ。形式上の問題で、税金がかかんないで貰えばいいんだよ。
［勝手に発言しているので聞き取れない］
佐藤原告　福祉問題はどうですか。原告内部で検討して、原告団の案として。
山川弁護士　それをやったつもりですけどね。もう一度原告団として出す。残っているのは詰めの作業でしょ。
西田弁護士　ここ二回原告団会議をやったが、福祉についてはあんまりなかったな。直すところは。*15

佐藤原告　一番最初に戻ると、あれが基本になりますと。
C原告　僕は賛成しませんよ。［勝手に発言続く］
D原告　年金で、全体交渉を持つのは大切。しかし福祉の問題で、今日みたいな方式で、やっていればどの位かかるかわかんない。私の予測では、今日は年金まで行くんだと、まとまりが付いて、確認書は聞いて、年金まで行くと、全体交渉でやるのか。
佐藤原告　全体交渉でやっても意味ないね。
D原告　もう一回だけ、年金について、みんなが向こうから説明を聞いて納得ができるように、もう一回交渉が必要だと思うし、福祉については、今日みたいな全体交渉は必要ではない」

ここで突然、録音テープは終わる。直ぐ九月一四日の番町教会の原告・弁護団・支援者の会議になる。

以上の議論をまとめると、まず弁護団が原告の弁護団不信を持ち出し、原告と言うより佐藤原告がこれを否定して、八月二八日の真生会館で開かれた原告、支援者会議で発言した弁護団の「首のすげかえ」発言を忘れたような態度を取る。続いて弁護団と寺坂（大阪の原告等）が早期合意を主張し、その他の人がまだ納得できないので交渉続行を主張している。分科会交渉で提出された文書を原告全員に配布しなかったことがJ原告の発言で分かった。名倉も二〇〇七年二月一〇日、「出席した人しか資料は、渡さないというのは弁護団の方針だった」と私に語った。

弁護団が内閣改造を持ち出すのは、恫喝に近い感じがする。原告の「これでいいんだろうか、子どもに後ろめたいことはもう無いのだろうか」というような決断前の揺れる心境が伺える。

この日の交渉結果を原告団は、次のようにまとめ各原告に送付した。

「第七回直接交渉報告」「略―当日の交渉内容は主として、既にお手元にあります㊙確認書［八月三日、四日で検討したものと思われる］について行われ、特に同封参考（一）について検討がなされましたが、この訂正文が原告側のベストのものではないという前提のもとに話合いが行われました。

①一頁　一三行目　大日本製薬側　当時このような宣伝をしていたのは事実である為、特に妊婦に重点をおいた事実経過として記載する。表現は今後検討。但し、『誇大、不正確な文言……』等評価的な文言は削除して欲しい。

国側　趣旨として大日本製薬と全く同じ」。以下略

七　支援者と見解の相違が表面化

九月九日、原告団事務所で常任委員会が一九時から開かれた。

「佐藤原告、名倉事務局、平沢、井野、伊藤、勝山、狩俣、塩田、北住、杉山、川俣以上支援者

◎原告の基本要求の責任と謝罪の点がはっきり取れない場合は支援としては和解交渉は支持出来ない　つまり和解交渉に批判を加えるという態度をとる　どの様な立場で批判するかといえば口頭での責任、謝罪しても文章に出来ぬ場合はサリドマイドの今後の運動及び他の薬害被害者の運動に支障

佐藤　運動の一つの手段としてサリドマイドを利用していたのか

井野　サリドマイド運動の中の和解交渉における支持は出来ない　ビラと口頭で意志の伝達を強くすることのため

弁護士の入場拒否　局長拘束　支援の行動に対して原告が責任感じた　支援の行動がどうあろうとも局長の態度は譲らぬ

弁護団と局長との関係はどうなっているのか　事前に相談したのではないか　更田が局長を先導してきたことはどういう理由なのか　原告弁護団が局長を大事にしているという感じが非常に妙　支援の行動により原告内部の問題がこじれたら困る――略」

このように原告と支援者の溝は埋まらなかった。[*1]

この常任委員会の結果を受けて、危機感を持った市民の会は同日、原告団、弁護団に向けて次の文書を作成した。以下要旨。

「原告団および弁護団のみなさんへ　昨年一二月下旬の最初の和解交渉で、被告は原告に対し、交渉をすすめるに先だって、因果関係および過失責任を認める文書を出すということを確約したはずです。一方、私たちも、そのような〝確認書〟をとることが和解交渉の前提であることを明らかにしました。

にもかかわらず、原告団および弁護団の態度は交渉の過程で変質し、和解交渉をはじめる条件としてとるはずだった確認書を、交渉妥結時に他の項目とともに一括獲得することになったときかされました。確認書の獲得をあとまわしにしたことは、サリドマイド和解交渉の致命的なマイナスになりました。

松下薬務局長は口頭で法律的責任をみとめるといいながら、確認書にはそのとおりに書こうとしない。それはなぜか。文章

にすることとしないことの本質的なちがいを、薬務局長自身がだれよりもよく知っているからでしょう。

つぎに、『遺憾の意を表す』について。これはもう多言を要しないとおもいます。私たちですら怒りをおぼえているのですから、被害者にとってはそれ以上であろうと推察します。

以上の『責任』と『遺憾……』の二点は、サリドマイド裁判だけにとどまらず、日本の薬害告発の根幹にふれる部分でもあります。加害者の責任を明確にし、謝罪をさせる――このことがなければ、サリドマイド裁判の社会的意味はなくなります。サリドマイド裁判は好むと好まざるにかかわらず、国民全体の問題であり、薬害裁判の原点でもあります。サリドマイド和解交渉のあり方は、他の薬害裁判に重大な影響をおよぼします。

げんに、松下薬務局長は、八月五日の記者会見で、他の薬害裁判もサリドマイド方式で解決することを言明し、薬害被害者救済制度をひっこめる意向をしめしました。

私たちにとって、『責任』と『遺憾……』の二項目は、市民として、支援者として、まもるべきギリギリの最低線です。この二項目は、私たち支援者の存立基盤にも決定的なかかわりをもちます。私たちは、腹の底から原告団に訴えたい。『責任』と『遺憾……』の二点について、絶対に被告にゆずってほしくない。責任の規定を明確にし、加害者から文書上の『謝罪』をかちとってもらいたい。私たちの要望がいれられない場合、私たちは、サリドマイド運動のうちで和解交渉にかんする部分について、これまでつづけてきた支持を断念せざるをえないことをおつたえします。

原告団および弁護団が毅然たる態度をもって、一大奮起されることを要望します。同時に、ご回答をねがいます」

ペンで高橋晄正、増山元三郎、吉村功のサインあり。*2

最後の部分は少し口調が強いが、支援者の決意が出ている。和解交渉が長引くにつれ、現実重視の原告・弁護団と原則重視の支援者・研究者の溝はこうして広がっていく。

一二日には、吉村功が原告団・弁護団に向けて要旨次のような手紙を発表した。

「交渉の進め方について、支援の人たちの一部から出されていた批判を、私も耳にしてきました。そして、率直にいってそのいくつかは当っているのではないかと、この頃感じています。

第一は、世間の人たちに状況を正しく認識してもらうことによって、製薬会社と国に反省をせまる力を強めることが、交渉のやり方次第でまだ可能なのではないかということであり、第二は、譲れない線について、相手側の強腰に押され、消極的になりすぎているのではないかということです。

私の経験からみると、交渉の様子を公開しないこと、むしろそれをさけている。プライバシーのこともあり、他者の介在による混乱の心配のこともあるなど、いろんな配慮があるとは思いますが、それでももっと交渉をオープンにした方が、交渉を有利に進められるように思えるのです。

『市民の会』の人たちが言っていた、過失責任を認めさせることと謝罪を明記させることを譲るべきではないということです。世間に対して十分訴えれば可能だと思うのですが、いかがでしょうか」[*3]

交渉の流れは出席した当事者にしかわからないが、現在残されている確認書案で見る限り、支援者の一連の批判は説得力がある。二〇年後に再びＨＩＶ薬害で多数の人命を死に至らしめ、その後も血液製剤によるＣ型肝炎薬害など厚生省と製薬会社の安全性に対するずさんな実態をみれば、これら支援者の発言は的を射ていた。

交渉を公開して支援者やマスコミから過失責任などの原則を指摘され、和解の妥結が遅れたり裁判に戻ることは、どんなことがあっても避けたかったのが和解交渉に入る前からの弁護団の意向だった。原告団も公開を極力嫌っていた。この点では弁護団と同様だった。

それは、当時として高額な和解金、継続補償という年金、その上で二億四〇〇〇万円の訴訟対策費、財団運営に五億円、福祉機器拡充のための三〇〇〇万円を大日本製薬が支出するなど、他の公害事件と比べても金銭的には有利に展開していたので、社会の反感を受けたくなかったというのが本音だった。これらの好条件？が外部からの「原則論」で裁判に戻ればどうなるか分からないという気持ちだった。

もちろん、当時と現在では国の国民に対する説明責任や企業に求められる社会的使命、視線も変わった。裁判所も少しは国民に目を向ける判決を書くようになったから、現在の状況から当時の原告団・弁護団の態度を批判するのは公平ではない。

一二日に福祉関係の詰めの作業が行なわれた。翌一三日、市民の会の井野たちは厚生省前でビラをまいた後、厚生省記者会に赴き、責任と謝罪表現について従来の市民の会の主張を記者団に繰り返し説明した。

第八回全体交渉が九月一四日、予定通りとすれば午前一〇時から午後七時まで全共連ビルで行なわれたはずだが、「名倉日記」はＰＭ一とあり、ＰＭ七時まで。「午前中裁判所出席の件」と記述があるので、裁判所で時間を取られ午後からはじまったようだ。和解交渉の核心部分なので詳細に採録する。

「佐藤原告　確認書の問題ですが、一つは責任の所の表現の問題、私どもとしては、どういった責任があるのか明確にしていただきたい。なぜ文書では表現できないのかもう一度話して欲しい。

松下局長　すべての責任という風にですね、皆さんはおっしゃる訳ですが、公文書として責任を認めるという表現は相当あ重みのあるというか、内容を掘り下げて検討し判断を加えた上でなければ使えない言葉と言うことです。責任はいろいろな意味を含んでいる。道義的責任、社会的責任、それから法律上の中でも民事上の責任、刑事上の責任、さらには行政官庁としての行政的な責任もある。この確認書の内容の全体の流れというのは、原告団の皆さんの強いご希望で、単に金銭賠償の問題だけでなしに、行政上の福祉の問題を含めていろいろなご要望があり、その事についても話し合いを続けてきた。その一連の経過を文書でまとめて確認すると、そういう性質ものです。責任というのは、厚生大臣の所管の範囲以内あるいは、国務大臣としての他の省庁の所管事項に渡ることまで、諸官庁を通じて相当広く認めている内容のものだと思うんです。

ただ反面、責任というのは意味の広い言葉ですから、私どもとしては責任を認めるという表現で、何を除外するというようなことは特段考えておりませんけど、すべての責任ということで、例えば刑事責任まで含めると言うことになってきますと、私どもの公文の用語例としてはそこまでの表現をすると言うことは、確認書の全体の内容から言いましてもいささか差し障りがある。で、ここの表現だけが独立して解釈される物ではなく全体の流れの中において、今日で八回目ですか、その時間をかけてのお話し合いの内容をふまえての確認書ですから、ここでサリドマイド禍を生じせしめたことについての責任を認めるという表現をもって、厚生大臣なり厚生省としての気持ちは体現できるのではないかと言うのが私どもの気持ちの骨子です。

［沈黙続く］

佐藤原告　全体の流れから、全てのと言う表現がまずいとすれば、法律的な責任という、分かりますけど。

松下局長　金銭賠償問題について、そういう責任を前提としなければもちろん公費は支出できないと、もう一つは国会で厚生大臣がそういうことを表現を使われたことがある、と言うことを申し上げたわけです。*4

男性原告　法律的とかあるいは、道義的とかではなしに、行なわれた行為についての責任、例えば製造販売とか、あるいは回収の責任とか、そういう行為についての責任を認めると、それではまずいですか。

松下局長　具体的にはどういうことになるんでしょう。
佐藤原告　何についての責任かということをもう少し明確にすると。
松下局長　そうですね、それがいいのかどうかということもあると思います。
男性原告　具体的な、行為、行動に対しての責任。
松下局長　この前も意見があったと思いますけど、何ですね、個々の行為に分解してその行為に対する責任、法律上の責任と言うことになりますと、民事的な責任と、これは裁判に伴っての和解交渉ですから、どうしても責任論というのはそこに一番重点が置かれることになると思うんですけど、個々の行為についての民事責任となれば、不法行為責任であるか、過失責任であるとかのどちらかになってくると、それがなんであるかという法律的判断をふまえて具体的行為の責任を認めると、そういうことにならざるを得ない。そういうことになりますとね、法律的な評価を、あの前提としなければならない。裁判の上で判決が出されるなら別のことですけど。
　和解の前提となる確認書の段階で、どの行為についてどういう責任を認めるということを分解して書くと言うことは、国の立場として非常にむずかしいと思うんです。個々の行為について一々法務省に相談して判断を加えると言うことにもなりかねません。やはり法律上の広い意味での賠償責任、それから法務大臣、厚生省の長としての厚生大臣の政治的なものを含めて悲惨なサリドマイド禍を生じせしめたことについての責任、と言う表現が今までお話し合いを含めて厚生大臣が捺印するのに一番適当なんじゃないかと考えている。
佐藤原告　国が和解で賠償金を支払うという時に、根拠が何になるのかという。
松下局長　それは、何らかの意味にでですね、国の賠償責任と言うことを前提にしなければ公費の支出はできないだろうと思います。
佐藤原告　民法の何条と言うようなことを含めて。
松下局長　和解段階でそれを含めなければならないと言うことはない。
［沈黙続く］
佐藤原告　法律的という言葉を入れられなければ……。
松下局長　お気持ちとしては分かります。大臣として責任を認めると、しかも前提なしに責任を認める訳ですからね、相当強い表現だと私は考えているわけですよ。失礼ですがピンとこない。
佐藤原告　責任という言葉が、どういう責任なのか明確じゃない。
松下局長　これだけで確認書が終わるなら分かりますけどね、賠償の問題から福祉措置の問題からずっと書くわけでしょ。それが厚生大臣としての責任を認めたという上に立っての、それぞれお約束だと思うんですよ。自ずから明らかになる性質のものだと思うんです。何となく責任を認めたと言うことでは、後の方でこんな詳しい話が出てくる訳がないんです」
松下としては、詭弁だろうが、恫喝だろうがともかく「サリドマイド禍を生じさせた」責任以外は決して認めないと言う基本線を頑なに守っている。こういう態度に出られるのも、原告が和解交渉を打ち切って裁判に戻ることはあり得ないという確信を持っているからだ。しかも今では市民運動とも原告は分断されていることが前回、支援者が松下に抗議行動を取ったときの原告団、弁護団の態度から分かっていた。弁護団がほとんど発言しないのも理解できない。
「女性原告［前回休んだと言っているのでJではない］二月の一日に『和解調書の中にはっきり責任を認めるという表現がでれば、原告団と被告側で何らかの文書のようなもので確認することになれば、その点があいまいでないような形の表現をするのは技術上の問題でして』［被告石井弁護士の発言だが、厳密には前半部分はない］とおっしゃっていましたので、ここに期待をしてたわけです。あいまいじゃない形の表現をしていただけると思って。所が出てきたものが、検討なさった末にあいまいでない形というのが責任と言う一言だったんでしょうけど、そこにすっきりしないものを感じる訳なんです。ですからここの所に私達の気持ちを納得させるような言葉を持ってくるとしたらば、責任カッコして例えば行政上の責任を含む、とはならないんでしょうか。
［沈黙続く］
大日本製薬弁護士　それは、原告団の総意としての意見として承ってよろしいんでしょうか。それとも個人のアイデアと受け取って〈――〉。
女性原告　個人の意見として。
大日本製薬弁護士　一応お伺いして、また後で。
佐藤原告　この前からの私達の意見とそんなに変わらないと思うんですよ。
大日本製薬弁護士　すべての責任と書けとこないだ出ましたよね、それが一つの修正案みたいなものだと承っていいんですか。
女性原告　刑事上の責任も入ると私は理解したんです。
松下局長　なんですか。
女性原告　二行目［どの文書を指しているか確認できない］になりますが、行政上の責任を含め。
松下局長　特にここで行政上を含むという表現を入れるということはですね、特にカッコを入れなければ行政上の責任が齢《よわい》されておる［同列に並んでいる］というご理解があるんだろうと思うんですけどね。少なくとも、［語気を強める］齢される と解釈される危険性があるという前提でのご発言だろうと思います。
女性原告　わかりやすくと言うことで。
松下局長　私ども責任と言えば、一国の大臣が責任と言えば行政庁の長ですからね、行政庁の責任は当然入っていると思いますけどね。それをふまえて後の方で、確認書の細かい内容が書かれているわけですから。公用文ですから、用語例に従っておくのが後々解釈を有無しないために必要だろう思うんです。
女性原告　刑事上の責任というのは、ただ責任と書いた場合どうなるんですか。
松下局長　いや、言葉としては阻害されません。ただこの前私が申し上げたのは、すべての責任と言うふうに念を押しますとね、特にそれまで含めて、およそ責任の範疇に含まれるものは全部入るんだ、という誤解をまねくと申し上げたんです。カッコして書くなら正式に刑事上の責任を除くと書きたい所なんですよ。そんなこと書くことは、お互い交渉の経過をふまえたってね、刑事上の責任を取るべきだということをおっしゃった方はおられないです。そういうことを申し上げるつもりはありませんけどね。それを念押しした様な形になるのはちょっと困るということです。
［沈黙続く］
佐藤原告　責任の性格なんですけど、内容的に盛り込む〈――〉［文書を読んでいるが聞き取れない］
松下原告　そうすると一の方は、因果関係だけで切っちゃう訳ですか。その後に文書変えて続けると言うことなんですか。ちょっとこれ今までのスタイルが変わってきますので、今のご提案承りまして休憩の時に私どもで相談させていただきたいと思いますが。ことが重大なんで。
佐藤原告　その次の問題は、二の一番最後の『遺憾の意を表する』というところです。日常用語で何か。

松下局長　私ども、内閣とも相談したんですが。これは、公用語としては定着した言葉でして、やはり遺憾の意以外に見付かりません。衷心よりを加えると言うのは可能だと思います。言葉というのは、特にこういう公の文書として残した場合、その時の気持ちなりあれから離れて独立するもんですからね。遺憾の意を表するという意味を含むものだと言うことは十分記録として残していただいて結構ですけど、文章の構文としてはちょっとこれ以外の文書を使うことは私どもは出来ない」

「C原告？　大臣の決裁を取ってありますか。

松下局長　一々決済を取るものではありませんね。

C原告？　大臣が私の責任で陳謝してもいいという場合なら陳謝にもあり得るんじゃないですか。

松下局長　それは、厚生大臣は厚生大臣個人の立場ではないわけで、厚生省という国の行政官庁の長で内閣の一員なわけですよ。従って厚生大臣の公の立場で取り交わす文書というのは、厚生大臣の一個の気持ちでいかようにも左右できるとは行かないと思います。もちろん上申してはありますます。ただ、大臣の判断だけにまかせるという訳には私どもとしてもいかん」。

大臣さえコントロールできるという、官僚の思い上がりが明確に出ている。

「C原告？　これに相当する前例があるならね、本件の場合は薬害にしても今まであった事件ではないですね。

松下局長　それはおっしゃるとおりです。

C原告？　と言うことは、今まで前例がないというのは通らないいんじゃないですか。

松下局長　ただ、国の関与するものというのは、同じケースというのは中々二度とはないものですよ。いろいろなケースでいろいろな用語が使われており、そういうものを集約するのが、公文の例ですからね。

［沈黙続く］

C原告？　やはり『遺憾の意』ではなく陳謝して欲しい」

［遺憾の解釈論議続く］

「佐藤原告　辞書に［遺憾の解釈として］お詫びの解釈が載っていればともかく、これでは子どもに説明できない。

松下局長　そういう意味では、多少公用文では特殊な例かも知れないが、そういう意味に使っている例はございますよ。

［沈黙続く］
佐藤原告　英語ではこれ。
松下局長　あんまりこれ英語で翻訳して考えたことないんですけど」
質問をかわしている。
「佐藤原告　あいまいでね、英語になおしてどういう言葉を使うか分からないです。遺憾の意という言葉をこれ以上変えるわけにはいかないいんですか。
松下局長　ちょっとこれ以上のですね、私どもご主旨はよく分かりますのでね、ずいぶん官邸に相談いたしまして知恵を絞った積もりなんですが結論的にはおっしゃる通りなんです。
佐藤原告　休憩させてもらいます」
内閣、官邸に相談したとの発言の裏付けは厚生省文書では取れなかった。多分相談はしていない。
［休憩後］
「松下局長　責任と言う言葉がなんら限定無く使われている場合には、責任の内容が不明瞭ではないかというご主旨だろうと思います。今検討している文書の中に『右悲惨なサリドマイド禍を生ぜせしめたことにつき』、その後に『薬務行政所管庁としておよび製薬企業として責任を認める』、どういう性格の責任であるかをはっきりさせると、言う意味でそれぞれ被告の立場を明記することです。
佐藤原告　先ほどの提案ではまずいですか。
松下局長　一つの対案です。
西田原告弁護士　第一項と二項をつなげたような行き方もあると思う。責任を限定しにくいと言うことも有るので、責任の前に具体的に表記していただいて、『悲惨なサリドマイド禍』では、被害者としてはちょっと。
原告弁護士？　私ども原案をまとめた側としては、因果関係と責任を分けてご呈示したわけです。その後に遺憾の意と、こういうような格好にちょっともう一回やって貰えませんか。
［休憩後］
松下局長　結論的には、ご提案の主旨にしたいと思います。『厚生大臣および大日本製薬株式会社は、前記一連の過程におい

て催奇型性の有無についての安全性の確認、レンツ警告後の処置等につき欠けることがあったことに鑑み、右悲惨なサリドマイド禍を生ぜせしめたことにつき、薬務行政所管庁としておよび製薬企業として責任を認める』、従って二の所が分かれて三になる訳です。

佐藤原告　『前記』というのは何を指すのか。

松下局長　これは事実関係が挙げられているわけですから。個々の行為について評価を加えるには、私どももういっぺん法務省と詰めなければなりませんから。『一連』のと言うことで自ずから分かることですから。

原告弁護士？　『等』というのは……。

佐藤原告　先ほどからの話をここになぜ書けないのか。

松下局長　解説を記録にとどめていただいて良いと言いながら書けないと言うのは、一見不合理のようですが、こういう文書の性質としてです、そういう制約というのはどうしてもでて来る。

大日本製薬側　『製造から回収に至る一連の』というのはどうですか。

松下局長　『等』が入っておりますからね。『一連なら』何とか話ができるかも知れない。

佐藤原告　『前記、製造から回収に至る一連の過程において』ですね。それと『安全性の確認』ですが、『および』は付けられませんか。

松下局長　文書の慣例ですから付けても良いです。

佐藤原告　『鑑み』はあまり使わない言葉なので。

松下局長　文章の整理と致しまして。

佐藤原告　『欠ける』ですが『落度』でも良いですか。

松下局長　どちらでも良いです」

「落度」は、前回第七回交渉で「過失」という言葉をどうして使えないのかと原告が松下を追及。松下は頑なに拒否し、それではどうかと原告に提案、その後H原告が九月七日から一三日の間に原告団事務所にきて、その場に居合わせた名倉ほか数名と法律用語としての落度を十分点検した。*5

「西田弁護士　一は因果関係、三の所に『なお』を入れるか。［原告の意見を聞く］確認できたと言うことで。

松下局長　『衷心より遺憾の意』と、公文としての限界からどうしても。
男性原告　分かりやすい、子どもにも分かる表現にして欲しい。
吉村仁薬務局企画課長　付属文書か大臣談話の中に、『遺憾の意』は、お詫びすると書くんですか。こういう文書にはどうしても付属文書がつきます。覚書みたいのを作る提案があったんです。そこで、責任問題を処理するとか、文書にした談話で処理するとか、やり方は色々ある。
女性原告　『心から遺憾の意』というのはどうですか。
佐藤原告　解説を付けるというのは。
松下局長　覚書の中で、記録に止めていただいて結構です。談話の方は大臣ご自身の広い視野で政治的な判断でしますから、限界はあるかと思います。
佐藤原告　『遺憾の意』の解釈を覚書に入れると。談話にお詫びの表現を入れる。
吉村課長　談話は、どうなるか分からない。事情は伝えます。
大日本製薬重役？　私どもの気持ちは変わらない。この問題をお互い協力して、誠心誠意当たってきました。私どもも談話を発表しなければならないと思います。私どもの気持ちを発表する。
佐藤原告　和解は出発ですから。私達の案の四ページまでの分は作業委員会でと言うことでよろしいですか。
西田弁護士　ほかになければ、年金の件に入りたい。
宮武社長　この問題をなるべく早く解決したい。私の責任で解決したい。今後、福祉センターを設けることに対しても私の誠意を十分表さなければならない。一生懸命考えております。中座することをお許し下さい」
以下、年金の課題を吉村課長が説明し、原告が最終妥協点を提示した後、西田弁護士が今日の議論を整理する発言があって、
「松下局長　新聞発表ですが、原告団が司法クラブで話すと言うことでうちのクラブでは待っている。私の方は会って今日の進展のあったことを話す、どこがどうなったかは話さないで、ひかえたいと、原告の方もおっしゃらないで、そういう風で。議論になった問題は聞かれれば説明するが今後詰めると」[*6]
山田弁護士の記録「原告本人一九人の参加を得て、第八回の全体交渉をもった。確認書の文書整理をおこない、確定した。略――『衷心より遺憾の意を表する』という点に関し、我々はこれまでの交渉において『陳謝』なり『謝罪』という表現にする

よう再三要求してきた。しかし、厚生省側は、これまでの文書上の表現の慣例、慣用から譲らなかった。略―我々と原告団は確認書の全体の流れをみてもらえれば被告側の全面降伏文書に近いものが獲得できたと判断し、ケリをつけたのである」[*7]

二〇〇四年、佐藤巌原告は筆者のインタビューに次のように証言した。

「川俣　文言のことで向こうがかなり強硬な態度になって、行き詰まったとき、七回、八回、九回あたりですが、七回目で『落度』とか出てくるんですが、あのときにむしろ支援者ともっと協力して、世論をバックにつければ、世論は明らかに被害者に味方していたから、違った局面が開けた可能性もあるわけですよ。『遺憾の意』からもう一歩踏み込んだ―略―和解文書にもかなり影響を与えたと思うんですよ。

佐藤　うん、そうかもしれないね。

川俣　そのときに両方の、私たちのほうの対応のまずさがあったにしろ、―略―非常にその後の薬害の和解その他に関して、悪い影響を与えたような気がするんですけれども。

佐藤　そうかもしれないですね。いや、それは支援者に対して、私は申し訳ないと思ったんだけれどもね」[*8]

市民の会はこの日、厚生省と和解交渉周辺で要旨次のビラをまいた。

「大日本製薬・国は過失責任を認めよ！　被害者に謝罪せよ！

国・マルピーは昨年以来の低姿勢とはうらはらに、ひたすら責任をあいまいにし、被害者にただ『遺憾の意を表する』のみで終わらせようと必死になっています。『遺憾の意を表する』というのは、加害者が被害者に向って『このたびは残念なことでした』ということです。これがマルピー・国の本質なのです。

誇大な宣伝、実験の不備、ズサンな審査、レンツ警告の無視、その後の被害者放置等かぞえればきりがないほどの過失（故意とさえ感じられる）を犯しながら『口頭では認めるが文書にはできない』などと開き直っています。

居直りを続けるマルピー・国を追及し、被害者の完全な権利回復を目指して戦いましょう」

八　支援者を切り捨てる弁護団？

交渉は、一部の原告が自分の意見を松下にぶつけることで、自分を納得させるガス抜きの場になった。この第八回和解交渉の後、原告団、弁護団、支援者の三者会談が四谷の番町教会で二〇時から二一時三〇分の間もたれたが、この時の弁護団は、すでに合意したかのようであり支援者は合意をじゃまする存在だと決めつけている。もちろん支援者は、まだ合意していないし、被告を押し込められると考えていた。出席者は原告証人の増山元三郎、吉村功、弁護団から山田、吉川、秋山、山川、西田、更田、原告はD、佐藤、E、F、C、支援者は平沢正夫、井野博満、柳本武美?、真矢正弘、渋谷美子、塩田芳信、杉山孝博と事務局の名倉。重要な局面なので詳しく採録するが一部要約も含む。[*1] 興奮して早口で発言する人が多く聞き取りにくい。

「井野司会　略―この前の交渉の時に市民の会がとった行動とか、いろいろあって、交渉の進め方について支援の側と原告団あるいは弁護団との間で率直な意見交換をしたいと、―略―支援の側も我々の出した文書に対して吉村さんからかなり手厳しい批判を受けて、―略―我々としてもその点反省する……。それからああ言う文章を書くに至った市民の会の支援として、原告団あるいは弁護団に対する批判と言うことも持っているわけで、その点もこちらとしては率直にぶつけていきたい。略

その後、今後の交渉なり、あるいは社会的なアッピールと言う問題をどういう風にやって国、マルピーを追いつめて、勝ち取っていくか、そういう点についての見通しを……、そういう進め方でよろしいでしょうか。

山田弁護士　ちょっと異論があります。今日の報告をする前に、一応市民の会なりなんなりがやった、やられた、目的なり、やられたプロセスついて説明いただかないと、今日どういう報告をした方がいいのか私どももまよう。略

平沢　略―原告の人達と市民の会とで少しコミュニケーションを取った。その時に私達が得た感触では、―略―原告団としては、次の九月七日に持たれる被告側との話し合いにですね、全てをかけているとまでは言えないにしても、非常に強い決意で臨もうとしていると。そうであれば、我々としてもそれなりの支援活動を組まなければならないだろうと、いうような僕らもかなり腹を固めてですね、あの場に臨んだ訳です。略

薬務局長を一応一分間か二分間阻止したわけだけど、その反応、原告団の態度は、実際は本当の原告団の態度、あるいは真意は、我々が予想していたより実は柔らかかったんじゃないか。というふうに、当日の内に分かってきたわけです。その点一つですね。

それから、文書についてですけれども、―略―問題になっている『遺憾の意を表する』点と、それから責任を明確にすると言う点、この二点はですね、やはり最も基本的なポイントで―一四日までにですね、我々の方の気持ちを一人でも多

くの原告の人達に訴える必要がある。で、九日に常任委員会が予定されていたわけですね。ですから、この九日までに一応のビラの文案を作って、常任委員会の場で出して、討論をする。そして原告団や弁護団のほうからも、反応なり回答なり、出して貰おうと、そういったことで九日の常任委員会の時に、文書の下案を持ってきたんですね。で、その常任委員会に弁護団からはるる事情が有ったんでしょうけど、出席はなかった。

そして原告団からは、名前を言えば佐藤さんから、で佐藤さんの意見をお聞きしようと思ったけれども、佐藤さんが言われたのは、自分が読んでしまえばですね、それは承認したことになると思うから、一応ここでは読まない。略―私達の希望としてはですね、次回の交渉においては、やはりこの『遺憾の意』とかあるいはこの、責任の問題を譲らない方向でがんばってやって欲しいと。それから交渉はこういう原則点で、依然として引っかかっていることを、むしろ世間に広く知らせた方が、原告にとってですね、むしろプラスになるのではないかと僕らとしてはかなり<――>した。略

山田弁護士　私どもから質問させて頂いていいですか。

平沢　はい。

山田弁護士　[詰問調で]　私がまず平沢さんに質問したいのは、八月一六日に常任委員会を前回の常任委員会と支援者の皆さんのご都合も伺って決めたんですね。六時からあった時に、出席は弁護団は致しました。支援者の方は、平沢さんをはじめ欠席された。わずかに北住さんが遅れてこられた。原告団は出席がなかった。従って常任委員会は流れた。略―九月九日に常任委員会とおっしゃるけれど私どもとしては、そういう常任委員会は知らない。

どうして八月一六日に欠席されてですよ、その後なんら情報の交換の場を持たずに、今、平沢さんが報告なさったようなですね、七日の交渉、それから今回のこういう文書についてです、何らの意見交換をされずにやられたわけですよ。

しかもこのビラの内容について申し上げると、大変私は、独断だと思う。事実についても独断だし、誤解もあるし、―略―間違いないのか、という確認の電話すら私どもは受けておりません。それは行動は自由だからおやりになっていいけれども、私どもとしては不満がございます。

当日の七日の交渉でも、現場にきてですね、局長以下と交渉するというのに、入るなと妨害するのは完全な交渉の妨害です。略―先導した弁護団の一員に対してね、非常に無礼な行動をされた。略―相手に対する威圧としてやるなら、お互いに事前に了解しあって、ある程度やるなら分かりますけどね。そういう全然予告もなしにね、突如やられたら、ほんと

これは困ります。交渉の場をそういう形でね、妨害するのか支援するのかどっちか明確にしてもらいたい。強いては、原告団とかね、弁護団の交渉力を決して強めるもんではないですよ。足引っ張っているようなもんですよ、はっきり申し上げて。そういう意見を申し上げたい。
平沢　その点についてね、僕は、多々異論があります。
山田弁護士　手順について、言って下さい。どうしてそういうことをやられたか。常任委員会もあるんでしょ、あるのにどうしてそういうことを無視してやる、意見交換もせんで。
平沢　一六日についてはね。
山田弁護士　どうしてさぼった。
平沢　さぼったというのはね、それは、ええ、山田さんの一方的な判断だと思うんです。
山田弁護士　どうして欠席されたんです。言葉を改めて。
平沢　それは他の用事でですね、はっきりいって僕の場合何の用事だったか今覚えていませんけど。略
山田弁護士　略―もし欠席されるなら、それに変わる日をね、設定するようにあなた方が申し込んできてですよ、場を設けて交流しなければおかしいじゃないですか。それを抜きにしてだね、どんどんやられるんならね、それなら私どももね、はっきり言って話し合いするあれはないです。紳士協約としておかしいですよ」
市民の会は、ベ平連方式で活動していたから、そもそもだれがメンバーかさえはっきりしていない。従って、常任委員会に支援者からだれが出席し、だれが欠席するかなど横の連絡は取り合っていなかった。この批判は、支援者との話し合いをさけ九月九日の常任委員会を弁護団が意図的に欠席したことを隠すためだ。
「山田弁護士　略―基本的な事実なり、そういう情報についてですよ、間違った問題なんかをね、世間やね、あるいは増山先生はじめとするお願いした学者先生の所までね、あなたがたね、お伝えしているでしょ。略
平沢　それはね、その文書読まれたら分かると思いますよ。［意見が錯綜して聞き取れない］それじゃ山田さん読み違いです。
山田弁護士　そんなことない、それじゃ読みましょうか。
平沢　和解を否定するなんて書いてないですよ＜―――＞」
以下、山田弁護士が文書を読み上げる。

「平沢　僕らは原告の人達から聞いている範囲では、基本的にはですね、ランクはね、ランク付けは認めないと、言うことをしばしば聞いています。
山田弁護士　そんなことないです。
平沢　そうですか、僕は聞いています。
山田弁護士　ランク付けについては、いろいろ意見はあります。しかし、最終的にはこれは、正確に言うならば原告団も了承しているところです。
佐藤原告　それは妥協の産物でそうなったと―略
山田弁護士『サリドマイド被害児の生きる権利を奪われようとしている』と言うのね、それは、平沢さんのご見解かもしれんけど、ちょっとそれは独断すぎるんじゃないですか。
平沢　それが独断であるかどうか。
山田弁護士　つまりこういう言い方をすりゃ、和解は、内容一切問わず和解は、一切いかんということでしょ。
平沢　そうでしょうか、そういうふうに、読み取るんでしたら、やはり誤解されているでしょうね。
山田弁護士　今回出された、皆さんの出された『原告団および弁護団の皆さんへ』の中身でも僕はずいぶん事実誤認があると思います。こういう間違えた事実を前提にしてねいろんなことを、今後どうするかと議論しても私はしょうがないと思います。略
井野　どの点かというの、ちょっとあれなので、言っていただけますか。
山田弁護士　いろいろいっぱいあります。
井野　じゃあ、後、にしましょうか」
この頃私たちが考えていた程、原告団は危機感を持っていなかった、という平沢の分析は正確だった。佐藤原告も弁護団解任を口にしたが、それは論理的に考えれば一つの選択肢としてあるが、決して選択するつもりはないと言う前提で話したに過ぎなかったと、この時点から見れば分かる。
従って、「首のすげかえ」発言を真に受けた私たちが判断ミスを犯したわけだが、交渉内容や原告団内部の事情がほとんど分からなかった当時の支援者たちは、その時々の原告や弁護士の発言からしか事情を知ることができなかったので、佐藤発言を

誤って受け取ったからといって支援者だけを批判できない。

「山田弁護士　局長は交渉相手として呼んでいるわけですよ、局長入れないで、おまえら交渉するなという権限がどこにあるんですか。

平沢　そういうことはね、

山田弁護士　どこにあるんですか。

平沢　そういうことは、やっていませんし、言っていませんよ。

山田弁護士　失礼じゃないですか、交渉相手としようといって原告団が決めてですよ、会場を決めて呼んできてですよ、入るのを阻止するというは、原告団が交渉やらないと言うなら席を立てばいいんですから、交渉しなければいいんですから。それを市民の、支援の方がね、支援と称してですよ、入るなと言うんです、どういう権限があるんです。

平沢　入るなと言ってませんよ。

山田弁護士　言ったでしょ。＜――＞君言っただろ。

［――君と山田弁護士に言われた弁護士］　いや、僕は聞いていません。［発言が錯綜して聞き取れない］

山田弁護士　冗談じゃないよ、はっきりさせて貰わないと困るよ。

――君弁護士　平沢さんがくり返したことは、僕は＜――＞。『今日は簡単にはね、このままで入れると思ったら大間違いだぞ』と、そういうことは言われましたね。

平沢　そういう意味のこと、簡単に入れないと、言いましたね。

――君弁護士　それは、僕も認めます」

「井野　もちろん、全部入れないということだったら交渉を潰すと言うことですから、そういうことについては我々は、そういう意志はなかったんで、そういう意志を取られたんならばそれは誤解で、また発言が不適当だったかも知れません。略だからその点弁護団とかなり認識が違っていて、どっちの認識がプラスになるのかマイナスになるのかという点は、まあ、一つ議論したい。略―むしろ向こう側が余り驚かなかったけれども、こっちが驚いたというか、そういう点ではちょっと、いろいろ問題があった。そういう反省はその後我々はしたわけ＜――＞。

山田弁護士　略―いいですよそういうお考えは、一つの戦術なり戦法としてですよ、場合によっちゃ私ども一切認めないと言う考え持っていません。しかし、それは原告団の意志だという風にお考えになったんですか、そうすることが。
井野　いえ、支援の会独自でということです。
山田弁護士　原告団の意志に反してもやると言うことですね。
井野　そうです。
山田弁護士　原告団の意志がそうであるかどうか確認も取らなかったわけですね、原則的にはね。
井野　そうです。ですから、そこで薬務局長をトラップして、あの、三分なり五分なり揉めたって、何ら問題ないという判断を我々はした。それについて原告団の了解を得る必要はないと我々は考えた」
支援者と原告団、弁護団は組織と立場が異なるから行動原理が違って当然だ。支援者が何かをする時に、原告や弁護団に一々お伺いを立てる必要はない。その結果、原告や弁護団の意に添わないこともあり得る。支援者が被害者を支援する理由は一人ひとり異なっていただろうし、活動していく中で三者それぞれ意見が異なる場面も生じるのは当然だ。井野の発言は、この程度のことは支援者独自で判断できる事柄だと言う考えだ。その裏には、他の薬害被害者や国民の健康問題に関係するから、市民として当然の権利だと考えている。
「H原告　と言うことはこれからもそういうことが有り得るわけですね。
井野　あの、その事はね、まあ今日討議したい。
山田弁護士　僕はだからもう、常任委員会は止めにするんですね。一方で常任委員会で意見交換するんですか。
平沢　それとこれとはちょっと別の問題。［「関係ある」という発言あり］
山田弁護士　関係ありますよ。略―八月一六日決まったのに来られないでだよ、ひそひそやってね、勝手に九月九日に常任委員会やるから来いって［前言の「知らない」という発言を翻し、知っていたことを白状している。「名倉日記」九月九日にも「弁護団は欠席電話有り」と記録されている］、そんなルールはないと思うんですよ、僕ははっきり言って。
井野　あのね。
山田弁護士　何のために常任委員会、情報交換として三者構成であるのかという。やっぱり支援なんだからね、僕ははっきり言って原告団なり、なんなりのあれをいかに力づけるかと、敵に対して内部のことを暴露するのが戦法じゃないと私は基本的に思っているから。そういう話もなしに暴露戦術に出てね、しかも間違った事実をね、新聞記者にね、平沢さん、新聞に会見までされてですよ。

井野　僕がやっている。平沢さんはやっていない。

平沢　それは井野さんが行ったのは知ってますからね。そういう意味では、行かなかったと言うことに本質的な違いはない。

井野　略―我々がある程度原告団とコンタクト取って、つまり七月段階で、確認書の因果関係の文書について、弁護団と支援含めて協定書の案ね、それがかなり基本となる物として我々は考えていたわけです。で、あれを相当程度譲ると言うことがあれば当然その、支援の側にも話があるだろう。略―しかし、そういうことについての説明がなくて、相当の合意が進んだと、我々は聞いたわけです。略―市民の会の方としては、非常に驚いて―略

山田弁護士　それは聞かなかったかですか。

井野　いやいや、それを聞いたのはもっと後です。僕が聞いたのは。

平沢　そうですね、八月一六日〈――〉。

山田弁護士　[言葉を押さえて]だったらさ、そういうことは、はっきり言ったらいいじゃないですか。せっかくコミュニケーションの場として常任委員会ができてるんだから。仮にね、八月一六日がいろんな人の都合で流れたとしてもですよ、そんなルートはいくらだってみんな電話だって、みんなお互い連絡しあってる間柄なんだから。不信があるなら不信があると言ってですよ、堂々と弁護団にね、あるいは原告団の代表なり、主立った原告団の幹事交渉委員にですよ、会見を申し込んでやったらいいと思う。それをやらん前に一定のもう、あれを持っちゃってね、どんどんやると言うなら、今後もそうだろう。そりゃ独自にやられるのはいいけれども、そういう今までの基本的ルールから言ってね、あの違っていると言うことは〈――〉」

山田弁護士は、「あれを（原案を）相当程度譲る」との井野の発言を否定しないで、交渉経過を支援者に説明しなかったのは「まずかった」と思っている節が見える。それで先に否定した常任委員会を持ち出した。

「井野　だから八月の状況というのはね、若干そういう正常なことじゃない、いろんな点で。

山田弁護士　どういうことですか。

井野　ううー、原告団の中の意見の食い違いとかですね。

西田弁護士　[小声で]原告団の意見、違いなんてないだろう、なんで……。

H原告　僕ら正常だから。

西田弁護士　原告団だっていろいろ意見がある。

特定できない人一　不正常なことがあった。

西田弁護士　［強い調子で］どう言うこと、だれからそういう情報を、どういうこと。僕はちっともそんなことは聞いていない。ちょっと待って下さい。基本の問題じゃない。もしそういうことを噂でも聞いたらどうして僕らに教えてくれないんです。一所懸命やっているのに。略—知らない仲じゃないんだし、支援団体なんだし、一緒にやって来ているんだし。

佐藤原告　あの、原告団内部に、あの原告団内部の、なんて言うかな、意見というのは和解に入る前から一致していることはないです。いろいろお互いに意見交換してやってきているわけでね、ただ八月の時点で特にいろいろな、特に強いディスカッションがあったと、と言うことは事実だけども。

西田弁護士　異常だとかそういう、異常じゃない、そんなことはない。

佐藤原告　それによってその。表現＜——＞

西田弁護士　［強い口調で］なんか通常のルールを曲げにゃならんような事態はないですよ。また、あったと思ったんならぜひ言うべきだと思う。僕らに一言あっていいと思う。

平沢　でも、何もかも僕ら、弁護団に報告しなければならない義務はないと思う。

西田弁護士　［声を荒立てる］だってそうでしょう。これ重要なことがあったら、どうして一言注意してくれないんですか。まず話をするのが」

この時、弁護団は八月二八日に原告と支援者が弁護団解任を含めて議論したことは知らなかったが、何か動きがあったと気づいていた様子だ。

「山田弁護士　今は聞いているけれども、その当時聞いていないな。そんなこと。［数人が一度に発言して聞き取れない］—略

西田弁護士　二—三の人に話をしたんでしょ原告団の、その後これは異常だと思ったらどうして言ってくれないのかと、言っている。略」

「平沢　略—九月九日に僕らとしては、弁護団とですね、意志疎通ができると予想してたんですね。略

井野　略—陳謝、謝罪の件とそれから責任、もちろんこの問題は詰まってないわけだけども、ある程度合意に達した、それ

がですね、我々の内部で議論しているものとだいぶ後退した表現で僕ら非常な不信を持った。略―もし僕らに誤解があったとすれば、今度の抗議は非常にまずかったと思うんですけど、あの、その点はどうですか。

山田弁護士　略―原告団で平沢さんをはじめとしてですね、あの常任委員会ではない所でいろいろお話があったと聞いてますから、どういうような報告があるのか、それの継続の意味がなければあれですから、一応どういうことを聞いておられたのかね、原告の方からご説明願わないとちょっと分からない。

佐藤原告　略―支援する会として、今後ですね、和解が成立した場合にどういう協力ができるかと、言うことを支援する会で相談したいんだと思う。それで、その、だけれども、ずっと状況が分からないので現在どうなってるのか、その一応状況を話すと言うことで何人か話し合いがあって、その時に」*2

「佐藤原告　略―現在例えばその、あの、ある程度煮つまった確認書の案について、その原告内部でいろいろ意見があって、その、原告内部でその、現在煮つまってきた案では不満だという、いろいろな声があるという現実をお話ししたんですね。それでまあ、その話し合いの中で、確かに現状どういう点が一番不満なのか、一番問題点として原告内部で考えが出ているかという、ある程度のお話はしたと思う。その程度の報告はしました。ですから、どういう経過でどうなったかという、お話はその時点では一切していなかったと思う」

「井野　僕らがこだわっているのは、確認書の内容についてね、我々は非常に後退したと印象を受けているわけ、―略―特に『遺憾の意』と言う表現がある、それから『欠ける所がある』、それからえーと、『責任』という表現がある、どういう責任があるか分からない、と言うことで、もし完全な合意になった場合にね、我々としては納得できないと、なんとかしなければいけないと。

略―交渉が非常に危機にあるんじゃないかということを社会的に訴えて行きたい。略―交渉自体をあの、社会的なバックの元でやるという、―略―趣旨はそういうことです。

吉村　私自身は、なんて言うか、[「原告団および弁護団の皆さんへ」は] 大筋では賛成で、あまり大きなことを考えなかった。

略

吉川弁護士　略―私どもの方から支援者の皆さんに、その今こうなっているんだ、という実情を積極的に話さなかったと、いうことだけかなということであれば、それはまた別ですけども、私は、そこまで弁護士としてですね、やらなきゃいけ

ないとは実は思ってないんです。略

増山　略―話をお伺いしているとね、少なくても、今回のこれが起こる前にはかなり強い不信感がある……」

「吉川弁護士　略―その、支援者の方々が厚生省の中でね、座り込みをされたことが有るんですよ。略―確か被害者救済制度の問題だと思うんですけれどもその時にもね、あの事前には何も情報がなくてあとから、いろいろお電話いただいたことが有るんですよ」

吉川弁護士は、わざと事実誤認発言をしている。「薬害を告発する被害者と市民の会（薬害共闘）」の厚生省座り込みは、三月七日の常任委員会で支援側から説明している。はじめから座り込みをする予定で交渉に行ったのではなく、話し合いの途中で松下局長が退席したため、彼に交渉の続行を求める意味でハプニングで座り込んだ。*3

吉川弁護士の発言の続き「こないだの七日では、弁護団を阻止したつもりはないとおっしゃるけども、―略―私は、僕は原告弁護団だぞ、原告弁護団だぞと、かなり大きな声で言った記憶がある、そしたら入れと言われたんですよね、僕は、そこまでなんて言うか、不信感があの、大きくなっていたということは、むしろそりゃ不信感の問題ですから総合的な問題と言えないことはないけれども、かなりおかしな感じを持っていますね」

「山田弁護士　略―［段々興奮して語気が強くなる］原告団とよく諮ってですよ［事実と異なる］、それで原告団が交渉のテーブルに付くと言うことをね、お決めになったならばね、―略―僕はご了解をしていただきたいと思ってるんです。だけど僕の今の危惧はね、僕は支援者の中の方にね、和解というのはともかくやなんだ。判決、じゃなければだめなんだ。和解というのはどんな内容であっても、どんなに行っても、そりゃしょせん中途半端な妥協なんだ。薬害の原点にならないと、こういう判断がお有りなんじゃないだろうか、―略―つまり話し合いで解決することに基本的に反対なんだ。それが基礎になってね、いろんなことについてですね、不満が出てこられる。略―それならば僕は、はっきりと和解反対だということで運動されるべきです」

「平沢　略―僕はですね、どのような形であれ和解については反対だとは思っていません。で、ただサリドマイドの場合はですね、これはまた言うと少し論議を呼ぶかも知れませんけども、和解交渉に入るという入り方がですね、非常にその急であったですね。そして、急であったというのは我々の目で急であった。現に読売新聞は当時夕刊でですね、一カ月前から折衝されてきたと、書いています。略

西田弁護士　一カ月というのがあって……一カ月が短すぎると、そういう。
平沢　略―ただ一つ僕はこだわることはね、関西……もし、読売新聞が書いていることが事実であるんだったら、―略―やはり一二・七の関西の集会の前からですね、和解の瀬踏みが行なわれていた。その中で、あのような集会が行なわれたこと、僕は、あの、素直に言いましてね、―略―一二・七で五〇〇人の人集めて、えー、まあ、断固闘うべきと示した。これは、あの五〇〇人の人達に対して、何らかの、その、おー、アフターケアと言いますか、それをしなければならないんじゃないか、と思っていたんですけれども。略

ところがその和解交渉の態度決定を、出す場合にですね、僕が聞いている範囲ではですね、原告の人達は、かなり、その、切迫した感じでですね、つまり結論を急ぐんだということを、が、弁護団側からサジェストされた、と言う風に感じたんです。［だれか「えー」という発言あり］で、これは、急ぐんだから、まあ、いろいろその、あったんでしょう。略

これははっきり言って方針の一八〇度転換。それをですね、まあ、短日の間にですね、態度を決定すると言うことは、これは、やっぱりあすこで何かですね、その、えー、禍の元をね、つまり、拙速ですね、拙速に流れすぎるんじゃないか。

略

我々が弁護団から聞いたことは、民事訴訟であれば賠償金しか取れない。しかし、和解であればプラスアルファいろいろ福祉対策も取れる。略―いつでも裁判に帰れる。略―その和解をやればメリットがあるんだと言われて、それは僕はその時は、その通りだと思っていました。

所が順序として出てきたものはですね、因果関係とか過失、責任、についての確認の文書を取ると言うところでですね、少なくても第一回の和解交渉で言われていた、これを前提にするという意味になっていたものがですね、遅れてしまった。

略

金額でまず妥結がなされた。で、率直に言ってこれは、ちょっと本末転倒じゃないかと僕は思いましたね。略―今後の和解交渉、あるいは和解交渉が妥結した後の子どもたちの対策その他において、こちらが堂々とね、権利を主張するという風な運動なり闘いの進め方ができないんじゃないか。略―少なくても僕としては、この『責任』とそれから『遺憾の意』はですね、絶対にあの許してはならないんだと、今もそう思っています。ですから、和解がね、どのような意味においてもナンセンスである、と言う風には決して思っていません。

吉川弁護士　井野さんはどうなんですか。［平沢の指摘をはぐらかすために井野に質問している］
井野　僕は和解が始まったとき、大体最初はちょっと疑問があったけれども、和解でね、強力にやれるんなら、―略―三月段階で、因果関係、過失の文章、えー、それを先に取るべきだと言うことに対して、まあー、あの、マルピーの社長トップした時の後で、あの、報告会があって、［確認できない］山田さんはですね、最後の段階できちんとしたものを取るんだと。先じゃなくて最後にきちんとしたと言うことで、おっしゃって、僕らは、それじゃなくてね、やっぱり前に取らないと、きちんとしたものが取れない危険があると、指摘してやりあった覚えがあるんだけれども。略
まあ、変質というのはきついと吉村さんに言われたんだけれど。[*4] 略―七月にそういう文書をいろいろこっち側が作る範囲までは、相当率直な意見交換もあったし、常任委員会も成立していた。で、今回の事態の僕にとってのね、その、異常な不信は、そういう風にしてまとめてきた文書がね、相当後退したところでね、大筋合意だという。なぜそういうことになったのかね。それの説明を聞きたいんですよ。
山田弁護士　まずね、一二月下旬で、このあれでね、因果関係および過失責任を認める文書をね、交渉を進めるに先立って出す、と言うことは正確ではないと思います。
井野　過失責任までと言う意味ですか。
山田弁護士　こういうことは、向こうも確約してません。
井野　あのー、過失と言う言葉が入るかどうかという点ですね。
山田弁護士　そうです。
井野　分かりました、それはそうですね」
第一回和解交渉の時の過失責任のやり取りは、
「松下局長　国の方からも、約三年前一九七一年の二月に裁判所の方に和解の斡旋をお願いいたしておりますことは、ご承知の通りだと思います。皆様のお気持ちとしては、その時に今私共が申し上げたような、因果関係、過失責任というものをなぜ率直に認めて、和解を進めなかったのか、というお叱りはごもっともかと存じます」
「C原告　じゃ過失責任を十分に認めるというんですか、あなた。
松下局長　その通りです。

C原告　はっきり言い切れますネ！
松下局長　はい」
「C原告　社長も言い切れますか！
宮武社長　はいッ」
とある通り、山田弁護士の解釈は事実と違っている。従って交渉時の被告側の発言をよく分析して、十分な準備をして世論をバックに和解交渉に臨めばもう少し譲歩を引き出せる可能性があった。*5
「山田弁護士　略―マルピーの社長は確かに認めておりますが、局長の答弁というのは、自分は法律家じゃないから、法律的評価を加えたことについては、それは言えないと言っているはずです、大筋ね。ですから私は、ちょっと違った前提でおっしゃっているんじゃないかという風に思います。
略―原告の方が、被害者がね、大筋飲むというね、その、収拾がつくという段階の方が、真実の所が言えると、また、法廷に帰るか帰らない段階で、甲一号証にもって行かれるか知れない段階ですね、そういう文書をですね、明確な責任をするという文書出すと言うことは、向こうは避ける。これは、申し上げたはずなんです。
井野　そうです。そういうことです。
山田弁護士　それがあるから、今の段階で取ろうと思っても、それは到底満足行くあれは取れない」
「井野　だけど、一応因果関係の文書をね。
山田弁護士　はい。
井野　ともかくきちんとしたものかどうか知らないけど、ある程度のものを取って、それをベースにして進めるんだという、感じのことが一回目ではっきり。
山田弁護士　それはね、はっきり言えば、向こうが出しますとね、原告が要求すれば出します、と言うことですから、原告団にまかせて、原告団の意見は全部集約しているはずです。
井野　だからそれは、出さなくていいという風に変わったと言うことですね。
山田弁護士　そうですね。
特定できない人四　じゃ、原告団の意見がそういう風に変わったと言うことですね。

山田弁護士　そうです」

山田弁護士は、「因果関係と過失責任に関する文書」が取れなかった原因を原告団に転嫁しているが、この発言は真実とは思えない。再びD原告の発言を検討すると、まず自分の子どもの障害はサリドマイド剤による薬害だという因果関係の認定、次いで、その薬害は、レンツ警告を真剣に受け止め販売停止と厳密な回収を行えば被害の拡大を回避できたにも拘わらず、厚生省と大日本製薬はそれをしなかった過失責任の二点セットで構成されている。この二点が子どもに対する説明の根幹だから取り引きできるような内容ではなく、D原告がこの意見を変える可能性も無いし、記録もない。

「過失責任」を認める文書は、一二月一日の第二回和解交渉の冒頭で原告が被告に質問しているが具体的な議論はしていない。原告団の関心は、福祉要求提出後は金銭賠償に移り、この問題を検討した記録は発見されていない。原告は、マスコミの取材が入った第一回和解交渉で因果関係と過失責任を被告が認めると発言したので、協定書、確認書あるいは和解調書に「過失責任」が書かれると思い込んでしまい、弁護団も話題にしなかったので八月三日、四日の説明会までほとんど無関心のままだった、というのが真相だと考えられる。事実、日本経済新聞は「最大の争点だった因果関係、過失責任をはじめて認めた」、京都新聞は「猪野愈弁護士は『国と製薬会社がサリドマイドと被害の因果関係、過失責任をはっきり認めたことを、代理人側は、一歩前身と受け止め』」とそれぞれ一二月二四日付で書いている。

なお、このD原告発言が重要な意味を持つのは、子どもに対する親の責任の質、母親がサリドマイドを飲んだ理由の申し開きに違いがでるからだ。レンツ警告以前の被害者の母親は、不用意にサリドマイド剤を服用したことで、子どもに対する罪の意識が大きい。警告後の服用は、被告が警告を正確に理解し完全に回収していれば自分はサリドマイドを飲まないですんだ。従って、自分の子どもは被害を受けなかったと多少の言い訳が可能だ。

「西田弁護士　その文書の問題をね、最初にやるか後にやるかというのは、これはやっぱり交渉の進み方で、やっぱりテクニックの問題もあると思うんですよ。井野さんのお話だとね、先にやれば、たくさん取れるだろうと、後回しにやればあんまり取れんと、こうおっしゃるけどね、先にやったらたくさん取れるとは僕ら、思っていません」

結局、確認書以上ものは何も文書は取れなかった。「いしずえ」が交渉した結果、一九八一年一二月一九日に「上記の者は、サリドマイド剤により障害をうけたものであることを証明します」という文書の交付を厚生省から受けたが、過失責任には触れていない。*6

「西田弁護士　略―もちろん表現の、文書の問題もあるけれども、全部の成果を見た上でね、そして評価をして……。だから、はじめからこれは全然だめなもんだと言う風に。［幾人もが同時に発言して聞き取れない］

井野　僕らはね、最後に評価しても、全部できた上で評価したってしょうがないんですよ。

西田弁護士　今の時点での話です。

井野　今の時点でね。だから決まった後で評価してね、こりゃだめだったと言ったってね、何ら支援の意味持たないんで、そうならないためにやると。

西田弁護士　いや、私こだわっているのはですね、先程からなんか平沢さんから拙速という話が出ましたが、まあ、拙速だと言われればねー、我々もそりゃ批判を甘受せねばならんけれども、拙速だと言われるのを、なんで拙速だと［実質的に拙速を認めている］。まあ、我々として全部の和解で獲得した結果がですよ、そりゃ向こうの言いなりにもってかれたもんじゃないし、そりゃ相当苦労して取って来た積もりでいるんですよね。それを一言でもって、あれは拙速だと言われるとね、こりゃどこまで和解の交渉経過なりなんなり……。

井野　スタートのことを言っているんですか。拙速というのは。

平沢　提案をしてきて、それを受けるまでのことです。

増山　そいで、あの、僕が聞いてて、平沢さんがこう、一カ月前から和解交渉してて、あの、素知らぬ顔をしているというのはね、平沢さんの不信の念のかなりの出発点にあるように思うんですがね、その辺事実関係はどうなんですか。

西田弁護士　そりゃ一カ月前から和解交渉をしていたと言うことはありません」

すでに実証したとおり事実と異なり、西田弁護士は真実を語っていない。

「増山　ふふん。

西田弁護士　打診はありますよ、こういう事件ですから。そりゃ一カ月前どころか、ずっと前からありますよ。［「レンツが」の発言あり］苦情がはじまった騒ぎの時からあるんですから」

増山の質問をはぐらかしている。ここで平沢が和解交渉と言っているのは、因果関係と責任を認めると被告がアナウンスして一九七三年一二月二三日からはじまったものを具体的に指しており、それ以前の因果関係と責任をぼかした被告の提案のことではない。

「西田弁護士　略―第一原告団が、和解の方へ進むと、そういう決定をしない限り、そりゃやっぱり臨戦態勢で行くと、言うのが弁護士の義務ですから。もちろんそれは、あの、打診があればですね、そりゃ応じますよ一応それには。けれど、それはあくまでも打診であってですね、要するに、はじめっから和解は絶対やらないんだと言う風に決まっておれば、はじめっから断りますよ。けれども最初の時からですね、因果関係と責任が前提で、それでなければ和解はしない、と言うのが最初ですからね。だから絶対しないという話になっていないんだから」

「佐藤原告　でもね、原告団の対外的な発表としては、そういう風にしてましたか」

佐藤原告は、西田弁護士の「因果関係と責任が前提で、それでなければ和解しない」という発言をたしなめている。原告団が、一九七三年一二月一七日以前に和解に関して統一見解をまとめた事実は見つかっていない。東京地裁の原告団会議は、第一回口頭弁論の期日が決まってからはそれなりの頻度で開かれたが、全国サリドマイド訴訟統一原告団会議は、和解交渉が始まってからはともかく、それまでは一九七一年一一月二一日京都で設立総会、七二年九月二三日京都、七三年九月一五日大阪で開いたのみで、東京地裁の原告団会議も出席原告が一〇人を超えることはまれだった。従って、和解に関して統一見解をまとめる場がなかった。七三年一二月一七日ようやく和解交渉に入るための予備的交渉に入ると決定したが、その議論も十分だったと言えないことはすでに見てきた。もちろん遠方の原告には、電話で連絡したと考えられるがそれにしても出席者は少なかった。従って西田のこの発言は彼の創作に過ぎない。平沢に問いつめられて、かわし切れなくなって、つい発言してしまった。

「山田弁護士　ただね、細かいこと言えないけどね、原告団の全員の方にね、そのあれしないけども、原告団のちゃんと幹事も、決まった組織もあるわけだから、―略―原告のしかるべき人にはですね、常に連絡を取ったはずですよ。その点は、西田先生がその日を置かず連絡取っていたはずです。

西田弁護士　相手にはね、そんな話はだめだ、そんな話は俺たちは原告団には伝えんと、だめだと言って追い返しますけどね。その裏じゃ、やっぱり一応こういう話あったよ、位のことは言っときますよ。けど、そんなのは交渉でもなんでもないですよ。それは、やっぱり、交渉するんだったらやっぱり原告団に諮って交渉をやります、と言ったら、そこで交渉がはじめると」

「井野　交渉に入る、まあ和解に入る可能性が相当強まっていたのかどうかということでね。

西田弁護士　それは何とも言えませんね。あの時点では。［「あの時点」とはいつを指すのか。一九七三年一二月七日の関西集会の日を示すのか」
山田弁護士　むしろ原告団が決められたのは、やっぱり、あの、引きずり出してね、そいで向こうに詫びさせた、それを経てから原告の人はテーブルにつくかどうかと言うことの議論を大変真剣にやられたんじゃないですか」

見てきたとおり第一回交渉は、「被告の真意を聞いてみる」というのが原告団のスタンスだった。「引きずり出して」という考えは原告になかったので、山田弁護士のこの表現は正確ではない。しかし、一九七四年一月七日に、原告全員に要求項目の集約のための文書を原告団が発送している。同一二日には、山田弁護士自ら「次回は具体的な被害の回復について交渉したい」と発言している。その後一五日に統一原告団・弁護団会議を開いて、交渉の続行を決めている。二三日には「要求整理のための資料」を更田弁護士が作っている。以上から山田弁護士のこの発言は事実ではなく、第一回和解交渉の後は、当然二回目もやるという共通の認識が、原告団と弁護団の間に存在していた。山田弁護士が「じゃないですか」と語尾をにごしていることからも想像が付く。

「平沢　今の話を聞いててね、第一日目の一二月の二三、四日に行なわれましたね。
西田弁護士　僕たちはね、さっきも話あったけれども、あん時は早いほうがいいと言いましたよ。
山田弁護士　それは言いましたよ。
西田弁護士　これはやっぱりね、一つの戦術判断なんでね、あれはやっぱり年の瀬を過ぎるよりも、あの時点でやった方が僕らはいいと思いましたよ。
山田弁護士　それは申し上げましたね、確かね。一月過ぎますと松が取れて一月末位ですから。あるいは二月に入りますから、そりゃ年内にやった方がいいと、その結果についてはほぼ原告の、原告団の方いろいろあるだろうけれども、〈――〉評価されたんだろうと思いますよ。
井野　あの、その議論、ちょっと、それはまた半年以上前に戻る。略
山田弁護士　ですからね、そういう意味でですね、我々にも問題がありました。だから一月二月の段階でいろいろお話ししてですよ、そいで今度は常任委員会と言うことでですね、少なくても月一回はやろうじゃないかと、その他は必要に応じてお互いやろうじゃないかと、こういうルールができたわけですよ、それは井野さんがおっしゃったようにずうっとこの七月の終わりまで動いていいたんです。略

［強い調子で］まあ、だから、今日は私は強く言ったけれども、あの、今後ですね、そういう形でやるのか、やらないのかはっきり僕は決めて貰った方がいいと思うんです。もう常に支援者の方に全員報告できるわけじゃないから。略―今日冒頭で申し上げたような態度でおやりくださるなら私どもはもう、常任委員会には出られない、出る意志もない。と言うことを申し上げたわけですよ。今後の問題としてね。生かすなら生かして、ちゃんとお互いに腹を打ち合って［「うち割って」か「うち明けて」の言い間違い？］、やるべきだと思います。僕は敵と味方を、あの、失礼だけれども、支援者の方見間違いておられないかと危惧しているんです。なら、区切っていただいた方がいいです。はっきり。何だか敵だか味方だか分かんない形でやられるのは、私は困るんです」

この発言が、この時点での弁護団の本音だった。和解の合意を遅らせるような発言、行為はどんなものでも批判する態度だ。原告にも同様な考えが広がっていたから、支援者との意見の相違は埋められなかった。

「H原告　略―仮にこの事件がですね、持ち込まれたとしますね、その場合にどういう判決予測をされてですね、―略―あの、一〇〇％勝つものならですよ、それはそれなりの対応の仕方があるだろうし、その辺りのですね、あの、認識と言いますか、それをよくお聞きしたい」

この時点では全く考えられない裁判に戻るケースを例示して、自分達の意見を遠回しに正当化している。多くの支援者は、因果関係と過失責任が明確になるなら、知らされている和解条件で合意することに賛成だった。平沢もこの場で繰り返し「和解に反対ではない」と発言している。弁護団も、裁判で負ける可能性はないと判断していた。*7

「西田弁護士　平沢さんに聞きたいんですがね。厚生省が薬害防止、救済法を、通したいためにね、一つのテクニックとしてね、出したんだ。だからそういうテクニックに乗っちゃいけないとおっしゃったけれども、あの考えを今でも持っておられますか」

「平沢［平沢が西田の発言を遮って］厚生省は、はっきりとですね、サリドマイド方式で、今後薬害は解決……したいとは言ってないんだけれど……

西田弁護士［平沢の発言を遮って］平沢さんの説によると、押し進めて行くとね、［強い調子で］サリドマイドは、その、和解にするべきじゃなくて、やっぱり判決でやるべきだと、こういう説になるんじゃないですか。

平沢　それは、ちょっと。

西田弁護士　ならないですか」
平沢の言っている、その他の薬害事件をサリドマイド方式で解決したいという意向は当時、厚生省にはっきりあった。[*8]
「山田弁護士　もう一つ聞きたいんですが井野さんね、今度九月九日付でやられている弁護団宛、あるいは原告団宛てなんですが、―略―つまり、皆さん方がおっしゃる二点がですね、通らなかったら、要するに交渉部分についてはもう、運動しないと、言う、まあ、宣言のようですが、―略―どういう意味だかね、行動と、判断と行動の自由はもちろんありますよね、そこまで私達拘束するあの、権限はありませんけれども、あのどういうお考えなのかしら。今後のことって。
吉川弁護士　あの、まあ、三つ急にでたから順序。
山田弁護士　略―原告にどういう影響を与えておられるかね、あの率直に原告の皆さん方おられるから、何人かおられるから聞いていていただきたいのよ。ほんで、ほんとにそれが、あの、そうならね、今後いろいろ協議したってしょうがないでしょ。これについて通らなかったら、協議したって来られないんだろうしね、常任委員会設けてお願いしたって来られないんだろうしさ。そこら辺僕関係あると思うの」
「井野　今までと同じようにバックアップして、運動を進めると言うことはできないですねー。
吉川弁護士　その場合にはあれですか、その、訴訟に戻れと言うことですか。
井野　でももう決まったものは戻れない。［本質を突いている発言だ。吉川弁護士は、真に受けてしどろもどろする］
吉川弁護士　いやいや、その、あの、例えば、これは今後の……。
山田弁護士　今後とはどうなんですか。
井野　僕の感じではね、もっと恐らく、この点もう少し行けるんじゃないか。
吉川弁護士　もし、だめだった時のことを僕は聞きたい」
山田、吉川の二人が興奮して井野の発言を遮って勝手に発言するので聞き取れない部分がある。この二人は、質問に対する回答を求めると言うより、質問に形を変えて自分達の意見を通そうとしている。和解交渉に参加している原告代理人の弁護士が「もし、だめだった時」なんて発言するだろうか。話が全く逆になっている。
繰り返すが厚生省文書で見る限り、世論の後押しがあればなんらかの譲歩が得られたと私は考えている。当時の新聞記事は「遺憾の意」に批判的だったし、後に国会でも厚生省は追及された。[*9]しかし、マスコミに対する情報統制が敷かれていたので、記者が具体的な和解文書案を入手したのは九月下旬だったために、記事になったのは一〇月に入ってからだった。

「平沢　略―もう現実には和解交渉は大詰めに近づいているわけですから、あの、まあ、妥結してですね、セレモニーが行なわれるまでにですね、そんなに何週間も何か月もね、かからないだろうと、僕は想像するんですが、その間に僕としてはですね、和解交渉、えー、和解交渉について、まあ、静観するという立場になると思います。

西田弁護士　和解交渉について。

平沢　はい。妥結したらですね、あの、それはあの、全く話は別です。あの、だからその、交渉に関する部分と言う風な表現ですとね、あの、今山田さんおっしゃったように、そいじゃ福祉センターだって和解交渉と関係しているじゃないか、和解交渉の結果生まれたものじゃないか、そういう風にね、解釈すれば、あの、場合には、和解交渉に関する部分という表現は、あの、まあ、間違い、不十分だったと思うんですけれど、あの、非常に狭い意味に関してですね……。

山田弁護士［平沢の発言を遮って］　はーはー、分かりました。

平沢　和解交渉が妥結するまでは、僕としては、まあ、じっと見守っていたいと言う心境ですね。で、もちろんその、だからといってね、その、あの、いろんな所へ行ってですね、その、反対ニュースをぶちまくとかね、そういうことは僕はしませんよ、静観という意味ですから。

山田弁護士　略―悪いけれどもこちらの記述になっている原案とですよ、今まとまりかかっているものとをですね、対比して評論家的にですね、これとこれはこう違って、この点どうだと、こう言うこと対社会的にね、その暴露されていくと、いうことになりますとね、私は、あの、ちょっとね、心配してるんですよ。内部のことですから、そういう意味ですね、一つの手段としてそういう方法論を採っているわけですから。

略―今後、あの、原告の方が集団でですね集まって、センターに集まってやられる時にね、―略―大変やりにくくなるだろうと思うんです。率直に言って。略

井野　妥結後と言うことですか。

山田弁護士　はい。そりゃいろいろ批判あると思います。略―幾ら手順を踏んだって、個人個人のレベルでは必ずしも満足してないというのがね、僕は被害者の心境だと思うんですよ。略

西田弁護士　略―交渉ですからね、やっぱり最初ぶつける案というのは、こりゃもうある意味じゃ付記や水増し案みたい

な所もあります。だけど、それで、なんと言うか削られた所だけ拡大してね、これも取れておらん、あれも取れておらん、これも取れておらん、あれも取れとらんとね、一体この交渉は何をやっていたんだと、全部、その、向こうの言いなりじゃないかと。略—今あの、なんとか到達した案にしてもですよ、そりゃ相当苦心をして相手を押し込んで取った案ですからね。

その過程ではもちろん原告団の皆さんとも、おー、よく相談をして、それでいいか、これで行きましょうと、何度も何度も押し込んだ案」

とも思えない、よく相談した形跡は今のところ見いだせない。原告同士で相談する時間がないほどのスピードで交渉は進められた。支援者に説明する意志があったかどうかは不明だが、それを説明する時間はほとんどない状態だったことは見てきた通りだ。

「西田弁護士　略—例えば、責任云々にしても、それは殊更にその、お、あの政治責任であるとか、行政責任であるとか、そういう風に解釈するんじゃなくて、まあ、やっぱり率直に文書を読めばですよ、法律の責任を意味しているとか、まず二次的な解釈の余地はたくさんあると思うんですよ。本当に率直に解釈すれば、もし国側かだれかあるいは法律、むしろ法律の専門家はですよ、あれを、これは法律的責任じゃないと、いう風な評論を書いたらですよ、僕は猛然と反論しますよ。そんな歪曲した解釈はないじゃないか、もっとすなおに文書読みなさいといって。略—やっぱり取れたところは評価していただきたいと言う風に思いますね」

山田と西田の発言は支離滅裂だ。国民の税金から和解金の一部が出され、しかも薬害解決の先例となる重要なこの和解に、歴史認識が全くない。確認書の解釈を幅広くあいまいにして、責任逃れをようとしている。確認書の文言を原告側の意向に添ったものにする努力をしようとする意気込みさえ感じない発言だ。

「吉村　略—［因果関係と過失責任は］一番、下にあるというか、基本になっているものだと思うんですよね。その点がやっぱり欠けてしまっていたら、その後で、個別的なところで、どういうすばらしいものが取れてもね、—略—福祉センターについて、それが具体化していった時に、子どもたちが直接それに携わるようになった時にね、むしろ子どもたちがそれからもう一度、それを踏み台として出発する出発点になり得るようなものが本当にできるんだろうか。略

増山　だからね、その、さっきの井野さんの質問に弁護団としては答えていただきたいんですよ。

西田弁護士　うまくいく個々的な問題でなくてね、全体として見て、そのどうなんだと［少しずつ声が小さくなる］いうことなんですな。

井野　その、見通しと言うかね、なんていうか、どういうその……。

山田弁護士　略―その第一回あれも録音テープでこれは将来出版活動でですね、それは再現されるだろうと思いますけれども［してない］、まあ、テレビでも再現されましたけれども。その、全体の、あの、ものを読んで貰えればですね、そりゃ降伏文書に近い、内容だと言うことは言えるんじゃないですか。

増山　それに対して市民の会の方では、あの、異論があるんでしょ。あの、そういう風には市民の会の方では取れないと言っているんでしょ[*10]」

テープは、突然止まる。以下空白。この日の「名倉日記」には、D原告の発言として「支援者を今迄仲間だと思っていたが何かひらきなおった感じである。略―確認書の不満な点について交渉しようと思っているのに松下局長を拘束するとは何事だ。支援者は第三者ではないか。子供の将来には支援者は必要だと思うが」とあり、続いて「番町教会解散後支援者とスナックで一二時まで反省がなされた」と書かれている。

この会議は何が目的で開かれたか不明だが、山田弁護士の発言から双方の感情、特に和解交渉受け入れ決定後から生じてきた、原告・弁護団と支援者の和解に関する考え方、思惑の違いがストレートに出ている。多くの原告は、損害賠償金額は決定したから、その賠償金が入れば被害児の手術にも使えるのでもう後には戻れない[*11]。弁護団も和解が成立しなければ、弁護費用が貰えない。この点では両者の利害は一致している。

この時点で一部の原告と弁護団にとって和解文書は、理念的意味しかなくなってしまっている。だから山田弁護士は感情的になったと考えられる。また、和解交渉の中で責任と謝罪を論じている時に弁護団はほとんど発言していない。西田弁護士がプレス発表時に、和解の文言の骨子、即ち因果関係と責任の部分だけでも明らかにしていたら間違いなく、マスコミは厚生省批判を繰り返し、国民もそれに同調したと考えられる[*12]。

一方で、弁護団が原告団内部の意見の相違に非常に神経質になっているのは結局、松下の和解ペースで合意させたい意向の表われだ。吉川弁護士は支援者に、裁判や交渉の「実情を積極的に話す必要が有るとは思っていない」と発言しているが、弁論開始頃にはむしろ、弁護団の方が支援者に協力を求めていた。この話し合いでは、弁護団の方が支援者に背中を向けているように受け取れる。そのくせ、原告団内部の様子はどうして教えてくれないんだと、ご都合主義的なことを言って矛盾を露呈させているが、これも和解を早くまとめたい一心からだと思われる。常任委員会の廃止提案も、委員会で理想論や理念などを聞かされ確認書に盛り込めと支援者から口を出されて弁護団の思惑が外れたら困ると言うことだろう。

裁判の見通し、薬害救済制度、ビラの表現など弁護団が支援者に質問しているにもかかわらず、支援者に答える間を与えず、重ねて質問を繰り返している。弁護団が多弁になればなるほど、彼等の本心が見えてきて、それは言い訳のように聞こえる。まさか弁護団が裏取引をしているとは思いたくないが、そう取りたくなる発言が相次いでだされている。まだ交渉は終わったわけではないのに、敗戦処理みたいな言い訳を山田と西田が繰り返している。

和解交渉開始まではすでに書いた通りで、平沢の「拙速」批判をここで弁護団も認めた。[*13] 山田弁護士が原告に「よく諮った」と言える証拠は残っておらず、それは山田弁護士の強弁にすぎない。

原告団・弁護団・支援者などの会議を録音した一連のテープで弁護団は、和解交渉開始以前に「コンフィデンシャルな数字（和解金の総額または個人平均等の賠償金額）」を被告側から提示されていたが、これを原告・支援者に秘密にしていたことが明らかになった。その上弁護団は、和解交渉の経過報告を弁護団に都合のよいことだけ支援者に報告していた。その一例が、第一回和解交渉の因果関係と過失責任の文書に関する被告側の発言だ。和解交渉の内容・やりとりは、『裁判』が出版され、速記録の一部が公開されるまで支援者はだれも知らなかった。しかも『裁判』には一回目と二回目が抜粋掲載されているのみで、それ以外の内容には全く触れていない。確認書も、後に示す「再び原告団の皆さんへ」四頁のように前日被告側から示された案を、常任委員会で何も報告しなかった。情報を支援者に伏せたことは、支援者にとっては重たい弁護団の裏切りだった。

情報を持っている者が、持っていない者を批判する以上、自分の持っている情報を全て開示してから批判するのがこの場合のルールだ。弁護団はもう和解以外にないし、それは金銭が重要で確認書の中身・表現ではないと考えていたように見える。一方で『あざらしっ子』の著者、平沢正夫の社会的影響力を弁護団は強く警戒していた。

平沢がフリージャーナリストとして地位を確立したのは「サリドマイド事件」だったから、彼はこの事件にある意味で責任を感じていた。従って、この事件は彼にとって生涯過去形ではなかった。二〇〇五年五月七日、彼が亡くなる三カ月前に会った時にもこの日の論争のことを気にしていた。というより、私には彼がこの日の論争で傷ついているように見えた。

原告佐藤巌の証言。

「川俣　弁護団は、これ以上やり合っても新しいものは出てこないから、和解したらどうだとしきりに言ってて、それに対して佐藤さんを含めて、原告としては納得できない、これでは子どもに説明できないと言っていた。そういう経緯で佐藤さんが『首のすげかえ』と発言しているんですよ。覚えていませんか。

佐藤　うーん」

「川俣　この落度のところをやりとりしていた時期ですよね。これをどうするかと言うことで、これに関しては親御さんたちは全員緊迫した雰囲気を持っていたわけですよね。

佐藤　そうです。

川俣　それを支援しようと思って、あいつらに圧力をかけようとして起きた行動ですよね。略―この時、弁護団は支援者を切ってまで和解を押し通そうとしたわけです。こういうことを聞いていて、何か印象をお持ちになっていません?

佐藤　うーん、あんまり強い印象はないけどね」[*14]

厚生省側は確認書の文言の譲歩は限定的、サリドマイド被害者固有の福祉施策は賠償金に含まれると判断していたので長期継続補償「年金」で被害児の生活を保証し、それで責任を取る意向だった。従って、年金の開始時期と物価上昇による目減りの補塡、予定金利に達しない場合の費用の手当と「年金」に対する課税問題の方が重要だった。そういう意味では松下廉蔵は、一部の原告を除けば最も被害児の将来を心配し、被害児の生活安定に努力した一人だった。但し、心底から薬務行政の失敗を反省していたわけでもなく、薬務行政に当事者意識を持っていたわけでもない。たまたま、サリドマイド事件の解決が自分の仕事として回ってきたという認識で、その仕事に全力で取り組んだ。こう考えないとHIV薬害ミドリ十字ルートの加害者の主役として再登場するはずがない。大日本製薬の関係者は、証言や和解交渉の中で多少なりとも「まずかった」というニュアンスが感じられるが、厚生省の担当者にはその片鱗も感じられない。この様な官僚の認識は、その後も維持され現在も薬害は根絶されていない。[*15]

九　訴外者と意見交換、そして合意に走り出す

東京地裁の原告団は、元々父母の会から有志を募って提訴に踏み切った。当初は父母の会から書証集めやその翻訳などで協

力を得ていたのに加え、父母の会には非原告被害者会員が多くいるため、和解交渉の経過を原告団側は一応説明はした。ただ両者の関係は冷え切っていたから、スクラムを組んで交渉にあたるという事情ではなかった。

本来なら、父母の会と連携して和解交渉にあたる方がよかった。もちろん被告側は、東京・京都地裁の原告が被害者を代表していると話し合いの枠組みを決めていたから、原告ならともかく、その他の被害者が直接加わることはできなかった。しかし、同じ被害者として交渉を傍聴するとか、交渉の節目ごとに父母の会の被害者に説明会を開いてもいいはずだったが、九月一八日までそれは行なわれなかった。

「真生会館　PM六・三〇　父母の会との話し合い　F、佐藤、E、V、C以上原告。飯田他三人父母の会会員　名倉　略

θ　福祉関係は原告のみでなく一般的な人達との話合をもつべきでなかったか

F原告　福祉について交渉とは別に、呼びかけた事はあるが

θ　個人的には貰ったが父母の会という組織があるのでそのようなルートを通さない事に抵抗を感じた

佐藤原告　組織的にサリドマイドのみを作るのはそれ以外の人を切り捨てるというイミでない　運動としては一緒にやっていくつもりである　今の段階においてはスタートではサリドマイド父母のみ　子供達がセンターにたずさわった時には子供達の判断で一緒になる

λ　原告も父母の会を母体として出来た　福祉に関しては一―二回会合を持ってお互いのエゴをとりのぞいた処の話をしたい　原告でこの会合を拒否したというがこの問題を先に解決してほしい　サリドマイド、非サリドマイドの中で親のエゴが出てくれれば福祉の話は出来ない①親のエゴを取り除くのが最初、基本的②福祉の書類だけが原告の統一した考えか

佐藤原告　①センターの運営方法で誰がどういう風にどの程度のキボなのかという具体的なことがにつまっていないが書類のみにしておくというつもりはない②全体会議についてはエゴというよりお互いの信頼関係の問題である　この問題に関しては言葉だけの話合だけでは解決しない　実際どの様な行動をとるかという事が解決策だと思う

飯田　略　和解以後原告の結集がどの程度かには悲観的である　賠償金問題が解決後は力が分散すると思う　センターの中身がつまらない中で調印したら成立した時点でセンターと国との立場は逆転する　調印以前に充分つめていかねばならぬ

国の一般施策として盛り込む以上には極めて弱い　略　(国がする事はセンターの事業ヒ拠出　マルピーは毎年度運営資金を拠出)

E原告　皆と話合う前に原告内部で話合う必要がある　国案に対しても内部の話合はされていないので早急にそれは必要
C原告　センター等専門的にやってきた原告はいない
◎一番ケ瀬先生の意見はきいたが先生の意見がこの福祉要求の中に生かされていない　具体的作業に専門家に参加して貰う事―略」[*1]

というように、この話し合いも形式的に行なわれただけで、一応意見は聞きましたというアリバイ作りのようなものだった。確認書の内容も原告側から説明があっただけで、活発な議論があったようにはこの記録からは窺えない。この時点で原告団には具体的なセンター構想はなく、原告団内部でも話し合いはされていないとE原告が発言しているとおり、センターに対する共通認識はまだ形成されていなかった。

一九日には午後七時から真生会館で確認書の打合せが原告八人、弁護団五人で行なわれ、翌二〇日には、覚書の案と確認書の文言をつめ、概ね合意文書に近いものが完成した。この日は、「福祉グループ　PM三　松本楼」、「PM四・三〇裁判所期日」、「PM七　ナポレオン　確認書の文書つめ。被告側の用事のため七時三〇分迄待たされる」と三つの交渉が行なわれた。原告、被告とも合意に向け精力的に作業を進めていた。[*2]

二三日には「真生会館　幹事会『であった筈が何だか関東関係の原告団会議みたいだった』」と「名倉日記」にあり、佐藤他一五人の原告が出席した。

「◎センター資金五億円、初年度運営資金二〇〇〇万円、特殊金三〇〇〇万円。和解の条件としての費用　毎年度運営費を出す様に話をしているが和解の条件としては上記のみで将来の運営費を約束することは出来ない　しかし可能性はありそうな国としてはセンターへ研究費一〇〇〇万位は出せるが確認書にもり込むことは出来ない又補助金ということは考えているらしい

◎金を要求したが内部体制が出来てなければ何もならぬので今日は内部体制の話合いをするのが目的

一、センターと他の組織とをどうするか。二、誰がやるのか＝事務局長的又常任理事的な専任者。三、何処へ設置するか（国＝銀行筋・全国財団、肢体不自由協会）。四、内容をどの程度につめるか。五、調印のぜんていとしてどこまでつめるか。六、自分で事務所を確保するならば五億の中で購入（関西地区はマルピーで世話）。

七、財団は厚生省管轄になるので財団とは別に被害者の団体を作り厚生省に交渉する形をとる方が厚生省に対して圧力とな

る。八、原告以外の被害者を理事に入れる場合は如何。九、他団体と同居した場合のメリットデメリットは　被害者の会と財団との関係、被害者の会は別に作る要あり。

センター設立準備委を作って早急に叩き台を作って最終的に決めるか原告の意見の要—略」

「九月二〇日ナポレオンで今後の予定の話し合いの折◎被告として何時頃最終をメドに作業を進めたらよいか　年金の話はあれで（九月一四日交渉）よいのなら大蔵省と折衝する　和解が決裂したら大蔵省に責任をもてという吉村課長からの話◎この条件で六三家族まとまるんでしょうな、との課長発言あり—略

対策費　事務局費の中一五〇〇万円は二〇万の差　弁護士事務費三〇〇〇万円の内容は聞くこと」[*3]

ここで初めて具体的にセンターの議論をしているが、事業計画はまだない。その上、訴訟対策費のうち個人分に割り当てる額の議論も行なっている。

九月二四日「Eさんよりｔｅｌ　寺坂さんの言伝け　幹事手当の配分について、下記の様に訂正

寺坂氏三〇〇万、佐藤氏二〇〇万、F・C氏一五〇万づつ、J・D氏一〇〇万づつ、B・A氏七五万づつ、Y・中森氏一〇〇づつ」[*4]

この頃弁護団は、被告側と次の原案を作って和解調書の表現を詰めていたが、国の姿勢は頑なで突き崩せなかった。

「和解条項（案）

一、被告国及び大日本製薬㈱は、サリドマイド含有製剤に因る原告Aのサリドマイド胎芽症の障害〔「の発生」鉛筆書き〕につき、それぞれ〔「損害賠償」削除〕責任のあることを認め、〔「損害賠償金として」ペン書き〕原告らに対し、連帯して〔横に「各自？」のペンの書き入れあり〕別紙表記載の金員を〔「〇月〇日限り」ペン書き〕原告代理人西田公一の指定する方法で支払う。

二、訴訟費用は、被告らの負担とする。

三、原告ら及び被告らは、本和解条項に規定するほか、互いに債権債務がないことを確認する。略」[*5]

一応弁護団は、和解調書に因果関係と責任を明記すると原告に約束していたので、その努力はした。この文書の厳密な日付は不明だが、和解の調印式に出席するメンバーと思われる書き込みと、九月二八日の書き込みからこの日近辺と理解した。

二五日には同意取り付けなど次の記述がある。

「於　真生会館　PM六・三〇　二八日―九日　作業委打合　年金㊙国案印刷しない　名称公募
西田、山田、更田、曾田以上弁護士　原告佐藤他六人出席
◎六三人まとまる件についてはY氏は寺坂氏より取れそう　γさんには佐藤氏よりｔｅｌであたってみる　西田先生と最後の確認をとっておいた方がよい　はずれてもよいがその替わり福祉に関しては権利なしということを念を押しておく　E、Cはセンターに対して同時発足というような形式にもっていったら委任状を出してよいとの話
西田より年金については厚生省より今日夕方ｔｅｌあって　大蔵との交渉は難航しているので今日までの返事は待っててほしいとのこと
二八日の作業委の打合
二〇日の福祉グループでの原告の要求は労働省は概ね飲むようであるとのことは今日秋山弁護士宛てに厚生省よりｔｅｌあり
証明書原案作って提示する方法の方が早い　等級の是正も厚生省はやるといっている
財団認可する条件は、定款と初年度次年度の事業計画（設立趣旨書、予算書）及初年度の理事名、場所、名称
名称（研究ヒ補助金を厚生省として出す場合にサリドマイドとはっきりした名称を避けた方がよいという松下局長の意見として発言あり　予算をとる為には公共性を多く証した方が国として金を出しやすいというのが行政官の経験として。育成医療の通達は既に出したか）
◎設立趣意書　◎事業計画　◎事業定款　◎名称　早急に作って皆の意見をきくこと
継続交渉約款（覚書　確認書）、非原告への声明、年金実施要綱、遺憾の意の解釈」

賠償金の支払いは「マルピーとしては一一月決算までに支払いたい希望、東京、京都に限って　可能な限り早くするということで一カ月、対策費の支払いは東京、京都調印後、即時支払い　但し東京・京都で不満な人が多ければくずれる　つまり満額出ない」と、大日本製薬の資金繰りから支払予定が報告された。年金は、東京と京都以外は和解期日後に手続きがはじまるので半年くらいずれる、引き受け信託銀行は住友信託一行にして欲しいと大日本製薬の要望があった事などが報告された。*6

被告側は、統一原告団の六二家族全部の他に、これに加わっていなかった名古屋地裁のγを含めた六三家族全員一致で和解をするよう原告団に要請していた。紆余曲折したが統一原告団の六二家族は全員一致して和解に応じたが、愛知県西加茂郡の

γは別に交渉していた。[*7] 最終決着は、統一原告団と同じ条件だったと思われ、新聞報道の合計六三家族とは、このγ原告が含まれている。従って、『裁判』第一巻五七一頁には、統一原告団に入っていなかったγの名前は記載されていないので、六二家族のみ。

九月二八日「和解のための作業委員会」、いわゆる全体交渉だが和解交渉の回数に数えない。原告側の発言者のほとんどが弁護士で、原告の発言の機会、量ともわずか。本来は、和解交渉に含めるべき全体交渉だが西田弁護士が、記者クラブに内容を発表したくないと主張したので、和解交渉の回数に入れないことにした。時間・場所は「名倉日記」によると都道府県会館三一一号室　PM一・三〇―九・三〇まで。

双方の弁護士を中心に各自が発言するので、だれが発言しているか特定しにくい。その上良く聞こえない。細かい文書の表現を詰めている、大日本製薬側が表現にこだわっているが、全体として原告の主張を認めている様子。

「吉村課長　『落度があった』を『手落ち』にして貰えませんか。
松下局長　『落度があった』という言葉は前任者の非を認めるような感じになるんですよ。落度は落度ですけど。私が了解したんですが、出来れば「手落ち」にして貰えると。
佐藤原告　原告団としては、ここは過失を主張していますから……。ちょっと相談して」

沈黙が続いた後、厚生省が作ってきた文書を配布する。全部で四通?

被告側が確認書の項目を読み上げる。まず、（一）の損害賠償金の支払いに関する事項を朗読し原告から、「税金の問題大丈夫でしょうね、この書き方で」、と質すが問題ないと確認。次に弁護士費用を確認する。「流動的だと思う、弁護団と相談したい」と大日本製薬が発言、五項を双方の弁護士が検討。

「大日本製薬弁護士　第六項、ですが何円と書きますか、覚書に書きますか。
大日本製薬弁護士?　会社の方で国税局に打診した結果の案だと聞いているんですが。
厚生省?　原告団として都合が悪いと。
原告弁護士?　都合が悪いと言うよりも、原告になっていない方との関係でね」

これはいわゆる「訴訟対策費」のことで、原告のみに支払われる性質のものなので、明確に文書にして訴外和解者に誤解を与えないようにするために確認している。

以下記述について、五の訴訟費用は調整を進める。七の金員の支払いに関係して弁護士費用の削除を国が求める。支払い期日の基準日が、裁判所で和解が成立した時点かどうか議論する。三の「年金」の拠出金額を書くかどうか議論する。(二)財団法人サリドマイド福祉センター(仮称)の設立運営に関する事項を朗読するが、一の(三)一九七四年一二月一〇日までに金一億円、七五年六月一〇日までに金一億五〇〇〇万円支払う、七五年一二月一〇日までに金一億五〇〇〇万円、七六年六月一〇日までに残額を支払う。その後、この五億円の支払いは、相談させて欲しいと大日本製薬が発言。基本財産とは別なのかどうかも相談することになる。

次に(三)福祉施策に関する事項を朗読する。その他句読点などを点検する。

(四)その他を朗読。セイセー薬品工業に対する件で意見交換をする。「和解交渉に一回も出席していないので、これを見せて納得してもらう」と吉村課長が発言、西田弁護士が「一札取って下さい」と発言。

覚書を朗読する。原告からサリドマイド被害児にも更正医療適用を拡大して欲しいと要求。認判定委員の肩書きを確認する。次いで、原告団の代表性、当事者の確定を議論。松下局長が原告団解散後の当事者を明確にして欲しいと発言。

その後休憩。再開

「佐藤原告　確認書の表現について、『落度』で行きたい。

吉村課長　却下ですな。

松下局長　わかりました」

研究費に「医療費」が含まれるかどうかと原告が聞く。「研究の名目で『治療費』を出せる。医療の研究と言えば、当然治療も含みます、治療そのものに研究費を使うことは出来ません」と法解釈を松下局長が説明。

原告が文部省、労働省と厚生省が取り交わした文書を要求。厚生省は「出来次第差し上げます。今詰めておりますが、こっちが決まらないと内容を確定できませんから、多少時間がかかります」と回答。原告団解散後の当事者は原案通り「財団法人サリドマイド福祉センター」で決定。

次に長期継続年金問題の検討を始める。

残りは作業委員会で行ない、調印の日を話し合うが休日の午後で一〇日か一三日の雰囲気となる。大臣の都合など確定したら連絡することにした。

「松下局長　記者クラブの関心が高いが、今日は話はしないと、しかし各方面から取材をしているのである程度知っている。お宅の方はどうですか。

西田弁護士　こちらも話は来ましたが今日は、作業委員会であるからクラブに報告することはないと話してあります。作業委員会の継続である、内容については話す段階ではないと。和解になるかどうかも依然としてわからないと。

松下局長　それから、彼等は調印の前にもう一度全体会議をやるのかどうか興味を持っている。その点を含めて作業委員会の結論によらなければ分からないと、そう意味でよろしいですか。

西田弁護士　結構です。個人的な意見ですが、記者側から言われているのは、調印日が決まったらですね、知らせて欲しいということです。これは言わなければならない。その時点でも内容は伏せて置いたほうがいい。もう少し内部的に相談したい。

吉村課長　西田先生おっしゃいますが、それ程情勢は悠長ではないですね。もう、手に入れている連中はたくさんいるようです。確認書の草案なんか。どっから出るか知りませんよ。月曜日に、土曜日に一時半から九時何分まで何やっておったんだといいますよ。そうすると、どう言いますかね。今日は何をやったのかなあ。原告団の方が取材がやさしいと思っているようですよ彼等は。

松下局長　私どもは、原告団のイニシアチブでやるお約束になっていると言っています。原告団が言わないことは言わない。よけい皆様方の方へ取材に行くことになると思います。

吉村課長　クラブは、今日年金どうなったと聞く。私もその件で大蔵省に何遍も行っている、ただし予算で行っていると話しておりますがね、知ってますよねある程度。皆さんが年金、今日やったと一切言わんと言うなら、福祉政策だけ詰めたと逃げますけどね、年金のねの字も出したら捕まっちゃいますよね。年金がある程度詰まったと言えば、もう出す新聞社おるんじゃないかと感じがしますね。こういう状況に来ています。一〇日、一三日が仮に終点だとすればなおむずかしい。

松下局長　私ども毎日会っていますから、捕まっちゃう。

西田弁護士　今日は年金なしと。

吉村課長　厚生省記者会と司法記者会と同時に話してどうしても待ってくれと言うしかないかも知れない。

松下局長　先生、これだけ長くやって、年金問題をやらなかったとは通らないと思いますよ。やったけれどもまだ煮つまらない点があってですね、継続しておると。そこを含めてペンディングだと。話したことは話したが細かいことまで決まらなかった。これでどうですか」[*8]

山田弁護士の記録「午前中裁判所の期日を終了し、午後原告側一五人の参加する中で作業委員会形式で年金問題と福祉条項の表現を煮つめる」[*9]

この結果を受けて二九日、原告団と弁護団は福祉財団の名称、組織、事業などを話し合う。財団資金は五億円で名称はこだま、杉の子など一〇以上でる、理事には宮武社長も含めて七人とし顧問を一番ケ瀬、木田両氏に要請、初年度事業として実態調査を挙げるがいずれも決定に至らなかった。[*10] 三〇日には、市民の会は、「再び原告団の皆さんへ」を原告団に送った。以下その要旨。

「私たちがこの前のような『文書』〔「原告団および弁護団の皆さんへ」〕を書いた直接の動機は、『七月末頃双方が大筋で合意したという確認書案』の内容を八月下旬に知り、衝撃を受けたことです。その確認書案には『過失責任』という言葉が一言もなく、加害者は謝罪をせずに、高所から『遺憾の意を表する』というごうまんな態度が表現されていました。

加害者に因果関係・過失責任を認めさせ、被害者・家族に対して詫びさせ、かつ今後の被害児に対する一切の保障を確約させること、これがサリドマイド和解交渉に対して私たちが抱いていたイメージでした。それに一歩でも近づける努力をしようというのが支援の意味でした。

そのためには、第一回交渉で約束させた因果関係と過失責任に関する文書（証明書）を一刻も早く獲得すべきであると主張してきました。また、『市民の会』として独自に確認書の素案を作成して原告団・弁護団に検討をお願いしたこともありました。

七月には、私たちも討議の一端に参加して、原告団の『協定書案』が出来上がりました。ところが突然（と私たちは受け取りました）その内容が大幅に後退した『大すじ合意の確認書案』へと変ってしまったのです。それを聞いて私たちは驚き、原告団・弁護団の姿勢に強い危惧を覚えました。（注三） 略

さて、九月七日、一四日の全体交渉で、確認書のうち、因果関係・責任・謝罪に関する部分は〝文書整理〟を除いて合意に達したとのことです。原告団が『大すじ合意の確認書案』に反撥し、全体交渉を再開し、いくつかの点にわたって表現上の前進を実現させたことは意義があったと思いますが、その内容に私たちは疑問を感じます。力関係でこれが限界だという見方に対しても、私たちは、交渉を公開してマルピー・国の不当性を社会的にアピールして行ったなら、もっときちんとした責任と謝罪

に関する確認書がとれたのではないかと思っています。

九月九日付の『文書』の末尾の部分は、和解交渉がだめなものになるというせっぱつまった私たちの気持の表現とご理解下さい。私たちは、自分たちの意見は遠慮せずに言いながら、支援活動を続けていこうと思っています。

注三）後に知ったことですが、七月二四日西田法律事務所で常任委員会（関東における原告団・弁護団・支援者の定期的な協議の場）が開かれ、関西からも支援者が参加して協定書案が討議されたにもかかわらず、その前日（七月二三日）出されていた国側の確認書案の存在と内容について私たちは全く知らされてませんでした」

市民の会の方針を良く表わしている内容で、主張していることと事実関係に間違いはない。

一〇月一日に事実上、最終決定となる作業委員会で文言の詰めを行なうが、全体会議ではないので録音テープはない。「名倉日記」によると場所はナポレオン、以下B原告の電話での話として「現在迄に二回程福祉グループの作業委に出席した感想では、原告が出席をしたという事実だけが残って発言が出来ない様な雰囲気ならば欠席したいとのこと。

福祉作業委で感じたことは石井さんや松下さんの方がずっと誠実であって原告側の方が寄り合い世帯みたいな感じである。

一九七四年九月二九日の先生方の話だと最後に弁護士は他人みたいな顔をするという様な感じである」の記載がある。

同日記一〇月二日の記述にはE原告の電話の話として「確認書、覚書、年金文書訂正、この訂正文書はマルピー側で印刷三日頃には出来上がる予定　極秘文書なので親展、速達で原告に発送のこと　七日以降石井弁護士は各地裁を回り調印に関する各々の事情を話して一三日迄に間に合わせる様努力するとのこと　年金取扱銀行は住友信託銀行と決定ランク付け、判定基準、法律扶助協会の件で少々やりあうとのこと?」と、原告三人、弁護団六人、被告側は松下他厚生省三人、大日本製薬足立と石井弁護士が議論した。法律扶助協会の件とは、一八〇〇万円の寄付だと考えられる。

「名倉日記」の一〇月二日に「二日の作業委で一三日調印がほぼ決定された様な感じなので何だか此処迄来て急に厚生省の思惑に乗ることはないと思い乍ら原告が一三日調印に向けて行動を開始したので脱力感が烈しい」とある。全体交渉では、原告に発言させているが、作業委員会では弁護団が交渉の中心となって進めた様子がわかる。八月三日の原告団・弁護団会議で交渉委員の佐藤原告が弁護団に繰り返し確認書に関して質問をしていた理由の一端が理解できる。たぶん、弁護団と厚生省・大日本製薬弁護士が中心になって内容を詰めていき、原告はほとんど口を出せないような雰囲気だったようだ。もちろん内容が実務的だったことは理解できるが、交渉は弁護団ペースで進んでいったようだ。

翌二日の朝刊には、和解交渉の合意内容の詳細が報道され実質的に一〇月一日で交渉は終了した。厚生省は、文部省と労働省と取り交わした和解に伴う両省の約束履行の文書を送付、それぞれ以下のような回答を得た。

「サリドマイド被害児の教育問題について

全国サリドマイド訴訟統一原告団との確認書中、貴局所管の事項に関し、別紙のとおり記載いたしましたので、ご了承下さい」

「一九七四年一〇月二日

文部省初等中等教育局長殿

厚生省薬務局長

別紙

一　サリドマイド被害児は、その障害の種類、程度等に応じ、今日、一部の児童が養護学校、聾学校、特殊学級に就学しているほか、多数の児童は小学校ないし中学校に就学し、普通教育を受けている。かかるサリドマイド被害児の就学の状況に鑑み、その児童が、身体障害の故に不当に教育を受ける機会を奪われることなく、その個々の状態に応じ、可能なかぎり普通教育を受けられるよう教育施設、設備等につき十分の配慮がなされるとともに、入学選抜を受ける機会が奪われることのないよう関係教育機関を指導する。

二　サリドマイド被害児の障害に応じ、学校の施設、設備、教材の整備充実が行われるとともに、大日本製薬株式会社がサリドマイド被害児のため自動排泄処理便器、特殊水栓、特殊机等の学校施設、設備を給付するについて、当該学校がこれを受け入れるよう関係教育機関を指導する。

三　サリドマイド被害児の在学している学校のうちから、特殊教育教育課程研究校を指定し、その教育課程の編成及び学習指導の方法等について研究を行い、その成果をふまえ教育の充実が図られるよう努力する。

四　サリドマイド被害児の教育に関する研究のため、財団の行う事業に対して、文部省初等中等局特殊教育課を通じ、関係専門学者の参画、関係資料の提供、サリドマイド被害児の担任教師の参加等について積極的に協力する。

五　サリドマイド被害児による重度障害児の教育を充実するため、盲、聾、養護学校における教育内容の充実が図られるよう努力する」

B5の原本のコピー。同一〇月五日付の「サリドマイド被害児の教育問題について」と題する文部省初等中等局長の文書と一緒に綴じられている。文部省からの回答は、次のとおりだった。

「サリドマイド被害児の教育問題について

サリドマイド被害児の教育に関し、お申し越しのとおり了承いたします。

一九七四年一〇月五日

厚生省薬務局長殿

文部省初等中等教育局長　公印」

「サリドマイド被害児の職業問題について

全国サリドマイド訴訟統一原告団と貴省との確認書中、当省両局所管の事項に関し、別紙のとおり記載することを了承する。

一九七四年一〇月九日

厚生省薬務局長殿

労働省職業安定局長　公印

職業訓練局長　公印

別紙

一　心身障害者に関し次の諸施策を推進する中において、サリドマイド被害者は上肢、聴覚障害が大半を占めるので、その実態をふまえた施策につき今後検討し実施するよう努力する。

(一) 雇入れ計画作成命令等の積極的活用等の措置を通じての企業に対する雇用義務の強化 (二) 企業の受入れ体制の整備を促進するための雇用助成措置の強化 (三) 就職促進指導官等の専門職員の増員、心身障害者職業センターの増設等による職業紹介体制の強化 (四) 訓練職種の開発及び訓練施設の整備等職業訓練の拡充 (五) 職域の開発研究の推進 (六) 総合リハビリテーション体制の推進 (七) 事業主団体による自主的活動の促進、広報手段の刷新強化等による心身障害者の雇用促進を図るための国民運動の積極的展開

二　財団が行うサリドマイド被害児の職業問題に関する研究、調査に対して労働省職業安定局業務指導課、職業訓練局管理課を通じ、関係資料の提供等につき積極的に協力する」*11

いずれの施策も、各省庁で充実させなければならない項目で、一九七四年六月一二日の厚生省文書「サリドマイド和解交渉の経緯[*12]」に自ら「福祉要求にしても、いずれは充実しなければならない」と大蔵省に報告しているとおりだ。これらの文書を使って予算要求が正当化されるので省益に適っており、原告、国民からすれば福祉レベルの向上が早期に実現され、どこから見てもマイナスはない。

一〇月三日には、遅れていた財団の初年度事業計画を策定するため原告団会議を開いた。弁護団から更田と山田が出席したが結局、結論は出せなかった。[*13]

この日の「名倉日記」の記載は「厚生省では確認書又交渉の経過について七日以後ならば公表出来るが七日迄は何も云えない、と言っているので七日に何かあるのか？　調印をするのか？　知らせてほしいとのこと—略—七日というのはどうしても一三日に調印する為　否、させる為の国側の手段なのではないだろうか」と記載があり、同四日の日記には、電話で共同通信の野崎記者が「確認書を各原告に発送するのが今日四日で七日に確認書の確認をし一三日調印というのは少し早いではないか。原告団にそんなに急ぐ理由があるのか。内容を検討したり話合ったりする時間がないのではないか」と和解を急ぐことに疑問を示した記載がある。

五日になってもまだ財団の事業計画作りの会議を開いていたが、依然として名称さえ決まらなかった。ここで弁護団は、和解調書を「裁判　賠償として金……を支払う（原告に対して）七日に　因果関係はよいが責任については確認書よりうすめられた文になるよりむしろ因果関係、責任を除きすっきりした文にまとめた方がよいと思う　訴訟費用は和解の場合は双方自責となるが、この場合は被告持ちとなるので実質的には原告のいうことをすべてみとめたということに解釈できる」と原告に説明した。[*14]一三日の調印式に向けて、遠方から出席する原告の宿泊の手配や、調印後の食事の準備などやらなければならないことが山積していた。

一方、被告側も大日本製薬以外のサリドマイド市販企業の賠償金額とその支払方法を交渉していた。特に、セイセーを被告にしている原告への和解・支払意思確認は、早急にしなければならず厚生省が確認したところ「和解には同調したいが、会社の経営状態が極めて不振であるため、国が原告に対して一担全額の賠償をし、その後、国からセイセーの負担分について求償を受け、会社が返済可能な額（月額二万円の範囲）を割賦払いによって返済をするという方法がとれるものであれば和解に応じたい」と回答した。[*15]

「厚生省としては、セイセーの要望を受け入れて和解することが最も妥当な方法であると判断」し、必要な資料を提出するようセイセーに求めた。その上で国が三分の一、セイセーが三分の二の負担割合を確認し国が立替、セイセーは毎月二万円を国に返済することになった。*16 しかし、セイセーは上申書で「裁判所の和解案に『全面的に満足』しているわけではない」と、薬務局長に訴えている。*17

一〇 合意

一〇月七日、最後の全体交渉が開かれた。第九回和解交渉は、PM四・三〇都道府県会館の予定だったが、東京地裁の聴取が長引き開始は六時過ぎになる。

「西田弁護士　一三日のやつを公開で私どもはやりたい。会社側どうですか。
足立法規部長　当事者以外は、報道関係者のみ関係者のみと。
宮武社長　一二月の時と同じで、あの時一所懸命やって大変でしたね後で。あの時のようなことが有るんでしょうか。和解したと言うことならけじめを付ける意味で対応する。ご挨拶したいと思います。
西田弁護士　原告が一二月のように社長と松下さんにね、したようなことは予定して無いですよ。
佐藤原告　そうしないという予定は組んでいないけど。
原告弁護士　子どもさんが発言した場合は聞いてあげて欲しい、当事者ですし大臣には滅多に会えないし。
松下局長　それはもうね。
原告弁護士　胸の内を言いたいことが場合にはね、聞いていただくと。
西田弁護士　そういうことはあると思うけど、一二月の時のようなことはないと思います」
西田弁護士はしきりに、大臣に対する責任追及はしないとくり返している。
「佐藤原告　私の希望ですが、被害者、子どもと握手して欲しい。
宮武社長　私もね、団長とするよりもね、子どもさんとはしたい。泣いてあげたい気持ちは持ってますがね。自然な雰囲気でやりたい。

原告弁護士　子どもさんには、初めてですから謝罪していただくと、一二月の時に来られなかった人も多いので。
足立法規部長　社長からごあいさつするという予定です。細かい順序など二―三のものが寄って打ち合わせをするというのはどうでしょうか。［聞き取れないが、なにやら話している］
松下局長　大臣の気持ちとしては、もちろんきちんとしたことをいわなきゃならんと、内容は大臣が自身がお考えになると思いますが、今後の行政政治上の努力をきちっと約束したいと言う気持ちが非常に強いようです。長さは簡潔になると思います。閣議でも報告することですから、私どもも大臣に伝えますから、内容についてはお任せして欲しい。
吉村課長　何となにを入れてくれと、項目を下さい。大臣に伝えますから」
「松下局長　何時からでしょうか、一二時からでよろしいですか。
佐藤原告　一二時から三時までで」
以下、調印式の段取りを双方和やかに話す。何か文書を配っている様子。確認書は前文を朗読する。署名は毛筆で、日曜日に官印を持ち出せるかどうか、吉村課長が発言するがなるべくその場で押すようにすると発言。進行係は原告が中心でどうか。連絡係を大日本製薬、厚生省から一人ずつ出す。始めに原告の挨拶、署名の後被告の挨拶と決まる。テーブルの配置等は、進行係が当日早く来て決める。所要時間は一時間半くらい。その他細かいことは双方代理人同士で詰める。原告団名簿は、六三家族で。確認書は、活字印刷で三通だけは上等な紙で。覚書は、事前に署名しておく。
記者クラブへの対応は、今日実質的に合意した、調印は一三日、確認書と年金の実施要綱を渡していいと確認した。今まで全体交渉を何回やったか聞かれたときは、九月七日は交渉回数に含めず今日の分を含めて九回で合意する。作業委員会は一五回とするが、詳しい内訳は不明。財団法人は火急的に速やかに設立する、事業は介護等ということで発表する。
「足立法規部長　覚書で、今日裁判所で話した訴訟費用の範囲の確認を追加しなければならない、改めて。
［今日の発表について］
西田弁護士　発表しない。
松下局長　それは無理でしょう、あれだけ写真撮ってですね、防ぎようがないわけです。解禁と言うことで」
足立発言の追加とは、覚書の四の訴訟費用の範囲を指している。*1
山田弁護士の記録「第九回全体交渉をもつ。原告側本人一四人参加。年金について、五年据え置きから三年据え置きに前進する。ここでやっと確認書全体の整理ができたので、確認書を発表調印式を一〇月一三日もつことを記者会見で発表した。サリドマイド訴訟については、幸いに社会的関心と世論の支持を得てきた。しかし夏以来一段と取材合戦がはげしく、交渉に微妙な影響があるので、報道機関には極力オープンにしてきたが、それでもこれまで秘密としてきた所があった。今日は、これを守る限界にきたので調印前であったが、発表した。夜、支援者グループ約三〇人と報告集会をもつ。これまでの支援者との意見交換をみると支援者の中にはこの交渉に不満をもつ人がいた。思うに支援者は、交渉あるいは和解というスッキリしない解決より判決を求めているのであろう。我々もこの一〇年闘い、結審寸前に至っている現状において、一介の弁護士としては判決をもらいたい気持ちが強いことは支援者や支持してくれた学者以上のものがある。しかし代理人としては非原告を含めサリドマイド児の権利を早急に獲得確保する必要にせまられている。今後、どうすればサリドマイド児の歩む道が少しでも平坦なものにできるか、真剣に考えざるを得ないのである[*2]」

「報道機関には極力オープンにしてきたが」とは、全く事実と異なり、厚生省側がむしろ積極的に公表を主張してきたが、それを弁護団側が押さえてきたのは見てきたとおりだ。[*3] この後に行なわれた支援者との話し合いは、PM九真生会館で弁護団四人、原告三人、名倉、支援者八人が出席した。先ず宮武の理事就任に支援者から「運動をすすめていく上でマイナス」と否定的な意見がでた。

原告、弁護団は「一三日で和解交渉は事実上終了　和解交渉内容の評価は色々あるが原告として必要なものはとれたと解釈　それを今後どの様に動かすかという問題　将来子供が解決することは当然」と説明し、九月一四日にあれだけ支援者を非難しておきながら、和解後を考えて一転して支援と協力を求めた。[*4]

こうして、国と大日本製薬は因果関係を認め、過失責任は「責任」、謝罪は「遺憾の意」となり事件に対する責任と謝罪表現は中途半端で全く満足できないが、当初大蔵省が強く抵抗した金銭賠償は集団訴訟では世界最高レベル、レンツ警告以前以後で線引きしない、未提訴者も含め全被害児一括賠償、希望者に長期継続年金制度を導入し物価上昇、金利変動リスクを国とサリドマイド市販企業が負担する条件で和解した。本件は、国際的な事件でしかも被害者が児童だったこともあり、日本独自の和解条件では国際的な批判に晒される危険があった。特にネーダーの公開質問状で日本の遅れた対応が先進国に知れ渡ったなど、被告も最後は国際世論を意識せざるを得なかった。また、認判定委員はすべて原告側の主張に沿った人選で、加えてレンツも最終認判定会議に出席するなど、国際標準で和解した。

しかし、この和解方法は「サリドマイド訴訟以外の事件については、諸外国に類似の例がないので、その影響を考慮する必要はない」としてその後の薬害事件には適用されず、そのため薬害の予見可能な時期、服用・投薬証明の有無、病像の判断などを理由に被害者を線引きし一括救済に至っていないケースがほとんどだ。[*5]見てきたとおり、一九七一年一一月下旬、厚生省は和解を決意し七二年四月から政府内部で和解条件を検討していたが、結局総額でいくら必要かというのが議論の中心だった。当初からサリドマイド被害者は、明らかに限定された人数だったから大蔵省も譲歩しやすかった。一方、水俣病は研究が進むに従い病像、有機水銀の暴露範囲が広がり被害者は増加の一途で、予算主義の政府は最高裁で敗訴しても統一基準で賠償する意志さえない。それは、政権交代があっても不変の行政意志だ。そういう意味で、当事件の和解は例外だった。

一一　調印

政府内の事務手続が次のように行なわれた。

一〇月八日

「共A七六政（S）六（一五）

（メモ三関連）

◎和解内容を忠実に実行

　サリドマイド訴訟で厚相報告

齋藤厚相は八日の閣議で、七日和解が成立したサリドマイド訴訟について、これまでの経緯や和解の具体的な内容を説明した。

特に厚相は『今後国としては和解の内容を忠実に実行することが必要である』と強調し、将来被害児に対する年金に物価スライド制を導入する問題について『財政当局はこの問題について十分配慮して欲しい』と述べるとともに、文部、労働両相に対し『将来の被害児の教育や就職問題について十分な配慮をお願いしたい』と要望した。

（了）妻　一〇　八　一二〇六」[*1]

記号はいずれも意味不明。

大臣談話は、大臣本人の気持ちを話すと松下は話していたが、官僚の作文原稿が厚生省文書から二種類見つかった。

「『サリドマイド和解に関する厚生大臣談話等について』
起案一九七四年一〇月一一日　主任者吉村仁薬務局企画課長
［以下大臣、政務次官、事務次官、官房長、薬務局長、審議官、人事課長、総務課長の花押または印あり］
（起案事由）
来る一〇月一三日に行われるサリドマイド和解に関する確認書の調印に際して発表する厚生大臣談話、厚生大臣挨拶及び確認書を次のとおりとしてよろしいかお伺いする」、『裁判』にはこれが収載されている。もう一つも内容に大差はなく、稟議に回す下書きのようなものだと考えられる。[*2]

調印式前日の一二日、統一原告団会議がPM二・三〇から都道府県会館で開かれ全六三家族が出席した。一三日の式次第の説明の後、賠償金の入金時期は「一三日―二六日の間に判定基準を判定委に確定して貰い裁判所に通知し　各原告の金額が決まる　調書の正本を添付して大蔵省に出して賠償金を支払うことになるので普通は一カ月半位かかるが、一切の手続きをはぶく様申し渡してあるので大体一一月中旬に支払われる模様　各々　年金　一時金のしわけをするのであらためて支払金額の確定後どのコースを選ぶかを一〇月二六日以降各自決めること

マルピーはセンター資金二億を今年中に支払う予定なので受け入れ作業を原告側で早くつくること　他地裁の調書の内容は東京地裁と同じ内容にしたいとのこと　対策費の支払時期？　東京地裁の和解金の支払い以後なるべく早くと申し入れてある恐らく一一月中」と弁護団から説明があった。[*3] センターの名称は、松下の助言を入れて「サリドマイド」は入れず「財団法人いしずえ」と決まった。

一三日は、原告本人二九人、五六家族が出席した。

「第一〇回和解、確認書調印式、都道府県会館。
確認書調印式を行ないます［司会の名前は良く聞き取れない。名倉によるとβ］。以下概要を示す。最初に原告を代表して全国サリドマイド訴訟統一原告団団長の寺坂があいさつ。
「私たちは、サリドマイド裁判を提訴され、十幾年の長い長い言葉に表わせられない苦悩と憎しみと悲しみに、互いに助け合い励まし合い今日に至って参りました。だが、年上［「年月」］は父親の自殺、父母の［蒸発？］また、一日を育てる被害児達、

ただその中で心休まるものは、被害児が一人も欠けず、ここに出席されたことだけが九つ〈?・〉の幸いでございました。

この和解に対する親違い［「親たちの」?・］の評価は、年金スライド制を認められたことです。本来なら公的年金は国の施策である。我々の賠償金の一部を、拠出して年金制度に踏み切って実現しました。いかに国の福祉に対する施策が無情であり、数多くの障害児が日々苦しみ生計をしていることでしょう。

サリドマイド問題も和解が終結したからといって、被害児達の幸せは、障害が完全に治るわけではありません。被告側が約束された被害児に対し、福祉問題と特に教育、職業、義手の開発、日常生活に対する諸問題等、実のあるものにするには我々原告団並びに非原告団も茨の困難な道を歩まなければならないだろうと、将来被害児達が成長され自分達の力でセンターを運営できる日までは、原告非原告を問わず力を合わせ子ども達が成長される日までがんばり続けるのが親の義務であり、また責任ではなかろうか。最後に被害児達が一言も二言も生涯心の隅に置かれている言葉を再現して、『きれいな服はいらない、お金も欲しくない、五本の指が、腕が、聞こえる耳が欲しいんだよ』この言葉を被告、厚生大臣並びに会社社長、将来一生忘れることなくして確認書に約束された事項をこの言葉をかみしめて、子ども達に誠意を尽くされることをここに誓っていただきたいと思います」

緊張している様子で、誤読やとばした所があるようで正確な文章に再現できない。

続いて、確認書の発表・朗読をしたが「項目」は、要旨を説明するだけで文章の朗読は省略して確認書、覚書の順で調印した。

その後、齋藤邦吉厚生大臣のあいさつだが雑音多く聞き取りにくい。

「略―まず最初に私は、本事件が長い間裁判で争われ、その間被害児及びその家族の方々がなんら格別の救済の手をさしのべられないままに、推移いたしてまいりましたことについて、私は率直に反省し深く遺憾の意を表わしたいと思います。略
私は、本確認書に記載された諸事項を今後誠実に実行し、これより成長する被害児の方々、及びそれぞれの人生の所において本当によい結実を得ることができることを念願するものであります。略―特に薬務行政につきましては、前〈?〉事件の発生を契機として厚生省としても、医薬品の安全性を確認するための諸施策の充実に努めているところでありますが、本確認書の調印を機に、改めて厚生省は国民の生命と健康を守るという基本的任務を得ていることを再確認、今後さらに新医薬品の承認の厳格化、副作用情報システムの整備、医薬品安全性センターの設立などを行ない、これを改善充実したいと考えております。

そしてサリドマイド事件にみられるような、悲惨な事態が二度と生じないよう最善の努力を致す所存であります。さらに、身体障害者の福祉の厚生省所管の福祉行政につきましても、これを機に更に一層の充実強化を図る所存であります。また福祉センターにより行なわれる長期継続年金事業につきましては、この年金は被害児の方々の将来の生活の安定を図ることを目的とするものであることから、物価スライドを取り込んでおりますが、その事業の将来にわたって、厳格に運用されるよう国としても最大の努力をいたす所存であります。このことにつきましては、先の八日に行なわれた閣議の席上においても、大蔵大臣に対し協力方を強く要請したところであります。更に被害児の教育、職業問題につきましても、この問題は〈?・?〉将来にとって極めて重要であることに鑑み、同じ日の閣議おいて、重ねて文部大臣及び労働大臣に対し十分な配慮をされるよう要請したところであります」

宮武大日本製薬社長のあいさつ。

「略―この問題に対してまことに申し訳なかった気持ちで一杯であります。略―お子達に私は、お詫びを申し上げたい並びに考える次第でございます。

サリドマイドという薬がもし無かったならば、皆様方は生まれなかったでしょう。また、そういうような苦しい十字架を背負うことも無かったでしょう。お父さんお母さん大変悲しみ大変苦しまれた、ことであります。それを製造しそれを販売した製薬会社の社長として私は、まず皆さん方にここに心からおわび申し上げます。略

略―皆様方の〈―――〉短い手、耳の聞こえないこと［涙声になる］、内臓の悪いこと、それは当然治ることができない、元に返すことはできないんです。

略―私はこの場所で、皆さんにはっきりとお約束をしたいと思います。

もう二度と皆さんに〈?・?〉は不幸なお子達ができますようなことを起こしてはならん。略―本日の調印〈?・?〉でことが終わったとは決して思っておりません。これがこれからの皆様方と、私とのいろいろ問題を解決していく出発であるとかように思っています。略―皆さんどうか、これからの人生、長い人生、先が長い人生、それを有意義に私は生きていただきたい、私も及ばずながらも、お力添えをしたい。そういう決意であることを申し上げたいと思います」

良く意味が通じないところがある。すすり泣きが聞こえる。マイクが遠くほとんど聞き取れない、マイクの近くで雑音・私語多い。

全国サリドマイド原告団代表幹事佐藤巌のあいさつ
「略—私達は、サリドマイド児の福祉を実現するために〈——〉確認書は新しい一つの『いしずえ』として、今後厚生省、大蔵省、労働省、文部省にも〈——〉各省の協力と大日本製薬の〈——〉またここにお集まりの報道関係者はじめ、全国民の支援を得て、課題を一つひとつ解決していきたい」

齋藤厚生大臣の補足発言
「略—訴訟に参加していない訴外の方があるわけで、こうした方々に対しましても厚生大臣として〈——〉被害の皆様方についてもこれに準じて〈——〉追加して〈——〉次第であります。確認書の事項は守るようお約束することで私のあいさつを終わります。

司会　以上を持ちまして確認書調印式を終わります」

写真を撮る音など雑音多し。原告が「声明」文を読み上げる。次に佐藤原告と思われるが遺憾の意、認判定委員の選定、年金の実施要綱、訴訟費用、訴外者の和解など文面通り説明し報道関係者に資料を配布する。雑然とした雰囲気。西田弁護士のあいさつもあるがよく聞き取れない[*4]。

同日付の原告団声明の要旨。

「確認書の中で被告側は因果関係と責任を認めた上、賠償金と物価スライド条項付年金の支払い、福祉施策の充実と福祉センターの設立を約束しました。私達はこれを一応の成果と評価します。

略—本和解を以って問題が全て解決されたといえないことも明らかであります。

私達はこれから、訴訟に参加されなかった被害児の家族と手をとり合い他の心身障害者団体とも協力し、確認書にもられた諸施策のすみやかな実現をはかり、国と製薬企業に対し、再び悲惨な薬害を発生させることのないよう強く要求していくつもりです」

その後に関係方面の御礼の文書が続く[*5]。

鳩飼きい子は「和解での終結。サリドマイド裁判がその後の血友病エイズ事件をはじめとする薬害根絶の捨て石にならなかったことは、この終結の仕方にあったと私は考えています。原告の一人としてこのことがずっと胸の底にあり、贖罪の気持ちもふくめてこの本を書きました」と書いている[*6]。

一〇月二一日付で原告団は支援者、協力研究者に対して要旨次のような挨拶文を送付した。「略―国と大日本製薬株式会社は、因果関係と責任を認めた上、被害児の将来の保障のため努力することを約束しました。また、今後の薬害防止及び心身障害児全体の福祉向上への努力も確約致しました。この様な成果を勝ち取ることができたのも、訴訟提起以来十余年の長きに亘って皆様から強力な精神的・経済的ご支援を戴いたお蔭と深く感謝しております」[*7]

同じ日西田弁護士から判定結果の通知が原告に送付された。

「判定結果の御通知について

今月一九日の判定委員会で決定した最終判定は別紙のとおりである旨判定委員会から通知がありました。

同封した判定基準表は判定委員会が判定の基礎作業の過程で各一方の側の上の障害の程度を評価するにあたり、目安として使用されたものであります。従って、この判定基準表のⅠないしⅤが直ちにA、B、C、等の判定にむすびつくものではありません。略」

「別紙（二）判定基準表

Ⅰ＝アメリア・上肢全欠損　フォコメリア、フォコメリアに類するもの・上腕の高度短縮及び前腕の短縮

Ⅱ＝重度のエクトメリア・一、橈骨《とうこつ》全欠損又は部分欠損、二、尺骨の短縮又は湾曲（前腕の短縮）。三、内反手（手関節重度形成不全を含む）

Ⅲ＝エクトメリア・一、内反手（手関節軽度の形成不全を含む）、二、前腕の軽度短縮、三、前腕の回外制限（橈尺骨骨性又はセンイ性癒合）

Ⅳ＝手部のみ異常・拇指の欠損又は低形成又は異形成又は三指節症

Ⅴ＝母指球筋のみの低形成・母指球筋のみの低形成があり、他の指に異常のないもの

附則

一、両側性高度難聴（六〇―九〇ｄｂ）―Ａ

二、両側中等度難聴に（三〇―六〇ｄｂ）、顔面神経マヒ、外施神経マヒ、ワニの涙症状を伴うもの―Ａ

三、生命の維持に影響を与える内臓奇形（先天性心症患、胆道閉塞、十二指腸閉塞、鎖肛《さこう》など）―Ａ

四、その他の障害については別途考慮する」

詳しくは木田盈四郎、土屋弘吉、有馬正高らが「サリドマイド胎芽病の鑑別診断について」（日本医事新報、一九七六年八月二一日）に報告している。

厚生省は、一九七四年一〇月一六日付で「サリドマイド事件の和解の状況について」をまとめ、セイセー薬品工業の件は、大日本製薬が訴訟対策費を追加負担することとなった。判定結果の通知は、二六日に裁判所から行なわれる予定である、と整理している。*8

一〇月二六日東京地方裁判所で以下の条件で和解。

「第六八回口頭弁論調書。（和解）午前一〇時　弁論の要領　当事者間につぎのとおり和解成立　請求の表示　請求の趣旨およびその原因は、別紙記載のとおり

和解条項

一、本件について

（一）被告国および被告大日本製薬は、連帯して、別表一記載の原告に対して、

（二）被告国および被告セイセー薬品工業は、連帯して、別表二記載の原告に対して、

損害賠償として、右各表に当該原告分として掲げる金員を支払う義務があることを認め、右金員を本和解成立の日から一月以内に右原告ら訴訟代理人弁護士西田公一あて持参または送金して支払う。

二、原告らは本件その余の請求を放棄する。

三、訴訟費用は被告らの連帯負担とする。

裁判所書記官　戸谷　昌司」

以下、「請求の趣旨」は、再開弁論で賠償金を増額した本文。「請求の原因」は原告の主張の要約が一八ページにわたって書かれているが略。*9 別紙一は大日本製薬関係、別紙二はセイセー薬品工業関係の原告名簿が記載されそれぞれ金銭賠償の内訳、原被告双方の代理人一覧の後に同日出頭した原告の名簿一覧と当事者目録がある。

確認書、和解調書に責任内容を明示することはなかったが、厚生省文書は「和解交渉の経緯」で繰り返し「因果関係と責任を認めて和解交渉に入った」と、大蔵省に報告しているので、各省は「因果関係と責任を認める」ことで認識は一致していた。もちろん責任の具体的な範囲、重さの記載はない。

更田弁護士は国の応訴態度を「とくに国は薬事法上の製造許可承認の行政法的な性質について何ら主張を展開しなかった。むしろ、国は厚生大臣の薬事法上の一般行政監督作用の権能として、許可当時人類が獲得していた科学的知見によって有用性と安全性があると認められた本件の場合、その許可を拒むことは非科学的恣意的行政であり、許されないと主張していました」と要約している。*[10]

以上に基づいて東京地裁は一九七五年三月四日「被告国は裁判費用一四四八万一二四五円を国庫に支払え」と命じている。*[11] 一九七四年二月一日の第二回和解交渉から一〇月二五日まで一カ月に一ないし二回の和解兼弁論期日が開かれた。*[12]

山田弁護士の記録「略—この成果は、これら金銭面でみても全体としては、判決以上のものを得たと確信している。また、諸外国のサリドマイド和解例（西ドイツでは最重症者でも一時金二五〇万円と月額四万五〇〇〇円の終身年金、イギリス一家族あたり約一八〇〇万円と財団への基金約三七〇万円、スウェーデン一家族あたり年額約四二万円の終身年金）や四大公害判決例からみても、これをはるかに上廻るものである。もっとも福祉状況が大幅に異なるので諸外国と単純に比較できないことも事実であり、各公害判決例も事実を異にするので軽々に対比はできないだろう」と評価している。「和解調書に因果関係と責任を明記する」と一九七四年八月三日の東京・京都合同原告団会議で約束したのに、この日誌では全く触れていない。

また、平沢正夫の「サリドマイド和解交渉妥結　この屈辱と自戒」（朝日ジャーナル）を「評論家という肩書きを付しながらも支援者の立場からこの交渉を『屈辱』と感じ、成果を含めすべて否定的にとらえている。しかし問題なのは、その評価の前提に幾多の事実誤認があることである。略—例えば『大部分の原告は昨年一二月一三日に被告側からの和解申し入れの事実を弁護団によって知らされた』『弁護団は……〝弁護団としてこの和解に応じることにした〟といい、原告団に対し〝この場で結論を出すように〟とうながした』『大部分の原告にとっては青天のヘキレキだった』と断定的にかいている。しかし、これが全く事実に反することは弁護団日誌の通りである」と論じ、また「サリドマイド交渉をすべて『拙速の連続』であったと評しているのである。批評は、言論の自由として最大限尊重するが、誤った事実を前提にしているし、あまりにも偏った意見ではなかろうか」と批判しているが、「拙速」は平沢の批判を弁護団も認めたことは見てきた通りだ。*[13]

山田が和解金額のみを論じ、確認書の内容と意義に触れていないのは疑問が残る。原告団・弁護団は訴訟当初「全ての心身障害者のために」と、その目的を前面に出していた以上確認書がもたらす福祉の改善の可能性にも言及すべきだった。

確認書および関連文書は、巻末資料に全文掲載しているので基本合意のみ抜粋し、法学研究者の評価のアウトラインを紹介する。

「一、厚生大臣及び大日本製薬株式会社は、サリドマイドが催奇形性を有し、その服用によっていわゆるサリドマイド胎芽症児が出生した事実及び全国サリドマイド訴訟統一原告団の各原告被害児の障害がサリドマイドによって生じたものであることを認める。

二、厚生大臣及び大日本製薬株式会社は、前記製造から回収に至る一連の過程において、催奇形性の有無についての安全性の確認、レンツ博士の警告後の処置等につき、落度があったことに鑑み、右悲惨なサリドマイド禍を生じせしめたことにつき、薬務行政所管官庁として及び医薬品製造業者として、それぞれ責任を認める。

三、また、厚生大臣及び大日本製薬株式会社は、訴訟上十年余に亘って、右因果関係と責任を争い、この間被害児とその家族に対して何等格別の救済措置を講じなかったことを深く反省し、原告等に対し衷心より遺憾の意を表する。

四、厚生大臣は、本確認書成立にともない、国民の健康を積極的に増進し、心身障害者の福祉向上に尽力する基本的使命と任務を改めて自覚し、今後、新医薬品承認の厳格化、副作用情報システム、医薬品の宣伝広告の監視など、医薬品安全性強化の実効をあげるとともに、国民の健康保持のため必要な場合、承認許可の取消、販売の中止、市場からの回収等の措置をすみやかに講じ、サリドマイド事件にみられるごとき悲惨な薬害が再び生じないよう最善の努力をすることを確約する。

五、大日本製薬株式会社は、本確認書の成立を契機として、医薬品製造業者の社会的責任を再確認し、再びかかる惨禍が起ることのないよう、医薬品の安全性確保に一層の努力をすることを確約する。

六、厚生大臣及び大日本製薬株式会社は、前記の責任に鑑みて、以下の各項目のとおり、サリドマイド被害児及びその家族に対する損害賠償並びに被害児の将来の生活保障、健康の管理、介護、教育、職業確保等の施策を十分に行うことを確認する」

下山瑛二は「従来、国が薬事行政法上採択してきた薬事警察的見解が放棄され、国民の健康権確保のための薬事行政法の確立の必要性が認識された」「催奇形性の有無の確認を、厚生大臣の責務とすることは、換言すれば、従来、その不作為が義務違反とならなかったものを義務違反になるとした、ということを意味している。このことは、薬事行政を消極的秩序維持行政の一環として捉えることから、国民の健康保持のために、国が直接に責務を負っているのだとする、積極的行政の一環として捉える方向へ転換して、はじめて可能になることがらである。そして、かかる国の積極的行政の責務を前提として、医薬品の安全性確認のため、職権探知主義で、その証拠を蒐集《しゅうしゅう》する義務も生じ、また、形式的書面審査主義ではなく、実質的審査主義の原則が生まれてくるものといえよう」

催奇形性については「当時の新薬承認の衝にあたっていたものの最高の注意力でも、また、わが国の一般的な学問水準でもなく、世界最高の知識水準によってその義務を遂行したことを立証するのでなければ、その過失の存在を否認しえぬということを、客観的に認めたものとして受けとって良いだろう」

「『催奇形性の有無についての安全性の確認』について『落度』があり、『承認許可の取消』措置を今後講ずべきことを約したことは、従来、取消事由にならないと観念したことを取消事由に包摂したという、一種の認識の変更を意味している。

したがって、このことは、承認の厳格化と関連して、安全性の『疑い』をもって取消事由とするものであり、—略—法規違反あるいは公益違反が、確実性をもった証拠によって裏づけられる状況においてのみ、有効に成立した承認行為を取り消すことができるという、薬事警察法からの別離なくしては容認されえない措置になる」と評価している。

また下山は「国の場合の被害者に対する損害填補についても、金銭賠償と並んで現物給付的性格を有する社会保障諸施策を確約したことは、救済形態からいえば一つの新しい面である」と「福祉施策」の意義を認めている。*1

森島昭夫は「本件和解において、厚生大臣が『安全性の確認』や『レンツ博士の警告後の処置等』について『落度』を認め、責任を負って損害賠償の義務ありとしたのは、国が自ら薬事行政について積極的な行為義務を認めたことにほかならない」

「私は、これらの外国の例に比べて、わが国のサリドマイド訴訟の和解が被告企業と国の法的責任を明らかにした点で高く評価すべきだと考えている」

「サリドマイド訴訟の和解の確認書でも、『法的』責任という文言は使われていないが、国が『損害賠償金』として原告に金員を支払う以上、『責任』を認めたのは、単なる道義的責任を認めたものとは考えられない」「和解金額は、被害児の一生を償うものとしては決して十分とはいえない。しかし、現在の損害賠償の実例では、右の額は最高水準の部類に属するといってよいであろう」

「福祉センターの設立運営にあてられる資金は、確認書によると五億円に過ぎない。たとえば、ひかり協会では初年度の事務人件費だけで七六〇〇万円を超えている。そうだとすると五億円ではたして将来にわたってセンターの目的とする事業ができるのであろうか」

「私は、判決ではなく、和解による解決を求めた被害児とその家族が、真の被害者の代表として訴訟の内外を問わず被害児の救済をも目指すのであれば、福祉センターの設立により大きな考慮を払うべきではなかったかと思う。本件の和解内容を見て私が最も遺憾に思うのはこの点である」

「私は、被害者達が長年の間厚生行政の遅れに苦しみ、このような諸施策の実行を国に迫ったことは理解できる。しかし、それを受けた国が今更こういう事項を努力目標として確認したことには割り切れない感情を持っている。略―またこれらの施策の実行を法的に担保する手段がないらしいことに、深い失望感を味あわずにはおられない」[*2]

また森島は「国も安全確認義務を認めたのですね。しかし、大日本製薬のほうははっきりしているけれども、国のほうはそれほどはっきり表現されていない。催奇性の有無についての安全性確認の項（第二項）で、『厚生大臣および大日本製薬株式会社は』と書いてありますが、これは厚生大臣に安全性確認を義務づけたものでしょうかね。かえって、第四項で、確認書成立にともないしかじかのことについて『努力する』という表現があるところからみると、第二項が国に一般的に安全確認義務を認めたということはあまり明確でないように思いますが」

「すくなくとも公けの場で他の被害者にも同じように救済を及ぼすということを被告に約束させた点を評価したいと思います。それから国がとにかく責任を認めたことは評価してよいと思います」と発言している。[*3]

「加藤一郎　『落度』というのは、故意・過失を含んでいて、どちらかはっきりしないけれども、ともかく両方を包括するという意味で、ドイツ語のVerschuldenに当たることばとして使われている。日本語で落度というと過失よりちょっと軽いような感じもしますけれども、むしろ故意を含む重いもののこともあり得るという意味で使っているわけですね。

西田公一　そのとおりであります。『落度』というのは包括的な表現で、どちらかというとただ過失だけという意味ではなくて、未必の故意も含めるという考え方で表現を求めたわけでありまして、そのような双方の了解のもとに、最終的には原告団がこの表現を選択したものであります」

見てきた通り、事実と全く異なる。九月七日の第七回和解交渉のやり取りでは、J原告が「過失」にこだわり松下局長が過失は民法用語なので使えないが「ただ欠けるところがあったと言うことは何らかの手落ちを認めているわけですから、落度と変えることはかまわないと思います」と提案した。

これに対し、

「原告弁護士　通常弁護団としては、こういうところは責任を追及していく所なんですよ。未必の故意でね、そういうことも考えて欠けるところがあったということです。落度というのは更に軽い。そこまで我々が引き下がることはない」

と反対したが、後日原告の意向で「落度」となった。

和解金額を西田は、「一応総額として幾らの金額を出すのかという点が最終的には問題になったわけでして、交渉の過程でその総額というものを確定していきまして、それをさらにこのような内訳のランク分けをし、あるいはそのほかの費用等を算出していった」と説明している。これは西田弁護士のいしずえでの「財団については、大規模、中規模、小規模という三つのモデルを弁護団としては作った。三〇億円の財団にすると、森永の例やドイツの例みたいに、個人個人に入る年金とか一時金がそれだけ減るようになる。それで、原告団のみなさんが五億円ぐらいがいいということで、被害者が中心になるいまの『いしずえ』になった」を裏付けている。[*4] しかし、和解交渉を記録した録音テープなどの資料では一度も総額は話題になっていない。

第三回和解交渉で原告にセンターの規模を聞かれた松下は、「全体の金銭補償の一環ですから、全体の枠の中で考えなければなりません」と答えているだけだ。従って、弁護団と被告の秘密交渉で和解金の総額が議論されたと考えられる。この事実を知っている原告がいるとしても、数人だと考えられる。

次に長期継続年金は、

「西田　三年間据え置きという点はありますけれども、これは現在被害児の平均年齢が一二、三歳と考えまして、三年というとちょうど中卒である。中学校を卒業しますと、これは場合によっては職業につく場合もあり得るわけですから、ここにおいて父母の養育から離れるということもあり得る。したがって、この時点から各被害児に対して年金を交付するということで、最終的には三年間の据え置きということが決まったわけです」

「加藤　即時にしなかった理由は、先ほど中卒というお話しがありましたが、そのほかに何か理由はありますか」

「西田　公的年金としては二〇歳から始まります国民年金の中の障害福祉年金、それから特別障害福祉年金、それから労働者の場合の雇用者に対する年金というのがあり得るわけですけれども、その意味で最も低い父母からの養育から離れる一五歳というものを基準にしたというのが結論になりました」[*5]と説明しているが、九月二八日の和解のための作業委員会で「吉村課長　結論だけ申し上げますと、五年を二年なり三年にしたらという点は、これは三年で大体話が。略
佐藤原告　三年にした理由は何ですか。

吉村課長　有りません、足して二で割っただけです」

と答えており、西田弁護士の説は後付解釈とわかる。

和解調書で「責任」を明確にすると約束した弁護団はそれを果たせず、更田弁護士が「この金員の性格は損害賠償金だという点を明記させたことです」と述べているのは納得がいかない。[*6]原告はあくまで「具体的な責任」にこだわっていた。

福祉項目は、飯田進ほかから抽象的で具体性、実効性が担保されていないと批判されたが、被害児が将来どのような福祉サービスを必要とするかは予測できなかったし、その費用も同様だった。森永ミルク中毒事件のように、一時金解決ではなく毎年必要に応じて加害者が資金提供する方式を採用しない限り、どうしても限界がある。被害者が高齢化すれば、新たな福祉要求が発生するが、基本的な行政サービスの範囲に含まれるものが多く、福祉行政の質の向上を求める中で解決するしか方法はないと思われる。[*7]但し、一九七四年当時予測できなかった重篤な疾患が新たに被害者に生じれば、当然加害者側に治療費等の請求はできる。

「準備手続、口頭弁論、打合せあるいは交渉などに費やした日数も訴廷日誌をひろってみても計六八九日にのぼる」と、弁護団にとっても大変な労力を強いた事件だった。[*8]

第八章　訴外者の和解とその後

一　第一次申請の和解手続き

訴訟をしなかった多くの被害者には、申請を待って順次和解を進めたが、その手順はおおよそ次の通りだった。

一九七四年一一月に入ると厚生省は、サリドマイド総合対策推進協議会を省内に設置し、協議会の規程一〇カ条を決め組織、運営などを固めた。会長は事務次官で委員は官房長、医務局長、薬務局長、社会局長、児童家庭局長、科学技術審議官の七人。協議会の事務を執行する幹事には大臣官房総務課長、医務局国立病院課長、薬務局企画課長、社会局更生課長、児童家庭局障害福祉課長が任命された。[*1]

一二月二〇日に薬務局長、社会局長、児童家庭局長の連名で都道府県知事宛に

「サリドマイド被害者に対する補償について（通知）」を送付し、「略―サリドマイド剤の服用によって被害を受けた者のうち、訴訟を提起しなかった者（以下「訴外者」という。）に対しても補償を行うこととしたが、このたび訴外者に対する補償実施要領を別添（一）のとおり定め、一九七五年一月から補償請求の申出を受け付けることになったので、貴都道府県におかれても下記事項について特段の御配慮を煩わしたい。

なお、貴管下市町村（特別区を含む）に対しては、貴職からこの趣旨を御連絡のうえその協力を得られるようお取り計らい願いたい」としてポスター、各都道府県に居住する原告氏名の一覧を資料として添えている。広報媒体を利用し、訴外者から相談または照会を受けた場合はこの趣旨を丁重に説明し、葉書または封書で申出をするよう指導願いたい、申出は、厚生省薬務局企画課または財団法人いしずえを経由、資料作成上の便宜のため厚生省は必要に応じ訴外者に対して適当な医療機関を紹介する、締め切りは二月二〇日とすると通達した。ポスターには厚生省といしずえの連絡先が記されているが、サリドマイド被害が例示されていない。[*2] 特に耳の障害と母指球筋低形成などの症例は十分国民に浸透していなかったので不親切な内容で、ともかく告知をしたという実績作りにしか見えない。

これを受けて東京都は、一月七日付「四九衛薬衛第六四八号」で区及び市町村長に対し訴外者の和解手続きを伝達し、申請手続きが具体的に動き出した。東京都中野区では「官公庁だより／一段　サリドマイド被害者の方へ　サリドマイドの訴訟は、このほど和解が成立しましたが、この訴訟に加わらなかった方への救済として『補償申出』を受付けることになりました。申出

は二月二〇日までにハガキまたは封書で、住所、氏名、年齢を記入し、▽厚生省薬務局（〒一〇〇　千代田区霞ケ関一―二―二・電五〇一・四八七五）または▽財団法人いしずえ（〒一六〇　新宿区戸塚町一―四〇四ヴィラ早稲田二〇三号・電二〇八・三〇五五）へ」と告知した。[*3] 被告側は、一応第一回締め切り日を二月二〇日とし申請者三〇四人の認判定を認判定委員会に求めた。[*4]

同四月四日、レンツが認判定のために来日し、最終認定作業を七日から開始、あらためて診察が必要な人はレンツ、木田盈四郎ら四人の専門家が一〇日に診察した。[*5] その結果七月一〇日、厚生省は三五二人の申請者の内一九〇人をサリドマイド被害児と認定したと発表した。障害ランク別の内訳は、Aが六五人、Bは六七人、C二〇人、D三四人、最も軽いEは四人だった。一〇月二五日双方「補償契約書」に署名して正式に和解した。[*6]

新聞各紙は七月一一日付で「原告被害児はCランク以上だったが、認定被害児には障害程度がCより軽い人がいたので、新たにD、Eランクが設けられた」と今回初めてD、Eランクが設けられたように報道したが、Dランクは当初から設定されていたが、原告には該当させない含み事項があった。Eランクは、Dランクより軽い被害児が発見されれば設定することになっていたので予定通りだった。Dは一八〇〇万円、新設されたEが九〇〇万円で、和解交渉時に被告が設定した金額そのままだった。

認判定は厳密・公平に行なわれ、決定にはレンツを含む全九人の一致した見解で座長の土屋弘吉横浜市立大医学部教授は、「全く別のデータが出されない限り、今回の認定と判定を変える余地はない」と発言している。[*7]

申請被害者の認定発表時に新聞各社は、改めて加害者の責任を指摘しその上で非認定者に対する原因究明、福祉施策の促進を政府に強く迫る社説を掲載した。政府はこれまで先天性身障児に対する統一した統計、対策を取ったことがなく、福祉施策も不十分なため非認定者は「置き去り」にされたという感慨を持った。[*8]

二　長期継続年金の運用問題

厚生省と大日本製薬は、セイセー薬品工業以外のサリドマイド剤市販会社にも販売量に応じて資金分担を求めた。

ゼリア新薬工業は、一九七五年六月四日「サリドマイド薬害救済拠出金について」と表記した文書を薬務局長宛に提出、その中で「略―最終的に下記の形をもって当局のご要請に添うべきであるとの意志決定に至りました。略―一九七五年六月より一九八二年四月に至る毎月末日限り、三〇〇万円宛、及び一九八二年五月末日一〇〇万円、計七ヶ年に亘り、合計二億五〇〇〇万円拠出する」と経営難から分割払いを提案した。[*1]

続いて同社は七月二二日に「サリドマイド薬害救済金について」と題する文書を厚生省に送り、「救済金」の考え方を要旨以下の通り説明した。

一、薬害救済拠出金は国の要請に従い、当社として拠出の意志決定をした。従って提示案にある『損害の補償』との認識とは、基本的に相違する。二、当社拠出金については前項の基本的思考に基づき、企業会計上も当然寄付金で、法人税法上、指定寄付金の取り扱い、即ち公示されることを前提条件と考えている。尚寄付金の受入客体、即ち寄付先は公示により明確化される。三、拠出金は、当社企業体質が脆弱であるため長期間に亘る寄付行為だ。四、当該寄付行為は、サリドマイド薬害救済対処のすべてを包含している。従って万一今後、追加認定患者の発生、その他の措置等があってもそのすべてを包含する、と支払意志は再度確認しているが支出目的は「寄付」で「損害の補償ではない」、今後認定される被害者の分も含んでいるので、追加寄付はできないと主張した。[*2]

厚生省が第一次訴外者の認定・判定が終了した段階で市販企業に提示した負担割合は、(イ)国とメーカーの負担比率を一対二とする。(ロ)メーカー負担金中、一〇億円をエスエス製薬、小野薬品工業、ゼリア新薬工業および富山化学工業の四社が負担するというものだった。

大日本製薬は、「西ドイツでは、政府当局がサリドマイド児救済事業財団の不足金に対し、追加出資の責任を引受けている事実があるとの資料を提出するとともに、公平妥当な負担比率は一対一であるべきだとする専門学者の意見を伝え、厚生省に再考を求めた。

しかし、前記提案に関する国側の態度は依然として変わらなかったが、ようやく折衷案として、将来西ドイツ政府がサリドマイド児救済財団への追加出資を実現した場合においては、それに準じた負担比率の見直しを検討するとの国側の了解をとりつけることができた」と、国の負担を増やすよう厚生省に働きかけていた。[*3]

これを国が認めた文書は、まだ見出していないが、厚生省が大蔵省に提出した次の文書が見つかっている。

『申入書』　起案　薬務局企画課井上昌知　薬務局長、企画課長の印

(起案理由)

サリドマイド補償に関し、国と会社との負担割合について申入れを行うものである。
厚生省は、サリドマイド被害児（訴外分）に対する補償金にかかる国の負担につき、下記のとおり措置するものとし、申し入れる。

案　申入書

記

補償金に係る国の負担割合は、西独におけるサリドマイド被害児の補償に関する政府及び製薬会社の負担比率をも勘案し三分の一とするが、将来西独において政府が追加負担を行った場合には、そのことを配慮して、国はサリドマイド被害児に関する費用負担につき検討することとされたい。

一九〇〇年〇〇月〇日

厚生省薬務局長

大蔵省主計局主計官殿

標記『申入書』を受理した。

一九〇〇年〇〇月〇日

大蔵省主計局主計官　梅沢節男」

この申入書は一九七五年八月二二日大蔵省に渡り、七五年一一月一九日受理された。「原本は大蔵省主計局厚生担当小林主査が保管している」の書き込みがある。[*4] また、厚生省文書に次の電文がある。

「一九七六年四月一六日二時九分　本省着　欧西／外務大臣殿　上田大使
サリドマイドじ［ママ、以下ひらがなは同じ］年金増額の見通し　一四日付当国紙の報道によれば、一．連邦政府（保健省）は、一三日サリドマイドじ救済財団代表者（HANS　HELMUT　SCHLEIFENBAUM）との会合において政府が障害じ補償のため、更に五〇〇〇万DMを追加支出する旨述べた由。これにより財団の財産は二五％増（当館注：二億五〇〇〇DM）となり、補償金じゅう当分についてのみ見れば、政府と製やく会社との持分が各一億DMで同額となる[*5]」

「一九七六年七月一三日　外務大臣殿　在西独上田大使　大使印
サリドマイド児年金増額の見通し　冒頭往信に関し、最近の動向次の通り。野党（CDV／CSU）からは年金約三〇％up、与党（SPD．FDP）からは、約二五％ｕｐ案がそれぞれ提出された。連邦議会（青少年保険委員会）では二五％ｕｐが採択され、現在連邦参議院にて審議中であり、又月中には議了予定の聞。この場合八月一日発効。（青少年保健省担当官による。）」以上要旨。[*6]

いしずえは一九七五年七月二〇日東京、同二七日大阪で申請被害者に対して説明会を開いたが、東京は七十数人、大阪には約九十人が集まった。出席した厚生省薬務局企画課の課長補佐はD、Eランクの被害児の年金加入には前向きに検討すると約束した。

その席で「問・もし大日本製薬が経営不振になり、［年金の］スライドの補填ができなくなった場合、会社に代わって国が負担するという意味か。

課長補佐答・お見込みの通りである」と、厚生省の立場を確認した。[*7]

八月一三日D、Eにランクされた数名の親が薬務局新谷企画課長と会い①直接診察をしないまま判定したが、その根拠は何か、ランク判定の基準は何か②賠償金の格差がA・B間七〇〇万円、B・C間五〇〇万円なのに、C、D間が一〇〇〇万円も開いているのはなぜか③D、Eランクがなぜ年金への加入が認められないのかと質問した。

同課長は、①には、認判定委員が個別に説明し、診察する機会を設ける。また地方の人には病院を指定して診察を受けられるような措置を検討する②には、この金額を受け入れてくれるよう説得のために努力する③は、「前向きに検討する」と繰り返した。[*8]

八月二五日に再びD、Eランクの父母が、厚生省薬務局と交渉。判定委員から判定に不服の父母に説明する会を開くと譲歩を得たが賠償額の引き上げと、年金加入は拒否された。[*9]九月四日にもD、Eランクの父母一三人別に委任状五人は井上薬務局長、新谷企画課長と交渉し、厚生省は「賠償額の積み上げには応じられないが、年金の実現に努力する」と譲歩した。この交渉は、法政大学の野田正穂教授がリーダーで、申請被害児の父親月岡弥三一が機関誌「いしずえ」にレポートした。それによると彼らは、死亡者は補償されない、第一次認定者の中に両手足欠損の被害者が一人いたが特Aランクに判定されなかった理由は何かと質問。厚生省と大日本製薬は、「確認書に準じて適切な措置がとられるもの」という基本方針を主張した。

当日、井上局長は、行政の過失責任を認め出席者に謝罪したが、大日本製薬からはお詫びの言葉もなかった。月岡は、企業責任をどう考えているのか、第二のサリドマイド禍が起こらぬという保証はないと結んでいる。[*10]

九月二三日、厚生省は、①本契約のさい、国とメーカーが「遺憾の意」を表明する②年金の対象としなかったD、Eランクの被害児に対しても物価スライド年金を適用③非認定患者家族に対する説明会を開くことを決めた。年金はDランク一〇〇〇万円、Eランク五〇〇万円を拠出、それぞれ月額約六万円と三万円を支給、物価スライドもA―Cランク同様配慮する。しかし、Aランクより重症の上肢下肢ともフォコメリーの被害児に特Aを設置するのは拒否した。*11

これらの問題は和解交渉で議論されておらず、従って合意はなく特A問題、申請和解者の年金拠出金の据え置き期間、D、Eランクの年金加入の件は未確定だった。和解交渉で松下局長が「賠償額が低い人は一時金となろう」と話しているだけで、まして や非認定の家族に対するケアなどは、原告団内部で考慮どころか全く想像すらされていなかった。

和解交渉は一九七四年夏以降加速度的にスピードを増していったため、原告にはこれらのことを考える余裕がなかった。また、両親の離婚や行方不明などの場合の両親分の慰謝料の支払いなども議論されなかった。

こうした事情から被告は、一九七五年一〇月に入ると「サリドマイド補償金支払方針確認書」を策定した。「一、両親が行方不明の場合は、父母の慰謝料は支払わない。二、父母の一方が死亡した場合又は父が不明（私生児）の場合は、父母の慰謝料は契約日に被害児を監護している父又は母に支払う。三、父母の一方が行方不明の場合は、父母の慰謝料は契約日に被害児を監護している父又は母に支払う。ただし、この場合は、父母の一方が行方不明である旨の第三者の証明書（例えば民生委員の証明書）を添付させる。念書は四を準用する。

四、父母が離婚している場合は、親権者たる父又は母に支払う。ただし、この場合は、親権者でない父又は母からその方法に異議のない旨の同意書を、同意書を作成することが適当でない場合又は困難な場合には親権者たる父又は母の念書を添付させる」と言うように、原告では問題とならなかったさまざまケースが申請被害者の中には存在した。*12

同年一二月一九日、大日本製薬、エスエス製薬、小野薬品工業、ゼリア新薬工業、富山化学工業のサリドマイド市販会社は「長期継続年金原資の支払方法に関する覚書」に調印し、確認書、覚書、長期継続年金実施要綱に準じサリドマイド被害児に年金原資の支払を約束した。*13 厚生省文書第二一号にはサリドマイド剤市販会社の支払い分担計算書など多数あるが、全て省略。物価上昇、予定金利の五・五％と実勢金利との差額の負担など以後、大日本製薬が各社に請求を繰り返す。厚生省に対しては、年金の不足分を国が補填するよう再三要求したが、概略は次の通り。

「一九八五年二月二一日　要望書

当社は、サリドマイド被害者に対する長期継続年金実施要綱第六項に定める物価スライド分の不足額の補塡については、貴省が国庫による全額負担のため必要な措置を講じて戴けるものと了解しているが、再度ご確認願いたく、要望する。

一、一九八〇年九月、財団法人『いしずえ』より文書で厚生省薬務局と当社に対して、物価スライド分の不足額の補塡方法に関する覚書および確認書締結の申入れがあった。以来、八二年、八三年、八四年と三度にわたり『いしずえ』より厚生省薬務局と当社あてに書面をもって回答の督促がなされている。

二、貴省は、一九七八年四月、『サリドマイド被害者に対する長期継続年金につき物価スライド分の不足額が生じた場合は、一九七六年の西独の財団法人障害児救済機関設立法の改正に準じこれを見直し、必要な措置をとる』と確約せられ、同年四月一七日、厚生大臣と当社の間でその旨の覚書が締結された。あわせて同日付で、厚生省当局の見解として『西独の前記財団法人設立法における年金のスライド分不足額は政府が全額負担していることを認める』旨が、薬務局長名をもって貴省と当社との間で取交わされた経緯確認書によって明確にされている。

この覚書および経緯確認書は、『物価スライド分の不足額が生じた場合は、七六年の西独の財団法人障害児救済機関設立法の改正に準じこれを見直し、必要な措置をとる』という文言は、『わが国においても、（スライド分の不足額は大日本製薬等により補塡される）という趣旨の長期継続年金実施要項第六項の実行に関しては、国と当社との負担割合を見直し、国が全額負担するために必要な措置をとる』という意味であることは明らかだ。

なお、『物価スライド分の不足額が生じた場合』は、年金数理から考え健全な財政方式たる年金現価積立方式（年金増額分の残余期間中の給付に要する費用（原価）を一括して拠出する方式）ではすでに物価スライド分の不足額が生じており、また賦課方式（当初年金額を上回る給付額をその都度拠出する方式）をとるとしても、いずれはやはり物価スライド分の不足額が生じることは確実だ。

したがって、貴省にスライド分不足額の補塡に必要な措置を講ずることを再確認願いたい*[14]」

国も責任を問われた日本と、問われなかった西ドイツを比較すれば大日本製薬の主張は当然だった。厚生省は大蔵省を説得したと考えられるが、両省とも公表をはばかったので国一対市販会社一に負担割合を変更したことを示す厚生省文書、新聞記事ともに見つかっていない。

一九八七年以降いしずえ、厚生省、大日本製薬の三者協議が毎年定例化するが、加害者側は被害者の加齢に伴う新たな疾病の医療費負担等の課題に後ろ向きで、責任を痛感しているとは考えられない。[*15]

泉順は、「サリドマイド福祉センターのなかで――事務局四年の感想」で元原告の訴外者家族に対する対応を「D、Eランクの人たちの年金加入を実現させる折衝に取り組んでいた頃、『そのくらいは、新認定の人たち自身の努力で解決したらいいのではないか』

つまり、原告団＝『いしずえ』に甘えてはいけない、自分たちのことはまず自分たちで努力すべきだ、というわけである。略―発言のどこかに、突放しにも似た真意がチラリとのぞいたような感があった」と書いているが、元原告の発言の中に申請被害者家族を突き放すような発言が仮にあったとしても、その背景を少し考慮すべきだ。元原告家族は、長い裁判を闘いようやく和解に漕ぎ着けたと思ったら、財団の運営、認定申請者の相談など一九七五年に入っても一部の人たちは多忙を極めていた。多くは、障害児を抱える普通の主婦がこれに当たっていた。従って、これらの業務に係わっていた元原告家族が少しゆっくりしたいと考えても批判はできない。泉は、こうした元原告の事情を考慮せずに批判を加えている。

なお泉は同論文の中で、「年金制度が、とくに訴外者の保護者に正しく理解されていないため、二〇％の非加入のうち症状の重いA、Bランクが半分以上を占めている。賠償金を親が持ち逃げしたり、親の事業資金に充当して賠償金を失ったケースもある」

「以上のような問題意識に立つと、損害賠償の一環である年金制度の目的を生かすためには、何らかの形で個々人の要求を制約するような論理とシステムが構築されるべきではなかったか、と痛感する」と論じているが、この問題は一九七四年八月三日の東京・京都原告・弁護団会議で議論されたものの、交渉のスピードが速く、実現するための時間はなかった。[*16]

なお、西ドイツは最軽症の場合は一時金のみ、その他は、日本の場合と異なり被害児の申し出ではなく一律に一時金と年金が支給される。また、年金は被害者本人の居住のための土地・家屋の購入などに限って一部資金化できる。年金給付の譲渡、質権化はできない。[*17] 被害者の生活保障を確実にする方策を先に議論すれば、ヨーロッパに例もある一律支給方式になった可能性が高かった。[*18]

また泉は、「サリドマイド被害者という認定を受けることは―略―その家族にとって喜ばしいことである。しかし、その喜びを当財団への寄付というかたちで表現した人は、ほとんどいない」と書いているが、ほとんどとは、どういう事を意味するか不明だが、ゼロではない。例えば、尼崎の夫妻が一〇万円寄付している。[*19]

三　台湾の賠償

台湾でもサリドマイドを販売していた大日本製薬は、台湾の被害者と和解協議を進めていたが、一九七六年一月二四日賠償金額が合意した。同社は、一九五九年から六二年にかけてサリドマイド睡眠薬を「イソミン」の商標名で台湾に輸出していた。[*1]

台湾側の記録は李聖隆台湾医師会顧問弁護士の「サリドマイド賠償事件の処理と善後策について」(『台湾時報』一九七六年一月三〇日付)に詳しいが要旨は次の通り。

「大日本製薬は一九七四年一二月我方の意見声明後、中華民国内で同社のサリドマイド薬剤による奇形児が存在する場合には、人道的立場からそれを処理したいとの表明を行った。一九七五年二月、大日本製薬は代表者を我国に派遣し、行政院衛生署王署長および台湾省医師会に対し、もし奇形児が存在する場合には合理的な基準により適当な補償をする旨誠意を持って表明した。レンツ博士を招聘し、同年七月鑑定作業はほぼ完了し、本省に於けるサリドマイド薬剤による奇形児の数は三八名であることが確認された。

一九七三年九月二八日西ドイツ連邦政府が公布した『西ドイツサリドマイド障害児補償給付規則』により点数判定を行った。同時に筆者は日本側弁護士と補償基準および計算方式についての話し合いを行った。その結果、一九七五年一月から三月までの中華民国政府が発表した台湾の各業種の労働能力の平均月収をもとに、各人が七〇歳まで労働能力があるとして計算し、一元＝八日本円の換算率を適用し、ライプニッツの損害計算法に照らし各人の補償額の算出を行った。

最後に補償総額を一億八三五〇万円とすることで日本側の同意を得た。一九七六年一月二四日午前一〇時、大日本製薬社長宮武徳次郎氏と台北市において補償協定書に正式調印がなされた。これによりサリドマイド剤の案件の第一段階が完了した。これから、補償協定書の規定に基づき中華民国内政部、衛生署省市医師会及び筆者は児童福利委員会を組織し、別に財団法人を設立し、日本からの補償金の管理、配分を行うことになる」[*2]

大日本製薬の見解は、「略—台湾の一新聞が日本での和解成立を報道するとともに、台湾にもサリドマイド児が生存しているのではないかとのキャンペーンを開始した。

略—台湾省医師公会会長ならびに中華民国行政院衛生署長に対し、『当社は、台湾の事情に応じて本問題の適切な解決を行う用意がある』旨を伝達した」「補償については、日本の事例によらず西ドイツの医学的点数制を基準としたランク付けが行われるなど、順調に経過して約一年後、—略—とどこおりなく調印が行われ、円満な解決を見た」[*3]

大日本製薬は、補償金を支払ったことからサリドマイド剤と奇形の因果関係は認めたようだが、過失責任は明確には認めなかった。「人道的立場から」という文言がそれを象徴している。

被害補償は、以上の経緯で合意したが、被害者は過酷な状況にいた。田中美郷帝京大学医学部耳鼻咽喉科教授の記録「台湾のサリドマイド被害児」から、要旨を示す。

「一九六二年九月六日政府公布によりサリドマイドは販売禁止になったが、台湾の政治事情により回収は徹底せず、六二年一一月二五日、サリドマイド胎芽症の台湾での最初の発見者楊子思先生が、学会および新聞に発表して自ら薬の回収にまわられた。私が今回接した症例は三三例で台湾では、サリドマイド被害児の調査に政府が直接手を下していないため、その調査は不徹底の感は免れず、従って先に述べた三三例も含めてレンツ博士によって認定されたもの以外にサリドマイド被害児がいないとする確証はない。

台湾では聴覚障害を有するものが一三例約三九％をしめ、この比率はヨーロッパやわが国のそれに比べてはるかに高い。一三例中一二例は程度の差はあれ難聴を有していて、後者のうち一例は高音部のみに軽度の聴力損失があり、もう一例は一側のみ難聴のため言語発達に影響は出ていなかったが、残り一〇例はすべて言語発達に決定的な影響を受けていた。これらの中には完全にろうでしかもこれ迄何ら教育を受けていないものが二名いた（その理由については不詳）が、言語教育の最適期をすでに無為に見送ってしまったものだけにその将来を思うと暗澹たる気持ちになった」[*4]。台湾の被害者に対する補償は、これで最終決着した。被害者数は、四三人、三二人など諸説あるが三八人が確定数字。[*5]

四　第二次申請と和解者の確定

一方、二次申請受付はなかなか実行されずいしずえは一九七六年七月五日、第二次申請受付の早期開始とそれ以降の被害者発掘の保証を上村一薬務局長に次のように要望した。

「一、サリドマイド障害児［「被害児」ではない］の第二次認定申請事務が当初の計画よりかなり遅れているように思われます。

申請受付事務はいつ頃開始の見通しか、またなぜ遅れているのか、その理由を示していただきたい。
二、仄聞《そくぶん》するところによると、貴省は、第二次認定作業をもってサリドマイド関係の被害者救済業務は終了させるご意向のようですが、わたしども『いしずえ』はこれを座視するわけにはいきません。被害者の発掘と救済は、どんな形をとるにせよ、救済措置を前提とする窓口だけは残しておいてください。［被害者が加害者にお願いしている］
私どもの立場から見た場合、もしも一人でも二人でも発掘もれが生じたときにどうしたらよいか。当財団設立の趣旨に違背《いはい》し、その責を免れることはできません。当理事会としてこれを容認することはできません。
ご回答たまわりますれば幸いに存じます*1」

この結果厚生省は一〇月二九日、都道府県に潜在サリドマイド被害児に対する第二次補償申請の受付を一一月二日から開始すると通知し、第一次申請と同様の手順で申請の受け付けをはじめ、一九七七年二月に締め切った。*2 レンツは、第二次認判定のため来日し八月二九日帝京大学で、三〇日厚生省で認判定作業を行ない九月二日にはいしずえ関係者と懇談した。*3

一一月一四日厚生省は一七四人の申請者のうち五〇人を認定し、生存サリドマイド被害者は合計三〇三人と発表した。*4 一九七九年三月三〇日、沖縄でまだ未申請の被害者がいることが分かり同省は有馬正高、田中美郷、杉浦保夫、木田盈四郎の四氏を調査のため派遣、その他の申請者と合わせて二四人をレンツとともに四月一八日認判定した結果、同年四月一九日新たに三人認定しサリドマイド被害者は合計三〇六人となった。これを仮に第三次認定と呼ぶ。*5

その後七人の申請が集まったので一九八一年四月二二日更に三人認定し、最終的に生存被害者三〇九人が確定した。これを同第四次認定と呼ぶ。*6 被害者の内訳は次の通りで、二次には一人取り下げがあったがこれも含む。カッコ内は申請認定者数。

	原告	一次	二次	三次	四次	合計
申請者	ー	三五二	一七四	二四	七	五五七
Aランク	二四	六五	一四	二	二	一〇五
Bランク	三六	六七	一三	一	一	一一八
Cランク	三	二〇	六	ー	ー	三一
Dランク	ー	三四	一三	ー	ー	四七
Eランク	ー	四	四	ー	ー	八

合計	六三	一九〇	五〇	三	三	三〇九（二四六）

出生年	男	女	合計
一九五九	六	六	一二
六〇	一六	九	二五
六一	三四	二四	五八
六二	八八	七四	一六二
六三	二四	二三	四七
六四	二	二	四
六九	一	—	一
合計	一七一	一三八	三〇九*[7]

製薬会社ごとの被害者数は、投薬証明が不明なケースもあり正確には分からなかったが、新ナイトS（セイセー薬品工業）が一人、ボンブレン（小野薬品工業）とサノドルミン（ゼリア化工）の両方を飲んだ被害者が一人確認できるので、三〇九人中少なくとも二人は大日本製薬以外の製品による被害者だ。

諸般の事情で申請しなかった、申請制度を知らなかった、耳の障害と母指球筋低形成などの被害者は、サリドマイド被害者だと気づいていない家族がいる可能性があるので、これがこの時点での生存被害者の全てではない。和解から三五年経過し、これまで子どもにサリドマイド服用を明かさなかった母親が、自身の高齢化に伴い真実を語ることは十分考えられる。当然、現在でも和解金の請求権は消滅していない。なお、西ドイツでは死亡率五〇％前後、日本は七〇％と推定されている。被害者の障害部位とその様態の分析は、土屋弘吉等の「サリドマイド上肢奇形のコンピューターによる解析」に詳しい。*[8]

論文は、和解に伴う鑑別診断の経験をまとめたもので、サリドマイド被害以外の症例も紹介している。この症例群では、サリドマイド被害は一九五九年の八例からはじまり最後は、六九年の一例で、この症例は被害者の母親が若い時に買い置いたイソミンを後に服用したもので、六九年一月生まれ。イソミンの空箱はその後も保存され、認判定員会に提出し確認された。この症例が国内最後のサリドマイド被害者としてほぼ確定している。

なお、同論文は、和解をした被害者を対象にしているので「死産」「死産扱い」の症例は含まれていない。一九五九年当時は、都市部はともかく農山漁村部では助産師による自宅出産が大半で、奇形の重さ?に驚いた助産師の一存で「死産扱い」された例も多いと思われる。もちろん助産師が学会誌に症例報告をすることは希だったため、表面化しなかった。また、生存者しか補償を受けられないため初発例は確認できなかった。可能性としては、イソミンの市販開始が一九五八年一月二〇日、新聞広告は同一四日以降展開していたので同年秋以後のケースも考えられる。梶井正は「初発例は一九五八年九月」で以後「散発的に発生している」と証言している。[*9]

五　和解以後の動き

一九七四年一二月七日に厚生省認可、同一七日に登記が完了しサリドマイド福祉センター財団法人「いしずえ」は発足した。一二月二二日に第一回理事会を開き、佐藤厳元全国サリドマイド原告団代表幹事を理事長に選任した。一九七五年一月六日、財団法人いしずえは、理事・評議員候補者を元原告家族に呼びかけ、事業計画は和解時に被告側に要求した福祉項目をほぼ踏襲しともかく動き出した。父母の会の被害者と元原告団の考えに大きな違いがあるように見えないが、感情的な行き違いがしこりとして残り、信託銀行の変更などの問題で多少議論はあったが、以後両者が激しく対立していしずえの運営に支障をきたしたことはないようだ。

七五年一一月三〇日、新大阪チサンホテル会議室で「全国サリドマイド訴訟統一原告団会議」を開き会計報告、二億四〇〇〇万円の訴訟対策費の決算報告、別途三〇〇〇万円の補助具等の収支報告などが議題として予定されていたが詳しい内容は不明。[*1]

一方、市民の会は一九七四年一〇月以降、それまでの運動をまとめた「『市民の会』運動の総括」を元に支援活動のまとめの作業を行なったがそれによると、一九七一年九月二九日からのキャラバン隊は「大阪までの各地公害被害者と交流をし大日本製薬本社と大阪大学の杉山博教授の責任を追及した。この活動は、関西の原告・支援者と共同行動をおこし連帯を強めた」と評価。

その後、「市民の会の活動は、定期活動を枠としても内容的にも充分広げえず、原告団との関係は、請負的な常に一定の距離をおいたものであり、親・被害児との新たな密接な関係を作りだすことができなかった。また、原告団の方も我々との交流の場をしいて求めず、常任委員会の場のみで、つねに活動している親との接触しか我々は行わなかった」

和解交渉については「一九七四年二月一〇日にも関西の支援者が原告団あてに出した申し入れ書および、加害者へ原告団が第二回交渉の際に提出した要求をもとに検討を進め、我々の申し入れ書を四月に出した」

「しかし、原告からは、関西の支援者に対しても、我々に対しても回答は寄せられず、交渉が進展していく中でランクづけが決められるなど、和解内容はどんどんつめられていった。

我々は申し入れ事項を小委員会の中で実現すべく取りくんだが、その取りくみは、交渉の急テンポにおいつかず、七月には、弁護団が案として作成した確認書に対する全体的な意見を求められるに至った。

この中で、我々は、的をしぼり、過失・責任の問題と、加害者が被害者に『謝罪』をすることが、今後のサリドマイド運動を進めるうえでも、和解が成立する前提でもあるという立場から、その二点をつらぬくよう強硬に主張した」が受け入れられなかった。

加害者の「責任を明かにし、加害者を追及する取りくみについては、かなり為しえたであろう」「被害者の権利回復の実現については、全く不十分であったと言えるであろう」「薬害の撲滅については、現在完全に実現しえていないが、薬害被害者運動は一定の力と拡がりをもちだしており、その意味では成果は上がりつつある。しかし、この闘いはこれからである」とまとめた。*2

一九七五年二月一三日、サリドマイド裁判を支援する市民の会、サリドマイド裁判を支援するための連絡会議、サリドマイド被害児を守る会、リーダー会〔被害児のキャンプ、サッカーなどをボランティアとして支えていた〕は、今後は「サリドマイド運動連絡会＝仮称」を結成し行動を持続かつ強化させると声明を発表した。以下要旨。

「第一に、大日本製薬と国（厚生省）は、定説となったサリドマイド剤とサリドマイド症侯群との因果関係を認めたものの、サリドマイド事件という恐るべき薬害を生み出すに至った自らの基本的姿勢の誤りを認めてはいません。それゆえ、責任の根拠についても明示せず『遺憾の意を表する』というにとどまっています。

第二に、この和解によって被害児に対して具体的に将来の権利保障が約束されたとは言えないということです。略―さらに十数年間も犯罪行為を否定し、被害児と争い、被害児を放置してきたことは、死亡児も含めて少なくとも一〇〇〇名以上が出生したといわれている未確認被害児の調査・発掘を非常に困難にしてきたのです」

「第三に、薬害の原点としてのサリドマイド事件の基本的性格を隠蔽させてはならないことです」「私たち支援者は、被害児の自立への保障と薬害防止を基本的な柱として、被害児の成長とともに自らの成長を獲得し、被害者の会とともに、他の薬害・『障害』者団体、運動との連携を深め、社会に根強く存在する『障害者』差別と闘う中で広範な人々の理解と支援を獲得しながら、運動を継続していく決意です」。これを掲載した「くすり地獄！」は二九号、一九七五年四月一日付で終刊した。

七月七日には市民の会を解散し、「薬害共闘会議」への参加を呼びかけた。その後、初冬の合宿に向けて準備会を重ね、東西支援者といしずえの参加を得て鎌倉で合宿を行なったが、結局以後目立った活動はなく、元リーダー会のメンバーが中心になっていしずえのキャンプに協力、一九七七年一二月二六日、厚生省に申請窓口を残せと要望書を提出、国会議員に働きかけた程度だった。

和解後の運動が継続的に展開できなかった原因は、いしずえの事務局員は事務局長をはじめ裁判を知らない人たちで、その上彼らはいしずえの職員という制約もあった。支援者は、依然として手弁当で活動していたから共通認識が形成しにくかった。その上、原告の父母は、和解金を得たことで被害児の問題は個別、個人的に解決していった例が多く、支援者との関係も薄れていった。

反対に申請被害者は、それまで孤立し困難を抱えていても気軽に相談する人も余りなく苦しんでいたから、いしずえは十分とは言えなくても頼りになったしキャンプなどを通じて仲間意識は形成されていった。

なお、杉山博大阪大学教授によると思われる吹田警察署への告発を受けて同署は、「大阪大学サリドマイド裁判を支援する連絡会議」に属する工学部学生六人に任意出頭を求めた。これに対し、市民の会は一九七四年一二月二三日抗議文を同署に提出した。[*3]

杉山は、自らの論文を和解の動きの中で全面訂正し、原告、被害者に謝罪をしながら、その明らかに誤った学説の根拠を示すように求めた学生を「威力業務妨害の疑い」で刑事告発をするなど、良心のかけらもない態度を取ったが結局、立件は見送られた。

六　薬害被害者救済制度と薬事法の改正

薬害被害者救済制度は、一九七三年六月から本格検討に入ったが、七四年二月二五日に被害者の抗議を受けたことや、業界内での意見調整などで動きが止まっていた。サリドマイド事件の和解後、改めて実現に向けて動き出した。

その様子を一九七六年二月七日付の日本経済新聞は次のように報じた。

「薬害による被害者の救済方法を検討している『医薬品副作用による被害者救済制度研究会』（座長、熊崎正夫公害防止事業団理事長）は三月中にも報告書をまとめ、同省に提出する運びとなった」「救済制度は公害の被害者救済制度をモデルに①製薬企業の出資による基金制度を採用する②その実務を担当する機関として特殊法人を設置する―などがおもな内容となる見通しだ」「『製薬企業は薬の副作用による薬害の直接的責任をまぬがれない。同時に、医薬品の承認を与えている国にも間接的な責任があり、社会保障的な立場から救済をすべきだ』との基本的態度が決まった。しかし、企業の責任を問うといっても、民事上の過失責任がある場合に限られ、①過失がなかった場合の責任はどうなるか②サリドマイドのように、新薬開発の当時は副作用がわからなかったといわれる薬害の場合どう扱うのか③結核治療薬ストレプトマイシンによる難聴など副作用が前もってわかっていながら服用して発生した被害に対してはどの程度まで救済するべきなのか―などの点で意見が分れた」「対象となるのは、『薬を効能書や注意書通りに使用したにもかかわらず薬害が発生した場合』が原則となる見通しで、副作用が予知できた薬を服用したケースや、現在裁判で係争中のものは適用外になりそうだ」[*1]

同年七月一二日、報告書が厚生省に提出されたが、その内容は、「民事責任を問うことのできない薬害の救済制度について、その骨格を示した。今後も予見できない副作用が発生し得ることを前提として、新薬の輸入販売業を含む全製薬企業のきょ出と国の財政援助による基金（特別認可法人）を設け、一定の被害者に対して、医療費や生活補償としての障害年金などを給付、さらにリハビリテーションなどの福祉事業も行って救済措置をとる」というものだった。[*2]

しかし、法案の大綱が厚生省から示されたのは、一九七七年一二月二日のことで「試案によると、救済対象となるのは医薬品よる『著しい健康被害』。被害者あるいはその遺族に対し、医療費、障害給付、遺族給付などを支給する。その給付金は、医薬品の製造、輸入販売業者が共同きょ出する。略―しかし、軽症の健康被害は対象とならず、救済対象となる被害も政令で指定されているものだけ。がんなどで生命を救うため副作用を承知で使用される医薬品や、第三者の故意・過失による薬害も救済指定とはならない」と批判された。[*3]

その後も実現に向けて厚生省は関係方面と協議していたが、ようやく一九七九年二月二八日「厚生省は二七日までに、『薬品副作用被害救済基金法案』をまとめ、二八日国会に提出した。医薬品製造業者らの積立金に国の補助金を加えた基金で、薬害被害者に現金給付するという世界でも例のない給付制度となっている。一九八〇年四月から被害者に対する給付をスタートさせたいとしているが、①制度が発足する前に発生したスモンなどは対象からはずしている②基金に対する国の補助をどのように行うか明確にされていない、などの問題を残しており、国会でも論議を呼びそうだ」

「救済給付は①医療費②医療手当③障害年金④障害児養育年金⑤遺族年金⑥葬祭料の六種類。給付水準は、現行の予防接種事故による給付水準（死亡一時金一一七〇万円、障害年金＝一級で月額一六万円）とほぼ同額になる」

「資金は、医薬品製造業者と輸入販売業者から、前年度の売上を基準として、千分の二以下のきょ出率を掛けたきょ出金を集めて充てられる」「原因となった医薬品の製造業者からは一定の割合で付加金をきょ出させる」という内容で、国の補助金額は「一部と明記」し政令で定める。*4

一方、薬事法の改正は一九七七年一二月一八日に新方針が示され、*5 翌年七月二一日、薬事法大幅改正の骨子を厚生省は公表した。「改正内容は、現行の薬事法にまったく欠落している医薬品の『安全性』と『有効性』を確保することに主眼が置かれており、①医薬品の製造承認の基準を明文化する②新薬については成分などを公表し、製造承認を与えてから六年後に副作用などをチェックする『再審査制度』を導入する③医薬品の再評価制度を明文化する④医薬品の有効期限や副作用の記載を義務づける⑤不良医薬品の製造取り消し、回収、販売停止などの措置ができるようにする、などが含まれている」「薬事法の大幅改正は一九六一年以来だが、こんどの改正内容がそのまま法文化されれば先進国の薬事法なみに整備され、『薬害国』の汚名返上に大きな効果をあげるだろうと同省はいっている」はずだった。*6

両法案は一九七九年の臨時国会で与野党一致で可決されたが、平沢正夫は被害者が切り捨てられると厳しく批判した。*7

しかし、薬害被害者救済制度は周知徹底されず、適用範囲、判断基準などが不明確でその後ほとんど機能せず厚生省の天下り先になった。再び注目されたのは、HIV薬害が社会の注目を集めた一九九五年以降だった。現在は、独立行政法人「医薬品医療機器総合機構」に統合され、厚生労働省、製薬メーカーのOBも職員となっている。

七　福祉要求の履行状況

福祉要求の実現には、関係省庁がそれなりに努力した。例えば、一九七五年五月一二日、文部省特殊教育課は、「各都道府県教育委員会の特殊教育担当者との協議の結果決定した」。七五年度サリドマイド被害児関係の研究指定校一覧をいしずえに送付した。地域ごとの対応では同年六月二〇日、いしずえの大阪在住の母親が大阪府教育委員会に手が不自由なのでテストの時間が不足するので考慮してほしいと要望し、府教委は検討を約束した。八月二五日には、「自動排泄処理便器、特殊机、足踏み式洗面器一式計八組」が、被害者の自宅と学校に設置された。*1

一方、一九七六年七月から八月にかけていしずえは、文部省初等中等教育局特殊教育課中田課長補佐に「受験のさい、上肢の障害者は筆記の速度、問題と回答欄、難聴児は英語のディクテーション等、内申書の評価でも、体育、技術家庭科等は点数が低く一般の受験生より極めて不利な状態におかれています。高校受験にあたって、一般受験生とのハンデがないよう、受験の機会均等を与えてほしい。文部省から各都道府県に通達を出すなり行政指導に乗り出してほしい」と要請した。

中田課長補佐は「受験その他、教育の機会均等は十分実現されているはずである。もしそうした配慮がなされていない県があったら、具体的な事例を遠慮なく申し出てほしい。文部省としては、是正させるよう行政指導に乗り出す」と回答した。*2 以後、主に都道府県単位で、教育委員会に対し高校・大学進学に関する要望を繰り返した。*3

一九七七年三月七日には、「読みやすく、書きやすく――思うように鉛筆がとれないばかりか、視力障害もあるサリドマイド禍の高校受験生のため、大阪府教委は一六日の公立高校入学試験に、一般受験生より出題用紙も問題の活字も、ひとまわり大きいものを用意することになった」「府教委は、約一〇人とみられるサリドマイド児のほか、弱視の受験生にも利用してもらおうと、大判の出題用紙を五〇〇枚も準備することにしている」などそれなりの対応をした。*4

職業、就職支援は労働省が積極的に支援し、概ね満足できる結果となったが、この和解では医療費の補助は全く考慮されなかったので、被害者の高齢化に伴いサリドマイド胎芽症が誘発する新たな疾病も今後大きな課題として浮上する。国民は、加害者の責任と誠意に重大な関心を持ち続ける必要がある。

八　宮武徳治郎の叙勲

一九七七年四月二九日、春の叙勲で宮武徳次郎大日本製薬社長に勲三等が贈られることが判明し、飯田進父母の会前理事長は「えーっ、まさか。本当ですか。驚きましたネ。あれだけの薬害を引き起こした企業の責任者が、医薬品業界の発展に尽くしたというのはどういうことですか。勲章など信用していないが、それにしてもひどい話です」

全国サリドマイド訴訟統一原告団の寺坂金松団長は「宮武さんというより、叙勲を決めた国に怒りを感じる。あれだけ悲惨な被害を二度と繰り返さないという責任感が風化しているのではないか。宮武さんは、今もサリドマイド福祉センター『いしずえ』の理事として被害者の救済に懸命に取り組まれている。この誠意を私は買っているが、まだ、あとに続くスモンなどの薬害訴訟が続いている最中の叙勲はうなずけない」といい、「叙勲を辞退するなら彼を大いに買うんだが」と被害者は批判した。

宮武本人は「身に余る光栄です。四九年間製薬一筋に歩んできましたが、勲三等にふさわしい功績があったかどうか。あの問題（サリドマイド禍）は、いちおう和解したが、栄誉に浴した以上よりいっそう社会的責任を果すつもりです。受賞辞退は考えていません。藍綬褒章の話を受けたときは、あの問題の最中のことでもあり、政府の方から『さし控えたら』という話がありました。私の方からとやかくいうことはないと思います」[*1]と語っている

同年五月一五日大阪で開かれたいしずえの第四回評議会で宮武理事は、「叙勲を受けて複雑な思いである。いろいろ怒りもあるかも知れないが、さらに一つの重い十字架を背負ったつもりで、被害児のために努力したい」と発言した。[*2]

この様に加害者として少しも自己矛盾を感じていないところに、宮武を理解する難しさがある。いわゆる人間に裏表がないのか、それとも単に単純な思考回路、行動様式を持っている人間なのか、分からない。

九　「サリドマイド事件」は何をもたらしたか

一九六五年当時、サリドマイド原因説に疑義を示す科学者は諸外国にはほとんど存在しなかったが、日本政府は一九六六年六月二三日付の答弁書で正面から因果関係を争った。これが日本の裁判の大きな特徴だった。政府が被害者と因果関係を争うことが、国際的にどんなに非常識なことか理解していた官僚は厚生省、大蔵省、法務省にはいなかった。国には、因果関係を否定しないで過失責任は無いと争う方法もあったはずだ。もちろん、この主張もレンツ警告後一〇カ月間サリドマイド製剤を市販していた事実から、全く受け入れられないのは当然だ。このような官僚の姿勢は、製薬業界との癒着が原因の一つだが、薬害事件の詳細研究を積み上げることで更に構造を明らかにできると考えられる。ちなみに、本書に登場した主な厚生省官僚で医療・製薬業界に天下りしなかったのは、次官退任後四カ月ほどで死亡した吉村仁だけだった。

また、訴訟と行政サービスを関連づけ、国を訴える者には行政サービスを提供しないという姿勢を貫いたことも先進国では異例だったが、それを認識していた官僚も見いだせなかった。この姿勢は、二〇〇七年一一月「薬害C型肝炎集団訴訟」の和解時に舛添要一厚生大臣が「裁判は裁判、現に治療を必要としている人には支援が必要だ」と発言するまで継続され、政府・官僚はこの残酷さに何の疑問も持たなかった。

レンツ証言以後、敗訴の重大さを認識した厚生省だったが、当初の和解案は過失責任を果たすというより、いかに低額で和解するかに腐心していた。大蔵省は、事件の性質を全く理解しようとせず単に予算の拡大を防ぐ理由付けばかりを考えていた。しかし当初かたくなに予算主義を主張し、厚生省原案より更に低額な賠償金額にこだわった大蔵省だったが、本格和解交渉がはじまると次第に国民世論に押される形で主導権が厚生省に移行し、最後は大蔵省に相談もせず「裁判所の案をそのまま受諾する」と厚生省は決断した。長期継続年金の実施も政治判断にゆだねられたし、不足金利の負担やインフレ分の積み上げも最後はやはり政治判断だった。この様な財務当局の態度はC型肝炎の和解交渉でも見られた。財政当局の予算主義を突破するには、広汎な国民の支持とそれを背景に政治家に働きかけることで可能になることが判った。しかし、ここでも官僚は思考を停止し、メンツにこだわり被害者に謝罪しなかった。

裁判所は、準備手続きを採用したが、これが訴訟の遅延を生み、被害者を一層苦しめた。東京地裁の訴訟指揮も、明らかに被告寄りで公平とは言えなかった。裁判所が国に肩入れする傾向は、最近かなり改善されてきたとはいえ、まだ十分とは言えず被害者は、行政と司法の両方と戦う結果となった。

そういう意味で、行政、司法とも科学認識、歴史認識、当事者意識が無かった。というより持とうとしないことで職務を遂行した結果、「解決」に長時間を要した。原告は、「単にサリドマイド児の問題だけではなく、人間としての基本的権利の回復・保障にかかわる問題」と主張していたが、和解交渉が進むうちに「サリドマイド被害児」の福祉要求獲得に重点が移っていった。弁護団は、現実的解決を重視していたから被告の和解提案に早くから賛成だった。

最後にサリドマイド事件は、社会にどのような影響を与えたかを手短かに検討する。まず、日本の薬害防止では、「欧米諸国では『サリドマイドの教訓』は薬害再発防止の大原則として生かされた。日本では、クロロキン被害が、次いでスモンが、大規模に発生するのを防止することはできなかった。特にクロロキンは、現に被害が発生していたにもかかわらず、長期間放置されていた。日本という社会は根本的に、人身を犠牲にしていとわない社会なのか？　このように大規模・広汎な被害発生を再々許容してしまった理由の一つは、日本の不法行為制度が健全に働いていないからではないか？　日本の司法制度はあまりにも無力すぎたのではないか？　サリドマイド事件において日本の司法が、そして日本の不法行為制度が健全に働いていれば、クロロキン被害の発生は、はるかに減少していたであろう。日本の損害賠償制度は、全く無力であったことが深甚に反省されねばならない。反省すべきは学者・裁判所だけではなく、われわれ弁護士もまた然りである」[*1]というように、国と大日本製薬の刑事責任の追及を検察が回避し、加えて和解で終結したため、国と大日本製薬の過失責任が司法の場で判断されなかった。結果論とはいえ、その後続発した薬害被害の大きさ、深刻さを考えると慚愧に堪えない。[*2]

福祉サービスと社会の理解は、サリドマイド事件だけが影響を与えたとは言えないが、更正・育成医療の充実、そのための小児病院設立など医療の質を高める契機となった。障害者の社会参加には、かなりの影響を与えた。例えば、重度上肢障害者に対する車の運転免許証交付は、一九八〇年九月、ヨーロッパに旅行した被害者ＹＫが西ドイツで改造自動車を運転したことがニュースとして紹介され、いしずえ、車メーカーなどが協力して日本でも開発が進むと同時に、国会でも取り上げられて公安委員会が重い腰を上げ道を開いた。一九八二年七月一六日の免許取得第一号は、ＹＫとＴＮだった。以後、対象範囲が順次拡大され、障害者の行動の自由がかなり確保できるようになった。[*3]

障害児・者の普通校入学は、サリドマイド児が前例の一つとなって間口は広がったが、それでも家族の大変な努力で実現されていった。[*4]こうした目に見える変化と同時に心身障害者に対する偏見が少しずつ改善され、本人・家族ともども外に出るようなったことが更に障害者への理解を深め、広げて行った。現在では駅の改良、公共施設にエレベーター、車椅子用トイレの設置、駐車場の優先確保など高齢化社会の到来を先取りする形で普及していった。しかし、心身障害者の雇用は、景気に左右され、現在でも法基準を達成していない一流企業もあり、いまだに発展途上と言ってよい。

キリスト教国では、人工流産の容認が拡大し、現在では程度の差はあるが殆どの国で認められている。

「多くの西洋国家で、中絶制限法に対する反対は、当時、妊婦によって広く服用されていた鎮静剤の『サリドマイド』によって引き起こされた」「ヨーロッパにおける中絶法改正運動は、サリドマイドの結果、奇形をもって生まれたわが子を殺したベルギー女性が裁判で無罪となったことによって高まった」「こうしてサリドマイド禍によって、もっと制限の緩い中絶法に対する人びとの共感が西洋世界全体に喚起されたが、その共感は、ヤミの中絶手術を受けた結果、多くの女性が傷害を負ったり命を落としたりしていることによっていっそう強められた。略イギリス議会は、［―略―中絶合法化］の一つの条項は、明らかにサリドマイド禍に影響されたものであり、それは『子どもが重度の障害をもっている可能性が高い場合、中絶を認める』というものであった」[*5]

「サリドマイド事件が『悲劇』として語られているのは、障害はないほうがよいと考えられているからである。そのように考えられているのでなければ、サリドマイドが市場から回収されることも、製薬会社が賠償金を支払うこともなかったであろう。しかし、障害はないほうがよいということから、障害者はいないほうがよいとか、障害者を軽視してもよいということが論理的に帰結するわけではない」という動きが生まれた。[*6]

「障害を持つ恐れがわかっていれば母親は中絶したのに、医師が診断を間違えたために重度の障害を負って生まれた」として、医師に賠償金を支払うように求めた子ども名義の訴えを認める判決が二〇〇〇年一一月一七日、フランスの最高裁に相当する破棄院で出た。この判決に『賠償を認めることは、生まれたこと自体を損害と認定し、生まれるに値しない生があることを認めることになる』と強い反対意見が出るなど、フランス国内で大きな論争になっている」[*7]。また「アメリカのカリフォルニア州では、胎仔の障害を推定するトリプルマーカーテストについて、妊婦全員に説明することが義務づけられている。その根拠のひとつとして経済問題がある。また、アメリカでは、障害があると分かったうえで中絶しなかった場合には、政府も民間団体も医療費の支払いを拒否できるようになった」という動きも起きている。[*8]

これらは、サリドマイド事件の影響というより、医学の進歩がもたらした結果で、障害児にかかるコストを、障害を持っていない子どもに投資した方が投資効果が高いという経済優先の考えだ。ちなみに、日本では胎仔の障害を理由に人工流産は認められていない。

以上のように障害児が生まれることを知りながら医師がそれを見逃したとして、障害児の母親が医師を訴える「不法出生（wrongful birth）訴訟」や、生まれた障害児が医師の過失で人口流産手術を受けられなかったために障害者として生きることを強いられたと医師を訴える「不法生命（wrongful life）訴訟」が相次いで欧米で起こされている。[*9]

国内では、他の薬害訴訟の先例となり被告厚生大臣が「悲惨な薬害が再び生じないよう最善の努力をすることを確約」したが、それで薬害が根絶されたわけでないことは今さらここで論じるまでもない。

以上のようにサリドマイド薬害は、単に薬害だけに止まらず社会に大きな影響を与えたので、私は敢えて「サリドマイド事件」と呼んでいる。

一〇　サリドマイドの再承認

サリドマイドは、一九九七年九月、ＦＤＡ（米食品医薬品局）がハンセン病の結節性紅斑の治療薬として販売を許可し、国内でも個人輸入がはじまった。[*1] 二〇〇二年度には四四万錠が多発性骨髄腫の治療薬として、翌年は五三万錠が輸入、処方された。[*2] これに伴い各方面から使用時の副作用、薬の管理に関する指針が必要だと声が上がった。特にサリドマイド被害者が運営する財団法人いしずえは再三、厚生労働省に要望した。ＦＤＡは二〇〇六年五月二五日、多発性骨髄腫の治療薬にも用途を拡大した。

二〇〇四年に入り厚労省は、「多発性骨髄腫に対するサリドマイドの適正使用ガイドライン」を設け、各種副作用と薬の管理の徹底を呼びかけた。[*3] 二〇〇五年には藤本製薬が多発性骨髄腫の治療薬として、国が開発を後押しする希少疾病用医薬品の指定を受け、優先審査の対象として製造販売許可申請を行ない、二〇〇八年一〇月に製品名「サレドカプセル一〇〇」に許可が下りた。

いしずえの間宮清事務局長は、「被害者の中には納得できない人もいる。だが他の病気に役立つというのであれば、仕方がない。国は今回の安全管理策が形骸化しないよう、検証していくことが必要だ」と話した。

その結果、服用管理は（一）承認を申請した藤本製薬（大阪府松原市）が患者、医師、薬剤師を登録し、処方量や服用量を管理する（二）妊娠の可能性がある患者には処方前に妊娠の有無を検査する（三）飲み残さず、不要になったら返却する――などの必要事項を決めた。

またこれを監視するため、厚労省や専門家のほか、患者、サリドマイド被害者の代表で構成する第三者評価委員会をつくり、違反があれば処方を中止させる。評価委の運営は国が財政支援することで、奇形副作用の再発防止に努めることにした。[*4]

サリドマイドで主作用の睡眠作用を得るためには国内では一回五〇―一〇〇㎎、西ドイツでは一〇〇㎎が通常服用されていた。多発性骨髄腫には二〇〇㎎程度処方されている。しかし、副作用の催奇形作用は、一八㎎程度の服用でも発生するほど強い。ちなみに大衆胃腸薬のプロバンＭは、佐薬［補助薬］として一錠当たり六㎎の含有量だったが被害が出た。この様にサリドマイドは、主作用より副作用の方が良く効く。しかしも妊娠初期には、自分が妊娠していることに気づかないことが通例だ。

厚労省は、サリドマイドの催奇形性作用は、一度くらい、少しくらいも許されない、妊娠初期に少量でも服用すれば奇形被害が発生すると国民に強く警告すべきだ。この危険性を、常に社会に告知し続けないと必ず新たな被害が発生する。

繰り返すが「妊娠可能な女性患者、妊娠させることが可能な男性患者がサリドマイドを服用する際には厳重な（二種類以上の）避妊の併用が必要だ」。すなわち、精液にも含まれる可能性がある。

注

注の凡例

1　注に示した刊行文献『　』は、巻末の参考文献表に掲載してあるので書籍の著者、発行日、発行所は省略した。書証は、重要なものだけ示した。

2　『サリドマイド裁判』一―四巻は、『裁判』一―四と表記し、その後に引用ページを『裁判』一・一〇三頁と示した。『サリドマイド――科学者の証言』は『サリドマイド』、『子供たちの未来をひらく父母の会史』は『父母の会史』、『いしずえ一〇年のあゆみ』は『あゆみ』とそれぞれ省略した。

3　「月刊サリドマイド」「くすり地獄！」『薬のひろば』は、発行が遅れがちなことがあり記載の発行日に発行されていない場合がある。従って、発行日後の事柄が掲載されている場合がある。

4　厚生省文書の「J〇〇三、永久 サリドマイド訴訟関係綴」は、冊番号を「第一号」、ページを「一一五」とし、「第一号一一五」と表記した。なお、文書に表題のあるものはそれを示した。

5　新聞は東京版を基準とし、朝刊はその区別を示さず東京版以外は「（大阪）」、夕刊は日付の後に「夕刊」と示した。

6　国会議事録は正式には「第四八回国会衆議院第一類第一三号（付属の四）予算委員会議事録第三分科会議事録第四号」等と表記されているが「議事録」は省略した。

第一章　サリドマイドの開発と被害の拡大

一　大日本製薬のサリドマイド開発の経緯

1　サリドマイドの開発に関わった人々の人物評価は『神と悪魔の薬サリドマイド』二〇頁以降に詳しい。

2　「アーヘン地裁起訴状」二九頁。

3　「アーヘン地裁起訴状」二八頁。

4　『神と悪魔の薬サリドマイド』一三頁。スイスのチバ製薬も一九五三年に合成していたが研究は中止した。

5　『裁判』一・三二九頁、同四・一〇、二五頁。

6　『薬』九八頁。

7　『裁判』一・三六七頁、同四・一七、四七、五〇頁。

8　『裁判』四・四八頁。

9　『裁判』一・三六八頁、同四・二三、七九頁。「コンテルガン報告書」二、一三頁では「自国での発売にまずとりかかりたいので差し当たってこの申出を拒絶する」と返事をだしたとある。笹部一郎企画室員は「海外政策がまだ決っていない、ほかの外国の会社からも申入れをうけているが、然るべき時がきたら連絡する」と回答があったと証言している。『裁判』四・五四頁。

10　『裁判』一・一一二頁。

11　『裁判』四・七七頁。

12　『裁判』一・三六九頁、同四・一四頁、阿部勝馬（慶応大学薬理学教授）は当時の薬事審議会の高位のメンバーで、「黄変米特別部会」の会長を務めた。増山元三郎、高橋晄正「黄変米研究の問題点」『科学』一九五五年八月。

13 『裁判』一・三六九頁、同四・一四頁。

14 『裁判』一・一四〇、三六七頁。

15 『裁判』一・五五、一三四、三六九頁、同四・一五、一〇四、一五三頁。

16 二時三〇分東京大学病院薬局図書室で厚生省新医薬品調査会を開く、議題はマブリン（武田薬品工業）、イソミン（大日本製薬）の二件。出席委員は池田良雄（国立衛生試験所薬理部長）、真下啓明（東京大学病院田坂内科講師）、桑原章吾（東邦大学微生物学教授）、堀岡正義（東京大学病院薬局助手）と厚生省側から坂上幹事ほか六名の技官が出席。

イソミンは許可申請書に添付された文献、乙四五—四九を参考に薬効、毒性、副作用とも問題なしと認められ事務局限りで処理してよいと決定。四時全ての調査を終了。新医薬品調査会のメンバーは無報酬で研究費は無い。ただし交通費は支給。詳細は、『裁判』一・八〇頁、同四・一〇〇、一〇四、一三〇、一四一頁。

厚生省、新医薬品調査会記録について供覧する。「A、イソミン（大日本製薬KK）。

決～①効能中『昼間』を削除の上、許可して可②三重県立病院と三重医大との関係を確かめて置くこと③事務局処理で可」。丁六の一、二（供覧と調査会記録）。『裁判』四・一三〇頁。

「用法及び容量：鎮静作用を目的とする場合は症状により異なるが、通常一回一二・五mg—二五mg一日三回服用する。催眠の目的には就寝前に五〇—一〇〇mgを頓用する。小児には適宜減量して用いる。

効能：一不眠症、二手術前の鎮静、三不安、緊張状態の鎮静」。「サリドマイド訴訟について」一九七一年一月、第一号六二。

17 なお第一回和解交渉でも大日本製薬は、「西ドイツの一部地域で販売されていた」と原告の質問に答えている。

「一九五七年一〇月一日にコンテルガンという商品名により西ドイツ全国で鎮静剤として発売される前に、サリドマイドは五六年一一月はじめからハンブルク地区で既に試験的に発売されていた。ただしこの時は鎮静剤としてではなく、何と呼吸器伝染病の治療に効果のある薬としてである。この薬はグリペックス（Grippex）という名称で、一般消費者を対象とした販売宣伝だけに依存して発売された」『裁かれる医薬産業』三四頁、『裁判』一・三六、三六九頁。

18 『裁判』一・四七、六八、三六九頁。

19 「コンテルガン報告書」一四頁、『裁判』一・四七頁、同四・六八、八五頁。詳細は「特集サリドマイド禍」『薬のひろば』一九七一年九月。

20 「コンテルガン報告書」二、六、七頁、『裁判』一・一一二、三三四頁、同四・七二、一三八、一八六、三三七頁。

21 水口和寿「戦後我国医薬品産業発達史　上」『九州産業大学商経論叢』一九七三年四月。

二　築地産院のサリドマイド投与と三症例

1 高橋晄正「都立築地産院でのサリドマイド処方の分析――その処方の消退と奇形の出生との時期的関係」『日本医事新報』一九

七〇年四月二五日。同「築地産院で死んだサリドマイドの子供たち」『薬のひろば』一九七三年九月など。

2　『サリドマイド』二〇九頁、前掲『薬のひろば』。

3　『裁判』三・六五七頁。

4　森山豊の「海豹肢症について」を指している。雑誌掲載は『産婦人科の世界』一九六四年二月。

5　この話を聞いた記者は、朝日新聞の大熊由起子。『裁かれる医薬産業』Ｖⅲ頁、高橋晄正『九〇〇〇万人は何を飲んだか』一九七頁。

6　前掲高橋『日本医事新報』。

7　『サリドマイド』に再録されているし、この雑誌は日本の医師の間で広く読まれており、切り取る理由が見当たらない。

8　『裁判』四・一八七頁。

9　竹内繁喜、名取光博他「都立築地産院に於ける最近六年間の先天異常の統計的観察と其の原因検討について」『日本産婦人科学会雑誌』一九六三年七月二〇日。

10　梶井正「サリドマイドと先天的欠陥（Thalidomide and Congenital Difrormitions）」『The Lancet』一九六二年七月二一日、読売新聞同年八月二八日。

11　『裁判』三・六五八頁。なお、片岡球子の油絵に「診察中の森山先生」があり、誠実な様子に描かれている。郷里の北海道三笠市立博物館に彼の記念コーナーがある。

三　レンツ警告

1　『裁判』三・一八〇、三二六頁。

2　「アーヘン地裁起訴状」二四八頁、『裁判』一・一三一頁、同三・一八一、二八二頁。

3　『裁判』一・二九二頁。

4　『裁判』三・一八三頁、被告側の反論は『裁判』一・三〇一頁。

5　『裁判』三・一八一頁。

6　『神と悪魔の薬サリドマイド』六〇頁。

7　『裁判』三・三〇五頁。当時は現在のようなコピー機はなかった。

8　「アーヘン地裁起訴状」二五一頁。

9　『裁判』三・一八五頁。

10　『裁判』一・二九六頁。

11　「レンツ調査用紙」（甲一三六、乙一一六）「奇形児二一人に関する患者調査票」の一から二一、『裁判』三・一八七、二九八頁。

12　レンツ発中森黎悟宛て書簡、『あざらしっ子』一五四頁。

13　シュルテヒレン「サリドマイド禍のわが子」『文藝春秋』一九六三年二月。

14　『裁判』三・四〇七頁。

15　『裁判』三・一八九頁。『裁かれる医薬産業』三四、四二頁。

16　『CLINIC topics』一九七四年一一月一日。一九六一年一一月一五日から同二七日までの経緯は『裁かれる医薬産業』一〇四頁以降に詳しい。

17　「Welt am Sonntag」は日曜紙、『裁判』三・一九一頁。

18　『神と悪魔の薬サリドマイド』六一頁、『裁判』一・二四頁、サリドマイドの開発者の「ミュクテルは販売停止に反対した」との説が『ママテレビを消して』二〇八頁にある。

19　『サリドマイド物語』二八頁から要旨。「Lenz,W.:A personal

perspective no the thalidomide tragedy. Teratology.46:417-418,1992」、なお本書によるとレンツの文献では被害者総数はドイツ三〇四九、日本三〇九、イギリス二〇一、カナダ一一五、スウェーデン一〇七、ブラジル九九、イタリア八六、台湾三六、ベルギー三五、アイルランド三五など一九カ国、地域で四一六五症例としているが定説はないようだ。三九頁。

20 全文は『裁判』一・二九二頁。

21 津田敏秀は『市民のための疫学入門』八四頁以下に、このレンツ警告を学生に例示して判断を求めたところ、「回収命令を出す」が半数を上回ったことはほとんどない。しかし、「もう少し検討する」ことは、「回収」の先送りだから人的被害が拡大すると回収決断の大切さを論じている。

四　レンツ警告、日本に伝わる

1 「サーキュライト」または「回状」と呼ばれている。

2 『裁判』四・二九、二三〇頁。

3 「コンテルガン報告書」一五、一九頁。

4 「アーヘン地裁起訴状」二五五頁。

5 『大日本製薬八〇年史』二五二頁。

6 平沢正夫「医薬氾濫のなかの棄民―サリドマイド裁判の論理と視点」『朝日ジャーナル』一九七一年二月五日。

7 『裁判』四・二三三頁。

8 『裁判』四・三一二頁。

9 「コンテルガン報告書」一〇、一九頁、大日本製薬はこの日、グリュネンタール社に電話をかけて事情を聞いた、と言う説あり。平沢正夫「サリドマイド禍とたたかう―裁判に訴えた一家の三年間」『太陽』一九六五年六月にも同様の記述がある。

10 『裁判』四・二九五、三一七頁。

11 前掲平沢『太陽』。

12 前掲平沢『朝日ジャーナル』。

13 景山喜一「サリドマイド・組織論的分析」『中央公論経営問題』一九七二年三月二五日。イソミンの広告は専門紙の薬事日報には一九五八年一月一四日から掲載。なお、プロバンMの市販開始は『大日本製薬八〇年史』二五一頁では一九六〇年六月、薬事日報同年八月三〇日付では八月、薬業時報同八月二〇日付では八月一五日と書かれている。八月二一日説は、梶井正「サリドマイド奇形」『産婦人科治療』一九六三年三月の引用。

14 『あざらしっ子』二〇四頁。

15 前掲平沢『太陽』。

16 朝日新聞一九六一年一一月二一日。

17 『裁判』一・八六頁、同四・一五七、二三三頁。

18 『大日本製薬八〇年史』二五二頁。

19 『裁判』四・二三三頁。

20 『裁判』四・二四〇頁。

21 『裁判』一・四五九頁。

22 「コンテルガン報告書」一九頁、『裁判』一・二九四頁。

23 『裁判』一・二九四頁。

24 『裁判』四・二七四頁、「コンテルガン報告書」五、一九頁。

25 『裁判』四・二三六頁。

26 『裁判』四・二三七頁。

27 『裁判』三・四五八頁。

28 「アーヘン地裁起訴状」二五八頁。
29 「コンテルガン報告書」三、一〇頁。
30 『裁判』一・二九八頁、これは小幡が「日瑞」のケラーから受け取ったもので差し出し日付は一二月二一日。『裁判』四・二三七、三八三頁。
　この時、大日本製薬が受け取った資料はこれ以外に、コンテルガン事件の経緯を詳細に示した手紙、レンツの講演要旨、グリュネンタール社が回収時に関係者に配布した文書、グリュネンタール社の動物実験の計画書等。『裁判』四・三〇六頁。
31 『裁判』一・二九九頁、同三・五六〇、五六二、五七六頁、同四・一六一、一八一、二三七、二七五、二七六頁。
32 『裁判』四・三四七頁。
33 『裁判』四・三五三、三六〇、三七一、三七五頁。
34 『裁判』四・三六二頁。
35 『裁判』四・二四四、三〇七頁。
36 『裁判』四・二四三頁、市村監視課長も同席したと「サリドマイド訴訟について」一九七一年一月、第一号七〇にある。
37 『裁判』一・二九九頁、同三・五〇五頁。
38 『裁判』四・一九九頁。
39 『タイム』アジア版に「睡眠薬の悪夢（Sleeping Pill Nightmare）」と題する記事が掲載された。被告国提出の丁一三の翻訳は「睡眠薬の恐怖（悪夢）」。
40 朝日新聞PR版一九六二年五月二六日（土）（乙一一七）。
41 『裁判』一・二九九頁、同三・五〇八、五一三頁。
42 『裁判』四・二五〇頁。
43 「海外短信」『日本医師会雑誌』一九六二年三月一五日。
44 「コンテルガン報告書」一一頁、『裁判』四・三四二頁。
45 『裁判』四・二八二、三〇七頁。
46 『裁判』四・二五四頁。
47 『裁判』四・三一九頁。
48 『裁判』一・二九九頁、同三・五一三頁。初期の動物実験が成功しなかった原因は、増山元三郎「食品安全性議論の危険な抜け穴——石油タンパク・PCBを例として」『薬のひろば』一九七三年三月。本書第四章の一一「弁論再開」のティエルシュ証言参照。
49 『裁判』四・二五五頁。
50 朝日新聞一九六二年五月一七日夕刊及び翌日の各紙。
51 『裁判』四・一六六、二五六頁、第一号七一。
52 同右。
53 朝日新聞一九六二年五月二五日。
54 朝日新聞同右、毎日新聞同一八日、薬事日報同二九日、朝日新聞同九月一四日、毎日新聞同夕刊、読売新聞同一五日、薬事日報一九六三年八月二四日。サリドマイド剤許可会社のリストは、厚生省が大日本製薬に提供したことは小幡昌利の証言で明らか。新聞報道は、大日本製薬の発表をベースに書いたと考えられるから厚生省のリスト自体が不正確だった。下記の梶井論文も「新ナイトS」の発売日は空欄、『薬のひろば』一九七一年九月三〇日五頁に同様の表があるが同じく空欄（両者には細かいところで異同がある）。大日本製薬は、一九六二年五月と九月の報道発表時、生盛化学に原末を販売していた大和製薬の「グルパン」と市販の準備をしたがたぶん販売しなかった明治製薬「スリーパン」を加えて八社、九品目を掌握していたと思われるが、「新ナイト

S」の発売情報が確認できなかったので発表リストに入れなかったようだ。

社名、製品名を記載していないが五月二二日の朝日新聞は九社、同日本経済新聞は八社が販売していたと報じ、情報は混乱した。『裁判』一・七三、一三八、三三二頁、同四・二五五頁。第一号七二には八社とある。

サリドマイド剤を市販したと思われる会社名、製品名、許可日、剤形、価格などは次の通り。

イソミン＝大日本製薬、純品一〇％散剤、許可日一九五七年一〇月一二日、発売日一九五八年一月二〇日、二五mg七〇〇円、一〇〇mg二五〇〇円、純品二五mg一二T［一二錠入り］一五〇円、同三〇T三〇〇円。

プロバンM＝大日本製薬、六mg、発売日一九六〇年六月、三〇T五五〇円、一〇〇T一四三〇円。

グルタノン＝富山化学工業、純品許可日一九五八年三月二八日、一〇％散剤許可日同年八月一三日、発売日一九六〇年七月、二五mg六三〇円、二五mg錠許可日一九五八年八月一三日、発売日一九六〇年七月、一〇〇mg二二〇〇円。

新ニプロール＝エスエス製薬、二五mg錠、許可日一九五九年一月二九日、発売日同年五月一日、八T一〇〇円。

ボンブレン＝小野薬品工業、純品一〇％散剤、二五mg錠とも許可日一九五九年六月一七日、一〇％散剤発売日一九六〇年九月一〇日、二五mg六〇〇円、一〇〇mg二〇〇〇円、一二T一五〇円、二五mg錠、発売日同年一一月一〇日、三〇T三〇〇円、一〇〇T八五〇円。

サノドルミン＝ゼリア化工、二五mg錠、許可日一九六〇年九月一〇日、発売日同年八月、八T一〇〇円。

新ナイトS＝生盛化学、二五mg錠、許可日一九六一年一月三一日、発売日、価格など不明。

市販は確認できないが、許可を受けたメーカーと商品名は次の通り。

スリプロ＝笹岡薬品化成、二五mg錠一九五八年六月一七日許可。

グルパン＝大和薬品工業、純品一九五九年三月一三日許可、一〇％散剤一九五九年四月一七日許可。

スリーパン＝明治薬品、五〇mg錠一九五九年三月二一日許可、発売一九六〇年一月一日、八Tとなっているが確認できない。

アシドン三号＝竹島製薬、二五mg錠、一九五九年九月一七日許可。

ネルファチン＝高田製薬、二五mg錠、一九六〇年三月一二日許可。

ヨドミン＝淀川製薬、純品、一九六〇年四月七日許可。

ピプゾン＝大正製薬、純品、二五mgともに一九六〇年五月二五日許可。

パングル＝亜細亜製薬、一五mg、一九六二年二月二一日許可。

以上梶井正「サリドマイド奇形」『産婦人科治療』一九六三年三月。これに「ネルトン」柏製薬一九六二年五月一日許可を加えて一五社、一六品目に許可が出された。「サリドマイド訴訟について」第一号六一、同六三。「サリドマイド訴訟について」は、梶井論文を参考にしているが細かい誤りがある。

梶井は、前掲論文で許可・販売リスト作りに「我が国では医学関係の書籍にサリドマイドなる名称は全く用いられておらず、もっぱらN―フタリルグルタミン酸イミドなる名称が使われていた」「他にも記載漏れのものがあるかもしれない」「これだけの商品名を集めるにも多大な時間と労力を必要とした」と書いている。

上記の市販六社七品目は『大日本製薬八〇年史』二五二頁の記述と一致している。

販売量は、前掲『薬のひろば』が大日本製薬が九五％以上、毎日新聞一九六二年五月一八日は同九〇％と書いているが、シェアを知っているのは大日本製薬など六社のみで大日本製薬は、情報公開を拒否しているのでこれらは概算。これ以外に「サンケイ」という社名も上がっているが、誤りと考えられる。なお、土屋弘吉等は「ハイティーンになったサリドマイド被害児」『現代医学』一九七九年一一月で「ネルファチン」を「ネルファーナン」葛田製薬としているが、ここでは梶井説を採用した。『裁判』四・一六六、二五六頁。諸外国の製品名は『裁かれる医薬産業』三六頁。最終的なサリドマイド剤市販企業は、八章の二「長期継続年金の運用問題」参照。

55 朝日新聞一九六二年五月二九日、毎日新聞の同三〇日付が乙五五。

56 『裁判』四・一六七、一九八頁、原本は第二号五九。

57 『裁判』四・二六三、二六四頁。

58 朝日新聞一九六二年六月一九日、読売新聞一九六二年六月二〇日夕刊。

59 『裁判』三・一〇頁、同四・三八六頁で水間は否定、『あざらしっ子』一六一頁。

60 『裁判』一・三〇頁、同四・二六七頁。

61 内野滋等「サリドマイドに起因したと思われる上肢海豹肢症について」『日本産婦人科学会雑誌』一九六二年九月等、内反手では小林公民「先天性内反手の一例」『北海道産婦人科学会会誌』一九六〇年一月がある。

62 毎日新聞一九六二年八月四日。

63 『神と悪魔の薬サリドマイド』九七頁。

64 朝日新聞一九六二年八月五日夕刊。彼女については『サリドマイド物語』八四頁、『治療の悪魔』上二三、三〇七頁、『裁かれる医薬産業』一一八頁、『神と悪魔の薬サリドマイド』七一頁に詳しい。

65 読売新聞一九六二年八月二八日。

66 毎日新聞（大阪）一九六二年九月五日、読売新聞同九月九日夕刊。

67 『裁判』四・三八八、四〇六頁。

68 薬事日報一九六二年九月一八日。

69 「サリドマイド系製剤回収について御協力方お願いの件」薬事日報一九六二年八月二四日、これは書証に上がってない。

五 研究者の反応

1 『裁判』四・二三六頁。

2 『裁判』一・二九五頁。

3 『裁判』三・四七三頁。

4 『裁判』四・一八五頁。

5 『裁判』四・一八六頁。

6 『裁判』四・二四九頁。

7　A・L・スペアーズ(Speirs)「サリドマイドと先天異常(Thalidomide and Congenital Abnormalities)」(甲六五)『The Lancet』一九六二年二月一〇日、『裁判』四・二一九頁。
8　池田良雄他「ウサギでの実験——サリドマイドおよびアスピリンの催奇形作用」『先天異常』一九六五年五月。
9　『裁判』四・二四六頁。
10　後の「フォコメリアの発生要因に関する研究——特にサリドマイド製剤との関係」の研究班班長。『裁判』四・一八七頁。
11　朝日新聞一九六二年五月一八日。
12　宮木高明「サリドマイドをめぐる薬学の問題点」『自然』一九六二年一一月。
13　講談社『日本人名大辞典』。
14　『裁判』一・一二三頁、北海道新聞一九六二年一一月二〇日、北海道庁の回収指示は『裁判』三・一四頁、佐藤巌「サリドマイドによる環境破壊制圧のために」『環境破壊』一九七二年四月。
15　『裁判』三・二八頁。
16　朝日新聞一九六二年九月一日。
17　杉山が大日本製薬から金銭を受け取ったことを示す証拠はないが『裁判』二・七〇一頁、同三・一八頁などから、なんらかの「講演謝礼」「交通費」などが渡されたことは間違いない。
18　杉山博「いわゆるサリドマイド問題に関する統計的考察」『日本医事新報』一九六九年五月一七日。
19　朝日新聞(名古屋)一九七〇年七月一九日、同(大阪)二〇日夕刊。『裁判』二・六九二、七二八頁。杉山説に対する代表的な批判は、高橋晄正「杉山氏のサリドマイド論の初等推計学的な誤り」『日本医事新報』一九六九年八月三〇日、『サリドマイド』、増山元三郎証言『裁判』二・一八六頁、吉村功同二八六、三〇三頁、梶井正同三・二四頁等がある。
20　『裁判』二・七二八頁。

六　マスコミの動き——朝日新聞を例に

1　柴田鉄治「科学と報道——サリドマイド事件」『科学朝日』一九八九年一月。
2　東野紅一元朝日新聞ボン支局長の一九八九年四月一二日二〇時証言。以上を文書にして同七月一一日、手紙で再度確認をお願いしたが返信はなかった。「ベルリンの壁」は『朝日新聞社史昭和後編』三三六頁。「科学記事重視」は、同紙二〇〇八年一〇月七日夕刊「記者風伝第二部辻本芳雄その四」に一九五四年三月の「第五福竜丸事件」で読売新聞に抜かれた反省だったとある。
3　朝日新聞PR版一九六二年五月二六日。
4　公開自主講座『医学原論』有志一八六名「サリドマイド問題に関する声明」『薬のひろば』一九七二年一月。
5　電通「日本の広告費」一九六二年二月。
6　前掲『科学朝日』。
7　『医学者は公害事件で何をしてきたか』六〇頁、『裁判』四・二四八頁。
8　『裁判』四・二七九頁。
9　『裁判』四・二五四頁。
10　『ママテレビを消して』二一〇頁、詳しくは、一九六二年五月二六日付朝日新聞PR版参照。引用した朝日新聞のPR版は、国会図書館に本紙保存がなく縮刷版、マイクロフィルム版にも収録されていない。理由は、本紙ではなくいわば広告特集の別刷りと考えればわからないでもないが、残念だ。なお、『朝日新聞社史』に「サリドマイド」と言う言葉は無い。スクープだったが誤報だったから触れなかったのか、それともPR版を問題としたのか理由はわからない。

11 『裁判』四・一六五、一五五頁。

12 朝日新聞一九六二年五月一八日。田代喜久雄は後に「薬害社長と一八年のつきあい」と題して『とっておきの話「日本記者クラブ会報」から』一九八四年発行二九頁にスクープの様子を書いているが、一部事実に誤りがある。初出は同会報一九八二年三月。

13 中部日本新聞（現在の「中日新聞」）一九六二年一二月一四日。

14 新聞協会報一九六三年三月一九日。

15 前掲田代は「有力な広告主であればあるほど、あらゆるスジからあらゆる手段で、取材や記事の掲載を妨害してくる例が多い」と書いている。

16 川俣「血液製剤薬害（HIV薬害）とサリドマイド事件」『環境と社会』一九九六年八月三〇日。

第二章　原因追究に動き出す被害者家族

一　中森の例

1 中森のこの資料は、景山喜一「サリドマイド・組織論的分析」『中央公論』一九七二年三月二五日になる。

2 『あざらしっ子』一二九頁、雑誌掲載は『先天異常』一九六三年一二月号。梶井は、北海道大学小児科講師、ジュネーブ大学産婦人科助教授、世界保健機構（WHO）地域センター主任、ニューヨーク州立大学小児科準教授、山口大学小児科教授を歴任したが、日本の大都市の有名大学には勤務しなかった。

3 『あざらしっ子』一一七頁。

4 『あざらしっ子』一七七頁、一九六二年五月一四日付各紙。

5 『あざらしっ子』一四七頁。

6 『あざらしっ子』一四八頁。

7 読売新聞（大阪）一九六三年一〇月七日。

8 『あざらしっ子』一八六頁。

9 『あざらしっ子』一五一頁、『裁判』四・三九二頁。

10 『あざらしっ子』一五二頁。

11 『あざらしっ子』一三〇頁。

12 『あざらしっ子』九四頁、朝日新聞一九六四年一〇月一八日夕刊に詳しい。

13 一九六五年二月二五日「第四八回国会衆議院第一類第一三号（付属の四）予算委員会第三分科会第四号」五、同二七頁。一九七三年一二月二三日第一回和解交渉。

14 『あざらしっ子』二〇一頁。

15 『あざらしっ子』二〇二頁。

16 「原告団社長を追求」『薬のひろば』一九七一年一一月。

17 市民の会「裁判と私たち」同右。

18 『あざらしっ子』一八七頁。

19 『あざらしっ子』一九〇頁。

20 中森黎悟「サリドマイド裁判と救済問題」『青と緑』一九七二年一二月。

21　猪野愈「サリドマイド薬禍訴訟弁護団（京都自由人権協会）日誌①―サリドマイド訴訟提訴まで」『判例時報』一九七三年九月二一日。中森の記憶は、『あざらしっ子』一九六頁以下参照。
22　前掲猪野。
23　前掲猪野、原文は「本日提起した」だが猪野の間違い。
24　『裁判』一・五二頁。
25　人権新聞一九六四年一二月一日。
26　『裁判』一・二四頁、朝日新聞一九六三年五月一四日。
27　「第四三回国会衆議院第一類第三号法務委員会第九号」七頁。『裁判』一・一七頁（甲一〇三）。
28　「第四七回国会衆議院第一類第七号社会労働委員会附録」三頁。
29　毎日新聞（大阪）一九六五年三月三日。
30　『日本の科学者』一九六八年七月、三七頁。
31　『新しい医師』一九六六年一月二一日。
32　「羽ばたき」一九六六年三月一日二・三合併号。
33　前掲『日本の科学者』。
34　『裁判』一・三三頁、日本経済新聞一九六六年一二月一一日。告発状には一二月七日と記載されている。
35　「全国サリドマイド弁護団　於　社会文化会館　一九六七年一〇月二二日」議事録。
36　『裁判』一・三三頁、翌日の各紙参照。
37　『薬対協通信』一九六八年三月一日、一頁。
38　「救済会と守る会の取り組み」一九六九年二月五日、原文。
39　朝日新聞一九六九年二月五日夕刊。
40　『裁判』一・二九頁、同三・一九頁、『サリドマイド』二〇九頁、梶井正、田辺二郎、高橋晄正、西尾雅七、足立勝も呼ばれた。『法律のひろば』一九七一年四月、五頁。
41　『あゆみ』一二〇頁。
42　大谷実「サリドマイド事件と未必の故意（一）」『法律時報』一九六九年一〇月。
43　藤木英雄「西独のサリドマイド刑事訴訟打切決定（三）」『ジュリスト』一九七一年一二月一五日。
44　川井健「医薬品の製造者責任」『ジュリスト』一九七三年一一月一五日。
45　板倉宏「薬害と刑事責任」同右『ジュリスト』。
46　「幻の〝サリドマイドベビー〟を追って」一九六六年一〇月三一日、「やはり生まれていた〝幻のサリドマイド児〟一九六六年二月六日札幌」一九六七年九月一一日、いずれも『女性自身』。
47　原告団文書「訴六七―四」（添付文書「経過報告」）一九六七年一一月一〇日。
48　日本経済新聞一九六七年一一月一九日、「サリドマイド事件」一九六九年二月一五日、サリドマイド被害児を守る会編、四・九頁。
49　「くすり地獄！」一九七五年四月一日。

二　Yの例

1　「ああ、わが子には手があった！」『女性自身』一九六三年八月五日。
2　毎日新聞一九六二年一二月二三日。
3　北海道新聞一九六二年一二月二〇日。
4　朝日新聞、日本経済新聞一九六三年三月一二日。

5　鳩飼きよ子「或るサリドマイド児十年の歩み」『月刊地域闘争』一九七二年四月。
6　「サリドマイド児三〇九人全調査——和解から一〇年」『女性自身』一九八四年一一月六日・一三日合併号。しかし、日本経済新聞は障害が分からないように写真を載せた。
7　『不思議の薬サリドマイドの話』一〇五頁。
8　『あざらしっ子』一九四頁、平沢にこの時の取材メモを確認して貰ったが、これ以上のことは見いだせないとの回答だった。
9　『あゆみ』三〇頁。
10　寺坂金松（元全国サリドマイド訴訟統一原告団長）は、京都大学医学部で「医学入門講座——サリドマイド」と題して講演。その内容を後日加筆、修正して「サリドマイド運動について」をまとめた。作成は、「サリドマイド被害児を守る会」で、一九八一年八月一五日の日付あり。
11　前掲八月五日『女性自身』、発売は七月二五日なので新聞記事と前後する。七月二八日から八月上旬にかけての新聞報道参照、『裁判』一・四三頁。なお、このY問題は、一九七三年六月二七日飯田進の「父母の会の会員に訴える」と同年一二月一日寺坂原告の「父母の会書簡について」、宮本真左彦『サリドマイド禍の人びと』七一にも同様の記述がある。飯田進『青い鳥はいなかった』五六頁、中日新聞一九八二年二月二四日、「ひとりぼっちの死」『女性自身』同年四月一五日。
12　「名倉ノート」三、一九七四年九月二五日。
13　朝日新聞一九六三年八月二日から三日夕刊、日本経済新聞は、七月二九夕刊で黒崎編集長を編集局長と記載している。法務省人権擁護局長稲川龍雄「いわゆるアザラシ状等の奇形児に関する人権事件について」『裁判』一・二四頁。
14　日本読書新聞一九六三年八月一二日。
15　『タカシよ手をつなごう』一〇〇頁。
16　『タカシよ手をつなごう』一〇五頁。
17　原文。
18　「サリドマイド児　空海ちゃんの指のないジャン・ケン・ポン」『女性自身』一九七一年一二月四日。
19　「先天性異常児父母の会会報三号」一九六三年九月二〇日四三頁。「Yさんは、最初サリドマイド被害児の父親ばかりで作った会の会長をしていたが、のち、身体障害児たちの父母の会〝未来をひらく父母の会〟と合併し、その副会長となった。だが、一九六三年五月にはそれもやめた。『訴訟をしたとてこどもが正常になるわけではない』という会長の飯田進氏と、訴訟について意見がくいちがったからである。しかし、いまでは、Yさんだけでなく、父母の会からも、二八人が連名で訴訟を起こしている」「学齢期が近いサリドマイド児の生活」『週刊現代』一九六七年三月二〇日。
20　『タカシよ手をつなごう』一一四頁。
21　「この子の将来を保証せよ」『週刊文春』一九六三年七月一日を指している。
22　『タカシよ手をつなごう』一一三頁。
23　前掲『週刊現代』。

三　飯田・荒井の例「マッチ運動」

1　朝日新聞一九六一年一月六日夕刊、『裁判』一一・五一一頁。

2　番組タイトルは『父母の会史』五頁では「生まれた子供には親指がない」だが、長崎放送に確認したところ民間放送連盟のホームページ同様「生まれた子には親指がない」が正しい、最初の放送日は不明との回答だった。長崎新聞のラジオ面で確認したが一月一日から三月一六日の間には見当たらなかったが、三月一七日二一時から「録音構成『生まれた子には親指がない』」民放一〇周年記念ラジオ番組九州地区社会報道部門第一位」とあり三〇分枠で再放送した。初放送日は『父母の会史』五頁説を採用した。

3　毎日新聞一九六二年九月八日夕刊、但し紙面では「Aさん」と表記。

4　『裁判』四・三八八、四〇六頁。なお、ここで水間豊治証人に示した「甲八三二」は、『裁判』一の書証一覧にない。

5　「第四一回国会参議院第七部（閉会後）社会労働委員会第一号」一六頁。この質問について一九六八年五月七日の同委員会（「第五八回国会参議院第七部社会労働委員会第一一号」六頁）他で、繰り返し藤原道子議員が「追及が甘かった」と反省している。藤原議員はレンツ警告後からこの質問までに第四〇回国会一九六二年三月六日社会労働委員会、同三月一三日、同三月一四日予算委員会、同四月二六日社会労働委員会、同五月四日参議院本会議、第四一回国会では同年八月二一日社会労働委員会、同八月二八日と計七回質問しているがいずれもサリドマイド問題には触れていない。したがって藤原議員が反省しているのはこの質問。

　なお、厚生省は「サリドマイド問題は社会労働委員会において藤原道子議員が質問を行なって以来、たびたび取り上げられており、特に近年は頻繁に質疑が行われている」と書いている。第一号二一五。

6　朝日新聞一九六三年一月一一日。

7　読売新聞一九六三年一月一一日。スラマー招待は『タカシよ手をつなごう』五七頁、『貴への手紙』三一頁以降に詳しい。

8　『父母の会史』一〇頁。

9　『タカシよ手をつなごう』六九頁。

10　『青い鳥はいなかった』一三三頁。

11　朝日新聞一九六三年三月二四日。

12　朝日新聞一九六三年三月三一日、同二〇〇九年五月一八日夕刊、『タカシよ手をつなごう』七五頁。

13　「スラマー招待委員会」の委員長は木元誠二東大教授、毎日新聞一九六三年四月一六日。「フォコメリー治療対策研究会は、駿河敬次郎博士、森山豊東大産婦人科教授、木本誠二東大外科教授ら専門医師と厚生省黒木児童局長、牛丸薬務局長ら二〇人で構成、医療技術研究費二〇〇万円を計上」。毎日新聞一九六三年四月二五日。

14　『タカシよ手をつなごう』八八頁。

15　前掲「いわゆるアザラシ状等の奇形児に関する人権事件について」。

16　『タカシよ手をつなごう』一〇六、一一三頁。

17　朝日新聞一九六三年六月一日、読売新聞同一四日。

18　「先天性異常児父母の会会報三号」一九六三年九月二〇日、四二頁、『裁判』二・一三、三〇頁。

19　『タカシよ手をつなごう』一一五頁、荒井良「サリドマイド事件と福祉」『世界』一九七五年三月号から再現した。

20　『タカシよ手をつなごう』一一八頁。

21 前掲「先天性異常児父母の会会報三号」四三頁。
22 『タカシよ手をつなごう』一〇六頁。
23 小児病院に関しては『タカシよ手をつなごう』八四、一二七頁。
24 飯田の見解は『青い鳥はいなかった』七九以降に詳しい。
25 森山豊等シンポジウム「重度上肢奇形」『整形外科』一九六四年八月。
26 毎日新聞一九六三年一一月四日。
27 『青い鳥はいなかった』四六頁。
28 子供たちの未来をひらく父母の会編『子供たちの未来をひらくための私たちの考え』一九六五年五月。
29 朝日新聞一九六三年一二月八日。
30 『タカシよ手をつなごう』一七五頁、マッチ運動は荒井良『貴への手紙』八四頁以降に詳しい。
31 『父母の会史』一六頁。
32 一二月九日説あり。『父母の会史』一六頁、前掲「私たち考え」四頁。
33 『貴への手紙』八七頁。
34 毎日新聞一九六四年一二月四日夕刊。
35 『父母の会史』一八頁。
36 以上飯田進理事長がまとめた「父母の会のありかたと青い鳥運動の前進のために─荒井文書の提案に答える─」。累計販売個数が六億三八七五万個というのはにわかに信じがたい。「父母の会史」には単純ミスが多く、たぶん一桁間違え六三八七万五〇〇〇個の可能性が大きい。寄付金四三三万余円から計算すると一個あたり〇・七円弱で矛盾がない。六億個では、シェア九〇%に近い。
37 『父母の会史』一〇三頁。

四 飯田・荒井の例「集団提訴」

1 『父母の会史』一八頁
2 『父母の会史』九四頁、「父母の会の会員に訴える─サリドマイド裁判と父母の会活動の関連─」とでは若干の異同がある。
3 末川博の見解は一九六四年一二月九日の北川法律事務所での会見、京都自由人権協会の見解は猪野愈「サリドマイド薬禍訴訟弁護団（京都自由人権協会）日誌①──サリドマイド訴訟提訴まで」『判例時報』一九七三年九月一一日。
4 『父母の会史』九四頁。
5 「くすり地獄！」一九七二年五月一日、同年四月二五、六日の小児学会総会。
6 『父母の会史』九四頁。
7 同右。
8 『さーちらいと』一九八一年一月八日、二頁、この文書の全文はまだ見つかっていない。
9 同右。
10 『青い鳥はいなかった』九八頁。
11 『貴への手紙』一〇〇、一〇五、一〇六頁。
12 『あゆみ』一七頁。
13 『あゆみ』一八頁、『裁判』一・六一一頁。
14 平沢正夫「きわめて個人的な感情」「くすり地獄！」一九七五年四月一日。
15 『あゆみ』一八頁。

16 『父母の会史』五四頁、同編集部に答える形で、裁判提訴の頃の西田公一弁護士の回顧談、要旨。日付は不明だが八七年前半と思われる。
17 朝日新聞一九六五年五月一二日夕刊。
18 朝日新聞一九六五年八月二一日。
19 朝日新聞一九六五年一一月八日、同一三日。
20 以下先発訴訟と同趣旨。訴状に記載されている日付は一一月一〇日。『裁判』一・六一頁。
21 朝日新聞一九六六年一一月九日。
22 『未来をひらく』一九七三年九月二七日四頁。
23 『貴への手紙』一〇八頁。
24 『青い鳥はいなかった』一三四頁。
25 『貴への手紙』一〇八頁。
26 子供たちの未来をひらく父母の会「『青い鳥マッチ』についてこれまでの経過と現状　飛躍的発展のために」一九六七年九月。
27 前掲「先天性異常児父母の会会報三号」四三頁。
28 読売新聞一九六三年六月五日。
29 「学齢期が近いサリドマイド児の生活」『週刊現代』一九六七年三月三〇日。
30 「全国サリドマイド弁護団　於　社会文化会館一九六七年一〇月二一日」議事録。
31 『青い鳥はいなかった』一九五頁。
32 『裁判』二・三五頁。
33 一九七五年八月発足、ホームページから。
34 財団法人父母の会理事長飯田進「訴訟問題に関する理事会の検討内容とアンケートの送付について」一九六五年三月二九日、『裁判』二・六頁。
35 サリドマイド裁判を支援する市民の会「和解に対する私たちの考え」一九七四年四月二八日、田辺三郎「サリドマイド対策委員会構想私案」一九七四年五月一一日。
36 朝日新聞二〇〇八年三月五日。

第三章　提訴と準備手続き

一　東京地裁に提訴

1 『裁判』一・六六、七二、一一九、三五二頁。
2 正しくは大日本製薬が自主的に調査した。当時の厚生省製薬課長平瀬整爾は、命じたとは証言していない。『裁判』一・八七頁、同四・一五八、二三三、三一二頁。
3 朝日新聞一九六五年一一月一三日夕刊。なお、新聞報道は一九六五年（ワ）九九九三号事件の原告一家族を含め二八家族。
4 朝日新聞一九六五年一一月九日。『父母の会史』一九頁、『あゆみ』一八頁、スラマーと荒井家族との再会は、朝日新聞一九六五年一一月一三日。この時は、レンツよりスラマーの方にマスコミは焦点を当てた。
5 「レンツ博士座談会（東京）」議事録及び録音テープ。
6 「サリドマイド訴訟弁護団打ち合わせ（第一回）」一九六六年六月一二日の議事録。
7 『裁判』一・五二五頁。
8 『裁判』一・六一一頁、西田公一「サリドマイド薬禍訴訟弁護団日誌②―口頭弁論までの経過」『判例時報』一九七三年一一月一一日。松永英は三島・沼津・清水町コンビナート建設計画の反対運動にも協力した。『沼津住民運動の歩み』五二頁。

9 『裁判』一・五二一、六一一頁。

10 朝日新聞一九六五年一二月一六日。

11 朝日新聞一九六六年一月一七日。

12 『裁判』一・五二三頁。

13 赤旗新聞一九六六年四月二二日。

14 『裁判』一・六六頁。準備手続に関しては『薬害スモン全史第二巻裁判篇』六二頁以下で、四大公害裁判では、イタイイタイ病が判決まで四年三カ月、新潟水俣病が同四年三カ月、四日市公害が同四年一一カ月、熊本水俣病が同三年九カ月でいずれも準備手続は省略された。しかし、サリドマイドは準備手続だけで五年間かかった。スモンの原告は、準備手続が非公開のため「被害者ぬきの密室裁判」「無用な釈明論争が繰り返され」「訴訟の促進ではなく、逆に、訴訟長期化の促進に役立っているかのようにみえた」と批判している。森永ミルク中毒事件では、一九七三年九月一九日岡山地裁が職権で準備手続に付したが原告はこれに反発、裁判所は同一〇月三一日撤回した。『森永ミルク中毒事件と裁判』九一、九九頁。

15 『裁判』一・五二五頁。

16 「サリドマイド訴訟弁護士団打ち合せ（第一回）　一九六六年六月一二日　於　国労会館」、『裁判』一・六一一頁。

17 朝日新聞一九六六年七月二七日。

18 朝日新聞一九六七年三月一五日。

19 原告団文書「報六七―一二」一九六七年一一月一〇日訴訟関係収支報告書（一九六六年一月―六八年一月一六日現在）。

20 以上「全国サリドマイド弁護団　於　社会文化会館　一九六七年一〇月二三日」議事録。

21 「訴六七―一二」一九六七年九月一四日、『父母の会史』二三頁。

22 「報告書」第一五号一二。

23 「訴六七―四」（添付文書「経過報告」）一九六七年一一月一〇日。

24 「スウェーデン国アストラ社における民事裁判の現況に関する報告書」第一五号三、五。

二　各国で相次ぐ訴訟

1 朝日新聞一九六八年二月二〇日。

2 『裁判』一・六一二頁。

3 「訴六八―六」一九六八年三月二五日。

4 薬業時報一九六八年四月一日（乙四四）。

5 「訴六八―七」一九六八年五月一〇日。

6 「第五八回国会参議院第七部社会労働委員会第一一号」六頁、朝日新聞一九六八年五月八日。

7 「第四八回国会衆議院第一類第一三号（付属の四）予算委員会第三分科会第四号」五頁。

8 「第五一回国会衆議院第一類第一三号予算委員会第一一号」二〇頁。

9 前掲「訴六八―七」。

10 朝日新聞一九六八年五月一五日夕刊。

11 朝日新聞一九六八年五月二七日夕刊、同二八日付日本経済新聞、読売新聞など。

12　この記事は、多くの事実誤認がある。例えばベルリンでも被害は発生した、「服用しなかった」ではなく「服用が確認できなかった」等。

三　原告団資金難に陥る

1　琉球新報一九六八年六月四日、沖縄タイムス同一一日。
2　H宛の寺坂の書簡、一九六八年六月一八日。
3　取り寄せ請求は『裁判』一・四二三頁、原告提出は朝日新聞一九七二年一二月二日夕刊、読売新聞同二日、三日。
4　『官報』一九六八年七月三日二二四六四号附録。
5　一九六八年七月二九日付原告団発H宛書簡。
6　「訴六八―一二」一九六八年一〇月二五日。
7　『父母の会史』二七頁。
8　『朝日新聞』一九六八年一一月二五日。「第六一回国会衆議院第一類第一四号決算委員会第一一号」九頁。
9　「第六三回国会参議院第七部（閉会後）社会労働委員会第一号」三六頁。
10　『裁判』一・一一四、一一八頁。
11　「訴六九―三」一九六九年四月一四日。
12　『賃金構造基本統計調査報告一九六八年・別巻』一三頁、労働大臣官房労働統計調査部。
13　「訴六九―四」一九六九年四月二〇日頃。
14　「西独のいわゆるサリドマイド裁判に関する調査報告書」第一五号五三。
15　「訴六九―七」一九六九年一二月五日。
16　朝日新聞一九六九年一二月二〇日。
17　日本経済新聞一九七〇年四月二三日夕刊、翌日の各紙。
18　「訴七〇―一二」一九七〇年五月一五日。
19　『裁判』一・五二三頁。

四　解決に向かって動き出す欧州

1　一、毎日新聞一九七〇年六月一六日。
2　足立勝「サリドマイド事件の展望と教訓――特に医薬品事故をめぐる紛争解決に関連して」『医薬品問題と消費者』九一頁。
3　朝日新聞一九七〇年六月二八日。
4　朝日新聞一九七〇年八月二八日夕刊。
5　『裁判』一・四二四頁。
6　『裁判』一・三一〇頁。
7　「サリドマイド訴訟について」一九七一年一月、第一号九六。
8　「サリドマイド訴訟勝利のために―原告団（事務局）活動を強めるための私見（一九七〇年一二月五日）」。
9　「名倉日記」一九七一年八月二三日。
10　朝日新聞一九七〇年一二月八日夕刊。
11　同一二日夕刊。但し、両記事とも因果関係の認定は不正確。
12　「西ドイツのサリドマイド刑事裁判公判停止に対する検察官の同意書　アーヘン地方検察庁」。
13　「西ドイツサリドマイド刑事裁判公判停止決定主文及び理由　アーヘン地方裁判所　裁判官ディーツ(Dietz)」以下要旨。
「ヴィーデマン症候群及び異肢症症候群の独自性というものは、―略―今迄知られてた異肢症症候群とは区別されるということからも結論づけられる。一定の短期間および狭い地域におけるヴィーデマン症候群の発生頻度とサリドマイド消費との間に注目をひくべき密なる相関関係が存する。サリドマイドの回収からのおよそ九カ月後、この奇形の流行は突然やんだ。それ以上に、疫学的検査により、この奇形の限られた空間的、時間的多発が、時間的、量的に相似するサリドマイド消費の分布に相応することが明らかになった。サリドマイドが人間に奇形を引き起こすことは証明された」五、六頁。

「[サリドマイドの催奇形作用の予見可能性は] 本来的な証拠調べはこの点に関し未だなされていない。当裁判所はこれらの証拠調べの遂行後に奇形の予見可能性が肯定されることを可能だとみなす。

催奇形性作用の可能性を暗示する疑惑の特別な要因がある場合には、当時も、医薬品製造業者は——サリドマイドにあってそうであった様に——それにあって妊娠中の使用が問題となる薬品を、動物実験的に、何らかの催奇形性作用に関し検査し、或いは、製造者がそれをしないとしたら、少なくとも配布や使用の指示書の中で、妊娠中の場合の実験が欠けている事を示すべきだった。サリドマイドの場合では、いずれの方法ともされなかった」一三頁。

これには「西ドイツサリドマイド刑事事件裁判打切決定書　一九七〇年一二月一八日　アーヘン地方裁判所　刑事第一合議部」と訳されている文書が付属している。以下その要旨だが、「主文及び理由」で触れられている類似箇所は省略した。

「当裁判所は、過失によって胎児に影響を及ぼして奇形児を出生させることは、傷害、ないしは殺人の構成要件を充足するものである旨を認定する」五頁、「第一に考慮すべき点は、常に製薬業者は副作用による被害を防止するためにとくに用心ぶかくかつ良心的でなければならない」四六頁。

「一九六一年までに、多くの出版物によって、化学物質、したがって薬剤が、奇形の原因となることがある、ということは知られていた。略—もしある物質について、その誘導体を含めて、ごく遠いものであるにしても、それが催奇形性をもつかもしれない旨懸念をもたせるような疑問点が存するときには、予見可能性は肯定されるに至るのである。サリドマイドについてかような警告的な徴表《ちょうひょう》があったと認めてよいかどうかは、なお明らかにされていない。しかし、当裁判所としては、この証明の達成は可能であると考える」六六頁。「サリドマイド自体の化学物質としての性質から催奇形性を疑うに足る根拠が認められる可能性が存する」六八頁。

「レンツ教授が疑惑を公にしたのち相当な短い期間内にサリドマイドは連邦共和国領域内からの回収が行われている。他方、外国において責を負うべき者は、たとえば日本においては、回収の決定をずっと長期にわたって躊躇したのであった」八一頁。

被告の評価は前掲足立参照。

14 『裁判』四・八三、三四三頁、同一・三八〇頁。

15 『裁判』一・四九七頁。ドイツ連邦共和国刑法第一八六条「他人を軽蔑し、または世論の評価を落とすおそれのある事実を主張した者は、この事実が真実なことを立証しえない場合には一年以下の自由刑または罰金刑に処せられる。名誉毀損が公然または文書、図書または表示物の流布によって行われたときは二年以下の自由刑または罰金刑に処せられる」。概ね、日本の業務妨害罪（刑法第二三三条）に該当する。ここでは、レンツ発言が大日本製薬の業務を妨害し損害を与えると判断している。日本にはこのような事前に警告を与え、人格権を制限するような刑法上の制度はない。

16　『父母の会史』三三頁、但し確証は得られていない。

17　朝日新聞一九七一年一月九日。

18　「第六四回国会参議院第七部社会労働委員会第六号」一八頁。

19　朝日新聞一九七〇年一二月二八日。

20　毎日新聞一九七一年一月九日。

21　「訴七一—二」一九七二年二月一〇日。

22　朝日新聞一九七一年二月一六日夕刊。

23　「サリドマイド訴訟和解申し入れについての厚生大臣談話」第一号二四五、書き込み「一九七二年四月二七日大くら係へ」あり。

24　朝日新聞一九七一年二月一七日に「大臣談話」の抜粋が掲載されている。

25　赤旗新聞一九七一年一月二五日。

26　正しくは「サリドマイド訴訟ニュース」、本書では「月刊サリドマイド」と略している。この頃は真矢、岡本、潤間の三人が中心になって発行していた。

27　「訴七一—二」か「同七一—一二」に同封されたと思われる「一七日及び一八日の行動日程ご案内」だと思われる。

28　『大日本製薬八〇年史』二五九頁。

29　朝日新聞一九七一年二月一六日夕刊、『裁判』一・五四一頁、朝日新聞一九七一年二月一七日。

30　「サリドマイド訴訟について」一九七一年一月、第一号九六。

31　「第六五回国会衆議院第一類第一三号予算委員会第一四号」五頁。

第四章　口頭弁論の攻防

一　弁論はじまる

1　『裁判』二・二頁。

2　一九七一年二月一八日前後の新聞各紙。

3　「第六五回国会衆議院第一類第七号社会労働委員会第四号」一七頁。

4　『裁判』一・六一八頁。

5　原文、なお、この弁護団の声明は『裁判』に採録されていない。

6　第一号二一七、日本経済新聞一九七一年二月二五日。

7　朝日新聞一九七一年二月二四日。以後一〇億円が一人歩きし、大日本製薬が本件解決のために積み立てていると言われていた。しかし、有価証券報告書で見る限りそのような項目での積立金はない。一九七四年七月一八日の薬事日報に「五月期における未処分利益は八億二〇〇〇余万円を計上したが、別途積立てなどはやめ六億二〇〇〇余万円という従来にない多額を後期に繰越し補償に備えることにした」と宮武の談話が掲載されている。従って、弁論開始頃から七二年八月二日、大蔵省に「国と会社は一〇億円のことを持ち出さないことを了解して和解金の内示をする」といわれるまでは、一〇億円程度で解決したいというのが大日本製薬側の願望だったようだ。

同報告書は、一九七三年五月期まで「その他」の項目に「取扱商品に含有されていたサリドマイドが奇形の原因であるとして、国及び当社に対して訴額約二六億一〇〇〇万円の民事訴訟が提起されております」と記載されているのみ。同一一月期には「国と相携え和解による解決に努力しています」とある。

8 日本経済新聞一九七一年二月二五日。

9 薬事日報一九六三年六月二五日、朝日新聞同七月二五日夕刊、毎日新聞一九七一年一月九日。

10 『裁判』二・九〇、六八頁、同一・五三一頁。

11 『裁判』二・一八七、二〇二、二五八、二六五頁。動物実験の成功報告例は『サリドマイド』五七頁。

12 『裁判』二・三〇二、三〇五、二九六、三三八頁。

13 「アーヘン地裁起訴状」三三頁。

14 『裁判』二・一三六、一六〇頁。

15 曾田多賀「サリドマイド薬禍訴訟弁護団日誌③——いよいよ口頭弁論始まる」『判例時報』一九七三年一二月一一日。

16 『裁判』二・三三九、三四九、三七〇、三七六頁。

17 『裁判』二・三九九頁。

18 大倉興司「遺伝要因」『産婦人科の世界』一九六四年二月、同『病気と遺伝』九三、二五〇頁（甲一二〇）、同「薬と遺伝」『薬局の領域』一九六七年一〇月。

19 『裁判』二・五四〇、五四一、五四六、五五三、五六二頁。

20 『裁判』二・四三四、四三六、四三八、四五一、四六四、四七五頁。

21 『裁判』二・五九二、五九六、六一二、六二一、六二二、六二三、六二七頁。

22 「名倉日記」一九七一年七月一三日。

23 『裁判』一・四七三頁。

24 『裁判』一・四七四頁。

25 『裁判』一・六一四頁。

26 『裁判』一・六一四頁。

二 サリドマイド裁判を支援する市民の会結成

1 『ママテレビを消して』一九七一年一二月、祥伝社NONBOOKとなる。

2 原文。

3 「月刊サリドマイド」一九七一年九月一日、朝日新聞同九月一三日。

4 引用は原文と異同がある、ここでは原文によった。

5 『裁判』二・六八四、六九一頁。

6 『裁判』三・一八頁に梶井の同様な証言がある。

7 『裁判』二・七一三、七二一、七二七、七二九、七四七頁。

8 『大日本製薬八〇年史』三一一頁。

9 朝日新聞（名古屋）一九七〇年七月一九日、大阪大学新聞第三三三号、三三五号（甲一二三）、大阪大学災害問題研究会「杉山論文を追及して」『薬のひろば』一九七一年一一月に詳しい。

10 「くすり地獄！」一九七一年一〇月一七日、全国キャラバン隊記録号。

11 この時のやり取りは「原告団社長を追求」前掲『薬のひろば』に詳しい。

三 梶井・レンツ証言

1　この頃梶井は、合衆国ニューヨーク州のシラキュース(Syracuse)に住んでいた。『裁判』三・一七頁。
2　『裁判』三・九、一一、一七、一八、二四、二九、三七、四六、五一、五二、五三頁。
3　『裁判』一・四七七頁。
4　第一号二一七。
5　日本経済新聞一九七一年一〇月二三日。
6　内田剛弘「サリドマイド東京法廷からの報告」『薬のひろば』一九七二年一月。
7　『裁判』三・二二二、二四六、二五九、三九七、三九八頁。
8　日本経済新聞一九七一年一一月五日夕、石堂功卓「西ドイツにおけるサリドマイド児の救済について（一）（二）」『ジュリスト』一九七四年七月一五日、八月一日。
9　藤木英雄「西独のサリドマイド刑事訴訟打ち切り決定書」『ジュリスト』一九七一年一二月一五日、七二年一月一日、同一月一五日。この説には「『法律上も十分な証明があったと断定して』いる、とまで断言することができうるのか、については、疑問がないわけではないように思われる」斉藤誠二「西ドイツ刑法学のことども（五）―サリドマイド事件を中心として」『判例時報』一九七二年一月一一日という見解もある。なお、（五）は誤植で（三）が正しい。
10　朝日新聞一九七一年一一月九日夕刊、一九七四年九月一四日の第八回和解交渉の後に四谷の番町教会で開かれた原告・弁護団・支援者の会議での吉川弁護士の発言。
11　朝日新聞一九七一年一一月一〇日。
12　朝日新聞一九七一年一一月二三日、『裁判』一・六一八頁、『あゆみ』一二二頁。
13　京都新聞一九七一年一一月一一日、同一五日。
14　日本経済新聞一九七一年一一月二七日、レンツ・編集部「サリドマイドの悲劇を繰り返すな　その一　W・レンツ―一九七一年一一月二六日の講演記録」『薬のひろば』一九七二年三月、五月。

四　和解の意志を固める厚生省

1　「サリドマイド訴訟の見通しについて」第一号二一六。
2　薬業時報一九七二年一月一七日。
3　朝日新聞一九七一年一二月二日夕刊。
4　朝日新聞一九七二年二月一〇日、薬事日報同二月一七日。小委員会は岩原班長のほか木田盈四郎（帝京大学医学部講師）、清水淳（前三楽病院整形外科医長）、増山元三郎（東京理科大学理学部教授）、池田亀夫（慶大医学部教授）、佐藤孝三（日大医学部教授）、小池文英（整肢療護園園長）、岡本途也（昭和大学医学部教授）、奥山和男（国立小児病院小児科医長）以上「サリドマイド被害児を守る会ニュース」一九七二年三月、薬事日報一九七二年二月一七日、二九日から。
5　『裁判』三・四一六頁。
6　『裁判』三・四九九頁。
7　「第六八回国会衆議院第一類第一三号（付属の四）予算委員会第三分科会第三号」一九頁。
8　『裁判』三・五〇〇頁、実験動物が健康ではなかった上、実験環境も悪かった。

9 『裁判』四・二七六頁に小幡の同様な証言がある。
10 『裁判』三・五七五、五九二、五九五、六一七頁。
11 『裁判』一・五一二頁。
12 『裁判』三・六四七、六五六、六五九、六六〇、六六一頁。

五　被告の弁明

1 『裁判』四・二九、三八、四〇、四三頁。加藤貞武は「大日本製薬研究部長在職中、薬事審議会委員を兼務していた」『裁判』一・三六九頁。
2 一九七三年九月二五日付第一四準備書面。急性・亜急性、慢性毒性、動物実験の検定などは、増山元三郎「法律の世界と科学の世界――サリドマイド裁判をめぐって」『ジュリスト』一九七一年七月一五日。
3 第二号二九八。
4 『裁判』四・四九、五六、七二、八三、八四、八八、九四頁。
5 『裁判』四・九八、一〇〇、一〇一、一〇九、一一四、一一五、一一九、一二五、一二七、一二八、一三九、一四一、一四四頁。
『裁判』四・一二三に丁五の一と二、同一三〇頁、一三一頁に丁六の一と二の写しが掲載されている。

「薬事審議会の公定書外医薬品製造に関する包括建議」（丁三二）の八項は次の通り。「米国、独国、瑞国、仏国、英国等において既に製造販売されている有名医薬品で効能その他の内容が適当なもの。但し、効能が結核、癌その他難治の疾病に用いる医薬品についてはこの限りではない」。詳しくは『裁判』四・一五四頁参照、この外旧薬事法（サリドマイド申請当時の旧薬事法のうち関連条文）を掲載している。
6 『裁判』四・一八二、一八三、一八四、一九一、一九四、一九八、一九九、二〇八、二一〇、二一五、二二二、二二三、二二四頁。
7 『裁判』四・二六五、二六八、二七三、二七四、二七六、二七八、二八一、二八六、二八八、二八九、二九〇頁。

六　大日本製薬社員の証言

1 「コンテルガン報告書」一〇、一五、一六、二〇頁、読売新聞一九七二年一二月三日。
2 『裁判』四・三三七、三四〇、三四二、三四三頁。
3 日本経済新聞一九七二年一二月二四日。
4 実際この後、税金問題が発生する。朝日新聞一九七四年一〇月二一日、同夕刊。
5 朝日新聞一九七三年一月六日夕刊。
6 『裁判』四・三七二、三八一、三八四、三八六、三八八、四〇〇、四〇一頁。
7 第一三号二四七、なお、この文書は『裁判』には採録されていない。『裁判』一・五一七頁。
8 朝日新聞一九七三年三月八日夕刊。

七　被害の立証

1 『裁判』四・四〇八頁。
2 『裁判』四・四六五頁。
3 『裁判』四・五一六頁。

4　「第七一回国会参議院第一三部第四類予算委会第四分科会第四部第二号」二二頁。
5　「名倉日記」一九七三年四月一三日。

八　裁判官忌避

1　『裁判』一・五〇五頁。
2　高橋晄正「築地産院で死んだサリドマイドの子供たち」『薬のひろば』一九七三年九月、傍聴人有志「サリドマイド裁判の現況――高橋・増山両鑑定人の却下と裁判官忌避」『薬のひろば』一九七三年五月。
3　更田義彦「サリドマイド薬禍訴訟弁護団日誌⑥―加害者の償いをもとめて」『判例時報』一九七四年四月二一日。
4　人権新聞一九七三年五月一日（四月・五月）合併号通算一八三号。なお、高橋晄正の反論は、前掲高橋。
5　「西ドイツサリドマイド刑事事件裁判打切決定書」八一頁。
6　司法官僚の裁判統制については『司法官僚』。
7　朝日新聞一九七三年四月二〇日。
8　『裁判』一・五〇五頁、前掲「人権新聞」も参照した。
9　「司法記者の目一九七二・日本の裁判」『法学セミナー』一九七三年三月。

九　ネーダー動き出す

1　質問書の訳文は厚生省発表による。朝日新聞一九七三年一月一七日。
2　朝日新聞一九七三年一月二六日。
3　他に大日本製薬が翻訳したものが、厚生省文書第一四号二九一以下にある。引用文は雑誌『市民』一九七三年七月号から。
4　日本経済新聞一九七三年五月一二日。
5　原文、決議は、当日のビラの「案」と人権新聞一九七三年五月一日付を参照したが一部に異同がある。
6　『裁判』一・五一〇頁。
7　「ラルフ・ネーダー殿」第一四号二九七。
8　一九七三年二月一四日付統一原告団文書に、ネーダー発西田公一宛手紙と二人の関係に関する記載がある。
9　『裁判』一・五一六頁。
10　原告弁護団の見解は、前掲更田。

一〇　イギリスの和解

1　朝日新聞一九七三年七月三一日夕刊。
2　朝日新聞一九六八年二月二〇日。
3　内田力蔵「イギリスにおけるサリドマイド裁判について（一）その和解過程を中心として」一九七四年四月一日号から「同（六）」七月一日号までの『ジュリスト』に詳しく論じられており、それを参考にした。
4　栢森良二は『サリドマイド物語』三九頁で「英国のサリドマイド胎芽病の認定患者数は、文献によって大きく異なっており、年金の支払いを受けている患者数は四〇〇人に上っている」と書いている。なお、同書ではイギリスの被害者数を二〇一人としている。

5　『裁判』一・六一六頁。但し、「名倉日記」には一一日までと記されている。
6　前掲更田。
7　同右。
8　前掲高橋。
9　二〇〇三年九月六日、財団法人いしずえにてインタビュー。
10　「サリドマイド被害児を守る会ニュース」一九七三年一一月号にある。
11　確認できない。
12　この文書には表題はなく、B5判一八ページのもので一〇ページの最後に「九月一五日終り」とあり一一ページ目に「九月一六日九・二〇AM—一二・〇〇」とある。最終ページの後に「九月一五日全国TH訴訟統一原告団会議」と表題がある。但し五ページ以後はノンブルなしのB5判の文書と一緒に綴じられている。この両日は大阪市立労働会館で「統一原告団全体会議」が開かれた。（五）から始まっているので前半部分があると思われる。

一一　弁論再開

1　『裁判』一・三五二、六一六頁。
2　『裁判』一・四〇八頁。
3　「東京地裁サリドマイド訴訟について（供覧）」第一三号二七七。
4　『裁判』四・五八九頁、「国際家族計画会議」は毎日新聞一九五五年一〇月二四日朝夕刊にも掲載あり。但し、ティエルシュはまだ若かったことと発表論文のテーマが「家族計画」を直接取り上げていなかったためか新聞記事に名前はでてこない。

5　『裁判』四・六〇五、六一〇、六一一、六一二、六一三頁。鑑定書の提出は一九七四年三月二九日、『裁判』四・七一五頁。
6　『裁判』四・六五〇、六五一、六五五頁。
7　「名倉日記」一九七三年一一月三日、同二四日。

第五章　和解工作の準備

一　岐阜地裁で和解の動き

1　「サリドマイド訴訟について」一九七一年一月、第一号九〇。但し原告は、大日本製薬が「頭越しに、弁護士に和解を申し入れてきた。あとでそれを知った〇〇さんは即座に断った」とサンケイ新聞一九七四年一〇月八日付に語っている。伊藤弁護士が先走ったのが真相と思われる。
2　同右九五。
3　『大日本製薬八〇年史』二五九頁。
4　「名倉ノート」一、一九七四年一月一五日。サンケイ新聞一九七二年一〇月二一日付。

二　被告の合意形成

1　「主計局厚生省係の意見」第一号一五四。
2　第一号一六一。
3　第二号一五〇。
4　調査部「サリドマイド禍償う宮武氏の晩年」『AERA』一九八

九年九月五日。
5 「当課と大蔵省厚生省係との折衝内容」第二号二二二。
6 「サリドマイド事件の過失論について」第二号二八。
7 「大蔵省主計局厚生省係保田主査照会事項」第二号七四。
8 第二号七〇。
9 「大蔵省厚生省係保田主査の話」第二号七九。
10 第二号八〇。
11 第二号一四九。「従量方式」は、個々の損害を積み上げていくもので、被告は西ドイツ、イギリスのような絶対額方式より低額で解決できると考えていた。
12 「症状分類」第二号一五二。
13 同右。
14 同右。ホフマン方式は、被害者の生涯収入から生活費などを引き就労可能年数を掛け中間利息を引いて損害額を計算する。ライプニッツ方式は中間利息を複利で計算する。
15 第二号一四七。
16 「松田薬事課長、大蔵省厚生省係保田氏との打合せ」第二号一四四。
17 「大蔵省主計官と松下局長との打合せ」第二号一六五。二と三は、大蔵省保田の指示で棒線で削除してある。
18 第二号二六〇。
19 「和解金額について意向」第二号二九六。

三 弁護団、法廷外で被告と接触

1 第二号二九八から三〇〇までは、ひどい殴り書きで判読に苦しんだ。誤りがあるかも知れない。
2 「和解に関する検討、協議事項について」第二号三〇一。
3 「案」第二号二九四。

四 和解の枠組みをサンケイがスクープ

1 『大日本製薬八〇年史』二五九頁。
2 第二号三八四。
3 「マルピーの［墨塗り］氏からの電話連絡要旨」第二号三九二。

五 忌避の裏で

1 「名倉ノート」一、一九七四年一月一五日の統一原告団・弁護団会議で各地裁の状況報告を行なったがその中で東京地裁の動きを説明した、その記録。
2 第二号四二三。
3 「サリドマイド訴訟における和解が他の事件に及ぼす影響について」第二号五〇七。
4 第二号四二五。
5 日本経済新聞一九七三年五月一二日。
6 朝日新聞一九七三年七月一一日、「薬害共闘」一九七三年六月一〇日。

六 敗戦処理はじまる

1 この訂正論文に対する批判は、山本英二「杉山削除訂正論文について―『いわゆるサリドマイド問題に関する統計的考察』について削除訂正―」『薬のひろば』一九七三年一一月。

第六章　和解交渉開始と賠償金額の決定

一　本格和解提案前後

1　サンケイ新聞一九七三年一二月八日、『裁判』一・五四二頁。

2　『裁判』一・六一七頁。

3　山田伸男「サリドマイド薬禍訴訟弁護団日誌⑧―一〇カ月に亘る交渉と和解の成立」『判例時報』一九七四年一二月二一日。

4　「名倉日記」一九七三年一一月二四日。

5　原本「全国サリドマイド原告団事務局　原告団会議のお知らせ」。

6　二〇〇二年八月三日、〇四年一一月三日の聞き取り。

7　同右。

8　二〇〇四年一一月三日、〇七年二月一〇日、同八月二〇日の聞き取り。

9　佐藤巌二〇〇四年一〇月一三日、いしずえでのインタビュー。

10　川俣メモ一九七三年一二月一三日。

11　『大日本製薬八〇年史』二五六頁。

12　『裁判』一・五三六頁、一九七三年一二月一四日夕刊、一五日の各紙。

13　常任委員会は一九七三年五月末頃には、原告・弁護団・支援者の三者構成で開かれていた。一九七四年一月一八日に再度、和解交渉に対応するため三週間に一回程度のペースで開くことが確認されている。以上「くすり地獄!」一九七三年六月一日、同年一二月一日。

14　読売新聞一九七三年一二月一四日夕刊。平沢は、この記事を書いた記者が友人で、事実確認をしたところ「間違いない」と回答を得たと発言している（一九七四年九月一四日三者会談の録音テープ）。弁護団が秘密裏に和解交渉の下交渉をしていたことは、名倉妙子の聞き取りでも傍証的に裏付けられている。また、更田弁護士の和解金額に関する「コンフィデンシャルな数字」発言、『ジュリスト』一九七四年一二月一五日号の「鼎談サリドマイド訴訟の和解をめぐって」で西田が「和解金は総額交渉だった」と発言しているが、全体交渉では一度も話題になっていないことなどからも確認できる。

15　「名倉日記」一九七三年一二月一七日。

16　前掲佐藤インタビュー。

17　『不思議の薬サリドマイドの話』一六七、一六八頁。平沢正夫「サリドマイド裁判の私的総括（二）」『薬のひろば』一九七四年一一月。

18　「原告団に対する協議事項等」第三号七三、「サリドマイド事件の和解に関する話し合いについて」第三号七〇、同第三号七四。

19　同右第三号七三。

20　『裁判』一・五三六頁、一九七三年一二月二〇日の各紙。

21　「名倉日記」一九七三年一二月一九日。

22　朝日新聞一九七三年一二月二〇日。

23　前掲第三号七四、「クラブ発表」第三号七九。

24　第二回交渉の録音テープ。

25　「川俣メモ」一九七三年一二月二〇日。
26　「一月七日［四字不明］より情報」第三号五七。

二　第一回和解交渉

1　前掲「クラブ発表」。
2　「名倉日記」一九七三年一二月二二日、「新幹線は二二日午後零時五〇分ころ、強風のため米原付近で架線故障が発生し停電、上下線とも五時間余り全面ストップ」朝日新聞同一二月二三日。
3　同日の森永ミルク中毒事件の交渉には、厚生大臣が出席して挨拶したのに、サリドマイドの交渉になぜ大臣は来ないのかと第二回交渉の冒頭で原告が質問。「政務次官室で話し合いが行われていたので時間が空いた少しの時間顔をだした」と松下局長が説明した。録音テープ。
4　『裁判』一・五三六頁、速記録と録音テープ。
5　平沢正夫「薬害救済制度の黒い壁」『薬のひろば』一九七三年九月、読売新聞一九七四年二月二五日。
6　前掲山田。
7　『大日本製薬八〇年史』二六一頁。
8　『不思議の薬サリドマイドの話』一六七頁。
9　一九七三年一二月二四日の各紙。
10　第三号五七。

三　交渉内容の分析と原告団の方針

1　「名倉日記」一九七四年一月三日。
2　前掲山田。
3　「名倉ノート」一、一九七四年一月一二日。「川俣メモ」同一月一二日。
4　前掲山田。
5　「自由化インタビュー　宮武徳治郎大日本製薬社長（日本製薬工業会元資本自由化対策委員長、元国際化委員長、現在同委員会の担当理事）業界の体質強めるために再編成は必要／四段」薬業時報一九七四年九月二三日。この日は「資本自由化」で一三ページの特集、同一一月二一日には薬事日報が「資本自由化転換期の医薬品産業」をテーマに五ページの特集を組んでいる。
6　第二号二九八。
7　『不思議の薬サリドマイドの話』一六八頁。
8　飯田進「サリドマイド被害児および類似障害児の救済援護の方策に関するメモ」一九七四年一月二六日、木田盈四郎「先天異常総合研究所についてのメモ」同三月九日、田辺二郎「サリドマイド対策委員会構想私案」同五月一一日等。いずれも泉順「社会福祉の施設体系の変せんをめぐる諸問題」『社会福祉学』一九七八年九月二三日に採録。

四　統一原告団・弁護団会議

1　「名倉ノート」一、一九七四年一月一五日。
2　読売新聞一九七三年一二月一四日夕刊。
3　前掲「名倉ノート」一。
4　前掲「名倉ノート」一、一九七四年九月一四日に行なわれた原告、弁護団、支援者の三者会議の録音テープ。

5 「名倉ノート」二、一九七四年七月四日。
6 前掲「名倉ノート」一。
7 前掲山田。

五　第二回和解交渉

1 一九六五年二月二五日の神田博「第四八回国会衆議院第一類第一三号（付属の四）予算委員会第三分科会第四号」五、二七頁。一九六八年五月七日の園田直「第五八回国会参議院第七部社会労働委員会第一一号」六頁等。
2 前掲飯田「サリドマイド被害児および類似障害児の救済援護の方策に関するメモ」を指している。
3 『裁判』一・五五五頁、速記録。この速記録は、被害者のだれかが起こしたものらしいが全文は見つかっていない。録音テープ。
4 前掲山田。
5 「月刊サリドマイド」一九七四年二月一日。
6 「名倉ノート」一、一九七四年二月一〇日。
7 前掲佐藤インタビューから要旨。

六　福祉要求を検討する厚生省

1 「要求事項に対する回答の検討資料」第三号九三、「和解要綱案に対する意見」第三号一一四。
2 「サリドマイド児の福祉に関する一般施策について(案)」第三号一四三。

七　第三回和解交渉

1 録音テープ。
2 財団法人「ひかり協会」は、森永ミルク中毒事件被害者の救済事業を行なっている。
3 前掲佐藤インタビューから要旨。

八　和解金額を試算する被告

1 「和解金額の試算」第三号二六六。
2 「サリドマイド賠償額について」第三号一二五。
3 「サリドマイド児に対する賠償額提示案」第三号一五六。
4 原本「金銭賠償についてのアンケート」。
5 「名倉日記」一九七四年四月一日。
6 「サリドマイド児に対する賠償額提示案」第三号二四七、二五八。

九　和解金額の提示

1 録音テープ、「賠償額提示案」は原本から。
2 二月一〇日、一一日の真鶴合宿を指しており、ここでは「年金」月額一〇万円、一五万円で高卒後支給、ランク分けは二ランク二七人、三ランク三人、無し三人、賠償金額は最低三五〇〇万円と「名倉ノート」一、二月一〇日付に記録がある。
3 録音テープ。

4　前掲山田。
5　「名倉ノート」二、一九七四年六月二日、「名倉日記」同年六月九日。原告団内で「秘密交渉」と呼ばれているのは、賠償金に関する裏交渉を指す。
6　「名倉日記」一九七四年四月二七日。
7　「名倉日記」一九七四年四月一六日、「くすり地獄！」一九七四年六月八日。
8　前掲山田。
9　「名倉ノート」二、一九七四年六月二五日、同六月二日。
10　公証人萩野健一郎役場　一九七四年六月二二日印、登簿第六五三六号。
11　第三号二〇七。第一案と第二案では人員が異なるが原文のママ。
12　「名倉ノート」二、一九七四年六月二日。
13　『大日本製薬八〇年史』二六一頁。
14　「名倉ノート」二、一九七四年六月二日、同六月二二日、同六月三〇日、「名倉日記」同六月八日。
15　「名倉日記」一九七四年六月九日。
16　同右。
17　「名倉ノート」二、一九七四年六月六日、「名倉日記」同日。
18　センター資金は六月はじめは四億円「名倉日記」六月四日、七月に入って大日本製薬は五億円を考えていると回答「名倉ノート」七月一日。八月四日の原告団会議で山田弁護士が五億円と報告。訴訟対策費の二億円には含みがあったと佐藤原告が八月三日原告に報告し二億四〇〇〇万円で確定した。「録音テープ」。
19　第六回和解交渉、西田公一「サリドマイド裁判をふりかえる（その二）」『いしずえ』一九八二年五月二五日八四、八五合併号。
20　西田公一「サリドマイド裁判をふりかえる（その二）」『いしずえ』一九八二年八月二五日、なお、一番ケ瀬康子の講演も含めて『あゆみ』に転載されている。
21　朝日新聞一九七四年一〇月一五日。
22　前掲山田。
23　「サリドマイドの和解について」第三号三一〇。
24　「裁判所の和解案を受け入れない場合の問題点」第六号三五〇。
25　「サリドマイド事件にかゝわる東京地方裁判所の和解案を受諾するに際しての確認書」第二〇号七。
26　「名倉日記」一九七四年六月一五日。
27　前掲山田。
28　『大日本製薬八〇年史』二六一頁。
29　「名倉ノート」二、一九七四年六月一六日。
30　前掲山田。
31　「東京地裁におけるサリドマイド和解」第三号三三三。
32　法務省二〇〇五年四月一二日「補充理由説明書」一一頁、情報公開審査会のホームページ二〇〇七年度（行情）答申第四八〇号参照。
33　『裁判』三・七三頁、読売新聞一九八〇年九月一四日。

一〇　年金システム

1　「継続補償金に関する法律上の問題点について」第三号一三八、薄井補佐は大蔵省法規課。電話回答なのは、文書では前例として残るので大蔵省が恐れたと思われる。
2　「名倉ノート」二、一九七四年六月二九日、「名倉日記」同日。

3 原本で表題はない。
4 「年金に関するマルピーの考え」第五号二三三。
5 「年金ついて（案）」第五号二三〇。
6 「名倉日記」一九七四年七月四日。
7 「名倉ノート」二、この記載に日付はないが一九七四年七月四日と思われる。
8 「継続補償金の方式について」第五号二二六。
9 「名倉ノート」二、一九七四年七月一七日。
10 「浜田主査からの連絡」第五号一七三。
11 第五号二〇九。
12 「長期継続年金の実施要項」第五号二二八。
13 『裁判』一・五七三頁。
14 第八回和解交渉の録音テープ。
15 和解のための作業委員会（全体会議）の録音テープ。
16 川瀬善巳「サリドマイド被害者の今日的課題」『障害者問題研究』一九八一年七月二〇日。
17 「サリドマイド児の福祉に関する一般施策について（案）」第三号一四三。
18 一九七七年四月一六日「第八〇回国会参議院第一三部予算委員会第二二号」一九頁。
19 『いしずえ』一九七七年七月二五日。
20 朝日新聞一九七四年一〇月二一日、同夕刊、一〇月二三日夕刊、二六日夕刊。毎日新聞一九七七年四月二〇日。
21 「年金について（案）」第五号三〇。
22 認判定委員会は木田盈四郎・帝京大学医学部講師、有馬正高・鳥取大学医学部教授、土屋弘吉・横浜国立大学医学部教授、一番ケ瀬康子・日本女子大学社会福祉学科教授、田中美郷・帝京大学文学部助教授、小池文英・整肢療護園園長。朝日新聞一九七四年六月二五日。

第七章　確認書の文言

一　原告、協定書（案）を作成

1 一九七四年九月一四日の原告、弁護団、支援者の会議を記録した録音テープ。
2 「名倉ノート」一、一九七四年四月一日。
3 「名倉ノート」二、一九七四年六月二一日。
4 「確認書の経緯」第四号三〇九。
5 「協定書（案）」第四号二六八。

二　被告側の確認書（案）

1 「協定書（案）」第四号三二四。
2 「確認書（国・会社案）」第四号一九八。
3 市民の会「再び原告団の皆さんへ」。
4 第四号二四四。
5 「確認書の経緯」第四号三〇九。
6 この日の秘密交渉を厚生省は「原告側の第二次対案、厚生省の第三次対案、マルピーの第二次対策案について三者協議。責任部分の表現について一応の合意が成立。

この段階においては、マルピーの第二次案のスタイルを中心にしてまとめてゆく方針で、ほぼ意見の一致をみたようであるが、三者案が一本になった形での原案は作られていない」と記録している。「確認書の経緯」第四号三一〇。

一方原告団は「西田法律事務所　八月四日資料九〇部コピーこの資料は因果関係、過失責任については触れておらず　ＰＭ七・二〇投函」「名倉日記」一九七四年七月三一日。

「昨日『ナポレオン』での因果関係、過失の文書の委員会で或る程度、文章がねられた様でＰＭ三位迄には原稿を取りに来てほしい旨　更田先生よりｔｅｌあり―中略。

因果関係、過失の文書の原稿受け取り　但し先生原告、被告双方の文書を切りばりして原稿を作る。

この切り張り原稿は弁護士のみの原稿であって原告の承諾を得ての原稿ではない。……弁護士があたふた急ぐ理由が判らないナァー」と「名倉日記」一九七四年八月一日に記録されている。

三　東京・京都地裁の原告に確認書を説明

1 一九七四年七月七日付原告「協定書案」。
2 「大蔵省主計局法規課薄井補佐への説明の時の議論」第四号七一。
3 第四号三一一。
4 「第七一回国会参議院第一三部第四類予算委会第四分科会第四部第二号」一二頁、「第七二回国会参議院第一三部第四類予算委員会第四部第四号」一〇頁。
5 『裁判』一・五五三頁。
6 第一回和解交渉の録音テープ。
7 「裁判所の和解案を受け入れない場合の問題点」第六号三五〇。
8 第七回和解交渉の録音テープ。
9 サリドマイド裁判を支援する市民の会「入会申込書」一九七一年九月一二日、「くすり地獄！」一九七一年一〇月一日、二〇〇九年二月一八日の名倉証言。
10 佐藤嚴二〇〇四年一〇月一三日いしずえでのインタビュー。
11 原本「統一原告団各位」、幹事手当として別に最高四〇〇万円、最低七五万円が約一〇家族に配分された模様。「名倉日記」一九七四年九月二三日。これ以外に東京地裁の第一次原告だけに「裁判費用立替金（原告団事務所）」から金額は不明だが支払われた。いずれも詳細は不明。住友信託銀行の残高証明書が添付されている。「国（厚生省）と大日本製薬は、先に和解したサリドマイド訴訟統一原告団（六三世帯）に対する損害賠償金の支払いを一一日終える」と東京新聞一九七四年一二月八日にある。
12 「名倉日記」一九七四年八月四日。

四　再び統一原告団・弁護団会議

1 「名倉ノート」二、一九七四年八月二日。
2 「川俣メモ」一九七四年八月五日。
3 山田伸男「サリドマイド薬禍訴訟弁護団日誌⑧―一〇カ月に亘る交渉と和解の成立」『判例時報』一九七四年一一月二一日。
4 「名倉日記」一九七四年八月四日。
5 「サリドマイド事件のその後の経緯」一九七四年八月八日付、第三号三三一。
6 「名倉ノート」二、一九七四年七月一五日。「確認書の経緯」第四号三一〇。

五　危機感を募らせる原告

1 「名倉ノート」二、一九七四年八月一五日。

2 同右、一九七四年八月二一日。

3 同右、一九七四年八月二三日。

4 新聞記事は見いだせないが薬務局長はこの頃、第一月曜日に主に専門紙向けの定例記者会見を開いていた。松下は、一九七四年一〇月八日の会見で「▽薬害救済制度＝サリドマイド訴訟の和解で制度化も一歩前進したと考える。ただ研究会が委員の外遊や病気でことし二月いらい開けず、なるべく早く再開してくれるよう座長に要請している。研究会の検討結果を待ちたい」薬業時報一九七四年一〇月一四日。
「〇薬害救済制度に関しては本年二月以来研究会が中断されているが、できるだけ早く開催できるようお願いするつもりだ。個々のケースでいろいろ事情も違うが、サリドマイドも解決したし、これが一つの参考にはなると思う」薬事日報一九七四年一〇月一二日と発言している。

5 「名倉ノート」三、一九七四年八月二八日、席順は川俣メモ。

6 前掲佐藤インタビュー。

六　全体交渉再開

1 「名倉ノート」三、一九七四年八月三一日。

2 「九月七日の交渉について」第四号三〇八。

3 「確認書の経緯」第四号三一〇、但し、ここで表現を詰めた文書そのものは見あたらない。

4 一九九五年一〇月からの「HIV和解」でも同様な姿勢を厚生省はとり続けたし、一九九九年八月二四日の「誓いの碑」でも同様に拒否した。HIV訴訟の和解は川田龍平『龍平の現在』二三六頁参照。森永ミルク中毒事件の被害者代理人中坊公平弁護士が「公務員の無謬性」という言葉を使って官僚を厳しく批判した。『中坊公平・私の事件簿』等。
　その後、二〇〇八年一月一一日議員立法で成立した「特定フィブリノゲン製剤及び特定血液凝固第九因子製剤によるC型肝炎感染被害者を救済するための給付金の支給に関する特別措置法」の前文で「政府は……心からおわびすべきである」と表現され、福田康夫総理大臣が被害者と面会し「おわび」の発言をした。同一五日、原告団と政府の「基本合意書」の中でも「心からおわびする」が盛り込まれた。再度薬害防止は「最善、最大の努力を行う」と誓約した。同日前後の各新聞参照。

5 平沢正夫「サリドマイド和解交渉妥結　この屈辱と自戒」『朝日ジャーナル』一九七四年一〇月二五日。

6 山田弁護士は一九七四年八月三日の東京・京都の原告団会議で和解調書に因果関係と責任は入れると発言している。

7 「第七二回国会参議院第七部社会労働委員会第五号」一頁。

8 謝罪表現では一九七四年七月一二日付、「厚生省第一次協定書(案)」に「和解を前提として、因果関係と責任を認め、各被害者と家族に深く陳謝し、被害者に対する賠償金の支払いと被害児の将来の諸施策を実行することを誓約した」とあるが、以後「遺憾の意」に変わり「陳謝」は全く顧みられなかった。第四号三二四。

9　第七回和解交渉の録音テープ。
10　多分八月二八日のことだと思うが記録にはでてこない。
11　該当する記事は見いだせないが、もしかしたら四月二二日の社説を指しているのかも知れない。
12　七月二四日付「年金制度（被告案）」を指していると思われる。
13　「三日」はいつを指すか不明だが、多分一九七四年八月三日。
14　時間が無く「年金制度」にはほとんど触れていない。「名倉日記」一九七四年七月二六日。
15　八月二一日と三一日と思われる。

七　支援者と見解の相違が表面化

1　「名倉ノート」三、一九七四年九月九日。
2　「原告団および弁護団のみなさんへ」市民の会。
3　吉村功発原告団・弁護団宛書簡。
4　確認できないが、一九七四年四月八日松下が答弁している。「第七二回国会参議院第一三部第四類予算委員会第四分科会第四部第四号」一〇頁。
5　二〇〇四年一一月三日の名倉からの聞き取り。
6　録音テープ。
7　前掲山田。
8　前掲佐藤インタビュー。

八　支援者を切り捨てる弁護団？

1　「名倉ノート」三、一九七四年九月一四日。
2　一九七四年八月二八日のこと。
3　「名倉ノート」一九七四年三月七日、読売新聞一九七四年二月二六日、平沢正夫「厚生省にすわりこんだ六日間『薬のひろば』」一九七四年一月。
4　一九七四年九月九日付「原告団および弁護団のみなさんへ」を指している。
5　『裁判』一・五四〇頁。
6　「サリドマイド被害証明書の交付について」第二三号一、朝日新聞一九八四年一〇月一三日夕刊。
7　「訴訟をやっている間に、こちらが優勢になってきて、最後はこちらの力が勝って、会社のほうも政府のほうもこれは負けるという情勢に近づいてきたわけです。そこで和解という話しが出来上がった」という、状況判断だった。西田公一「サリドマイド裁判をふりかえる（その二）」『いしずえ』一九八二年五月二五日。
8　五「危機感を募らせる原告」注4参照。
9　一九七四年一〇月二日の各紙、「第七三回国会参議院第七部（閉会後）社会労働委員会第一号」一一頁。
10　録音テープ。
11　『不思議の薬サリドマイドの話』九頁。
12　朝日新聞一九七四年一〇月二日、東京新聞同日夕刊、日本経済新聞同一〇月八日。
13　前掲平沢。
14　前掲佐藤インタビュー。
15　宮武徳治郎は、いしずえの理事退任時の一九八六年に三〇〇〇万円、大日本製薬労組は一九七八年一一月九日にそれぞれいしずえに寄付をしている。『いしずえ』一九七八年一一月二五日、一九八七年五月二五日。

九　訴外者と意見交換、そして合意に走り出す

1　名倉ノート」三、一九七四年九月一八日から要旨。
2　「名倉日記」一九七四年九月一九日、同九月一七日。
3　名倉ノート」三、一九七四年九月二三日。
4　「名倉日記」一九七四年九月二四日。
5　「和解条項（案）」ガリ版刷り手書き。
6　「名倉ノート」三、一九七四年九月二五日。
7　名倉発、川俣宛の私信、二〇〇二年八月二七日。
8　録音テープ。
9　前掲山田。
10　「名倉ノート」三、一九七四年九月二九日。
11　原本のコピー。これらの文書は九月二八日の作業部会で原告が要求したもの。
12　第三号三一六。
13　「名倉ノート」三、一九七四年一〇月三日。
14　「名倉ノート」三、一九七四年一〇月五日。
15　「サリドマイド和解におけるセイセー薬品工業株式会社との関係について」一九七四年一〇月四日、第八号三六五。
16　同右。
17　同右。

一〇　合意

1　録音テープ。
2　前掲山田。
3　薬害裁判の弁護団とマスコミに関しては、『薬害エイズ裁判史第二巻運動編』一三六頁「日本のマスコミ」で、対応と分析をしている。
4　「名倉ノート」三、一九七四年一〇月七日。
5　「サリドマイド訴訟における和解が他の事件に及ぼす影響について」一九七三年四月二六日、第二号五〇七。

一一　調印

1　「和解内容を忠実に実行」第三号三四九、三五〇。
2　第二〇号二四、第三号三四七。
3　「名倉ノート」三、一九七四年一〇月一二日。
4　録音テープ、大臣談話の要旨は「裁判」一・五七三頁、出席原告数は五六、原告本人は二九人。翌日の各紙。
5　『裁判』一・五七三頁。
6　『不思議の薬サリドマイドの話』一九五頁。
7　原本、表題はなく手紙形式。
8　「サリドマイド事件の和解の状況について」第八号二八九。
9　『裁判』一・五七八頁。
10　更田義彦等「森永ドライミルク／サリドマイド両訴訟の和解と今後の課題（一）」『法学セミナー』一九七五年二月。
11　『裁判』一・五三〇頁。
12　『裁判』一・六一七頁。
13　前掲山田、前掲平沢。

一二　和解の評価

1　下山瑛二「サリドマイド和解と行政法上の問題点」『ジュリスト』一九七四年一二月一五日、本論文は、確認書の薬事法、行政法上の問題点をくわしく検討している。
2　森島昭夫「サリドマイド和解と民法上の問題点」『ジュリスト』一九七四年一二月一五日。
3　下山瑛二、森島昭夫、更田義彦等「森永ドライミルク／サリドマイド両訴訟の和解と今後の課題（二）」『法学セミナー』一九七五年三月。
4　『いしずえ』一九八二年八月二五日。
5　一番ケ瀬康子、加藤一郎、西田公一「鼎談　サリドマイド訴訟の和解をめぐって」『ジュリスト』一九七四年一二月一五日。
6　前掲下山等、前掲西田等鼎談。
7　飯田進「サリドマイド裁判の和解――そのむなしさと悔恨」『月刊福祉』一九七四年一二月。
8　原告常任弁護団「サリドマイド訴訟の意義」『ジュリスト』一九七四年一二月一五日。

第八章　訴外者の和解とその後

一　第一次申請の和解手続き

1　薬事日報一九七四年一一月七日。『いしずえ』一九七五年六月二五日。
2　薬発第一一七〇号、社更発第一七三号、児発第七八六号。
3　四九衛薬衛第六四八号一九七五年一月七日、中野区報同年二月一五日。
4　朝日新聞一九七五年二月二三日、追加申請があったようで第一次和解申請者は、最終的に三五二人だった。同年七月一一日付各紙。
5　朝日新聞一九七五年四月二日。
6　『裁判』一・六一〇、六一八頁。
7　朝日新聞一九七五年七月一一日。
8　同右、東京新聞同日付。

二　長期継続年金の運用問題

1　「サリドマイド薬害救済拠出金について」第二〇号二四一。
2　「サリドマイド薬害救済金について」第二〇号二四二。
3　『大日本製薬八〇年史』二六四頁、朝日新聞一九七五年七月七日。
4　「申入書」第二〇号二四五、第二〇号二四九。
5　「サリドマイド児年金増額の見通し」第二三号四八。
6　「◎サリドマイド児救済で協力要請」第三号三五〇。
7　『いしずえ』一九七五年七月二五日。
8　『いしずえ』一九七五年八月二五日。
9　『いしずえ』一九七五年九月二五日。
10　同右。井上薬務局長は、口頭なので「過失責任」を認めたと思われる。

11 毎日新聞一九七五年九月二四日。
12 「サリドマイド補償金支払方針確認書」一九七五年一〇月二五日、第二〇号三一七。
13 「長期継続年金原資の支払い方法に関する覚書」第二一号六八。サリドマイド剤を市販したメーカーは確定できないが大日本製薬、セイセー（生盛）薬品工業、エスエス製薬、小野薬品工業、ゼリア（化工）新薬工業、富山化学が賠償金の支払いに応じているので、この六社が実質的な市販会社と考えられる。
14 「要望書」第二三号三九六。朝日新聞は一九七五年七月七日、同一一日で大日本製薬が負担割合の見直しを求めていると報じ、同一二日の社説で西ドイツの事例と比較して負担割合の見直しを批判しているが、厚生省は製造販売許可では過失を、販売中止、回収の遅れでは未必の故意だと被害者から追及されており冷静な議論が必要だ。西ドイツ政府は被害者から責任を追及されていない。第八章の四「第二次申請と和解者数の確定」の注6参照。
15 「いしずえ二〇年のあゆみ（年表）」。その後、毎年一一月に三者協議会を開くことになった。『いしずえ』一九八八年一二月二五日。
16 泉順「サリドマイド福祉センターのなかで——事務局四年の感想」『ジュリスト増刊号』一九七九年五月二〇日。
17 『薬品公害と裁判』三八五頁以下に詳しい。
18 「継続補償金に関する法律上の問題点について」一九七四年二月二一日、第三号一三八で、一律、任意加入の両方を検討している。
19 『いしずえ』一九七六年五月二五日。

三 台湾の賠償

1 小幡昌利証言、読売新聞一九七六年一月二六日。
2 『いしずえ』一九七六年七月二五日。
3 『大日本製薬八〇年史』二六五頁。
4 『いしずえ』一九七六年二月二五日。
5 読売新聞一九七六年一月二六日。

四 第二次申請と和解者の確定

1 『いしずえ』一九七六年七月二五日。
2 『いしずえ』一九七六年一一月二五日。
3 『いしずえ』一九七七年八月二五日、同一一月二五日。
4 朝日新聞一九七七年一一月一五日。
5 『いしずえ』一九七九年三月二五日、朝日新聞一九七九年四月二〇日。
6 『いしずえ』一九七九年五月二五日、北海道新聞一九八一年四月二三日。なお、毎日新聞一九八二年一月一五日付に「大日本製薬は一四日、一九八一年一一月中間決算発表の席上、期中にサリドマイド症の患者が新たに三人認定され、補償額の大日本製薬分（ほぼ三分の二）六〇二六万六〇〇〇円を支払ったことを明らかにした」とあるが、この三人はAランク二人、Bランク一人なので賠償金総額は一億一三〇〇万円。しかも、レンツ招待費用、委員会の開催費用も含めてサリドマイド剤市販会社の負担は三分の二なので計算が合わない。二分の一だと概ね妥当な数字。被告の負担比率の変更を示す文書は、見つかっておらず公表もしない方針だったようで、記者も賠償金の合計金額と支払金額の矛盾に気づかなかった。
7　ランクと四次までの表は筆者の集計、出生年と性別は『いしずえ三〇年の軌跡』一七一頁。
8　土屋弘吉等「サリドマイド上肢奇形のコンピューターによる解析」『整形外科臨時増刊』一九七九年一一月。
9　薬事日報一九六三年七月一三日、「裁判」三・八九頁、梶井正「サリドマイド奇形」『産婦人科治療』一九六三年三月。

五　和解以後の動き

1　「全国サリドマイド訴訟統一原告団会議御案内」。
2　原文（文責　杉山）、書き手は杉山孝博と思われる。
3　「阪大サリドマイド杉山教授の暴挙――質問する学生を告訴」「資料『大阪大学サリドマイド杉山教授問題の最近の状態に関する抗議と要請』」があり、署名人は、「武谷三男、増山元三郎、羽仁五郎、羽仁説子、松田道雄、久野収、市井三郎、梅根悟、宇井純、折原浩、竹内直一、高橋晄正」『薬のひろば』一九七四年一一月、「くすり地獄！」一九七五年四月一日終刊号。

六　薬害被害者救済制度と薬事法の改正

1　サリドマイドは、開発当初から催奇形の副作用を予測できたという証言があるので、この記事は正確ではない。
2　朝日新聞一九七六年七月一三日。
3　朝日新聞一九七七年一一月三日。
4　朝日新聞一九七九年二月二八日。
5　朝日新聞一九七七年一一月一八日。
6　朝日新聞一九七八年七月二二日。
7　朝日新聞一九七九年九月九日。

七　福祉要求の履行状況

1　『いしずえ』一九七五年六月二五日、七月一五日、八月二五日。
2　『いしずえ』一九七六年八月二五日。
3　『いしずえ』一九七六年一〇月二五日。
4　朝日新聞一九七七年三月七日夕刊。

八　宮武徳次郎の叙勲

1　朝日新聞一九七七年四月二九日。
2　『いしずえ』一九七七年五月二五日。

九　「サリドマイド事件」は何をもたらしたか

1　『クロロキン薬害事件資料集第一巻』二五一頁。
2　行政官の刑事責任には「行政あるいは行政官の責任を追及し、その責任を加重して行くことだけでは問題の解決にはなりません。行政の責任を加重していきますと、行政は規則をますます厳しくすることで対応しようとします。その結果の一つは、諸外国では使える優れた薬剤を日本では使えない、という事態が生じることになります」という意見もある。『安部英医師「薬害エイズ事件」の真実』一九九頁。

3 「第九四回国会参議院第一三部予算委員会第三号」一一頁、「第九四回国会参議院第一三部第四類予算委員会第四分科会第二号」二五頁、東京新聞一九八一年三月二六日、読売新聞一九八二年六月二三日、同七月一〇日、朝日新聞同七月一七日。

4 『五体不満足』。

5 『生と死の倫理―伝統的倫理の崩壊』一一九頁。

6 同右上一一九、二八六頁。

7 朝日新聞二〇〇〇年一一月一九日。

8 『生命学に何ができるか――脳死・フェミニズム・優生思想』三三〇頁。

9 アメリカの人工流産は、野村浩正等の共同研究「アメリカに於ける堕胎問題をめぐって」、訴訟は宮本隆志「ニュー・ジャージー州における不法生命訴訟と不法出生訴訟」いずれも『英米法学』一九八六年六月、イギリスの事例は今井雅子「望まない出生に対する医師の責任」『比較法』一九九二年三月などがある。

一〇 サリドマイドの再承認

1 日本経済新聞一九九七年九月六日夕刊。

2 毎日新聞二〇〇四年一〇月一〇日。

3 「多発性骨髄腫に対するサリドマイドの適正使用ガイドライン」は、厚生労働省、独立行政法人医薬品医療機器総合機構のホームページで公開されているが、記述に誤りがある。

4 産経新聞二〇〇六年八月九日、朝日新聞二〇〇八年一〇月四日、他三日付の各紙。

資料

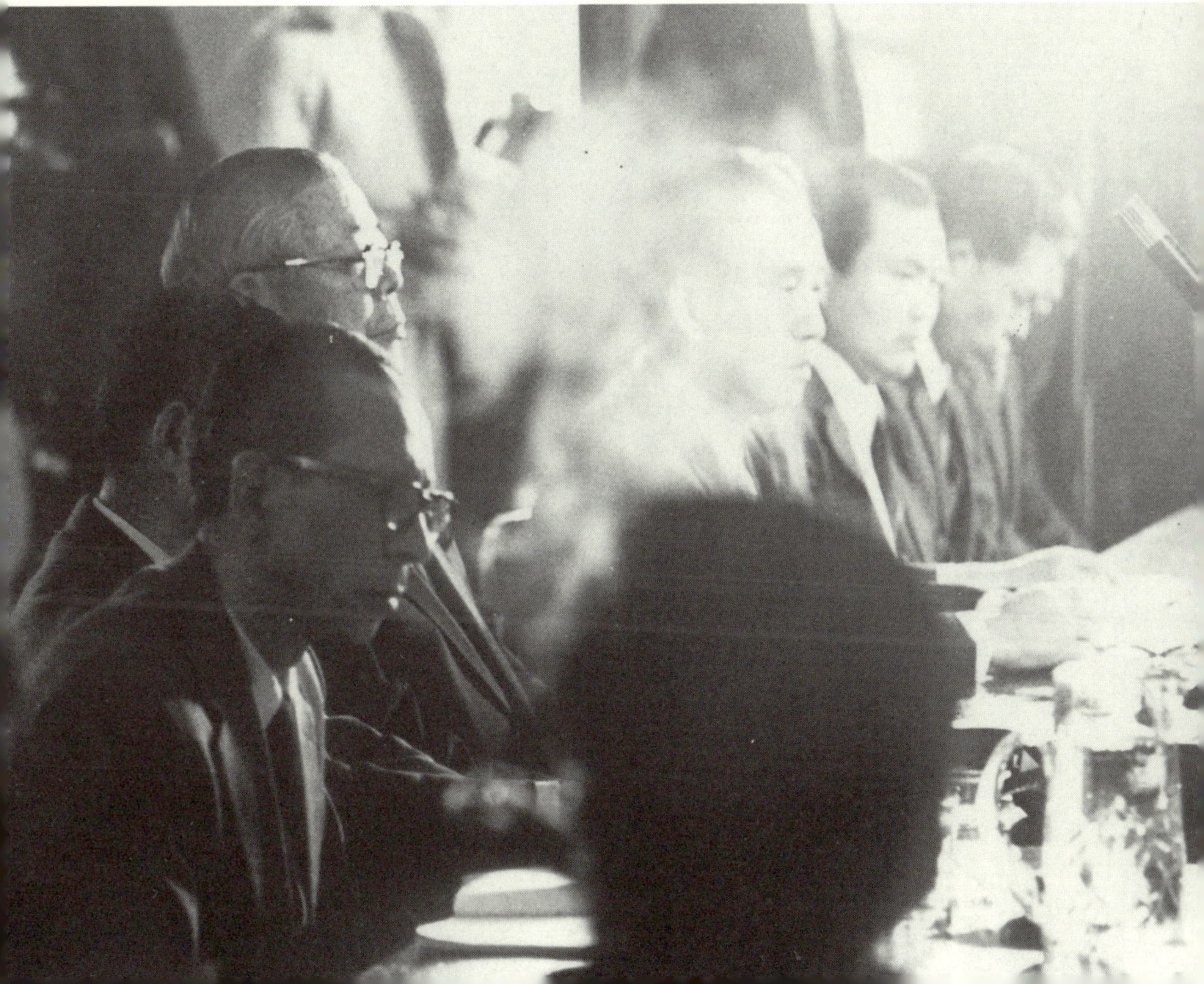

確認書

全国サリドマイド訴訟統一原告団と、厚生大臣及び大日本製薬株式会社は、サリドマイド被害児及びその家族に対する損害賠償並びに被害児の生活、医療、介護、教育、職業等に関する施策について次のとおり確認する。

記

大日本製薬株式会社は、一九五七年一〇月、旧薬事法に基づく厚生大臣の許可を得たうえ、サリドマイド（N・フタリルグルタミン酸・イミド）を製造し、鎮静催眠剤『イソミン』及びこれを配伍した胃腸薬『プロバンM』を製造販売した。またその販売に際し、特徴として『安全性はどの睡眠剤よりも高い』『小児・妊産婦などどなたにもおすすめ願える』等の文言を用いて宣伝を行った。

これらの医薬品を妊娠初期に服用した母親から、サリドマイド胎芽症と呼ばれる四肢、顔面、内臓等に重篤な障害を受けた子供達が出生した。

一九六一年一一月、西独のレンツ博士が当時西独において多発していた重症四肢奇形児は、サリドマイド製剤の服用によって発生したものと考えられることを指摘し、サリドマイドの催奇形性に対する警告を発した。

大日本製薬株式会社の製造販売にかかる前記医薬品については、その製造販売及びこれに対する許可に際し、胎児に対する催奇形作用の有無について安全性の確認が為されておらず、また西独グリュネンタール社等がレンツ博士の警告後、短時日でサリドマイド製剤を市場から回収したとの情報が、大日本製薬株式会社及び同社を経由して厚生省に到達していたにも拘わらず、我が国においては『イソミン』及び『プロバンM』の販売を継続し、その後、一九六二年五月に『イソミン』の出荷停止、同年九月『イソミン』の回収等の処置がとられたが、この間にもこれらの医薬品が服用されたことによる被害が発生した。

サリドマイドにより、先天性障害という不幸な重荷を背負わせられた子供達とその家族は十数年の間、筆舌に尽し難い様々な苦痛や屈辱に耐えて一日一日の生活を闘って生きて来た。

全国に散在するサリドマイド被害者のうち、六三家族は、一九六三年以降、東京、京都、名古屋、大阪、岐阜、岡山、広島、福岡（小倉支部）の八地方裁判所に対して、国及び大日本製薬株式会社を被告とする損害賠償請求訴訟を提起し、東京地方裁判所に係属する事件を先頭に訴訟を遂行するとともに、全国サリドマイド訴訟統一原告団を結成して団結し、ひろく一般社会に対しても被害児を含め、身体障害者に対する理解と支援を訴えて来た。

これに対し、国及び大日本製薬株式会社は、これらの訴訟において十年余に亘ってサリドマイドの服用と重篤な障害との間の一般的因果関係と責任を否定して争い、この間、子供達とその家族の精神的、肉体的苦痛や経済的負担に対する格別の救済措置は何等講ぜられなかった。

厚生大臣及び大日本製薬株式会社は、一九七三年一二月、前記

の事態を反省し、因果関係と責任についての裁判上の争いを止めて、和解によりサリドマイドによる被害の補償と被害児の将来の生活の安定のための諸施策をすみやかに実行することとし、この旨を全国サリドマイド訴訟統一原告団に申し入れた。

全国サリドマイド訴訟統一原告団は、厚生大臣及び大日本製薬株式会社の、右申し出が、因果関係と責任を認めるものであることを前提とし、約十か月に亘って右両者と折衝し、サリドマイドによる被害の補償と被害児の将来の生活の安定のための諸施策を協議し、ここに当事者双方は合意に達した。

一、厚生大臣及び大日本製薬株式会社は、サリドマイドが催奇形性を有し、その服用によっていわゆるサリドマイド胎芽症児が出生した事実及び全国サリドマイド訴訟統一原告団の各原告被害児の障害がサリドマイドによって生じたものであることを認める。

二、厚生大臣及び大日本製薬株式会社は、前記製造から回収に至る一連の過程において、催奇形性の有無についての安全性の確認、レンツ博士の警告後の処置等につき、落度があったことに鑑み、右悲惨なサリドマイド禍を生ぜしめたことにつき、薬務行政所管官庁として及び医薬品製造業者として、それぞれ責任を認める。

三、また、厚生大臣及び大日本製薬株式会社は、訴訟上十年余に亘って、右因果関係と責任を争い、この間被害児とその家族に対して何等格別の救済措置を講じなかったことを深く反省し、原告等に対して衷心より遺憾の意を表する。

四、厚生大臣は、本確認書成立にともない、国民の健康を積極的に増進し、心身障害者の福祉向上に尽力する基本的使命と任務を改めて自覚し、今後、新医薬品承認の厳格化、副作用情報システム、医薬品の宣伝広告の監視など、医薬品安全性強化の実効をあげるとともに、国民の健康保持のため必要な場合、承認許可の取消、販売の中止、市場からの回収等の措置をすみやかに講じ、サリドマイド事件にみられるごとき悲惨な薬害が再び生じないよう最善の努力をすることを確約する。

五、大日本製薬株式会社は、本確認書の成立を契機として、医薬品製造業者の社会的責任を再確認し、再びかかる惨禍が起ることのないよう、医薬品の安全性確保に一層の努力をすることを確約する。

六、厚生大臣及び大日本製薬株式会社は、前記の責任に鑑みて、以下の各項目のとおり、サリドマイド被害児及びその家族に対する損害賠償並びに被害児の将来の生活保障、健康の管理、介護、教育、職業確保等の施策を十分に行うことを確認する。

七、原告等は、和解調書を作成することにより、前記各訴訟事件を終了させることを承諾する。

項目

(一)　損害賠償金の支払に関する事項

1　国及び大日本製薬株式会社は、損害賠償金として、全国サリドマイド訴訟統一原告団に属する被害児本人とその父母（父母の一方を欠く場合は父又は母、養父母のある場合は養父母を含む。）に対して、次項に定める基準による金員を支払う。ただし、弁護士費用については別に当事者が協議して定めるところにより支払う。

2　前項のサリドマイド被害者に対する損害賠償金は次のとおりとし、そのランク付けは東京地方裁判所が推せんし、全国サリドマイド訴訟統一原告団、国及び大日本製薬株式会社の三者が協議して委嘱した委員により構成される判定委員会の判定による。

	被害児の金額	父母の金額	弁護士費用
A	三七〇〇万円	三〇〇万円	全原告に対する上記金額の合計額の一〇%に相当する額。
B	三〇〇〇万円	三〇〇万円	
C	二五〇〇万円	三〇〇万円	

備考　判定委員会の定める基準によりがたい場合及び上位三ランクに該当しない場合は別に当事者が協議して定めるところによる。

3　被害児が賠償金の一部を被害児の将来の生活の安定を図るための年金（以下「長期継続年金」という。）として受領したい旨の申し出をしたときは、国及び大日本製薬株式会社は被害児一人当り賠償金のうち金一五〇〇万円（Aランクに該当する被害児であって、別段の申出をしたものについては、金二〇〇〇万円）を前記損害賠償金の支払の履行として後記（二）による財団に支払い、被害児は財団から長期継続年金を受領するものとする。

4　厚生大臣及び大日本製薬株式会社は、後記（二）による財団の行う長期継続年金に係る事業がその趣旨に沿って円滑に運営されるよう努力するものとする。

5　国及び大日本製薬株式会社は、民事訴訟費用法に定める訴訟費用を負担する。その支払方法については、別に当事者が協議して定めるところによる。

6　大日本製薬株式会社は、全国サリドマイド訴訟統一原告団を経由して、原告被害児とその父母に対して十年余に及ぶ訴訟遂行に要した費用（前記5に定めるものを除く。）、立替金等に相当する金員の賠償として金二億四〇〇〇万円を支払う。なお、各原告毎の受取るべき金額及び支払方法は全国サリドマイド訴訟統一原告団が確定した上で大日本製薬株式会社に書面でこれを通知する。

7　国及び大日本製薬株式会社は、前記の各金員を、各地方裁判所における和解成立のつど、和解調書の内容に従って支払う。ただし、前記3の場合は、その金員を当事者が、別に協議して定めるところにより支払う。

（二）　財団法人サリドマイド福祉センター（仮称）の設立運営に関する事項

1　被害児の健康管理、医療、介護、教育、職業その他将来の生活の安定のため必要な事業を行うことを目的とする財団法人（以下「財団」という。）を設立するため、大日本製薬株式会社は、損害賠償の一環として、財団の基金及び財団設立後の運営並びに被害児の継続的健康管理、医療、教育、職業等に関する研究及び重症被害児の生活介護その他の将来のための資金を次のとおり調達拠出する。

(1)　調達拠出する資金は金五億円とする。

(2)　財団の基本財産の額及び拠出方法については、全国サリドマイド訴訟統一原告団と大日本製薬株式会社が協議して決定する。

(3)　財団の事業資金として、一九七四年一二月一〇日までに金二億円（ただし、前記（2）の基本財産の額を含む。）、一九七五年六月一〇日までに金三億円を財団に調達拠出する。

2　財団の事業はサリドマイドによる全被害児（原告でない被害児を含む。）を対象とする。

3　財団の設立については、全国サリドマイド訴訟統一原告団と厚生大臣及び大日本製薬株式会社が協議してすすめる。

4　大日本製薬株式会社は、財団の設立許可後すみやかに初年度の財団運営事務費として金二〇〇〇万円を財団に支払い、財団の事業開始後においても、財団の事業達成のため積極的に協力する。

5　厚生大臣は、財団発足後は、財団の事業達成のため所管官庁を通じ積極的に協力する。

(三) 福祉施策に関する事項

1　証明書

厚生大臣は、サリドマイド被害児に対し、その旨の証明書を交付する。

証明書に関する事項は、当事者の協議により別に定める。

2　研究、資料収集等

厚生大臣及び大日本製薬株式会社は、財団が行うサリドマイド被害児の医療、教育、職業等に関する研究、資料収集等につき積極的に協力し、厚生大臣は所管官庁を通じ、研究費、補助金の交付に努める。

3　障害等級

厚生大臣は、身体障害者福祉法施行規則に定める障害等級を改正するに際しては、サリドマイド胎芽症が先天性の複合症であるという特殊性が十分に反映されるよう努める。また、現行の障害等級表の適用にあたっても、サリドマイド被害児の特殊性を反映し、認定が適正に行われるよう配慮する。

4　医療

(1) 厚生大臣は、児童福祉法による育成医療は身体障害児の生活能力を高めるために必要な医療がすべて給付の対象となること、したがってサリドマイド症候群に属する各障害（耳介奇形、耳介欠損、鎖肛、生殖器異常等及び将来新たに発見されるものを含む。）についても、この育成医療の趣旨に合致するものはすべて育成医療の給付対象となることを確認する。

(2) 厚生大臣は、育成医療の給付対象及び範囲が、通知に例示されているものに限ると受けとられている向があることに鑑み、当該通知を改正する。

(3) 厚生大臣は、育成医療、更正医療等医療給付制度の拡大及び費用負担の軽減に務めるとともに、この制度が心身障害児（者）によって十分活用されるよう周知徹底に努める。

(4) 厚生大臣は、財団が行うサリドマイド被害児の医療につき、協力医療機関のあっせん等を行うことにより積極的に協力する。

5　補助具、補装具

(1) 厚生大臣は、心身障害児（者）に対する補装具給付事業及び日常生活用具給付事業につき、給付対象品目の拡大等、その内容の改善に努める。

(2) 厚生大臣は、サリドマイド被害児に役立つ補助具、補装具（義肢、便器、補聴器、水栓、入浴器具、電動タイプライター等）の研究、開発を促進し、その研究成果をサリドマイド被害児に提供するとともに、サリドマイド被害児の必要に応じ、国（特別承認制度の活用を含む。）又は民間の資金による交付事業により交付するよう努める。

(3) 大日本製薬株式会社は、原告被害児が日常生活を維持するために必要とする補助具、補装具を次の事項に従い、設置又は交付する。

ア　原告被害児の家庭及び通学教育施設内に、次の補助具、補装具を各被害児の障害に応じて設置又は交付する。

自動排泄処理便器

特殊机
特殊水栓
高性能補聴器

イ　サリドマイド被害児のための高性能義肢の試作発注費用を負担する。

ウ　前記ア及びイに定める事項を実現するための大日本製薬株式会社の負担額は金三〇〇〇万円とする。

エ　前記ア及びイの実施細目については、全国サリドマイド訴訟統一原告団と協議して決定する。

オ　サリドマイド被害児に必要とされる補助具、補装具の研究開発に協力する。

(4)　厚生大臣は、前記義肢の試作結果及び前記自動排泄処理便器の使用結果をみたうえで、これらを児童福祉法及び身体障害者福祉法による補装具給付事業及び日常生活用具給付事業の給付対象品目とすることを検討する。

6　介護

厚生大臣は、心身障害児（者）家庭奉仕員派遣事業の普及、拡大及び内容の充実を図るほか、財団が行う介護に関する事業に積極的に協力する。

7　住居

厚生大臣は、身体障害児（者）に対する住宅対策が拡充強化されるよう所管官庁を通じ努力する。

8　公共施設

厚生大臣は、心身障害児（者）の社会活動を促進するための施策の一環として、上肢障害児（者）及び聴覚障害児（者）が社会において十分な活動ができるよう公共施設の設備改善（主要駅への自動排泄処理便器及び特殊水栓の設置等）及び環境整備の促進につき、所管官庁を通じ努力する。

9　先天異常対策

厚生大臣は、所管官庁を通じて、

(1)　先天異常発生予防のため万全の対策を講ずるよう努力することとし、サリドマイド胎芽症のような先天異常の発生を防止するための研究の拡充及び早期発見の体制の確立等に努力する。

(2)　先天異常による心身障害児（者）の医療、教育、職業等に関する福祉対策の拡充強化に努める。

10　教育

厚生大臣は、文部省に対し、次の事項について申し入れ、了承を得たことを確認する。

(1)　サリドマイド被害児は、その障害の種類、程度等に応じ、今日、一部の児童が養護学校、聾学校、特殊学級に就学しているほか、多数の児童は小学校ないし中学校に就学し、普通教育を受けている。かかるサリドマイド被害児の就学の状況に鑑み、その児童が、身体障害の故に不当に教育を受ける機会を奪われることなく、その個々の状態に応じ、可能なかぎり普通教育を受けられるよう教育施設、設備等につき十分の配慮がなされるとともに、入学選抜を受ける機会が奪われることのないよう関係教育機関を指導する。

(2)　サリドマイド被害児の障害に応じ、学校の施設、設備、教材の整備充実が行われるとともに、大日本製薬株式会社がサリドマイド被害児のため自動排泄処理便器、特殊水栓、特殊机等の学校施設、設備を給付するについて、当該学校がこれを受け入れるよう関係教育機関を指導する。

(3) サリドマイド被害児の在学している学校のうちから、特殊教育教育課程研究校を指定し、その教育課程の編成及び学習指導の方法等について研究を行い、その成果をふまえ教育の充実が図られるよう努力する。

(4) サリドマイド被害児の教育に関する研究のため、財団の行う事業に対して、文部省初等中等局特殊教育課を通じ、関係専門学者の参画、関係資料の提供、サリドマイド被害児の担任教師の参加等について積極的に協力する。

(5) サリドマイド被害児による重複障害児の教育を充実するため、盲、聾、養護学校における教育内容の充実が図られるよう努力する。

11 職業

厚生大臣は、労働省に対し、次の事項について申し入れ、了承を得たことを確認する。

(1) 心身障害者に関し次の諸施策を推進する中において、サリドマイド被害者は上肢、聴覚複合障害が大半を占めるので、その実態をふまえた施策につき今後検討し実施するよう努力する。

ア 雇入れ計画作成命令等の積極的活用等の措置を通じての企業に対する雇用義務の強化

イ 企業の受入れ体制の整備を促進するための雇用助成措置の強化

ウ 就職促進指導官等の専門職員の増員、心身障害者職業センターの増設等による職業紹介体制の強化

エ 訓練職種の開発及び訓練施設の整備等職業訓練の拡充

オ 職域の開発研究の推進

カ 総合リハビリテーション体制の推進

キ 事業主団体による自主的活動の促進、広報手段の刷新強化等による心身障害者の雇用促進を図るための国民運動の積極的展開

(2) 財団が行うサリドマイド被害児の職業問題に関する研究、調査に対して労働省職業安定局業務指導課、職業訓練局管理課を通じ、関係資料の提供等につき積極的に協力する。

(四) その他

1 和解調書作成の時期と方法については当事者が協議決定する。

2 本確認書に定める事項の実施について必要な細目は当事者が協議する。

3 本確認書の条項の解釈に疑義が生じたとき又は被害児について現時点で予測しえない新たな障害が生じたときは、当事者が誠実に協議し解決する。

4 セイセー薬品工業株式会社に係る原告の請求については本確認書に準じて処理する。

本確認書は、正本三通を作成し、当事者が各一通を保有する。

一九七四年一〇月一三日

全国サリドマイド訴訟統一原告団　団長　寺坂金松

厚生大臣　齋藤邦吉

大日本製薬株式会社代表取締役社長　宮武徳治郎

覚書

確認書の解釈、運用の細目等につき、交渉過程で相互に了解した事項は次のとおりである。

一、「三」の「衷心より遺憾の意を表する。」とあるのは、心からお詫びするという意味であること。

二、項目の（一）の2の全国サリドマイド訴訟統一原告団に属する被害児の判定にあたる判定委員会の委員は、有馬正高（鳥取大学医学部付属脳幹性疾患研究施設教授）、一番ケ瀬康子（日本女子大学文学部教授）、木田盈四郎（帝京大学医学部講師）、小池文英（整肢療護園長）、田中美郷（帝京大学医学部助教授）及び土屋弘吉（横浜市立大学医学部教授）であること。

三、項目（一）の3の長期継続年金の実施については、別紙一「長期継続年金実施要綱」の定めるところによるものであること。

四、項目の（一）の5の「民事訴訟費用法に定める訴訟費用」とあるのは、原告らが訴訟上の救助により納付を猶予された費用、及び原告らが納付した費用を意味するものであること。

五、項目の（三）の2の「医療、教育、職業等」には、補助具、補装具を含み、「研究、資料収集等」には、健康診断、相談事業を含むものであること。

六、項目の（三）の3の「配慮」には、通知による指導を含むものであること。

七、項目の（三）の4の(3)の「拡大」には、サリドマイド被害児について更生医療においても育成医療と同様の措置が行われることを含むものであること。また同(4)の「医療」には、健康診断を含むものであること。

八、項目の（四）の3の「新たな障害」とは、サリドマイドに起因する身体障害を意味するものであること。

九、確認書中、「当事者」とは、財団法人サリドマイド福祉センター（仮称）設立後は、右財団法人、厚生大臣及び大日本製薬株式会社とすること。

十、全国サリドマイド訴訟統一原告団に属しないサリドマイド被害児についても、確認書に準じて適切な措置がとられるものであること。

十一、確認書の当事者である全国サリドマイド訴訟統一原告団に属する原告の氏名は、別紙二のとおりであること。

十二、一九七三年一二月二三日の第一回交渉以降確認書調印の日までの間において、交渉の衝にあたった責任者は次のとおりであること。

全国サリドマイド訴訟統一原告団
寺坂金松
佐藤　巌
F
D
β

厚生省薬務局長
松下廉蔵

大日本製薬株式会社代表取締役社長
宮武徳次郎

本覚書は、正本三通を作成し、当事者が各一通を保有する。

一九七四年一〇月一三日

全国サリドマイド訴訟統一原告団代表

寺坂金松

佐藤　巌

厚生省薬務局長

松下廉蔵

大日本製薬株式会社代表取締役社長

宮武徳次郎

大日本製薬株式会社取締役法規部長

足立　勝

別紙一

長期継続年金実施要綱

一、目的

本要綱は、確認書に基づき財団法人サリドマイド福祉センター(以下仮称、「財団」という。)が給付する長期継続年金について定める。

二、受領者

1 長期継続年金の受領者は、原告たるサリドマイド被害児であって、国及び大日本製薬株式会社に対して賠償金の一部を長期継続年金として受領したい旨を申し出たものとする。

2 前記1の申し出は、和解成立の日から一か月以内に行わなければならないものとする。

3 財団は、前記1の申し出を行った者と長期継続年金の支払に関する契約を締結するものとし、誠実に年金の支払を行うものとする。

三、支給

1 年金の始期及び終期

長期継続年金の支給は、各被害児の全てについて後記四の1の額の一部が財団に支払われた日から起算して三年を経過した日の属する月から開始され、開始の月から七二〇月を経過した月をもって終了するものとする。

2 年金の支給時期

長期継続年金は、毎年三か月ごとにそれぞれその次の支給期月の前月分までを支給するものとする。

四、年金の原資

1 国及び大日本製薬株式会社は、前記二の1の申し出があった場合には、申し出があった者一人につき金一五〇〇万円(Aランクに該当する被害児であって別段の申し出をしたものについては金二〇〇〇万円)を財団に対してすみやかに支払うものとする。ただし、大日本製薬株式会社は、和解成立の日から二年間を限度として半年賦による分割払いをすることができるものとする。この場合、大日本製薬株式会社は、分割払い額につき後記2の信託銀行の運用利率で計算した利息を附加して財団に支払うものとする。

2 財団は、前記1により支払を受けた額を住友信託銀行株式会社に対して元本確実な合同運用の金銭信託を行うことにより運用するものとし、これにより得られた元利合計額を原資とする。

五、年金額

1 年金の額は、年金支給開始時においては、前記四の1により財団に支払われた年金の原資を三年間合同運用金銭信託により運用したあと六〇年間、年五・五%の利率で運用するものとして算出した額を基礎として算出した額とする。

2 年金の額は、年金の支給開始後において、総理府において作成する年度平均の全国消費者物価指数(以下「物価指数」という。)が年金の支給開始月の属する年度(この項の規定による措置が講ぜられたときは直近の当該措置が講ぜられた年度の前年度)の物価指数の百分の百五をこえ、又は百分の九五を下るに至った場合においては、その上昇し、又は低下した比率を基準として、その翌年度の十一月に、同月以降の支給分について改定されるものとする。

六、スライド分の不足額の補塡

1　前記五の2により年金の額が増加したため、前記四の2の年金の原資ではその年度分の年金の支払総額が不足する場合には、その不足額は大日本製薬株式会社等により補塡されるものとする。

2　厚生大臣は、前記1の措置が円滑に行われるよう努力する。

七、解約一時金

1　受領者は、前記三の1の終期以前に、財団に対して前記二の3の契約を解約する旨を申し出た場合には、当該申し出のあった日の属する支給期月の次期の支給期月以降の年金の受領に代えて、解約一時金を受領することができるものとする。

2　財団は、前記1の申し出があった場合には、当該申し出のあった日の属する支給期月の次期支給期月以降に支給される年金の原資として残存する額（当該申し出を行った者に係る前記四の1の額に関し、同2の方法により当該申し出のあった日まで運用して得られた額から、その日までに支払われた年金の総額（前記六によりスライド分の不足額の補塡が行われた場合にはその補塡額の合計額を当該年金の総額から差し引いた額とする。）を控除した額をいう。）を解約一時金として当該申し出があった日から一か月以内に支払うものとする。

3　解約一時金の支払が行われた場合には、それ以降、年金の支給は行われないものとし、解約一時金の支払を受けた者については、再び前記二の1の申し出をすることができないものとする。

八、死亡一時金

1　受領者が前記三の1の終期前に死亡した場合には、それ以降、年金の支給は行われないものとし、財団は後記3の者の請求により請求の日から一か月以内に、死亡一時金を支払うものとする。

2　死亡一時金の額は、前記七の解約一時金の算定の例によるものとする。

3　死亡一時金を受けることができる者は、死亡した者について相続の権利を有する者とする

九、その他

1　余剰金の処理

財団は、最終の支給期月において余剰金があるときは、同月における受領者に対してこれを按分して支給するものとする。

2　支払方法

(1)　財団は、年金、解約一時金、死亡一時金及び余剰金の支払については、受領者又は、前記八の3の者の指定する郵便局又は金融機関の口座に対して、振り込むことにより行うものとする。

(2)　財団又はその委任を受けた者が(1)により振り込みを行ったときは、受領者又は前記八の3の者に対し、年金、解約一時金、死亡一時金及び余剰金の支払が行われたものとみなす。

十、実施細目

本要綱に基づく年金等の支払事務の処理に必要な細目については、当事者及び住友信託銀行株式会社の協議により別に定めるものとする。

別紙二

全国サリドマイド訴訟統一原告団に属する原告の氏名

以下、地方裁判所別に被害児、母、父の順で表として記載しているが未掲載。但し、名古屋地裁のγ親子は全国サリドマイド訴訟統一原告団に加わっていなかったので、記載はない。従って全家族数は六二家族。

一九七四年一〇月一三日に調印された文書は「確認書」と「覚書」に付属する別紙一の「長期継続年金実施要綱」、別紙二の「全国サリドマイド訴訟統一原告団に属する原告の氏名」の合計二通で構成されている。

厚生省、法務省文書の内訳

Ⅰ　厚生省の「J〇〇〇三　永久　サリドマイド訴訟綴」全二六分冊

表紙に（〇〇年〇月〇日から〇〇年〇月〇日）と記されているものもあるが、必ずしも中身と合っていない。表題は、便宜的に筆者が付けたもので実物にはない。全体で二万数千ページに及ぶ。

第一号、和解関係（一九七一年一月から七二年六月三日）

東京地裁の裁判動向分析、賠償金算定のための資料、父母の会文書、厚生省の内部文書、他の公害事件などの和解の研究資料およびその例示資料。

第二号、和解関係及び大蔵省折衝（一九七二年五月二九日から七三年五月二三日）

裁判の動向分析、他の薬害の研究資料（請求損害金の額など）、大蔵省に対する説明資料、賠償金算定のための資料。

第三号、和解関係（一九七二年四月から七四年一〇月八日）

協定書、確認書の草案、賠償金の算定方法。

第四号、和解関係（一九七四年七月九日から七四年一〇月一日）

名古屋地裁の訴状あり、和解文書の草案、和解までの資料。

第五号、年金関係

主に一九七四年六月二〇日から七四年一〇月一一日の文書、年金の支払い方法、全員の年金申出書。

第六号、年金関係（一九七四年六月一〇日から七四年一〇月二一日）

東京地裁の訴状あり、年金額決定の考え方・支払経路、大蔵省に対する予算書と説明、第五回判定委員会、セイセー薬品工業関係。

第七号、認定判定関係

委員の選定、会議期日のお知らせなど含む、全員の判定通知。

第八号、和解関係

各地裁毎の和解調書とその関連文書、前四一九ページ不開示、賠償金一覧表・全地裁分、東京地裁の和解弁論調書。

第九号、法務省・厚生省の通信文書等

法務省が応訴にあたって厚生省に質問書を提出、訴状、書証など、原告立証計画、京都大学西村秀雄教授の鑑定書。鑑定人の氏名は墨塗り。

第一〇号、法務省・厚生省の通信文書等

京都地裁関係及び広島地裁の訴状、メモ書き多し。

第一一号、各地裁訴状、答弁書

東京地裁の訴状、大日本製薬とグリュネンタール社との技術提携文書。

第一二号、裁判関係

年月不詳の被告側広島地裁の応訴計画、被告一九六九年六月六日提出の第一〇準備書面（レンツ批判）に対する七月四日付原告の求釈明書、セイセー薬品工業の準備書面。

第一三号、裁判関係

福岡地裁小倉支部の第一準備書面、送付書、京都・東京地裁の

訴状、レンツ証人関係（経歴、通訳など関係書類）、東京地裁の鑑定人忌避《きひ》上申書。

第一四号、裁判関係等

訴状、準備書面、原告支援活動の資料、東京地裁準備手続き関係、「Sunday Times」、国内の新聞切り抜き、英国の事例など海外の動きと関係文献、要約調書、弔慰金の事例、森山研究班報告。

第一五号、内部文書

和解のための基礎資料、アストラ社、グリュネンタール社の裁判動向報告書、同社のレンツ説に対する反論書、ショイヒの準備書面の骨子。

第一六号、東京地裁の号証、甲号証一から二九号証まで

第一七号、東京地裁の号証、甲号証三〇から七九号証まで

第一八号、東京地裁の号証、甲号証八〇から一一八号証まで

第一九号、東京地裁の号証、甲号証一一九から甲一〇二一五号証まで。一二〇〇号証の次は一〇二〇二号証

第二〇号、和解関係（一九七四年六月一二日から七七年六月）

賠償金の支払い基準、両親に対する説明書、和解通知書、名古屋地裁の和解調書（各地裁で多少内容が異なる）、被告同士の賠償金支払割合、訴外の支払関係、西独で政府が新たな負担をした場合の追加分に関する大蔵省に対する確認書、乙五七号証。

第二一号、認定・判定関係、年金関連（一九七五年一〇月二四日から七九年八月）

確認書、被告の分担金計算書など、いしずえの年金に関する補塡関係、駐西独大使の報告書。

第二二号、認定・判定関係、年金関連（一九七六年三月から七七年一一月）

訴外者の判定経過の全文書、一九七九年八月一六日の賠償金支払い通知書。

第二三号、証明書、認定・判定関係、年金関連（一九八一年から）

サリドマイド被害者証明書、訴外者への説明書、大日本製薬の厚生省に対する要望書。

これ以外に、乙号証は、号数なしで三冊にファイルされている。全体として、明確な基準で整理ファイリングしているように見えず、「くすり地獄」の二号、市民の会のビラ、新聞記事、雑誌論文、メモ、文書の下書き、大日本製薬からの報告、要請、大日本製薬が大蔵省に要望した文書、大臣の談話、記者発表文、被告製薬会社間の分担金の支払い関係、長期継続年金の計算書、その請求・支払い関係文書等も含まれる。また、訴外者の認判定会議及び判定結果と被害者の合意文書、合意時に被害者に渡された「確認書」「覚書」「年金の運用、加入」等が申請のつどファイルされ、同一文書が多数含まれている。

資料の整理方法は、職員が個人でファイルしていたものを和解後に集めて、新しくファイルしなおしたらしいと、担当官は筆者に説明した。その時、甲号証と乙号証だけは号証番号順に整理し、乙号証は筆者が閲覧しなかったので、号数なしで番号順に三分冊で整理されている。

残りは、ファイリングした人の判断でファイルしたが、その人は事件を知らなかったか、良く考えずにファイルしたため、不統一のまま整理されたようだ。担当官は、事件は「私たちの入省前のことなので、どの文書が重要か等は事件を知らないので判断できない。サリドマイド事件についてはこれが文書の全てです」と筆者に説明

した。

Ⅱ　法務省文書

厚生労働省から法務省に移管された文書三八点の内訳は、次の通り。いずれも情報公開法に基づく開示請求をしたが、同審査会で不開示相当とされた。◎は、厚生省文書との対応、日付、通しページから筆者が類推したもので確定したものではない。（一）の整理番号は、厚生省、法務省が付けたもの。

文書の分類

一、打合せ結果メモ一六点。
二、賠償額計算書一五点。
三、厚生省が法務省に意見を求めた時の法務省からの回答書二点。
四、事件経過報告書の写し二点。
五、答弁書（案）の写し二点。
六、その他一点。

一、打合せメモ一六点の詳細

A・日付のあるもの（日付順）

◎(1)二号七六、一九七二年六月一五日、一四日の政府内（厚生省、大蔵省、法務省）の和解に関する法的議論を法務省がまとめたものと思われる。三ページ。
◎(3)二号二三八、同八月八日、和解金額の計算方式について大蔵省と意見交換したもの。一ページ。
◎(9)二号二五七、同八月二二日、和解金の計算方式。一ページ。
◎(13)二号二六六、同九月六日、和解金額の計算方式。一ページ。
◎(17)二号二九一、同九月一九日、和解金額の考え方。一ページ。
(19)二号三一二、同九月二八日、二九日付、和解の検討、協議事項。三ページ。
(18)二号三一〇、同一〇月六日、厚生省に対応する文書がなく不明。二ページ。
(21)二号三六〇、同一〇月七日、同右不明。九ページ。
(26)二号五一六、同一〇月七日、同右不明。八ページ。
(22)二号三六九、同一〇月一八日、同右不明。一九七二年一〇月二一日付のサンケイ新聞へのリーク案か。五ページ。
(27)二号五二四、同一〇月一八日、同右不明。同右のサンケイ新聞へのリーク案か。四ページ。
◎(23)二号三七六、同一一月一〇日、和解金額と障害判定、被告の賠償金の負担割合。四ページ。
(24)二号三八一、同一一月一七日、厚生省に対応する文書がなく不明。四ページ。
(25)二号四二〇、一九七三年三月二日、同右不明。三ページ。

以上一四点は、レンツ証言後和解を決意した厚生省と法務省が裁判所の意向を分析、和解金額の試算をしたものと思われる。

B・日付のない物

(2)二号一〇四、一九七二年六月二日頃、「和解方針」一ページ。
(35)一三号一八〇、「メモ（原告側反対尋問要旨）」六ページ。
(2)は、和解金額の計算方式と思われる。(35)は内容は確定できないが『裁判』から類推可能。

二、賠償額計算書一五点の詳細

(4)二号二四〇、一九七二年八月八日から二二日の間、「費用総額」一ページ。

(5)二号二四二、同右、「一人当たりの賠償額」二ページ。

(6)二号二四六、同八月二七日、「一人当たりの賠償額」四ページ。

(7)二号二五〇、同八月二〇日頃、「費用総額」一ページ。

(8)二号二五三、同八月三一日、「一人当たりの賠償額」二ページ。

(10)二号二五八、同八月三〇日から九月七日の間、「一人当たりの賠償額」二ページ。

(11)二号二六三、同九月五日、「一人当たりの賠償額」二ページ。

(12)二号二六五、同右、「費用総額」一ページ。

(14)二号二七三、同九月五日頃、「一人当たりの賠償額」二ページ。

(15)二号二八一、同右、「一人当たりの賠償額」二ページ。

(16)二号二八五、同右、「一人当たりの賠償額」二ページ。

(20)二号三五八、同九月二二日頃、「一人当たりの賠償額」二ページ。

(28)二号五二八、一九七三年四月二六日過ぎ、「一人当たりの賠償額」二ページ。

(30)三号一四一、一九七四年二月段階の試算案、「一人当たりの賠償額」二ページ。

◎(38)一五号五五八、「慰謝料資料」、交通事故の賠償例の一覧表一ページ。

以上一五点のうち(28)までは、(6)、(7)を除いて全て二ページなので、他の例から見て各原告の障害別賠償額を一覧表にしたものと考えられる。

三、厚生省が法務省に意見を求めた時の法務省からの回答書二点

◎(31)三号二〇六、一九七四年三月一六日「法務省の回答」一ページ。等級別金額か年金に関するもの。

(32)四号二三八、同七月三一日頃、「和解調書作成上の問題点」一ページ（Cランクに二〇〇万円上積みする裏金について記述ありか）。

四、事件経過報告書の写し二点（期日不明）

◎(33)八号六五三、「事件経過報告書」一ページ、一地裁分の訴訟経過を表にした物で、準備手続きの報告と思われる。

◎(36)一三号四二九、「事件経過報告書」九ページ、九地裁分の訴訟経過表。

五、答弁書（案）の写し二点（期日不明）

(34)一三号九五、「答弁書案」一〇ページ。

(37)一四号六一、「訴訟事件の資料調査について（回答）及び答弁書案」一三ページ。

六、その他

(29)三号二一二、一九七四年四月、「サリドマイド事件について」一ページ。各地裁ごとの係属事件の一覧と思われる。

以上から、(32)以外は特別不開示にする理由はない。一九七二年の一連の文書は、本格和解に向けた政府内の動きの記録で、最終和解はこの時の政府の思惑とは異なったものになった。不開示になったが全体の流れは、厚生省文書で概ね跡づけられた。この程度の内容の文書を不開示にする法務省の秘密主義は納得できない。

国会質疑

質問日	質問者等	回数	院の別	委員会名	議事録掲載頁
一九六二年九月二〇日	藤原道子	四一	参議院	社会労働委員会	第七部（閉会後）一号一六
一九六三年三月一四日	上村千一郎	四三	衆議院	法務委員会	第一類第三号第九号七
一九六四年三月一九日	藤原道子	四六	参議院	予算委員会	第一三部第一六号一五
一九六四年三月二六日	滝井義高	四六	衆議院	社会労働委員会	第一類第七号第二五号八
一九六四年一二月一七日	サリドマイド児救済に関する請願採択	四七	衆議院	社会労働委員会	第一類第七号附録三
一九六五年二月二五日	岡本隆一	四八	衆議院	予算委員会第三分科会	第一類第一三号（附属の四）第三分科会第四号五
一九六五年二月二五日	神近市子	四八	衆議院	予算委員会第三分科会	第一類第一三号（附属の四）第三分科会第四号二七
一九六五年三月二五日	千葉千代世	四八	参議院	予算委員会	第一三部第一八号三二一
一九六五年五月二一日	小林進	四八	衆議院	社会労働委員会	第一類第七号第三六号一二

質問日	質問者等	回数	院の別	委員会名	議事録掲載頁
一九六六年一二月四日	大森創造	五一	参議院	決算委員会	第一四部第三号一七
一九六六年二月一一日	大原亨	五一	衆議院	予算委員会	第一類第一三部第一一号二〇
一九六六年四月一二日	村野賢哉参考人	五一	衆議院	産業公害対策特別委員会	第三類五号第一〇号一〇
一九六七年五月一一日	本島百合子	五五	衆議院	社会労働委員会	第一類第七号第八号一三
一九六八年四月一一日	大橋和孝	五八	参議院	予算委員会第四分科会	第一三部第四類第四分科会二号一六
一九六八年四月一五日	砂田重民	五八	衆議院	物価問題等に関する特別委員会	第二類第一六号第一六号二三一
一九六八年五月七日	藤原道子	五八	参議院	社会労働委員会	第七部第一一号一六
一九六八年八月八日	藤原道子	五九	参議院	社会労働委員会	第七部第一号一三
一九六九年四月二二日	藤原道子	六一	参議院	社会労働委員会	第七部第一六号四
一九六九年四月二三日	高田富之	六一	衆議院	決算委員会	第一類第一四号第一一号九
一九七〇年二月二六日	大原亨	六三	衆議院	予算委員会	第一類第一三号第六号一八
一九七〇年四月二三日	寺前巌	六三	衆議院	社会労働委員会	第一類第七号第一三号三六
一九七〇年四月二四日	高田富之	六三	衆議院	決算委員会	第一類第一四号第一四号八
一九七〇年六月一一日	藤原道子	六三	参議院	社会労働委員会	第七部（閉会後）第一号三六
一九七〇年一二月八日	沖本泰幸	六四	衆議院	法務委員会	第一類第三号第四号八

一九七〇年一二月一五日	松浦利尚	六四	衆議院	物価問題等に関する特別委員会	第二類第一六号第三号一二
一九七〇年一二月一八日	大橋和孝	六四	参議院	社会労働委員会	第七部第一六号一八
一九七一年二月一七日	和田春生	六五	衆議院	予算委員会	第一類第一三号第一四号五
一九七一年二月一八日	古寺宏	六五	衆議院	社会労働委員会	第一類第七号第四号一七
一九七一年五月二〇日	横路孝弘	六五	衆議院	内閣委員会	第一類第一号第二九号一八
一九七一年一二月七日	藤原道子	六七	参議院	社会労働委員会	第七部第五号一
一九七二年三月二三日	和田春生	六八	衆議院	予算委員会第三分科会	第一類第一三号（付属の四）第三分科会第三号一九
一九七二年四月一二日	中川嘉美	六八	衆議院	外務委員会	第一類第四号第九号八
一九七二年四月二六日	須藤五郎	六八	参議院	予算委員会第二分科会	第一三部第二類第二分科会第四号二六
一九七二年五月一九日	細谷治嘉	六八	衆議院	公害対策並びに環境保全特別委員会	第二類第五号第一八号五
一九七三年四月六日	藤原道子	七一	参議院	予算委員会第四分科会	第一三部第四類第四分科会第四部第二号二二
一九七三年九月一一日	藤原道子	七一	参議院	社会労働委員会	第七部第二三号一一
一九七四年四月八日	小平芳平	七二	参議院	予算委員会第四分科会	第一三部第四類第四部第四号一〇
一九七四年一〇月二五日	小平芳平	七三	参議院	社会労働委員会	第七部（閉会後）第一号一一

一九七五年一月一一日	厚生省薬務局企画課「補償申出書」	七四	参議院	社会労働委員会	第七部第七号三一
一九七五年六月一八日	坂井弘一	七五	衆議院	決算委員会	第一類第一四号第一二号一五
一九七六年五月一三日	粕谷照美	七七	参議院	社会労働委員会	第七部第四号七
一九七七年四月一六日	下村泰	八〇	参議院	予算委員会	第一三部第二三号一九
一九七七年四月二〇日	村山富市	八〇	衆議院	社会労働委員会	第一類第七号第一三号二七
一九七七年一一月二二日	小平芳平	八二	参議院	社会労働委員会	第七部第七号二六
一九七七年一一月二二日	下村泰	八二	参議院	社会労働委員会	第七部第七号四八
一九七八年四月一一日	下村泰	八四	参議院	社会労働委員会	第七部第七号三一
一九七八年一〇月一七日	下村泰	八五	参議院	社会労働委員会	第七部第一号三〇
一九八〇年四月一日	喜屋武眞榮	九一	参議院	予算委員会	第一三部第四類第四分科会第三号三三
一九八一年二月一三日	前島英三郎	九四	参議院	予算委員会	第一三部第三号一一
一九八一年三月三〇日	近藤忠孝	九四	参議院	予算委員会第四分科会	第一三部第四類第四分科会第二号二五
一九八二年三月二二日	前島英三郎	九六	参議院	社会労働委員会	第七部第四号二五
一九九六年五月二八日	山本孝史	一三六	衆議院	厚生委員会	第一類第七号第二一号六
一九九六年六月五日	片平洌彦参考人	一三六	衆議院	厚生委員会	第一類第七号第二五号六

参考文献

Ⅰ　参考文献の採録基準

①サリドマイド事件史を理解するために、国会図書館の雑誌記事データベースの採録対象となっていない雑誌記事の収集に力を入れた。しかし、女性誌などの記事はまだ採録漏れがあると思われる。

②医学・薬学関係は、初期の症例報告とサリドマイド原因説にふれているものに重点をおいて採録した。ハンセン病、多発性骨髄腫、末期ガン等の治療にサリドマイド剤を使う研究等は代表的なものにとどめた。詳細は、国会図書館のデータベース参照。

③外国の文献は、日本国内の症例報告を除き省略した。書証は、事件の理解に役立つもの、本書で取り上げたものに絞った。詳しくは、『サリドマイド裁判』第一巻四二五頁以降の「書証」を参照。

④書籍は、当事件を直接扱っていなくても事件の広がりを示すものは採録した。

⑤著者名がないのものは、編集部とした。

⑥事件の流れを理解するために発行日順としたが、発行日は文献表記に従った。

Ⅱ　参考文献表の注

①〈〉内は、著者のコメント。

②書証は、甲三、乙一〇と表記した。

一九五五年八月　増山元三郎、高橋晄正「黄変米研究の問題点——サンプリング研究班による成果を中心に」『科学』。

一九五七年二月一八日　宮木高明『薬』岩波新書。

一九五八年五月　黒沢良介「イソミンの精神疾患における使用経験について、甲一七二、乙四七、丁一」『新薬と臨床』。

一九六〇年一月　小林公民「先天性内反手の一例〈国内初と思われるサリドマイド被害の症例報告〉」『北海道産婦人科学会会誌』。

一九六一年四月　尾山力「鎮痛、鎮静、麻酔剤の胎児におよぼす影響〈六〇年七月受付、詳細な参考文献あり。東京地裁には同氏の「薬剤の胎児に与える影響」六一年四月『産婦人科の世界』を甲一〇二〇四として提出〉」『麻酔』。

一九六二年二月二三日　編集部「MEDICINE Sleeping Pill Nightmare 睡眠薬の悪夢、乙二二五、丁二三」『TIME』。

一九六二年三月一五日　海外短信「薬に注意〈日本語で書かれた初のレンツ警告。ほとんどの医師はこの雑誌を読んでいる〉」『日本医師会雑誌』。

一九六二年六月一〇日　編集部「睡眠薬の副作用問題」『朝日ジャーナル』。

一九六二年七月二一日　Tadashi,Kajii、梶井正「Thalidomide and Congenital Diformitions サリドマイドと先天的欠陥〈北海道の事例報告と分析。疫学的にサリドマイド原因説を立証した国内初の論文。甲四四〉」『The Lancet』。

一九六二年九月　内野滋、坂川邦彦他「サリドマイドに起因したと思われる上肢海豹肢症について〈七月二日受付、著者はこれ以前にレンツ警告を認識〉」『日本産婦人科学会雑誌』。
一九六二年九月　沼田克雄「Thalidomideをめぐって〈「サリドマイド原因説は、否定も肯定もできない。妊娠初期三カ月間は与えない方針が妥当」〉」『医学のあゆみ』。
一九六二年九月一七日　武藤直大「睡眠薬サリドマイドへの疑惑」『週刊サンケイ』。
一九六二年一〇月　梶井正他七人「サリドマイドと短肢症〈北海道の七症例の詳報、甲一二八〉」『小児科臨床』。
一九六二年一一月　内野滋「奇形児をつくる睡眠薬の恐怖」『マドモアゼル』。
一九六二年一一月　ヘレン・B・タウシグ「サリドマイドと奇形児〈Scientific American 一九六二年八月号の訳〉」『自然』。
一九六二年一一月　野中俊郎「クスリと奇形」『自然』。
一九六二年一一月　宮木高明「サリドマイドをめぐる薬学の問題点〈朝日新聞一九六二年五月一八日に出したコメントの弁解〉」『自然』。
一九六二年一一月一七日　原三郎「サリドマイドについて〈「サリドマイドは、先天性四肢長骨奇形を生ずるものと推論されている」〉」『日本医事新報』。
一九六二年一二月　モートン・ミンツ「サリドマイドはこうして禁止された」『リーダーズダイジェスト』。
一九六二年一二月二日　植松正「サリドマイド奇形児の殺害」『時の法令』。
一九六二年一二月九日　小島亮一「問題残すサリドマイド裁判〝無罪〟判決を生みだした〝感情〟〈障害者は、生きる権利がないのかとサリドマイド児殺し無罪判決に反論〉」『朝日ジャーナル』。
一九六二年一二月二九日　名倉重雄「サリドマイドと先天奇形〈「今般の奇形の急激な増加はサリドマイド系薬品により奇形の発生が誘発されて頻度の急激な上昇をみた」「特殊の薬剤が奇形の発生頻度に影響を及ぼす誘因となりうることは五〇年も前にすでに実験的に確かめられた資料が存在する」と指摘〉」『日本医事新報』。
一九六二年一二月三〇日　編集部「薬禍に暮れる一年」『朝日ジャーナル』。
一九六三年一月　小林提樹「エンゼルベビーの父として」『婦人公論』。
一九六三年一月一〇、一七日合併号　編集部「奇形児の母親涙の訴え」『週刊実話特報』。
一九六三年二月　村上勝美「欧米学会におけるサリドマイド報告」『自然』。
一九六三年二月　カール・シュルテヒレン「サリドマイド禍のわが子〈著者は西ドイツの両親連盟会長で、早い段階からサリドマイドを疑っていた弁護士〉」『文芸春秋』。
一九六三年二月　林省吾「サリドマイド奇形児と愛の問題」『世紀』。
一九六三年二月　村良一、大谷敏夫他「サリドマイド系睡眠薬と先天奇型〈「今日では次第にサリドマイド原因説が有力となってきている」〉」『小児科診療』。
一九六三年二月　三谷茂他七人「最近発生したフォコメリー二例とサリドマイドの問題〈「サリドマイドのみにその原因を求むることはできない」〉」『産婦人科の実際』。
一九六三年二月　貴家寛而、大川知之、江部道夫「あざらし状奇形三例について」『産婦人科の実際』。
一九六二年二月　龝近正博「サリドマイドとPhocomelia＜「サリドマイドとの関係に一応の疑いを持つのは当然である」＞」『産婦人科の実際』。
一九六二年二月　織田明「サリドマイドと先天四肢奇形＜「サリドマイドとの関係はほぼ決定的であり妊娠中の母の本剤服用が胎児奇形を惹起《じゃっき》するとの説はほぼ肯定された」＞」『産婦人科の実際』。
一九六二年三月　梶井正「サリドマイド奇形＜タイトルページの対向面が大日本製薬の一ページ広告という皮肉な巡り合わせ、サリドマイド原因説を肯定、鑑別診断を解説、文献は詳細。甲三＞『産婦人科治療』。
一九六二年三月　森山豊「睡眠薬と先天異常＜「発生原因はThalidomideのみではないといえる」＞」『産科と婦人科』。
一九六二年三月　田村浩通、石田玲子「サリドマイド服用に因ると思惟される耳奇形の一例＜耳にも注目が集まり出す＞」『耳鼻咽喉科臨床』。
一九六二年三月二日　篠原護、菊池和男、道免聚二「北海道における短肢症の概況とその問題点＜「動物においてサリドマイドが催奇形性を有することが実証され、人に対するサリドマイドの影響も確定的と考えられる」＞」『日本医事新報』。
一九六二年三月一〇日　編集部「サリドマイド奇形児の手術」『朝日ジャーナル』。
一九六二年三月三一日　森山豊、三谷茂、貴家寛而、田淵昭他「（緊の三）海豹畸形状（Phocomelia）の発生要因に関する研究——特にサリドマイド製剤との関係、甲一〇八」『一九六二年度医療技術研究報告』。
一九六二年四月　山岸育子「サリドマイド奇形児を子にもって」『マドモアゼル』。
一九六二年四月　平栗記者「この子たちを見よ——日本の奇形児問題」『科学朝日』。
一九六二年四月　田淵昭他七人「海豹肢症奇形とサリドマイド剤＜「奇形発生は個々の薬物によると考えるよりは多くのなおはっきりしていない要因の積み重ねによって起こると考えるのが適当であろう」乙一五七＞」『産婦人科の実際』。
一九六二年五月一三日　人権擁護局長稲川龍雄「いわゆるアザラシ状等の奇形児に関する人権事件について、甲一〇四＜厚生省は「奇形児の保護救済について積極的態度を示していなかった」「人権擁護上改善を要すべき事項が明らかとなった」が因果関係は不明なので「善処を要望する」＞」『法務省』。
一九六二年六月　森山豊「睡眠薬の副作用、とくに〝あざらし症〟＜「サリドマイド以外の原因もあると考えられる」＞」『内科』。
一九六二年七月　石田正統、斉藤純夫他「Sulamaa氏手術＜一時期試みられたが、よい効果が得られず現在では否定されている＞」『小児外科』。
一九六二年七月　松井希通「愛の手術」『カメラ毎日』。
一九六二年七月　駿河敬次郎「スラマー博士を手術室に迎えて」『科学朝日』。
一九六二年七月一日　編集部「この子の将来を保証せよ＜Y氏人体実験ほのめかす＞」『週刊文春』。
一九六二年七月一日　編集部「奇形児を生む人体実験　千九百万円の訴えをした両親」『週刊新潮』。
一九六二年七月一五日　植松正「サリドマイド禍をめぐる二つの調

査報告Ｉ　奇形児の出生に関する女性の態度」『ジュリスト』。

一九六三年七月一五日　板倉宏「サリドマイド禍をめぐる二つの調査報告Ⅱ　奇形児殺害の当罰性――サリドマイドベビー殺害無罪判決に対する世論調査を中心に」『ジュリスト』。

一九六三年七月二〇日　臨時増刊号　竹内繁喜、名取光博、柳田昌彦、服部智、内海捨三郎「都立築地産院に於ける最近六年間の先天異常の統計的観察と其の原因検討について〈学会発表は一九六三年四月。「Phocomelia は胎児期に切迫流産による、黄体ホルモン不足とか妊婦の栄養障碍又遺伝的素質等の発生し易い状態に於いてサリドマイドが投与される事により、二つの因子が重なり其の発生を高めるものと考察する」。高橋晄正は、サリドマイドの投与計画から「人体実験か」と批判。一九五九年八月から投与、三例発生するが一例目の出生は一九六〇年八月六日。一例目と三例目の剖検は東大分院で行い、中心的に論文を執筆したのは東大分院産婦人科教室の森山豊教授グループの出身者。森山自身も一九六四年二月にこの症例を学会誌で報告している。甲四〇〉」『日本産婦人科学会雑誌臨時創刊号』。

一九六三年八月　田淵孫一「サリドマイド奇形〈「サリドマイドは中胚葉系の四肢長骨原基に選択的に強く作用する」〉」『産科と婦人科』。

一九六三年八月四日　大江健三郎、松井希通「サリドマイド禍と闘う母親　シャッターゼロ」『毎日グラフ』。

一九六三年八月五日　Ｙ「ああ！わが子には手があった！〈いわゆる人体実験事件だが、騒然とした中でのマスコミ報道には、事実と異なる記述あり〉」『女性自身』。

一九六三年八月一二日　（正・義）「怪談サリドマイド　レポートそれをめぐるマスコミの動き〝人体実験のショック〟〈追い詰められた親の心情を擁護〉」『日本読書新聞』。

一九六三年八月一六日　編集部「〝人体実験〟は許されるか〝サリドマイド実験〟の周辺」『週刊朝日』。

一九六三年九月　貴家寛而、大川知之他「更にあざらし状奇形四例について（続報）〈「他にも何らかの因子が単独にまたは共同に催奇形作用を発揮することは充分考えられる」〉」『産婦人科の実際』。

一九六三年九月　赤須文男、西田悦郎他「Thalidomide投与によると考えられる海豹肢症の一例」『臨床産科婦人科』。

一九六三年九月　小野中平、八木二郎他「Thalidomide奇形児の心身発達（その一）Phocomeliaの症例」『小児の精神と神経』。

一九六三年九月一九日　木本誠二、佐藤孝三他「先天異常児特にフォコメリー児の療育について」『先天異常児療育研究会』。

一九六三年九月二八日　東京大学産婦人科教室「ホコメリーについて――東大産婦人科小児科合同カンファレンス〈「サリドマイドがこういうベビーを作るということが非常にはっきりした」〉」『日本医事新報』。

一九六三年一〇月　板倉宏「サリドマイド児殺害の刑法的側面」『法律時報』。

一九六三年一〇月　石田正統、斉藤純夫他「Thalidomide奇形とその治療〈「現在ではThalidomideがこれらの奇形の有力な原因であることは殆ど疑う余地がない」〉」『臨床外科』。

一九六三年一〇月　駿河敬次郎他「新生児奇形と手術療法」『産婦人科治療』。

一九六三年一〇月　下山誠、長谷川汪他「鶏胚の形成と発育に及ぼす N-Phthalylglutamic acid imide の影響について」『大阪医科大学雑誌』。

一九六三年一一月　萱雄一朗、関根英治「サリドマイドに起因すると推定される完全無肢症 Amelia totalis の一例」『日本産婦人科学会雑誌』。

一九六三年一二月　森山豊「わが国における先天奇形〈厚生科学研究班の中間報告〉」『綜合臨床』。

一九六三年一二月　梶井正、加藤寿一他「シンポジウム・先天異常の成因に関する研究 〝化学物質による先天異常〟 サリドマイド奇形の臨床的観察」『先天異常』。

一九六三年一二月　三谷茂「サリドマイドの催奇形作用に関する実験的研究〈「サリドマイドのみでは説明ができない。他に何か Dysmelie を起こす因子がある」と単独説を否定〉」『先天異常』。

一九六三年一二月　森山豊「わが国における海豹肢症の観察」『先天異常』。

一九六三年一二月　村上氏広「まとめ〈「サリドマイドによる奇形成立の危険性は非常に強いようであるが、―略―なお解明されない点がある」〉」『先天異常』。

一九六三年一二月　小林隆他一四人「サリドマイドと児奇形の問題をめぐって〈「サリドマイドがその原因と考えられる」〉」『産科と婦人科』。

一九六三年一二月　駿河敬次郎「サリドマイド奇形について〈「サリドマイド奇形が、必ずしもサリドマイド系薬剤によらず、他の薬剤によっても発生し得ることをわれわれも考慮せねばならない」〉」『教育と医学』。

一九六四年一月四日　森山豊「アザラシ肢症の統計観察〈「アザラシ症を出産した夫人の約半数は妊娠中にサリドマイド剤を服用していない。サリドマイドはアザラシ症と密接な関係があるが原因にはサリドマイド剤以外のものもあることは明らかだ」〉」『医学のあゆみ』。

一九六四年二月　森山豊「先天奇形の統計的観察」『産婦人科の世界』。

一九六四年二月　森山豊「海豹肢症について〈「ある産院において」と前置きして築地産院の三例の事例報告をしている〉」『産婦人科の世界』。

一九六四年二月　森山豊「海豹肢症の統計的観察〈厚生科学研究班の報告、九五一例を報告。以後この数字が政府の公式見解となるが、後に厳しく批判される〉」『産婦人科の世界』。

一九六四年二月　貴家寛而、加藤繁「海豹肢症〈「現在、Thalidomide の催奇形作用を疑う余地はない」乙一五六〉」『産婦人科の世界』。

一九六四年二月　高橋禎昌、野平知雄他「フォコメリー三例について、乙一五九」『産婦人科の世界』。

一九六四年二月　滝沢正「行政の立場から」『産婦人科の世界』。

一九六四年二月一日　鈴木安恒「耳の奇形とサリドマイド」『日本医事新報』。

一九六四年三月二一日　森山豊、三谷茂、貴家寛而、田淵昭他「フォコメリーの発生要因に関する研究、甲一〇九」『一九六三年度医療技術研究報告』。

一九六四年四月　駿河敬次郎「サリドマイド奇形〈スラマー式手術の紹介〉」『産婦人科治療』。

一九六四年四月三日　木村亀二「サリドマイド奇形児殺害事件と刑法」『時の法令』。

一九六四年五月　鈴木安恒他六人「耳奇形とサリドマイド」『日本耳鼻咽喉科学会会報』。

一九六四年五月一日　ノルトライン・ウェストファーレン州刑事局コンテルガン特別委員会「州刑事局〝コンテルガン〟特別委員会報告書〈「コンテルガン報告書」甲一四四〉」翻訳・原告団。

一九六四年八月　広谷速人他「先天性橈骨欠損症について」『日本整形外科学会雑誌』。

一九六四年八月　森山豊、土屋弘吉、池田亀夫他「シンポジウム〝重度上肢奇形〟」『整形外科』。

一九六四年九月　クラーク・フレーザー「人類の先天奇形との関連からみた実験的奇形発生」『日本臨床』。

一九六四年一一月二八日　名倉重雄「先天性内反足とサリドマイド奇形〈「サリドマイド禍による短肢症その他の奇形とが別個の原因から発生したものであるとも考えられない」〉」『日本医事新報』。

一九六五年一月　山根宏夫、加藤哲也、細田泰弘「いわゆるサリドマイド児の剖検所見——特に四肢の解剖成績を中心として」『日本整形外科学会雑誌』。

一九六五年一月二六日　ヴィデュキント・レンツ「アーヘン地方検察庁宛鑑定書——サリドマイドと奇形との間の実際上の関係について〈「レンツ鑑定書」甲一〇〇〉」『翻訳・原告団』。

一九六五年二月二〇日　ハロルド・バーン『くすりと人間』岩波書店。

一九六五年三月六日　三谷茂、北村益「奇形問題に関する臨床統計的研究〈「一九六一年度にディスメリーが急激な上昇をしているのは確かだが、サリドマイドが唯一の原因とする仮説は成り立たない」〉」『医学のあゆみ』。

一九六五年四月　大図英二「ハツカネズミの胎児におよぼすサリドマイドの影響」『動物学雑誌』。

一九六五年五月　池田良雄、堀内茂友他「ウサギでの実験——サリドマイドおよびアスピリンの催奇形作用〈サリドマイド剤製造販売許可者自身の再現実験報告〉」『先天異常』。

一九六五年五月　子供たちの未来をひらく父母の会「子供たちの未来をひらくための私たちの考え」子供たちの未来をひらく父母の会。

一九六五年五月一七日　編集部「空海ちゃんが幼稚園に入った」『女性自身』。

一九六五年六月　平沢正夫「サリドマイド禍とたたかう　裁判に訴えた一家の三年間」『太陽』。

一九六五年六月二〇日　荒井良『タカシよ手をつなごう』文藝春秋ポケット文春。

一九六五年七月　池田亀夫、加藤哲也、山根宏夫「いわゆるサリドマイド児の機能外科的対策」『整形外科』。

一九六五年一一月二五日　平沢正夫『あざらしっ子——薬禍はこうしてあなたを襲う〈日本の薬害の本質・構造を明らかにした記念碑的著作〉』三一新書。

一九六五年一一月二九日　編集部「告訴した二八人の奇形児とその母親の悲しい現状」『ヤングレディ』。

一九六五年一二月一日　編集部「〝あざらしっ子〟の集団診察　レンツ博士を迎えた両親」『女性自身』。

一九六五年一二月一日　自由人権協会「薬禍と人権〈東京地裁の準備手続進行に伴い、法学界もようやく薬禍事件に目を向け出す＞」『ジュリスト』。

一九六五年一二月三日　編集部「あすのママくすりにご注意」『週刊朝日』。

一九六六年　西村秀雄、村上氏広、森山豊著『先天異常――その成因と対策　五章サリドマイド奇形、甲八九、乙一三六』金芳堂。

一九六六年一月　田中克巳『遺伝と臨床』中外医学双書。

一九六六年三月　西村正子「サリドマイドの母は立ちあがる」『婦人公論』。

一九六六年三月　高野哲夫「わが国における医薬品開発の現状批判、その二――サリドマイド問題をめぐって」『新しい薬学をめざして』。

一九六六年五月一四日　子供たちの未来をひらく父母の会「サリドマイド禍家庭の実態調査報告」子供たちの未来をひらく父母の会。

一九六六年五月一四日　子供たちの未来をひらく父母の会「サリドマイド奇形児及び各種先天性異常児に関する資料」子供たちの未来をひらく父母の会。

一九六六年六月二五日　東京大学公開講座七『公害＜勝沼晴雄は「公害の人類生態学的意義」でサリドマイド単独原因説に異議ありと主張し、吉村功が『サリドマイド』で厳しく批判＞』東京大学出版会。

一九六六年八月二九日　編集部「ああ！わが子、典子は指を切られて―天使の羽根のような指まで　なぜ捨てたか―サリドマイド悲劇　その後」『女性自身』。

一九六六年一〇月　三須田健「加害者の手口――数値による魔術、甲八二」『科学』。

一九六六年一〇月三一日　サリドマイド特別班「幻のサリドマイドベビーを追って」『女性自身』。

一九六七年三月　清水淳、駿河敬次郎、鷹野昭士「Phocomeliaの治療およびSulamaa手術の成績について」『整形外科』。

一九六七年三月　土屋弘吉、高沢晴夫他「サリドマイド奇形八三例の統計と問題点」『整形外科』。

一九六七年三月一〇日　ハベルツ「アーヘン地方裁判所サリドマイド刑事事件起訴状　甲一三八（新聞報道は一四日）」藤木英雄他訳・原告団。

一九六七年三月三〇日　編集部「学齢期が近いサリドマイド児の生活」『週刊現代』。

一九六七年九月　佐久間昭「サリドマイド事件が残した教訓――薬の学問には、多面的な不確かさがある」『科学朝日』。

一九六七年九月一一日　編集部「やはり生まれていた〝幻のサリドマイド児〟」『女性自身』。

一九六七年一〇月　大倉興司「薬と遺伝＜「裁判」二・五五六頁では「別冊」となっているが正しくは一〇月号＞」『薬局の領域』。

一九六七年一一月　田村茂「サリドマイド被災児」『前衛』。

一九六七年一一月　門田陽一「売薬独占資本とサリドマイド災禍」『前衛』。

一九六七年一一月一八日　田村茂『写真集こどもの告発――サリドマイド児は生きる＜京都を中心とする被害者の会との共作＞』サリドマイド被害児救済会。

一九六七年一二月二日　建田恭一「時論―サリドマイド事件―悲惨な被害者に対する責任は誰がとるのか」『日本医事新報』。

一九六八年　野島元雄「サリドマイド奇形児に対するリハビリテーション――上肢デスメリーを中心として」『ライオンズ国際協会三

〇二―W五』。
一九六八年三月　M.Kida,W.Lenz、木田盈四郎、レンツ「Die Thalidomidembryopathie in Japan日本のサリドマイド胎児病、甲八五、乙一六〇」『Archiv für Kinderheilkunde』。
一九六八年四月五日　編集部「入学期を向かえたサリドマイド児たち」『週刊読売』。
一九六八年四月二六日　長塚記者「サリドマイド児の進学〝ボクの手を笑うのは許してあげる〟東吉幸ちゃんの入学」『アサヒグラフ』。
一九六八年五月一〇日　モートン・ミンツ「治療の悪夢――薬をめぐる闘い　上下、甲一四八」東京大学出版会。
一九六八年六月、七月　レオナルド・グロス「ドイツの新恐怖裁判サリドマイド児の悲劇」『ルック』。
一九六八年七月　新薬学研究者集団「サリドマイド運動に参加して」『日本の科学者』。
一九六八年七月一日　永井萠二「ママがドクの薬をのんだからだね」『新評』。
一九六八年七月一日　野々宮三郎「サリドマイド薬禍の経過」『新評』。
一九六八年七月三日　厚生省「フォコメリー（サリドマイド奇形＝短肢症）児の福祉対策〈実は何もしていないが、園田厚相発言に対するアリバイ作りに既存の行政サービスを列記〉」『官報一二四六四号附録』。
一九六八年八月　戸田陽「サリドマイド児とその福祉対策〈官報と同様特別な対策はない。電動義肢の開発と支給のみが新しいが、実用的な義肢は開発できず〉」『厚生』。
一九六八年八月一日　藤木英雄「西独のサリドマイド裁判（上）〈裁判の争点などを解説〉」『ジュリスト』。
一九六八年九月一日　藤木英雄「西独のサリドマイド裁判（中）」『ジュリスト』。
一九六八年九月一五日　藤木英雄「西独のサリドマイド裁判（下）」『ジュリスト』。
一九六八年一一月　青木久「サリドマイド訴訟――影響大きい西独の審理」『法学セミナー』。
一九六八年一一月一五日　編集部「U.S Leading Cases　医薬品による被害者の補償請求権」『ジュリスト』。
一九六九年二月一五日　兵庫県サリドマイド被害児を守る会編「サリドマイド事件――その問題点をめぐって」兵庫県サリドマイド被害児を守る会。
一九六九年二月二四日　広島淑「サリドマイド児典子ちゃんの小さな心と闘った私の一冊の日記・熊本市立碩台小学校一年一組担任」『女性自身』。
一九六九年四月　山科支部「学園祭報告その一――サリドマイドパネル展をふりかえって」『新しい薬学をめざして』。
一九六九年五月　山室徳子「この手を！この心を！―サリドマイド児の成長に―徳島大学人間工学グループの働き〈電動義肢の紹介、甲九六〉」『婦人之友』。
一九六九年五月　渡善子「科学と愛によるたたかい　サリドマイド禍を未然に防いだケルシー夫人」『婦人之友』。
一九六九年五月　平沢正夫「国民不在の薬務行政」『科学朝日』。
一九六九年五月一七日　杉山博「いわゆるサリドマイド問題に関する統計的考察〈被告援護のために誤った論理を展開し、学界から烈しく批判される。この様な論文が掲載されたこと自体が理解できない。乙六一〉』『日本医事新報』。
一九六九年七月一日　森島昭夫「薬品の製造者責任――アメリカの判例を中心に」『ジュリスト』。
一九六九年八月三〇日　高橋晄正「杉山氏のサリドマイド論の初等推計学的な誤り〈杉山論文批判はこれ以外にも多数ある。甲六二〉」『日本医事新報』。
一九六九年九月　上利喬「医療過誤をめぐる民事責任の追及――サリドマイド事件を契機として（上）」『法律のひろば』。
一九六九年九月一四日　ＲＮＡ「サリドマイド児のその後―科学者はいかにかかわるか―」『朝日ジャーナル』。
一九六九年一〇月　大谷実「サリドマイド事件と未必の故意（一）」『法律時報』。
一九六九年一〇月　上利喬「医療過誤をめぐる民事責任の追及――サリドマイド事件を契機として（下）」『法律のひろば』。
一九六九年一〇月　平田美穂「フォコメリー児に関する報告書」神戸大学医学部小児学教室。
一九六九年一〇月　渡辺慶子「サリドマイド運動に参加して」『新しい薬学をめざして』。
一九六九年一一月　大谷実「サリドマイド事件と未必の故意（二）」『法律時報』。
一九六九年一一月　山内裕雄、津山直一他「サリドマイド児に対する我々の電動義手（映画演題）」『整形外科』。
一九六九年一二月　大阪Ｂ支部「Ｓｉｅｖｅｒｓ論文批判」『新しい薬学をめざして』。
一九六九年一二月一五日　吉田克己「疫学的因果関係論と法的因果関係論」『ジュリスト』。
一九六九年冬号　越後和典「日本の組織・医薬品産業論――薬の経済学」『別冊中央公論』。
一九七〇年三月三〇日　荒井良『貴への手紙〈実子の生育日記〉』日本ＹＭＣＡ同盟出版部。
一九七〇年四月二五日　高橋晄正「都立築地産院でのサリドマイド処方の分析――その処方の消退と奇形の出生との時期的関係〈投与計画から暗に人体実験を示唆、甲五八〉」『日本医事新報』。
一九七〇年六月七日　高橋晄正「生体を狂わす薬の乱用」『朝日ジャーナル』。
一九七〇年六月九日　番田瑞子、吉川宏「先天性上肢奇形児のＡＤＬ」『理学療法と作業療法』。
一九七〇年六月一三日　梶井正「サリドマイドによるホコメリア、甲一二七」『日本医事新報』。
一九七〇年六月一五日　高橋晄正『九〇〇〇万人は何を飲んだか』医事薬業新報社。
一九七〇年七月一五日　水野肇「薬品〝公害〟」『ジュリスト』。
一九七〇年八月三〇日　編集部「加害者に甘い司法当局　伝統的解釈、運用のワクを固守」『朝日ジャーナル』。
一九七〇年一〇月　小暮美津子、深沢優美子「サリドマイド奇形児の眼障害の一例について」『眼科臨床医報』。
一九七〇年一一月　更田義彦「サリドマイド裁判――その因果関係と事実認定をめぐって」『法学セミナー』。
一九七〇年一一月　森島昭夫「食品公害事件と損害賠償責任」『法律のひろば』。
一九七〇年一一月二〇日　宮本憲一編『公害と住民運動』自治体研究社。

一九七〇年一二月　荒井良「イモリの前肢再生時におけるサリドマイドによる指分化の異常について」『動物学雑誌』。
一九七〇年一二月　西原春夫、藤木英雄、西田公一「座談会・公害罪処罰立法の問題点」『法学セミナー』。
一九七〇年一二月一一日　ハベルツ他「西ドイツのサリドマイド刑事事件裁判公判停止に対する検察官の同意書〈原本の発行日、翻訳は一九七一年一一月頃〉」藤木英雄他訳・原告団。
一九七〇年一二月一八日　デイーツ他「西ドイツサリドマイド刑事事件裁判打切決定書〈原本の発行日、翻訳は一九七一年一一月頃〉」藤木英雄他訳・原告団。
一九七〇年一二月一八日　デイーツ他「西ドイツサリドマイド刑事裁判公判停止決定　主文及び理由〈原本の発行日、翻訳は一九七一年一一月頃〉」藤木英雄他訳・原告団。
一九七一年一月二三日「カネの優位を許すな　サリドマイド裁判」『朝日ジャーナル』。
一九七一年二月　アピール・ファイル「サリドマイド訴訟への支持協力のおねがい〈東京地裁の口頭弁論開始に向けて、市民運動の拡大をねらった〉」『月刊地域闘争』。
一九七一年二月五日　平沢正夫「医薬氾濫のなかの棄民　その一サリドマイド裁判の論理と視点」『朝日ジャーナル』。
一九七一年三月　大阪大学災害問題研究会「サリドマイド禍に見る研究者の姿勢〈杉山博阪大教授の企業べったりの研究姿勢を若手研究者が厳しく批判〉」『月刊地域闘争』。
一九七一年三月　吉村功「アザラシ状奇形の原因I」『科学』。
一九七一年三月一日　有泉亨、兼子仁、高橋晄正、山内一夫「座談会・薬事法をめぐる問題点」『ジュリスト』。
一九七一年三月一日　近藤完爾ほか「公害訴訟（研究会）」『ジュリスト』。
一九七一年三月二〇日　高橋晄正『くすり公害』東京大学出版会UP選書。
一九七一年三月二一日　平沢正夫「ラルフ・ネーダーへの報告」『薬のひろば』。
一九七一年四月　杉山博、広木重喜「〝サリドマイドの催奇形性〟に関する西独シヨイヒ教授の研究成果の概要について〈広木は京都地裁係属事件の国側訟務検事。事実関係に誤りあり。甲一二二〉」『法律のひろば』。
一九七一年四月　編集部「資料　外国のサリドマイド和解の実情」『法律のひろば』。
一九七一年四月　編集局「特集　サリドマイド訴訟と因果関係　わが国のサリドマイド事件の問題点」『法律のひろば』。
一九七一年四月　橋爪順一「裁判と争点　サリドマイド裁判――証人調べはじまる」『法学セミナー』。
一九七一年四月二日　村上朗子「重症サリドマイド児の担任教諭の日記から」『週刊朝日』。
一九七一年五月　吉村功「アザラシ状奇形の原因II」『科学』。
一九七一年五月一日　藤木英雄「企業災害と過失犯」『ジュリスト』。
一九七一年五月一四日　ドット「サリドマイド事件の教訓―異論のインチキ性を追及せよ―、丁二六」『朝日ジャーナル』。
一九七一年六月　松井やより「ヨーロッパ報告II　西独のサリドマイド児を訪ねて」『月刊福祉』。
一九七一年七月　岩崎允胤「推計学の利用をめぐる不可知論――いわゆるサリドマイド問題に関連して」『唯物論』。

一九七一年七月　西田公一「特集――弁護士と市民運動　サリドマイド訴訟を支えていくもの」『市民』。
一九七一年七月　増山元三郎「サリドマイドに関するメモから」『図書』。
一九七一年七月一五日　増山元三郎「法律の世界と科学の世界――サリドマイド裁判をめぐって〈統計学、推計学からレンツ説を解説、肯認出来ると結論〉」『ジュリスト』。
一九七一年七月三〇日　飯田進「子供たちの未来をひらこう――サリドマイド事件に憤りつつ」『薬のひろば』。
一九七一年八月　増山元三郎「講座一　統計的な見方　催眠剤サリドマイドの催奇形性を例として」『婦人之友』。
一九七一年八月　アルミン・カウフマン、中森喜彦訳「奇形に対するサリドマイドの因果関係――アーヘン地裁被告側鑑定書〈解説抜きの掲載方法に批判あり。乙一三〇〉」『法律時報』。
一九七一年八月　滝本紀子、海野新「サリドマイド裁判傍聴記」『新しい薬学をめざして』。
一九七一年八月三一日　増山元三郎編『サリドマイド――科学者の証言〈各方面から絶賛、甲一二六〉』東京大学出版会。
一九七一年九月　増山元三郎「講座二　統計的な見方　サリドマイドの催奇形性を例として」『婦人之友』。
一九七一年九月　平沢正夫「特集・くすり――その社会学的考察　サリドマイドの悲劇を忘れるな」『科学朝日』。
一九七一年九月　砂原茂一「特集・くすり――その社会学的考察　日本人の甘さと偏見」『科学朝日』。
一九七一年九月　湯本芳雄「特集・くすり――その社会学的考察　良いくすり・悪いくすり」『科学朝日』。
一九七一年九月　常松己一「特集・くすり――その社会学的考察　自由化攻勢にゆれる薬品産業」『科学朝日』。
一九七一年九月　青柳精一「特集・くすり――その社会学的考察　くすりはなぜ高いのか」『科学朝日』。
一九七一年九月三〇日　東京大学医療問題研究会「特集サリドマイド禍――東大五月祭へのレポートより〈レンツ証言に向け事件の概要をまとめたもの〉」『薬のひろば』。
一九七一年一〇月一五日　編集部「サリドマイド裁判　どこへいった！　学者の良心」『週刊読売』。
一九七一年一〇月一五日　ＩＯ「サリドマイドと市民パワー――動きだした薬害告発の原点――」『朝日ジャーナル』。
一九七一年一〇月二二日　写真編集部、文・平沢正夫「サリドマイド告発キャラバン――裁判のヤマ場をひかえ街頭に〈東京・大阪間で支援の訴え、被告社長にデモで抗議〉」『アサヒグラフ』。
一九七一年一〇月二九日　松田道雄「科学者の良心のあかし　増山元三郎編〝サリドマイド〟」『朝日ジャーナル』。
一九七一年一一月　平沢正夫「くすりと人間一〇　サリドマイド児調査の意図」『健康保険』。
一九七一年一一月　森村誠一「奇形の札束〈サリドマイド事件に対する著者の理解不足から暴走〉」『小説現代』。
一九七一年一一月一五日　藤木英雄「西独のサリドマイド刑事訴訟打切決定（一）〈「検察側が因果関係の立証ができないから和解した」という被告側のアナウンスを完璧に論破〉」『ジュリスト』。
一九七一年一一月二〇日　編集部「訴えず、要求せず、たた沈黙を守る多数の〝サリドマイド児〟の父母のこころ」『週刊新潮』。
一九七一年一一月二一日　三宅菊子「奇形をもっと早く予測できな

かったのが恥ずかしい・レンツ博士」『サンデー毎日』。
一九七一年一一月二六日　編集部「サリドマイド児・阿久沢少年の日記」『週刊朝日』。
一九七一年一一月三〇日　サリドマイド裁判を支援する市民の会「サリドマイド裁判と私たち」『薬のひろば』。
一九七一年一一月三〇日　吉村功「学者の責任——友人への手紙」『薬のひろば』。
一九七一年一一月三〇日　大阪大学災害問題研究会「杉山論文を追及して」『薬のひろば』。
一九七一年一一月三〇日　編集部「原告団社長を追求」『薬のひろば』。
一九七一年一一日二日　梶井正「この人と一時間　サリドマイド奇形は人災」『エコノミスト』。
一九七一年一二月　平沢正夫「くすりと人間一一　薬禍救済のオトシ穴」『健康保険』。
一九七一年一二月一日　藤木英雄「西独のサリドマイド刑事訴訟打切決定（一）」『ジュリスト』。
一九七一年一二月四日　編集部「サリドマイド児　空海ちゃんの指のないジャン・ケン・ポン」『女性自身』。
一九七一年一二月一五日　藤木英雄「西独のサリドマイド刑事訴訟打切決定（二）」『ジュリスト』。
一九七一年一二月一五日　平沢正夫編『ママ、テレビを消して——サリドマイド——母と子の記録』祥伝社NONBOOK。
一九七一年一二月一七日　編集部「サリドマイド児・柳沢浩君一〇年間の生活記録」『週刊言論』。
一九七一年一二月二一日　斉藤誠二「西ドイツ刑法学のことども（一）——サリドマイド事件を中心として」『判例時報』。
一九七一年二号　増山元三郎「サリドマイドの催奇形性——推計学の立場から」『順天堂医学』。
一九七二年一月　森村誠一「〝奇形の札束〟＜のお詫びと「サリドマイド問題に関心を深め積極的に協力していく」と謝罪＞」『小説現代』。
一九七二年一月　荒井良「教育への目、障害者への目＜〝奇形の札束〟のモデルとして誤解を与える個所があったので、荒井に書かせたもの＞」『小説現代』。
一九七二年一月一一日　斉藤誠二「西ドイツ刑法学のことども（三）＜（五）は誤植＞——サリドマイド事件を中心として」『判例時報』。
一九七二年一月三一日　内田剛弘「サリドマイド東京法廷からの報告——裁判への長い道のりとレンツ証言」『薬のひろば』。
一九七二年一月三一日　公開自主講座『医学原論』有志一八六名「サリドマイド問題に関する声明＜厚生省、大日本製薬、池田良雄（国立衛生試験所薬理部長）、宮木高明（千葉大教授）、森山豊（前東大教授）、杉山博（大阪大教授）、大倉興司（東京医科歯科大助教授）、竹内繁喜（都立築地産院院長）、名取光博（同元医師）らを厳しく断罪＞」『薬のひろば』。
一九七二年二月　増山元三郎「サリドマイド裁判への一視角」『中央公論』。
一九七二年二月　大熊房太郎「浮き彫りにされた薬禍責任——サリドマイド事件の教訓」『公明』。
一九七二年二月　西田公一「レンツ証言とサリドマイド裁判のゆくえ」『法学セミナー』。
一九七二年二月　有馬正高、田中晴美「外因性奇型の原因の証明

――特に風疹胎芽症とサリドマイド胎芽症の歴史的回顧、甲一〇二―二四」『小児科診療』。
一九七二年春号　越後和典「わが国製薬産業の現状と問題点」『季刊現代経済』。
一九七二年三月　松井やより「サリドマイド児の告発するもの」『展望』。
一九七二年三月二五日　景山喜一「サリドマイド・組織論的分析〈大日本製薬研究〉」『中央公論経営問題』。
一九七二年三月二五日　木田盈四郎「サリドマイド胎芽病の診断基準に関する考察――本病否定論に対する批判〈大倉興司東京医科歯科大助教授の「サリドマイド胎芽病は現在も生まれている」という証言に対する反論〉」『日本医事新報』。
一九七二年三月三一日　W・レンツ、編集部「サリドマイドの悲劇を繰り返すな　その一　W・レンツ――一九七一年一一月二六日の講演記録」『薬のひろば』。
一九七二年四月　清野茂博「読書ノート　科学者は証言する――〝サリドマイド〟をめぐって・増山元三郎編〝サリドマイド科学者の証言〟」『季刊科学と思想』。
一九七二年四月　佐藤巌「サリドマイドによる環境破壊制圧のために――あざらしっ子の父として」『環境破壊』。
一九七二年四月　松井やより「連帯意識がささえる手厚い救援――西欧三国のサリドマイド児を訪ねて」『環境破壊』。
一九七二年四月　横沢しのぶ、阿久沢浩「子供たちの作品から」『環境破壊』。
一九七二年四月　鳩飼きよ子他「或るサリドマイド児十年の歩み」『月刊地域闘争』。
一九七二年四月、六月　二場邦彦、石田昌男「戦後医薬品産業史年表上、下」『立命館経営学』。
一九七二年五月　平沢正夫「医療市民運動の現状報告　その一」『健康保険』。
一九七二年五月一五日　高橋晄正、平沢正夫『あなたの知らない薬この危険な副作用』ＫＫベストセラーシリーズ。
一九七二年五月三一日　W・レンツ「サリドマイドの悲劇を繰り返すな　その二　W・レンツ――一九七一年一一月二十六日の講演記録」『薬のひろば』。
一九七二年六月　平沢正夫「医療市民運動の現状報告　その二」『健康保険』。
一九七二年六月一日　子供たちの未来をひらく父母の会「小学校低学年におけるサリドマイド児の教育学的、心理学的諸問題、研究論文抄録集」子供たちの未来をひらく父母の会。
一九七二年六月一〇日　朝日新聞社編『医＝その驕りと退廃』朝日新聞社。
一九七二年七月　平沢正夫「医療市民運動の現状報告　その三」『健康保険』。
一九七二年七月六日　飯田進『サリドマイド問題と社会福祉の課題』神奈川児童医療福祉財団。
一九七二年八月　平沢正夫「医療市民運動の現状報告　その四」『健康保険』。
一九七二年八月　山本一哉「サリドマイド児の血管腫（質疑応答）」『皮膚科の臨床』。
一九七二年秋号　更田義彦「サリドマイド薬害裁判 責任追求と被害者救済への道」『国労法対時報』。

一九七二年一〇月　飯田進「サリドマイド問題と福祉の課題」『社会福祉研究』。
一九七二年一一月　木田盈四郎「サリドマイド胎芽病と他疾患との鑑別診断について」『臨床整形外科』。
一九七二年一一月三〇日　高野哲夫『くすりと私たち――現代日本の薬害問題』汐文社。
一九七二年一二月　西田公一「サリドマイド事件の全貌」『青と緑』。
一九七二年一二月　中森黎悟「サリドマイド裁判と救済問題」『青と緑』。
一九七二年一二月　西村秀雄「薬剤と催奇形作用――サリドマイドを中心に」『内科』。
一九七三年一月　平沢正夫「薬害告発運動への試論」『法律時報』。
一九七三年一月　森島昭夫「薬禍と民事責任・一」『法律時報』。
一九七三年一月　下山瑛二「薬禍問題・薬事行政と国民の健康」『法律時報』。
一九七三年一月　山田伸男「薬害裁判の現況と問題点――サリドマイド訴訟」『法律時報』。
一九七三年一月　戒能通孝、高橋晄正、川上武「薬禍の構造とその責任」『法律時報』。
一九七三年一月　資料「日本学術会議の勧告――医薬品の臨床試験評価に関する体制の確立について」『法律時報』。
一九七三年一月　西三郎「公衆衛生からみた〝くすり〟と健康」『法律時報』。
一九七三年二月　森島昭夫「薬禍と民事責任・二」『法律時報』。
一九七三年二月　一番ケ瀬康子グループ「サリドマイド児の福祉問題について――調査報告書」一番ケ瀬康子グループ。
一九七三年三月　司法記者の眼「一九七二年・日本の裁判〈東京地裁園田治裁判長の法廷指揮を批判〉」『法学セミナー』。
一九七三年三月　増山元三郎「食品安全性議論の危険な抜け穴――石油タンパク・PCBを例として」『薬のひろば』。
一九七三年四月　平沢正夫「くすりと人間二七　サリドマイドのもう一つの悪」『健康保険』。
一九七三年四月　内田剛弘「薬害と人権」『現代法ジャーナル』。
一九七三年四月、九月、一二月　水口和寿「戦後我国医薬品産業発達史」『九州産業大学商経論叢』。
一九七三年四月一〇日　高橋晄正、藤木英雄、森島昭夫他『食品・薬品公害――消費者主権確立への闘いのすすめ』有斐閣選書。
一九七三年五月　能登道夫「公害企業よりワルの薬害会社」『流動』。
一九七三年五月　傍聴人有志「サリドマイド裁判の現況――高橋・増山両鑑定人の却下と裁判官忌避〈裁判記録にない当日の発言を記録している〉」『薬のひろば』。
一九七三年五月　高橋晄正「国が裁くとき、国が裁かれるとき――チフス事件とサリドマイド裁判」『薬のひろば』。
一九七三年五月　薬害情報・編集部「サリドマイド事件で原告側裁判官忌避」『薬のひろば』。
一九七三年六月　一番ケ瀬康子「福祉と教育――サリドマイド児問題を証例に」『教育』。
一九七三年六月一五日　朝日新聞社編『病人は告発している　朝日市民講座――日本の医療第一巻』朝日新聞社。
一九七三年六月二五日　一番ケ瀬康子「現代の生活実態と福祉問題」『ジュリスト』。
一九七三年六月二七日　飯田進「父母の会の会員に訴える――サリ

ドマイド裁判と父母の会活動の関連」子供たちの未来をひらく父母の会。

一九七三年六月二九日　大森実「サリドマイド　日本とは〝月とスッポン〟スウェーデンの〝医療補償・社会復帰〟体制」『週刊ポスト』。

一九七三年七月　梅崎幸子、一番ケ瀬康子他「サリドマイド裁判勝利のために〈裁判官忌避後に危機意識を持って開かれた集会での原告および支援研究者の発言〉」『市民』。

一九七三年七月　ラルフ・ネーダー「大日本製薬への公開質問状〈先進国で唯一解決の兆しが見えない日本の事件が国際化し、被告を更に追いつめる〉」『市民』。

一九七三年七月三一日　平沢正夫「西独版　サリドマイド禍の虚構――グリュネンタール社の企業の論理の破綻」『薬のひろば』。

一九七三年八月　西田公一「公害・薬害と人間の権利　自由人権協会シンポジウム　サリドマイド訴訟の体験から」『中央公論』。

一九七三年八月　淡路剛久「四大公害裁判の意味」『中央公論』。

一九七三年八月　トーマス・リフソン「企業に甘い日本の検察〈ネーダーグループ日本駐在員が加害者を不起訴にした検察を批判〉」『中央公論』。

一九七三年九月二〇日　大倉興司『病気と遺伝――遺伝相談〈証言と異なりサリドマイド原因説を肯認、第三版三刷で確認済み。甲一二〇〉』創元医学新書。

一九七三年九月二一日　猪野愈「サリドマイド薬禍訴訟弁護団日誌①サリドマイド訴訟提訴まで」『判例時報』。

一九七三年九月二九日　杉山博「〝いわゆるサリドマイド問題に関する統計学的考察〟について削除訂正〈自説のレンツ批判を撤回し、被害者に謝罪。甲一〇二五〉」『日本医事新報』。

一九七三年九月三〇日　高橋晄正「築地産院で死んだサリドマイドの子供たち」『薬のひろば』。

一九七三年九月三〇日　平沢正夫「薬害救済制度の黒い壁」『薬のひろば』。

一九七三年一〇月　中森黎悟「私たちは環境庁にこう望む――すべての権利の回復と保障を」『青と緑』。

一九七三年一〇月　全国サリドマイド訴訟統一原告団「サリドマイド　サリドマイド訴訟ニュース」『月刊地域闘争』。

一九七三年一〇月一五日　子供たちの未来をひらく父母の会「サリドマイド問題に対するサンデータイムス紙記事全訳」子供たちの未来をひらく父母の会。

一九七三年一〇月一五日　朝日新聞社編『荒廃をつくる構造　朝日市民講座――日本の医療第五巻』朝日新聞社。

一九七三年一〇月二七日　編集部「ボク、まけたくないんだ!!　柳沢浩君」『女性自身』。

一九七三年一一月　池田みわ、山本一裕「サリドマイド薬害　香川県、広島県から　私　現在のぼく」『月刊地域闘争』。

一九七三年一一月　山本英二「杉山削除訂正論文について――〝いわゆるサリドマイド問題に関する統計的考察〟について削除訂正」『薬のひろば』。

一九七三年一一月八日　H・シェストレーム、R・ニルソン『裁かれる医薬産業――サリドマイド〈西独とスウェーデンのサリドマイド事件を詳細に分析、サリドマイド剤開発から販売、回収に至る企業内部の論争、研究者や政府の動きを通してその構造を明らかにしている〉』岩波書店。

一九七三年一一月一一日　西田公一「サリドマイド薬禍訴訟弁護団日誌②口頭弁論までの経過」『判例時報』。

一九七三年一一月一五日　荒秀「薬事法の問題点〈薬事法は警察法規〉」『ジュリスト』。

一九七三年一一月一五日　川井健「医薬品の製造者責任」『ジュリスト』。

一九七三年一一月一五日　高橋晄正「薬害と医師の責任――医師は薬の自動販売機のボタン押し係りでありうるか」『ジュリスト』。

一九七三年一一月一五日　板倉宏「薬害と刑事責任」『ジュリスト』。

一九七三年一一月一五日　松下廉蔵「医薬品副作用被害者救済制度の問題点」『ジュリスト』。

一九七三年一一月二五日　平沢正夫「医療変革と市民運動」『ジュリスト』。

一九七三年一一月二五日　飯田進「子供たちの未来をひらく父母の会の運動――両親たちへの手紙」『ジュリスト』。

一九七三年一一月二五日　山田伸男「サリドマイド裁判」『ジュリスト』。

一九七三年一二月　野村好弘「三大薬害訴訟をめぐる問題点　上」『健康保険』。

一九七三年一二月一一日　曾田多賀「サリドマイド薬禍訴訟弁護団日誌③いよいよ口頭弁論始まる」『判例時報』。

一九七三年頃か　医学原論実行委員会「公開自主講座『医学原論』――サリドマイド問題」医学原論実行委員会。

一九七三年度　神奈川児童医療福祉財団他「心身障害者対策基本法よりみた国およびいくつかの自治体における心身障害関連事業予算対比表　一九七三年度」神奈川県児童医療福祉財団他。

一九七四年一月二一日　山川洋一郎「サリドマイド薬禍訴訟弁護団日誌④レンツ尋問のこと」『判例時報』。

一九七四年一月三一日　平沢正夫「厚生省ですわりこんだ六日間」『薬のひろば』。

一九七四年二月　平山義人、岡田良甫他「サリドマイド服用母体より生まれた先天性味涙症候群の一例」『日本小児科学会雑誌』。

一九七四年二月二一日　秋山幹男「サリドマイド薬禍訴訟弁護団日誌⑤被告側反証の一年」『判例時報』。

一九七四年四月　白井皓喜「薬害と国家賠償責任」『自治研究』。

一九七四年四月一日　内田力蔵「イギリスにおけるサリドマイド裁判について（一）その和解過程を中心として〈六回にわたってイギリスの事情と和解への流れを分析〉」『ジュリスト』。

一九七四年四月二一日　更田義彦「サリドマイド薬禍訴訟弁護団日誌⑥加害者の償いをもとめて」『判例時報』。

一九七四年五月　編集部「スキーの名人はサリドマイド児」『宝石』。

一九七四年五月一日　編集部「サリドマイド児　吉森こずえちゃんが、中学校に入学した日」『女性セブン』。

一九七四年五月一日　内田力蔵「イギリスにおけるサリドマイド裁判について（二）その和解過程を中心として」『ジュリスト』。

一九七四年五月一五日　内田力蔵「イギリスにおけるサリドマイド裁判について（三）その和解過程を中心として」『ジュリスト』。

一九七四年六月一日　内田力蔵「イギリスにおけるサリドマイド裁判について（四）その和解過程を中心として」『ジュリスト』。

一九七四年六月一五日　内田力蔵「イギリスにおけるサリドマイド裁判について（五）その和解過程を中心として」『ジュリスト』。

一九七四年七月　木村正文、平山雄「最近に見られる先天異常の急増現象」『厚生の指標』。
一九七四年七月一日　内田力蔵「イギリスにおけるサリドマイド裁判について（六）・完――その和解過程を中心として」『ジュリスト』。
一九七四年七月一五日　石堂功卓「西ドイツにおけるサリドマイド児の救済にいて（一）」『ジュリスト』。
一九七四年八月一日　石堂功卓「西ドイツにおけるサリドマイド児の救済にいて（二・完）」『ジュリスト』。
一九七四年八月一一日　吉川精一「サリドマイド薬禍訴訟弁護団日誌⑦ティエルシュ証言のことなど」『判例時報』。
一九七四年九月三〇日　平沢正夫「サリドマイド裁判の私的総括（一）」『薬のひろば』。
一九七四年一〇月　松永英「先天異常は急増しているか」『厚生の指標』。
一九七四年一〇月　内田力蔵「イギリスにおけるサリドマイド裁判と裁判所侮辱」『比較法研究』。
一九七四年一〇月一〇日　西田公一「心身障害者（児）の福祉をめぐる訴訟について――サリドマイド訴訟」『ジュリスト』。
一九七四年一〇月二四日　編集部「藤原恵美子ちゃん（一一歳）の希望に満ちた日々」『週刊平凡』。
一九七四年一〇月二五日　平沢正夫「サリドマイド和解交渉妥結この屈辱と自戒＜弁護団は被告と裏で和解の道筋を書き、それを背景に強引に和解を進めた。慎重交渉を求めた支援者と次第に対立、分裂状態となったことを支援者から分析、拙速と弁護団を批判＞」『朝日ジャーナル』。
一九七四年一〇月三〇日　神奈川県児童医療福祉財団「在宅障害児に関する福祉諸問題――サリドマイド児等上肢および聴覚障害児の訪問調査中間報告」「（財）神奈川県児童医療福祉財団」。
一九七四年一〇月三一日　梅崎幸子「文子、その手で未来をつかめ」『女性自身』。
一九七四年一一月七日　編集部「サリドマイド原告団の心配――訴訟実費二億四千万円の使途」『週刊新潮』。
一九七四年一一月二五日　藤木英雄、木田盈四郎編『薬品公害と裁判――サリドマイド事件の記録から＜東京地裁の原告側鑑定人の証言を中心に学説を展開。被告の主張を論破。和解確認書を側面から補強＞』東京大学出版会。
一九七四年一一月二八日　B・レンガー「サリドマイド禍を作った人たちへ」『週刊サンケイ』。
一九七四年一一月三〇日　平沢正夫「サリドマイド裁判の私的総括（二）」『薬のひろば』。
一九七四年一二月三〇日　論説顧問　やだ・いやだ「阪大サリドマイド杉山教授の暴挙――質問する学生を告訴　資料〝大阪大学サリドマイド杉山教授問題の最近の状態に関する抗議と要請〟あり、署名人は、武谷三男、増山元三郎、羽仁五郎、羽仁説子、松田道雄、久野収、市井三郎、梅根悟、宇井純、折原浩、竹内直一、高橋晄正」『薬のひろば』。
一九七四年一二月　飯田進「サリドマイド裁判の和解――そのむなしさと悔恨」『月刊福祉』。
一九七四年一二月一五日　一番ケ瀬康子、加藤一郎、西田公一「鼎談サリドマイド訴訟の和解をめぐって＜西田弁護団長は「『落度』は包括的な表現で、どちらかといえば未必の故意を含める考え方」と和解交渉の流れを無視。その他継続補償についても、恣意的な解釈をしている＞」『ジュリスト』。
一九七四年一二月一五日　森島昭夫「サリドマイド和解と民法上の問題点」『ジュリスト』。
一九七四年一二月一五日　下山瑛二「サリドマイド和解と行政法上の問題点」『ジュリスト』。
一九七四年一二月一五日　サリドマイド訴訟常任弁護団「サリドマイド訴訟の意義――その経過と和解の評価＜資料として確認書、和解弁論調書、年表、サリドマイド児の福祉問題について、がある＞」『ジュリスト』。
一九七四年一二月二一日　山田伸男「サリドマイド薬禍訴訟弁護団日誌⑧完一〇ヶ月に亘る交渉と和解の成立＜弁護団から見た支援者批判だが、一方的批判が多い＞」『判例時報』。
一九七五年一月二三日　石飛仁他「捨てられたサリドマイド児　捨てた父と一三年めの対面」『女性自身』。
一九七五年二月　編集部「サリドマイド和解後の試練」『流動』。
一九七五年二月　更田義彦、下山瑛二、森島昭夫他「座談会・一、森永ドライミルク／サリドマイド両訴訟の和解と今後の課題＜両訴訟の歴史、争点、立証、和解交渉の経過等を解説、最後に運動が確認書の中身を実現すると結論。原告が「ひかり協会」「いしずえ」両財団を通じて行う今後の運動に期待＞」『法学セミナー』。
一九七五年三月　荒井良「サリドマイド事件と福祉＜非訴訟の立場からの発言＞」『世界』。
一九七五年三月　更田、下山、森島他「座談会・二完、森永ドライミルク／サリドマイド両訴訟の和解と今後の課題」『法学セミナー』。
一九七五年五月三一日　平沢正夫「サリドマイド裁判の私的総括(二)」『薬のひろば』。
一九七五年六月二五日　編集部「研究指定校きまる」『いしずえ』。
一九七五年七月一五日　編集部「教育をテーマに対大阪府交渉」『いしずえ』。
一九七五年七月二五日　編集部「D・Eランクも年金加入を！」『いしずえ』。
一九七五年八月　更田義彦「薬害被害者と権利の実現――サリドマイド訴訟をめぐって」『環境法研究』。
一九七五年八月二五日　編集部「認判定・年金の疑問点を厚生省へ提出」『いしずえ』。
一九七五年八月二五日　編集部「補助具などの設置状況」『いしずえ』。
一九七五年九月二〇日　一番ケ瀬康子『社会福祉は変わる』風媒社。
一九七五年九月二三日　池松俊雄「ドキュメンタリー〝明日をつかめ！貴くん〟を撮って」『民間放送（新聞）』。
一九七五年九月二五日　月岡弥三二「年金適用の譲歩をかちとって」『いしずえ』。
一九七五年一〇月　宮本昌彦「サリドマイド児たちの夏　一〇三人が参加した合宿同行記」『現代』。
一九七五年一一月一一日　編集部「広がる感動！　ドキュメント貴君の記録」『週刊女性』。
一九七五年一二月二〇日　森永ミルク中毒被害者弁護団編『森永ミルク中毒事件と裁判』ミネルヴァ書房。
一九七六年一月二五日　田中美郷「台湾のサリドマイド被害児」『いしずえ』。
一九七六年三月　鳩飼きよ子「ボクの耳は、この耳だから、この耳でいいのだ」『月刊地域闘争』。

一九七六年三月　吉村仁「医薬品規制と被害者救済制度」『国際商業』。
一九七六年五月一日　田中美郷「サリドマイドによる聴力障害について」『日本医事新報』。
一九七六年五月二五日　匿名氏「一一〇万円おくります。何かにお役立ててください」『いしずえ』。
一九七六年六月一八日　ＥＹＥ「根源的な問に答えた身障者の記録」『朝日ジャーナル』。
一九七六年六月二五日　遠藤浩、熊崎正夫、水野肇、森島昭夫他「医薬品の副作用による被害者の救済制度研究会報告」厚生科学研究費助成金。
一九七六年七月二〇日　いしずえ「七六　みんなは今——実態調査中間報告書」『いしずえ』。
一九七六年七月二五日　李聖隆「サリドマイド賠償事件の処理と善後策について」『いしずえ』。
一九七六年七月二五日　編集部「第二次申請受付の早期開始と第二次以降の発掘と補償について要望を申入れ」『いしずえ』。
一九七六年八月五日　高橋晄正、平沢正夫『どんな薬が安全か　副作用の総点検』ＫＫベストセラーズワニの本。
一九七六年八月二一日　木田盈四郎、土屋弘吉、有馬正高、杉浦保夫「サリドマイド胎芽病の鑑別診断について〈認判定委員が学会誌に判断基準を示したもの。最後の被害者を一九六九年一月と認定している〉」『日本医事新報』。
一九七六年八月二五日　編集部「文部省通達を再確認させよう」『いしずえ』。
一九七六年一〇月二五日　編集部「進学で都教育長と折衝」『いしずえ』。
一九七六年一一月　土屋弘吉「サリドマイド以後の橈骨欠損・橈屈手の五症例」『整形外科』。
一九七六年一一月二一日　砂原茂一『薬　その安全性』岩波新書。
一九七六年一一月二五日　編集部「第二次補償申請　来年、二月末まで受付」『いしずえ』。
一九七六年一二月三日　金坂健二「続々〝ロッキード文化〟論〈サリドマイド被害者に対する不適切表現があり、謝罪する〉」『朝日ジャーナル』。
一九七七年三月　東京都社会福祉協議会「サリドマイド被害児の福祉・健康管理に関する研究」東京都社会福祉協議会。
一九七七年三月　サリドマイド被害児「座談会　ぼくらわたしら中学生——サリドマイド被害児」『月刊地域闘争』。
一九七七年三月　編集部「特別企画この一年高校生はどう生きてきたか、一六歳青春の軌跡永田浩幸君　スマッシュに全力をかけろ」『月刊高一コース』。
一九七七年三月　野辺明子「やまぬ医薬の人間破壊——先天性四肢障害の原因究明を願って」『月刊地域闘争』。
一九七七年三月四日　編集部「サリドマイド被害者等におわび〈一九七六年一二月三日付〝ロッキード文化論〟の表現に対し謝罪〉」『朝日ジャーナル』。
一九七七年五月二五日　編集部「事業計画を決定、〝叙勲〟につき宮武氏発言」『いしずえ』。
一九七七年六月　小川信子他九人「サリドマイド胎芽症児の日常生活動作の調査と分析」『総合リハビリテーション』。
一九七七年六月一日　佐藤恵子「キリスト者と今日の障害者の問題——サリドマイド児と共に」『教会婦人』。

一九七七年七月一日　全国サリドマイド訴訟統一原告団『サリドマイド写真集〈被害児の自立の歴史と親の闘いを写真と資料で紹介。サリドマイド剤の写真あり〉』全国サリドマイド訴訟統一原告団。
一九七七年七月二五日　国税庁直税部長「〝年金〟は非課税と回答長期継続年金の課税について」『いしずえ』。
一九七七年八月　木田盈四郎「先天性四肢奇形読影のための用語法」『臨床放射線』。
一九七七年八月六日　西村秀雄「サリドマイド剤の奇形誘発量と動物実験」『日本医事新報』。
一九七七年八月二五日　編集部「レンツ教授来日決定」『いしずえ』。
一九七七年九月五日　飯島伸子編著『公害・労災・職業病年表』公害対策技術同友会。
一九七七年九月六日　編集部「サリドマイド禍を克服して柔道初段になった息子よ・ドキュメント」『週刊セブンティーン』。
一九七七年九月一六日　上肢障害児福祉研究会編『サリドマイド児等両上肢障害児――日常動作・教育・職業〈これまで研究が手薄だった上肢障害者の機能を日常生活から分析〉』相川書房。
一九七七年一一月二五日　W・レンツ「いつもあいている発見の窓」『いしずえ』。
一九七八年　大日本製薬八〇年史編集委員会『大日本製薬八〇年史〈サリドマイド事件を加害者側から記録〉』大日本製薬。
一九七八年一月一五日　森島昭夫「サリドマイド〝いしずえ〟、森永ヒ素ミルク中毒〝ひかり協会〟設立後三年間の経験」『ジュリスト』。
一九七八年三月　木田盈四郎、林一、田中美郷他八人「サリドマイド胎芽病児の健診結果」『帝京医学雑誌』。
一九七八年五月一五日　泉順「サリドマイド福祉センターより　サリドマイド被害児の今後」『人権新聞』。
一九七八年七月三日　ミルトン・シルバーマン、フィリップ・R・リー『薬害と政治――薬の氾濫への処方箋』紀伊國屋書店。
一九七八年八月一〇日　川瀬善巳「サリドマイド福祉センターとボランティア」『真理と創造』。
一九七八年八月二四、三一日合併号　編集部「サリドマイドに勝った少女　この手にバトンを握りしめ、美由紀は走る!…走る!」『女性自身』。
一九七八年九月　泉順「サリドマイド胎芽病児の救済事業をとおしてみた彼らの生活〈「いしずえ」の活動から和解後の被害者の実態を示す〉」『総合リハビリテーション』。
一九七八年九月　土屋弘吉「わが国におけるサリドマイド胎芽病」『総合リハビリテーション』。
一九七八年九月　大瀧憲一「両上肢障害児の学校生活動作とその訓練の方法」『総合リハビリテーション』。
一九七八年九月二三日　泉順「社会福祉の施設体系の変せんをめぐる諸問題――サリドマイド被害児に対する事業の現状」『社会福祉学』。
一九七八年一一月　杉浦保夫、土屋弘吉「日本におけるサリドマイド胎芽病児上肢奇形の統計的観察」『整形外科・臨時増刊』。
一九七八年一二月一五日　西田公一「薬品・食品被害と民事裁判の機能」『NBL別冊第三号』。
一九七八年一二月一五日　身体障害者雇用促進協会七七年度研究報告書一一『上肢障害者を中心とした先天性障害者の職業適性と職域拡大――サリドマイドを中心として』身体障害者雇用促進協会。
一九七九年　サリドマイド訴訟統一原告団・同弁護団『サリドマイ

ド裁判　全四巻①総括②証言一③証言二④証言三＜東京地裁の裁判記録が中心＞』総合図書。

一九七九年一月　編集部「娘よ、歩け。ママの分も腕を振って」『婦人倶楽部』。

一九七九年二月　足立勝「サリドマイド事件の展望と教訓―特に医薬品事故をめぐる紛争解決に関連して」『医薬品問題と消費者―日独シンポジウム報告書』所収、日本評論社。

一九七九年二月　松下廉蔵「医薬品における有効性と安全性の総合的判断について」『医薬品問題と消費者―日独シンポジウム報告書』所収、日本評論社。

一九七九年二月　高野哲夫『日本の薬害』大月書店。

一九七九年二月一五日　編集部「ああ、驚異の母性愛」『女性自身』。

一九七九年三月二〇日　宮本憲一編『沼津住民運動の歩み』日本放送出版会。

一九七九年三月二五日　編集部「厚生省、沖縄へ医師派遣」『いしずえ』。

一九七九年四月　有本秀樹「サリドマイド胎芽病の眼症状について」『臨床眼科』。

一九七九年五月二〇日　森島昭夫、淡路剛久、小川昭二他「被害者救済制度の現状と問題点（シンポジウム）＜不法行為制度、各種被害者救済制度の問題点を検討。恒久的な救済制度が要請される＞」『ジュリスト』。

一九七九年五月二〇日　北村藤一「ひかり協会の目指すもの――森永ミルク中毒被害者救済の道」『ジュリスト』。

一九七九年五月二〇日　泉順「サリドマイド福祉センターのなかで――事務局満四年の感想＜継続補償の解約に制限を、訴訟グループとそれ以外の被害者との間に溝がある等、サリドマイド福祉財団の活動を批判的に紹介＞」『ジュリスト』。

一九七九年五月二五日　編集部「沖縄にさらに被害者三名」『いしずえ』。

一九七九年九月　鳩飼きよ子「涙の海の中で育った子　障害児と教育――サリドマイド児の一七年」『月刊地域闘争』。

一九七九年九月　石山みつ子「サリドマイド児は〝今〟考える　私たちにとって将来をどう生きぬくか」『月刊地域闘争』。

一九七九年一〇月　宮本真左彦「ドキュメント・サリドマイド児の初結婚」『婦人公論』。

一九七九年一一月　土屋弘吉、鈴木峻、栃久保修他「サリドマイド上肢奇形のコンピューターによる解析」『整形外科』。

一九七九年一一月　杉浦保夫、土屋弘吉、木田盈四郎、有馬正高「ハイティーンになったサリドマイド被害児＜許可サリドマイド剤の内「ネルファチン」高田製薬を「ネルファーナン」葛田製薬としている＞」『現代医学』。

一九七九年一二月六日　編集部「両手のない母親が語った感動の育児戦争」『女性自身』。

一九八〇年一月二七日　編集部「サリドマイド禍を克服した一七歳の死と両親の涙」『週刊読売』。

一九八〇年三月　萱野道他「サリドマイド胎芽病患者の脳波」『臨床脳波』。

一九八〇年三月二〇日　編集部「就職おめでとう典子さん」『女性セブン』。

一九八〇年四月　編集部「一月の寒い朝――踏切事故で死んだ」『婦人倶楽部』。

一九八〇年四月三日　編集部「サリドマイドのハンディを克服して――辻典子、中島浩美」『女性自身』。
一九八〇年六月　野辺明子「先天異常と子供たちの未来●第三回サリドマイド被害〝非認定児〟たちのゆくえ∧サリドマイド被害児以外の四肢障害者はどのように救済されるのか∨」『技術と人間』。
一九八〇年七月二九日　編集部「テリー半歩でもいい歩いておくれ！――サリドマイド児はうまれるとすぐ　母親にすてられた一八歳」『週刊女性』。
一九八〇年九月二日　荒井良『子どもをダメにしたのは父親だ』主婦の友社。
一九八〇年一〇月七日　北林保広著、宇津木澄編著『一月の寒い朝青春は終わった』講談社。
一九八〇年一一月　川瀬善巳、原田豊治「いま、サリドマイド被害者達は――被害者の雇用問題を考える／対談」『労働時報』。
一九八〇年一二月　M・ウォーレス、M・ロブソン「アンディーの自由への道――あるサリドマイド児の記録」『リーダーズダイジェスト』。
一九八一年一月八日　飯田進「モノローグ　時の流れの中で　しのびよる分裂と反目の兆し（その一）」『さーちらいと』。
一九八一年一月二〇日　川上美由紀『わたしは負けない』角川文庫。
一九八一年二月二〇日　編集部「密着ドキュメント植杉正樹・一恵夫妻が語った〝サリドマイド禍と二世誕生〟」『週刊ポスト』。
一九八一年二月二六日　編集部「世界で初めて！　サリドマイド禍の青年（二〇才）に女児誕生　ようやった、正子は世界一の子たい！」『女性自身』。
一九八一年三月　真島暉明、吉田清和「サリドマイド胎芽病児の姿勢異常について」『整形・災害外科』。
一九八一年四月二日　草鹿宏他「サリドマイド児の現在　その一川上美由紀さん（一八）〝走れカンコ！〟明日をめざして」『週刊明星』。
一九八一年四月六日　クロロキン全国統一訴訟原告団・クロロキン全国統一訴訟弁護団編『クロロキン薬害事件資料集全三巻①最終準備書面編②証言・書証編』ラ・モデンナ。
一九八一年四月九日　草鹿宏他「サリドマイド児の現在　その二柳沢　浩くん（一八）国際的スキー少年、五月には槍ヶ岳大滑降に挑戦　大地に刻む青春のシュプール」『週刊明星』。
一九八一年四月一六日　草鹿宏他「サリドマイド児の現在　その三吉森こずえさん（二一）　ヨーロッパの障害者とも交流、二本の足で描く〝青春の詩〟」『週刊明星』。
一九八一年五月一日　藤原勇彦「私の映画見てほしいわ、サリドマイド障害者辻典子さんの完全参加と平等の笑顔」『週刊朝日』。
一九八一年六月　宮地良樹、尾崎元昭「多核球遊走能に対するサリドマイドの効果」『日本らい学会雑誌』。
一九八一年六月一一日　山内常一他「サリドマイド青年　槍ヶ岳大滑降に成功！　愛の家族」『女性自身』。
一九八一年七月三〇日　川瀬善巳「サリドマイド被害者の今日的課題」『障害者問題研究』。
一九八一年九月　岩倉博光、吉田清和、安野久仁子「上肢切断のリハビリテーション――サリドマイド胎芽病児の上肢障害六〇例の評価から」『整形・災害外科』。
一九八一年九月　松山善三監督「典子は、今　＝映画＝」東京キネマ社製作。
一九八一年九月五日　スモンの会全国連絡協議会編『薬害スモン全史全四巻①被害実態篇②裁判篇③運動篇④総括篇〈全史だが、古賀照雄の東京高裁、最高裁関係は採録されていない。四巻は一九八六年九月発行〉』労働旬報社。
一九八一年九月一七日　編集部「両親の離婚、蒸発で、捨てられたサリドマイド児の少女（一八）はいま…… 〝父や母を憎んだことはありません〟」『女性自身』。
一九八一年一〇月一日　吉森こずえ『旅立とう、いま　こずえ二〇歳の青春』日本放送出版会。
一九八一年一〇月五日　M・ウォーレス、M・ロブソン『もう手足がなくたって――アンディーと養父母の愛の記録〈BBCでドラマ化され一九七九年度エミー賞を受賞、日本では一九八一年八月二八日にNHKで放送された〉』日本教文社。
一九八一年一〇月二〇日　高野哲夫『戦後薬害問題の研究〈薬害研究の先駆的著作。宮木高明の言説を注もなく取り上げている部分は私と立場が異なる。九頁参照〉』文理閣。
一九八一年一一月　後藤正明「僕は負けない！　サリドマイド児・柳沢浩君のある青春」『潮』。
一九八一年一一月　水上勉「〝典子は、今〟のこと」『潮』。
一九八一年一一月二〇日　飯田進『現代をひらく福祉――障害児の地域福祉・その理論と実践』ぶどう社。
一九八一年一二月二〇日　宮本真左彦『サリドマイド禍の人びと重い歳月のなかから』ちくまぶっくす。
一九八二年二月、三月　先天性四肢障害児父母の会編『〝シンポジウム先天異常〟一・人類への警告、二・いのちを問う』批評社。
一九八二年二月二五日　編集部「サリドマイド中毒（資料で語る公害救済制度・諸協定）薬品公害」『労働法律旬報』。
一九八二年二月二五日　木田盈四郎『先天異常の医学』中公新書。
一九八二年三月一二日　編集部「サリドマイド訴訟第一号〝父親の自殺〟一〇億円の資産を残した人生」『FOCUS』。
一九八二年四月一五日　山内常一他「ひとりぼっちの死〈人体実験のY氏自殺〉」『女性自身』。
一九八二年七月二五日　西田公一「サリドマイド裁判をふりかえる（その一）」『いしずえ』。
一九八二年八月二五日　西田公一「サリドマイド裁判をふりかえる（その二）」『いしずえ』。
一九八二年一〇月　吉森こずえ、松井俊次、塚越昇「足でハンドル素敵なドライブ」『文藝春秋』。
一九八三年一月三〇日　編集部「サリドマイド障害者こずえさんが結婚！」『週刊読売』。
一九八三年二月一〇日　岸田鉄也「ドキュメント　サリドマイド禍を乗り越え結婚」『週刊明星』。
一九八三年六月二日　宮本真左彦、藤崎康夫「捨てられたサリドマイド児――自分を捨てた父との再会、離別、そして三度にわたる自殺未遂」『女性自身』。
一九八三年六月二三日　吉尾勝、（も）「先輩こずえさんから、新婚典子さんへの〝とにかくがんばれ〟」『毎日グラフ』。
一九八三年一二月一日　岩田鉄也、編集部「さわやかドキュメント――サリドマイド禍を乗り越え柳沢浩さんが結婚」『週刊明星』。
一九八三年一二月五日　高橋幸春『翔べ！浩　あるサリドマイド児の青春』桐原書店。

一九八四年　平沢正夫『あぶない薬』三一書房。

一九八四年二月一六日　宮本昌左彦、藤崎康夫「人間シリーズ七九二——炭鉱で死の淵を見たサリドマイド青年」『女性自身』。

一九八四年五月三日　編集部「この子が私たちふたりの愛の〝恵み〟です　サリドマイド障害をのりこえてママになった白井典子さん（二二）がベビーと元気に退院」『週刊明星』。

一九八四年六月一四日　編集部「おめでとう浩さん　愛のゴールイン！」『女性自身』。

一九八四年六月一四日　編集部「愛を両足で抱きよせて」『女性自身』。

一九八四年一一月一日　田代喜久雄「薬害社長と一八年のつきあい——「とっておきの話『日本記者クラブ会報』から」日本記者クラブ。

一九八四年一一月一一日　いしずえ一〇周年記念誌刊行委員会編『いしずえ一〇年のあゆみ』いしずえ。

一九八四年一一月一三日　宮本真左彦、藤崎康夫「サリドマイド児三〇九人全調査——和解から一〇年」『女性自身』。

一九八四年一一月二〇日　宮本真左彦、藤崎康夫「人間シリーズ八二九—サリドマイド児同士が結婚」『女性自身』。

一九八四年一一月二七日　宮本真左彦、藤崎康夫「人間シリーズ八三〇—わが子よ、なぜ死んだ」『女性自身』。

一九八五年五月一〇日　編集部「手って何に使うの？　障害克服〝ナンバーワン〟のサリドマイド女性」『ＦＯＣＵＳ』。

一九八五年九月二五日　斎藤高雅「サリドマイド胎芽病患者の臨床心理学的研究」（東京大学博士論文）。

一九八六年一月五日　宝月誠編『薬害の社会学——薬と人間のアイロニー』世界思想社。

一九八六年二月一四日　編集部「ロールスロイスの似合う赤ちゃん　サリドマイド夫婦が生んだ世界初の試験管ベビー」『ＦＯＣＵＳ』。

一九八六年三月二〇日　テレンス・グリーンウッド「海外感動ドキュメント　難病ハンディキャップを乗りこえて……サリドマイド禍で両腕欠損」『週刊明星』。

一九八六年六月　宮本隆志「ニュー・ジャージー州における不法生命訴訟と不法出生訴訟」『英米法学』。

一九八六年六月　野村浩正、清水琢磨他「アメリカに於ける堕胎問題をめぐって」『英米法学』。

一九八七年五月　Kida,Mitushiro 木田盈四郎『Thalidomide Embryopathy in Japan（日本のサリドマイド胎芽病）〈日本の被害者の健康診断結果をまとめて報告〉』講談社。

一九八七年六月八日　増山元三郎『コンピューターの部品になりたくない学生諸君へ〈「少数例の纏め方」からサリドマイド裁判証言までを吉村功と回顧〉』みすず書房。

一九八七年七月一日　子供たちの未来をひらく父母の会『子供たちの未来をひらく父母の会史——その設立から解散まで』子供たちの未来をひらく父母の会。

一九八八年一月七、一四日合併号　編集部「奇跡の母と子この愛あなたはできますか　口うつしでミルクをあげる　サリドマイド禍の母の感動子育て」『女性セブン』。

一九八八年三月三一日　編集部「足で育児、化粧、料理をする両腕のない母へ　足の指で築いた幸せ」『女性セブン』。

一九八八年四月一〇日　後藤孝典編『クスリの犯罪——隠されたクロロキン情報』有斐閣選書。

一九八八年一〇月七日　編集部「感動！ローマ法王も〝神の御加護

を〟と両腕のない〝ギタリスト〟奇蹟のメロディ」『FRIDAY』。

一九八八年一一月二四日　編集部「足だけで六人の子を育てる母感動告白　料理もおむつの交換も！」『女性セブン』。

一九八八年秋　徳岡孝夫「サリドマイド児報道二五年後〈被害者の数を三三四人としているが三〇九人の誤り〉」『別冊文芸春秋』。

一九八九年　園田直伝記刊行委員会『アルバム園田直』同刊行委員会刊。

一九八九年一月　柴田鉄治「〝科学と報道〟サリドマイド事件」『科学朝日』。

一九八九年五月二九日　川名英之『ドキュメント日本の公害第三巻薬害・食品公害』緑風出版。

一九八九年八月二五日　オッレ・ハンソン〈新聞では「オーレ」と表記〉『チバガイギーの内幕　薬害の構造』青木書店。

一九八九年九月五日　AERA調査部「サリドマイド禍償う宮武氏の晩年〈記述に誤りあり、次号で訂正〉」『AERA』。

一九八九年九月一二日　編集長敬白「前号、〝サリドマイド禍償う宮武氏の晩年〟の訂正」『AERA』。

一九八九年一一月一四日　編集部「サリドマイド禍　ヨハンナ・ベルトラムさん（二七歳）ああ、両足のない二児の母は今　この子らの笑顔が私に明日の勇気と希望を与えてくれる‼」『週刊女性』。

一九八九年一一月三〇日　薬害被害をなくすための厚生省交渉団編『これでいいのか厚生省〈数多くの薬害を発生させたことや五〇回以上の交渉経験から、実務担当者は聞く耳を持ちはじめた〉』三一新書。

一九八九年一二月　稲浪正充「身体障害者と自己の発達――あるサリドマイド児の場合」『島根大学教育学部紀要教育科学』。

一九八九年一二月五日　小野瀬健人「サリドマイド禍　パパの二つの金メダル！　がんばれ！　小さな戦士」『週刊女性』。

一九九〇年一月　渡辺亮次郎編『園田直外務大臣・厚生大臣日程表〈一九七二年一二月二四日以降の記録〉』日米文化交流振興会。

一九九〇年五月　佐藤稔「平成TV鑑定・TBS〝テレポート〟で企画されたサリドマイド事件その後」『政界往来』。

一九九〇年六月一二日　三村恵子「サリドマイド禍ママ　お母さんの手可愛いね！　がんばれ！　小さな戦士」『週刊女性』。

一九九〇年九月六日　編集部「サリドマイド禍　自らのハンデをのりこえ他人を救う　身長九〇㎝二児の母　ジャッキー・ハーパーさん（二七）のチャレンジ人生」『週刊明星』。

一九九一年三月三一日　スモン訴訟の確定判決を求める会「スモン高裁判決は人権を絶つ⁇――一九九〇．一二．七スモン控訴審判決批判〈古賀照雄に対する東京高裁判決批判〉」スモン訴訟の確定判決を求める会。

一九九一年一〇月一五日　編集部「サリドマイド禍のママの愛と勇気に拍手　アリソン・ライトさん・二九歳　両腕がなくたって足で口でステファニーの食事もお風呂だって……！」『週刊女性』。

一九九一年一二月　編集部他「薬害大国・日本の構造」『日経サイエンス』。

一九九二年三月　今井雅子「望まない子の出生に対する医師の責任――イギリスにおける不法生命・出生訴訟」『比較法』。

一九九二年三月三日　編集部「サリドマイド障害にも負けず、育児に奮闘するママ、アリソンさんがんばれ！！　口に握った〝愛のスプーン〟！」『女性自身』。

一九九二年一一月一七日　編集部「負けない笑顔をありがとう！　サリドマイドの名スキーヤー〝今年こそは娘たちと山に〟」『女性自身』。

一九九三年　佐藤嗣道他「台湾におけるサリドマイド被害児への賠償要求の経過と補償の概要」『社会薬学研究会関東地区第五五回資料』所収。

一九九四年　佐藤嗣道「ブラジルにおける新たなサリドマイド被害児の発生について」『社会薬学研究会関東地区第六〇回資料』所収。

一九九四年七月三一日　片平洌彦『構造薬害』農文協人間選書。

一九九四年九月二八日　アン・アンダーウッド「サリドマイドが復権する日　悲劇を起こしたあの薬がエイズにも効く？」『ＮＥＷＳＷＥＥＫ』。

一九九四年一〇月二五日　柴田鉄治『科学報道』朝日新聞社。

一九九四年一一月　栢森良二「三〇歳のサリドマイド胎芽病児」『総合リハビリテーション』。

一九九五年七月　朝日新聞社社史編修委員会『朝日新聞社史昭和後編』朝日新聞社。

一九九五年一〇月二五日　いしずえ編集部『いしずえ二〇年の歩み（年表）』いしずえ。

一九九六年五月　和田努「官僚たちの日本、戦後三大薬害が告発するもの」『ＴＨＩＳ　ＩＳ　読売』。

一九九六年七月二〇日　川田龍平『龍平の現在』三省堂。

一九九六年八月三〇日　川俣修壽「血液製剤薬害（ＨＩＶ薬害）とサリドマイド事件（覚え書き）」『環境と社会』。

一九九六年一一月　入倉卓志「レンツ警告を紙くずにした厚生省——サリドマイド事件」『法と民主主義』。

一九九六年一一月一五日　浜六郎『薬害はなぜなくならないか——薬の安全のために』日本評論社。

一九九七年二月二八日　毎日新聞社社会部薬害エイズ取材班『厚生省の「犯罪」薬害〈薬務局の権力・利権構造を具体的に分析。サリドマイド和解の責任者松下廉蔵元薬務局長が薬害エイズ事件の加害者になる経緯を跡づける〉』日本評論社。

一九九七年三月　荒井和子『愛の輪で薬禍を乗りこえて〈スラマー招聘の裏話が詳しい〉』ふきのとう文庫。

一九九七年四月二五日　栢森良二、三上真弘、豊岡志保「サリドマイド胎芽病の今日的問題点」『日本整形外科学会雑誌』。

一九九七年六月二五日　栢森良二『サリドマイド物語〈医学的側面からのまとめ〉』医歯薬出版。

一九九七年一〇月一五日　ジェフリー・カウリー「治療薬　サリドマイドは毒か薬か」『ＮＥＷＳＷＥＥＫ』。

一九九七年一一月三〇日　富家孝『厚生省薬害史——行政の歪みが見えてくる！厚生省薬事関連訴訟の軌跡』三一新書。

一九九七年一二月一〇日　片平洌彦『ノーモア薬害——増補改訂版』桐書房。

一九九八年　乙武洋匡『五体不満足』講談社。

一九九八年二月二五日　ピーター・シンガー『生と死の倫理——伝統的倫理の崩壊〈サリドマイド事件はキリスト教社会にどのような影響を与えたか〉』昭和堂。

一九九八年九月一日　水野肇「人間のための医学（六）サリドマイドと抗ガン剤」『社会保険旬報』。

一九九八年一一月三〇日　長谷川煕「胎児の奇形はなぜ増える　ダイオキシンが関連か」『ＡＥＲＡ』。

一九九九年一月一五日　西村正子「サリドマイド児の母親は立ち上がる〈危ない親・子関係――婦人公論五〇年のみる四三のドキュメント、一九六六年三月号から再録〉」『婦人公論』。

一九九九年一月一五日　宮本真左彦「ドキュメント・サリドマイド児の初結婚〈同右一九七九年一〇月号から採録〉」『婦人公論』。

一九九九年三月二〇日　水村容子「サリドマイド胎芽病による先天性上肢障害者の生活行為特性に関する住環境計画の基礎的研究」（日本女子大学博士論文）。

一九九九年五月　加来昭隆「オーストラリアにおける法域外への令状送達――サリドマイド薬害訴訟の管轄権」『福岡大学法学論叢』。

二〇〇〇年四月　増山ゆかり「私を好きになるまで（特集病・障害と生きる）」『看護学雑誌』。

二〇〇〇年四月二五日　編集部「イギリス発●アリソンさんの勇気と愛情に感動！〝手がなくて足も不自由だけど、子どもを産んで立派に育てます！〟見えない腕で我が子を抱きしめて……」『女性自身』。

二〇〇〇年六月　栢森良二「サリドマイド胎芽病者の社会適応の現況と問題点」『現代医療』。

二〇〇〇年七月一八日　編集部「この子を育てることこそ、〝生きがい〟！」『女性自身』。

二〇〇〇年八月　井上明、井上和枝編『ドキュメント〝クロマイ裁判〟一四年四か月――次女・千華（八歳）の薬害死をめぐる闘いの日々』全一〇二三頁（私家版）。

二〇〇〇年一〇月　編集部「ルポ　サリドマイド〝再評価〟の動きを追う」『ばんぶう』。

二〇〇〇年一〇月一五日　全国薬害被害者団体連絡協議会編『薬害が消される　教科書に載らない六つの真実〈サリドマイド、スモン、薬害エイズ等の被害者が学校教育で薬害を取り上げるよう要求。厚労省交渉団は現在も年三回実務者と交渉〉』さいろ社。

二〇〇〇年一一月　小山寿「サッカリンとサリドマイド・時代とともに移り変わる化学合成品とくすりの評価」『暮しと健康』。

二〇〇〇年一一月二二日　中坊公平『中坊公平・私の事件簿』集英社新書。

二〇〇一年二月　伊豆百合子「薬害サリドマイド児・増山ゆかり三八歳〈文献表に「大日本製薬保管　裁判記録資料」とあり〉」『社会民主』。

二〇〇一年七月　山川浩司「科学技術の歩み　クスリの運命（四）二つの合成薬品、アスピリンとサリドマイド」『理大科学フォーラム』。

二〇〇一年七月一日　井田良「薬害エイズ帝京大学病院事件第一審無罪判決をめぐって〈安部英被告の無罪判決を支持〉」『ジュリスト』。

二〇〇一年九月五日　鳩飼きい子「いとしさと憎しみのサリドマイド」『潮』。

二〇〇一年九月五日　鳩飼きい子『不思議の薬――サリドマイドの話〈元原告から見たサリドマイド事件、続発する薬害に忸怩《じくじ》たる思い〉』潮出版。

二〇〇一年一一月一〇日　森岡正博『生命科学に何ができるか――脳死・フェミニズム・優生思想』勁草書房　。

二〇〇一年一二月二一日　T・ステフェン、R・ブリンナー『神と悪魔の薬サリドマイド〈欧米でのサリドマイド事件史を解説し、サリドマイド復活の道とその使用方法を紹介。著者は、「サリドマイドの全貌は解明された」としているが、サリドマイドの全貌は未だに解明はされていない〉』日経BP社。

二〇〇二年三月二〇日　新藤宗幸『技術官僚』岩波新書。

二〇〇二年五月　柿本綱之、服部豊、岡本真一郎「サリドマイドによる不応性多発性骨髄腫の治療　第四三回臨床血液学会総会シンポジウム」『臨床血液』。

二〇〇二年七月　田端雅彦「炎症性腸疾患とサリドマイド」『小児科診療』。

二〇〇二年七月六日　島崎千尋、稲葉亨「多発性骨髄腫――新しい治療戦略」『医学のあゆみ』。

二〇〇二年七月六日　柿本綱之、服部豊「多発性骨髄腫に対するサリドマイド治療」『医学のあゆみ』。

二〇〇二年八月二〇日　東京HIV訴訟弁護団『薬害エイズ裁判史　全5巻①訴訟編②運動編③真相究明編④恒久対策編⑤薬害根絶編』日本評論社。

二〇〇二年八月三〇日　東京HIV訴訟弁護団「日本のマスコミ」『薬害エイズ裁判史」第二巻運動編』所収、日本評論社。

二〇〇二年一〇月二一日　佐藤修史「にわかに人気の〝特効薬〟サリドマイドで癌治療薬」『AERA』。

二〇〇二年一一月二〇日　米山公啓『学閥支配の医学』集英社新書。

二〇〇二年一一月二一日　編集部「四〇年ぶりに蘇る〝サリドマイド〟」『週刊新潮』。

二〇〇二年一二月　落合直也、嶋崎千尋、内田亮他「臨床研究　治療抵抗性および再発多発性骨髄腫に対するサリドマイド療法の検討」『臨床血液』。

二〇〇二年一二月　山腰高士「あるべき姿とのかい離を伝える――薬害問題で見えてきたもの〈フィブリノゲンによるC型肝炎薬害も構造は同じ〉」『新聞研究』。

二〇〇二年一二月　編集部「意外な薬から最新治療法まで　がん撲滅へ〝サリドマイド〟が見直された」『THEMIS』。

二〇〇二年一二月一日　岡井康二「サリドマイドと環境ホルモン――環境予防医学の過去・現在・未来」『大阪薫英女子短期大学研究紀要』。

二〇〇三年　畑裕之「サリドマイドの作用機序」『Cancer Frontier』、通号五』。

二〇〇三年二月　松沢実「ここまで来ている現代医療　第三回〝悪魔の薬〟と呼ばれたサリドマイドがもたらすガン治療の新たな道」『さわやか元気』。

二〇〇三年二月一二日　コンフォート病院がん治療チーム『がん治療――サリドマイドの適用と警鐘〈末期がん患者へのサリドマイド使用基準とその成果の報告。催奇形性以外でも血栓症の副作用は重大〉』日本工業新聞社。

二〇〇三年三月　北澤京子「薬害起こしたサリドマイド、血液がんの治療薬に?」『日経マスターズ』。

二〇〇三年三月　鳩飼きい子「【特別企画】医療界異変！　サリドマイド輸入の法規制を急げ」『潮』。

二〇〇三年七月　村尾国士「末期癌患者が縋る〝サリドマイド〟治療って何?」『新潮45』。

二〇〇三年七月二〇日　飯田進『青い鳥はいなかった――薬害をめぐる一人の親のモノローグ〈著者は、サリドマイド児の親として薬害運動を切り開いてきた一人だが特別新しい事実はない。自分に都合のいい解釈が多い〉』不二出版。

二〇〇三年一〇月　厚労省医薬食品局安全対策課長「サリドマイドの使用実態及び安全使用に関する調査研究報告について（薬食安発第〇九一九〇〇一号、二〇〇三年九月一九日）、別紙　サリドマイドの安全な使用のための方策について（提言）」『臨床血液』。

二〇〇三年一一月　飯田進『まっすぐ伸びろ』致知。

二〇〇三年一一月一〇日　津田敏秀『市民のための疫学入門――医学ニュースから環境裁判まで』緑風出版。

二〇〇四年三月三〇日　薬害ヤコブ病被害者・弁護団全国連絡会議『薬害ヤコブ病の軌跡全二巻①裁判編②被害・運動編』日本評論社。

二〇〇四年三月三〇日　間宮清「いしずえの立場として」『薬害ヤコブ病の軌跡　第一巻裁判編』所収、日本評論社。

二〇〇四年四月二五日　大石暢子「医者があなたを病気にする!?医原病サリドマイド復活」『サンデー毎日』。

二〇〇四年六月二九日　津田敏秀『医学者は公害事件で何をしてきたのか〈水俣病でデタラメな発言をした研究者を徹底批判〉』岩波書店。

二〇〇四年八月二〇日　大西史恵「肝炎を最後の薬害に……」『週刊金曜日』。

二〇〇四年一〇月一〇日　いしずえ『いしずえ三〇年の軌跡』財団法人いしずえ。

二〇〇五年四月一二日　法務省「〝補充理由説明書〟、情報公開審査会のホームページ二〇〇七年度（行情）答申第四八〇号」情報公開審査会。

二〇〇五年四月一三日　大日本製薬廣瀬徹広報室長「私信〈サリドマイド事件の資料公開はできないと返信〉」。

二〇〇五年五月　沢木実緒「サリドマイド〝復活〟までの四十年を追う」『Ｆｏｒｅｓｉｇｈｔ』。

二〇〇六年五月三〇日　白井のり子『典子四四歳　いま、伝えたい「典子は、今」あれから二五年』光文社。

二〇〇六年八月　糸山敏和「医療報道におけるえん罪の構造」『マスコミ市民』。

二〇〇七年三月三〇日　吉森賢編『日本の医薬品産業　世界の医薬品産業』東京大学出版会。

二〇〇八年四月九日　岩澤倫彦・フジテレビ調査報道班『薬害Ｃ型肝炎女たちの闘い――国が屈服した日』小学館文庫。

二〇〇八年九月二〇日　武藤春光、弘中惇一郎編著『安部英医師「薬害エイズ」事件の真実――誤った責任追及の構図〈メディアスクラムとそれに引きずられ「国策捜査・起訴」した検察、有罪判決獲得のための強引な捜査の実態、血液製剤の構造を明らかにしている〉』現代人文社。

二〇〇九年五月三〇日　公害薬害職業病補償問題研究会『公害薬害職業病――制度比較レポート集』東京経済大学学術研究センター。

二〇〇九年八月二〇日　新藤宗幸『司法官僚』岩波新書。

サリドマイド事件全史年表

一九五四年

5月　西ドイツ、グリュネンタール社サリドマイドを開発。

一九五六年

11月3日　大日本製薬、雑誌でサリドマイドを知り開発を決定。

一九五七年

8月16日　大日本製薬、厚生省に製造販売許可申請。

9月9日　製造販売許可下りる。

一九五八年

1月20日　大日本製薬サリドマイド剤「イソミン」をグリュネンタール社の同意を得ず発売。

一九五九年

8月頃　都立築地産院、妊婦にサリドマイドを計画的に投与をはじめ、三症例を経験し投与を中止。高橋晄正から「人体実験か」と批判される。

一九六〇年

6月　大日本製薬、サリドマイド含有胃腸薬「プロバンM」発売。

一九六一年

9月　大日本製薬、日本テレビ系列で「イソミン」、「プロバンM」のCMを流す。

11月25日　レンツ警告を受けてグリュネンタール社サリドマイド剤回収、以後ヨーロッパ諸国も同調。

12月4日　レンツ警告と西ドイツで回収開始の情報が大日本製薬に伝わる。

12月6日　大日本製薬と厚生省は協議し、レンツ警告は科学的根拠無く更に調査が必要と販売継続を決定。この頃、朝日新聞東野紅一ボン支局長、本社に写真付きでサリドマイド奇形児の記事を送稿するも掲載されず。

一九六二年

2月6日　大日本製薬は西ドイツ、イギリスでの調査結果を厚生省に報告、両者は「グリュネンタール社の措置に倣うのが妥当とは思えない」と販売を継続。この頃、大日本製薬、動物実験を東京女子医大等に依頼、同時に社内でも開始する。国内の初期の動物実験はことごとく失敗。大日本製薬が意見を聞いた研究者は、レンツ警告を理解できず、大日本製薬は販売を継続。

2月21日　厚生省、亜細亜製薬のサリドマイド剤「パングル」に製造販売許可を出す。

2月23日　『TIME』、サリドマイド剤回収の経緯を掲載。

3月10日頃　竹内広朝日新聞記者、厚生省等に取材開始。

3月15日　レンツ警告が『日本医師会雑誌』に掲載される。

4月中頃　大日本製薬「今後の販売については大日本製薬に完全に責任がある」とグリュネンタール社から最後警

告を受ける。

5月1日　厚生省、柏製薬のサリドマイド剤「ネルトン」に製造販売許可を出すが、国民に隠し通した。許可は合計一五社、一六品目となる。

5月17日　朝日新聞、「イソミンとプロバンM販売を中止」と報道。

5月24日　サリドマイド剤販売会社の大日本製薬、富山化学工業、エスエス製薬、ゼリア化工、小野薬品工業の五社、サリドマイド睡眠薬出荷を一時中止と決めるが、プロバンMと生盛化学は除外された。

8月7日　FDAのケルシー、サリドマイド販売を食い止めた功績で大統領から勲章を受ける。

8月28日　梶井正の北海道の七症例の研究が読売新聞に紹介される。

9月13日　生盛化学を除くサリドマイド剤、販売停止とするが不完全で以後も各地で販売は継続された。日本の学会誌に症例報告相次ぐ。

9月20日　藤原道子が初めて国会で質問、サリドマイド剤の販売中止を求めた。以後、しばしば取り上げられる。

11月10日　ベルギーでサリドマイド児殺しに無罪判決。

12月　この頃各地で、被害児の人権が侵害されていると法務局に救済を求める訴え相次ぐ。

12月14日　被害者Yが初めて大日本製薬を訪問、善後策を求めるも相手にされず。

12月15日　「サリドマイド禍奇形児救済両親連盟・Y会長」発足。

一九六三年

3月11日　「サリドマイド禍奇形児救済両親連盟」大日本製薬に責任追及に赴くが拒否される。

3月30日　「先天性異常児父母の会・飯田進会長」（後に「子供たちの未来をひらく父母の会」と改称）が設立。

3月31日　森山豊東大学医学部教授等「海豹畸形状（phocomelia）の発生要因に関する研究」で国内の被害総数は九三六人と発表。

4月15日　スラマー来日、被害児に手術を行ない希望が広がるが後に有効性が否定される。

5月13日　稲川龍雄人権擁護局長は「いわゆるアザラシ状等の奇形児に関する人権事件について」を牛丸義留薬務局長と黒木利克児童局長に提出。その中で「厚生省が、当時はまだ奇形児の保護救済について積極的態度を示していなかった」「人権擁護上遺憾なしとしないが因果関係の判断を抜きにして人権侵害ありとするには疑問が残る」と指摘。

6月17日　Yは、大日本製薬に損害賠償を求める訴訟を名古屋地裁に提起。

父母の会理事会は一五日Y理事解任を討議、結論は出ず。

7月6日　第三回日本先天異常学会のシンポジウムで梶井が森山に質問、サリドマイド単独原因説を認めない森山は答えに窮する。

7月9日　飯田、荒井良の二人が東京會舘で宮武徳治郎大日本製薬社長と会う。

7月27日　いわゆるYの「人体実験」が表面化する。

8月2日　児童福祉審議会、Yの「人体実験」を掲載した『女性自身』の発行元光文社に勧告を出す。警視庁は、一転捜査を見合わせ。人権擁護局長の報告を考慮か。

8月17日　生盛化学を除くメーカー五社、再度サリドマイド剤の回収を業界に求めた。

9月18日　中森、大日本製薬幹部に補償要求。個人に対する補償はしないと突き放されるが、以後数回接触した。

10月6日　「サリドマイド被害児救済会・中森黎悟会長」発足。

11月20日　中森、大日本製薬の株を購入し総会に乗り込む。日本初の「一株運動」か。

一九六四年

6月6日　中森ようやく京都自由人権協会を見いだし、同協会は七月四日研究を開始。

9月か10月　父母の会の飯田、第一ホテルで宮武社長と会う。

10月17日　厚生省、サリドマイド児の治療研究のために西ドイツに医師派遣計画を発表するが中森が国を訴えたため、立ち消えとなる。

12月4日　「青い鳥マッチ」原画展開催。父母の会、マッチの売り上げで小児病院建設を目指す。

12月10日　中森、国と大日本製薬を相手に賠償を求める訴訟を京都地裁に提起。

12月17日　衆議院社会労働委員会「サリドマイド児救済に関する」請願を採択。

一九六五年

1月12日　父母の会の飯田が「小児病院建設は困難」と方向転換する。

5月　池田良雄（サリドマイド剤を許可した一人）、ウサギで再現実験に成功、学会誌に発表。

11月13日　東京地裁に国と大日本製薬を相手に集団提訴。被告は国も含めて因果関係も争う。

11月25日　平沢正夫の『あざらしっ子』発行、社会の注目を集める。

一九六六年

4月9日　東京地裁、準備手続きを決定。裁判長期化の原因となる。

12月10日　中森、京都地検に大日本製薬を刑事告発。

一九六七年

3月　荒井、小児病院建設で飯田と対立し父母の会退会、既に中森、Yも離れ父母の会は人手不足に陥る。

8月14日　京都地検、時効の完成、因果関係に医学上の定説がないと大日本製薬を不起訴にする。中森の刑事告発を東京地裁の原告は強く批判。法学者は地検を批判。

11月18日　京都で「サリドマイド被害児を守る会・羽仁節子会長」発足。

一九六八年

3月14日　西ドイツ検察当局、グリュネンタール社幹部九人を傷害罪などで起訴。

5月27日　世界注目の中、西ドイツで刑事裁判はじまる。

一九六九年

2月5日　中森、不起訴不当と検察審査会に申し立て。

4月14日　東京地裁の原告団が資金難となり一家族当たり二〇万円の支出を求める。

5月17日　杉山博「いわゆるサリドマイド問題に関する統計的考察」でレンツ説を批判するも、初歩的誤りが多く批判を浴び、和解の動きの中で訂正する。
7月15日　京都検察審査会が「不起訴不当」と結論。
12月19日　イギリスの六二家族和解成立（第一次和解）。

一九七〇年

8月14日　京都地検が再び大日本製薬を不起訴にする。
12月18日　西ドイツの刑事裁判、被告の救済基金拠出と引き替えに公判停止。因果関係を認定、過失責任も認める方向、日本を名指しで批判する裁判所の判断があり、日本政府は追い詰められる。
12月29日　レンツ、大日本製薬の申し立てにより発言禁止の仮処分受ける。正式決定は七一年五月一九日。

一九七一年

2月16日　国と大日本製薬、裁判所に和解提案をする。
2月17日　原告団、裁判勝利に向けて団結を確認。
2月18日　東京地裁第一回弁論。以後、概ね月二回のペースで進展する。
9月12日　「サリドマイド裁判を支援する市民の会」結成。
10月4日　梶井正証言はじまる。被害者と支援者のキャラバン隊、宮武社長を追及。
10月23日　森村誠一、サリドマイド事件を良く理解せず「奇形の札束」を『小説現代』一一月号に発表、被害者の抗議が表面化。七二年一月号で森村は謝罪。
11月2日　東京地裁でレンツ証言開始、九日は裁判所の訴訟指揮で紛糾、二五日全て終了。
11月13日　厚生省、和解の資料作りのため「先天性四肢（し）欠損症児等の実態調査」を都道府県に依頼。予算と時間不足でサリドマイド被害児の判定を中止。
11月27日　レンツ帰国。この日、厚生省は勝訴の見込みなしと「和解」の方針を決定。

一九七二年

4月1日　厚生省がこの日から、和解金額を大蔵省、法務省と詰めの作業開始。
6月27日　一六家族、東京地裁に第二次集団訴訟提訴。
9月19日　西田公一弁護士、被告側と接触し和解に関して一二の質問を被告にした。次回二九日を予定。宮武社長は二〇〇〇万円を提示するよう指示。二九日に両者が会ったどうかは不明。
10月21日　被告、約一〇億円支払うとサンケイ新聞に和解内容がスクープされる。
12月22日　イギリスの第二次和解問題で、アメリカの消費運動家ラルフ・ネーダーがディスティラーズ社製品のボイコットを呼びかけ、世界で注目される。

一九七三年

1月16日　ネーダー、厚生大臣に質問書送付。
1月25日　薬務局長、ネーダーに回答、おざなりとマスコミから批判を受ける。
4月13日　厚生省、裁判の見通しを「因果関係は認められる」「予見可能性、過失の有無も積極的に認定されるおそれがある」「結果の重大性、対策の緊急の必要性は強調される」とまとめる。

4月19日　原告、過失立証の鑑定人（高橋晄正、増山元三郎）不採用を理由に東京地裁の判事を忌避。この時、園田治裁判長は「予見可能性が過失だ」と発言。

5月7日　ネーダー、宮武社長に責任を取るよう書簡を送る。

5月10日　薬事課長「一．忌避申立により、訴訟ストップしたことは遺憾。二．吾々は、和解による解決が早急に実現することを心から希望する。三．和解金額は、誠意を持って検討する」と弁護団に伝える。

5月11日　宮武社長、和解に関して「思い切った補償額を提示したい」と記者団に語る。原告団と市民の会は、「サリドマイド裁判を勝利するための市民集会」を開催。

5月29日　宮武社長、ネーダーに「当社の代理人は、原告代理人と接触を続け代理人として考えている試案を非公式に提示している」「東京以外では大体に於いて、代理人間で和解で解決する基本的方向で意見の一致をみている」と返信。東京地裁、裁判官忌避を棄却。

7月30日　イギリスの第二次和解合意。政府更に追い詰められる。

8月　弁護団、第一四準備書面の作成に取りかかる。この頃京都の猪野愈弁護士を通じて和解の打診が弁護団にくる。

9月25日　弁護団、再開弁論で第一四準備書面陳述、併せて請求の趣旨を拡張、原因を補正し原告一家族当たり約二二六八万円から同五六五〇万円に損害額を増額、和解交渉に備える？

10月17日　ティエルシュがサリドマイドの催奇形性は予見できたと証言。二二日証言終了。この頃、弁護団、被告から本格的に和解の打診を受け下交渉を開始。

12月7日　「サリドマイド裁判勝利のための関西集会」開く。

12月8日　原告団会議（大阪）を開き、「弁護団から和解の話が説明され『弁護団としては、一応の結論を出した。和解のテーブルに着いた方がいいのではないか。相手の出方をみて様子を見たらどうか』と最初に発言」し、しらける。九日に東京で説明。

12月13日　原告団会議を開き、和解交渉に応ずる場合「弁護士に頼らず自主交渉の形をとる。ランク付けをどの様にするか」など議論。

12月14日　被告は、因果関係と責任を認めるので和解交渉に応じて欲しいと正式に裁判所に提案。

12月17日　原告幹事会で第一回は一二月二三日九段会館で、新聞記者及び支援者は被告側が陳謝するまで後退席と議論するが、支援者の傍聴は拒否。

12月19日　原告団、弁護団は「因果関係、許可、製造・販売上の責任を認めることを前提とし、交渉のテーブルにつくことにした」と声明を発表。

12月20日　原告団と弁護団は支援者に和解について説明。支援者は早期交渉開始に疑念、公開原則を主張。

12月23日　第一回和解交渉、被告は因果関係と過失責任を認める。原告は、原告の児の障害は「サリドマイドによるものだ」とのお墨付きを被告に要求。

一九七四年

1月3日　原告幹事会、交渉方法を議論。この頃、猪野弁護士から被告側に情報が漏れる。

1月12日　原告、支援者に第一回和解交渉の内容を説明。支援者は、交渉の公開を求めるが原告、弁護団は拒否。

1月14日　弁護団、和解に関連して父母の会飯田理事長と会う。

1月15日　統一原告団会議を開き、東京、京都地裁以外の原告に和解交渉の内容を説明、統一原告団として交渉継続を確認。

2月1日　第二回和解交渉、原告福祉要求を提示。この頃、各支援グループから和解交渉に意見が出され、特に公開を強く求めた。

2月10日〜11日　両日真鶴で原告団会議、ランク付け、年金などを議論、このまま交渉継続を確認。

2月21日　厚生省、大蔵省に「継続補償金（年金）」の法律上の問題点を問い合わせる。大蔵省は「大臣の政治的責任で行なうならよい」と回答。

2月23日　第三回和解交渉、被告側が和解の考え方を説明。金銭賠償にサリドマイド特有の福祉対策が含まれる、継続賠償（年金）は物価スライドを含む、訴訟対策費、福祉センターの設立などを約束。終了後の原告、弁護団会議で更田義彦弁護士が「コンフィデンシャルな数字」を下交渉で被告から示されていたと発言。

3月16日　第四回和解交渉、原告が報道機関に情報が漏れるのはなぜか等と質問、厚生省から福祉施策の説明があった。

4月2日　原告、弁護団、支援者で構成する常任委員会で支援者は交渉の公開を求めるが、弁護団は強く反対。

4月3日　朝日新聞が金銭賠償は一人平均三〇〇〇万円と報道。

4月6日　松下廉蔵薬務局長も含めて、原被告で金銭賠償の秘密交渉を一三時から一七時まで九段会館で行なう。

4月13日　第五回和解交渉、原告は賠償金の提示をして欲しいと求め、大日本製薬は福祉機器に関し新提案。

4月20日　第六回和解交渉、福祉要求について厚生省から詳細な回答後、金銭賠償はAランク四一六二万余円、Eランク七六二万余円でいずれも弁護士費用を含むと五段階を提示。原告は、納得せず直ちに返上し交渉打ち切り。

5月27日　大日本製薬、原告の福祉機器導入に三〇〇〇万円提供すると約束。

5月31日　裁判所は「福祉要求は誠意を持って交渉する」前提で、Aランク四〇〇〇万円、Bランク三三〇〇万円、Cランク二八〇〇万円、プラス弁護士費用各一〇％を提示。

6月9日　東京・京都地裁の原告団会議を開き、原告のCランクに二〇〇万円上積みすることで、福祉要求が満たされれば裁判所提案を受け入れ、裁判には戻らず和解で解決すると決定。

6月10日　厚生省、裁判所提案を受け入れ決定。

6月15日　原告・被告とも次の事項を確認して裁判所提案を受け入れ、和解金額が決定。①基準のランク数は四とし、訴外には、「その他」として基準以外の等級があること。②原告で上位三ランク以内に入らない場合は、第三ランクの補償金額との差額は、大日本製薬が補償する。

6月24日　第一回認定判定委員会開く。

7月7日　原告「協定書案」を支援者も協力して作成、因果関係、過失責任を認定、謝罪表現は「深く陳謝」と表記。九日被告側に提示。

7月26日　被告「確認書案」原告に提示。その後、少人数で詰めの交渉を行なう。

7月31日　概ね合意に達した「確認書案」を原告に送付。

8月3日　東京・京都地裁の原告に「確認書案」を説明するが、特に責任と謝罪表現で異論続出。弁護団、和解調書に責任を明記させると原告に約束。

8月4日　統一原告団・弁護団会議、西田公一弁護士がCランクの原告に二〇〇万円上積みする、訴訟対策費は二億四〇〇〇万円、センター資金は五億円と報告したが、委任状は集められず。

8月9日　三日、四日の会議を受けて原告団会議、緊迫した空気。来ないはずの弁護士も参加。

8月21日　原告団、弁護団会議で全体交渉に戻ると確認。

8月28日　原告団、支援者会議で佐藤巌原告から弁護団の「首のすげかえ」、支援者からは弁護団は裏で被告と繋がっている等の発言が出る。

9月7日　第七回和解交渉。「支援者が会場に入る松下局長に対して少々の実力行使あり、弁護団、寺坂さん大いに慌てて佐藤、Fさんに仲介の労をとる様いささかみっともない行動あり」。確認書の文言を詰め「落度」を引き出すが、「過失責任」はかたくなに拒否。

9月9日　交渉後の原告団、弁護団会議で弁護団が強く早期合意を主張、原告から交渉の場で被告から提出された資料を全原告に配付して欲しいと要望が出る。

9月12日　支援者「原告団および弁護団のみなさんへ」を発表、中で責任と謝罪表現を勝ち取れなければ、今後支援できないと表明。

9月14日　吉村功、原告・弁護団に交渉をオープンにして責任と謝罪表現で譲歩しないよう書簡で求める。

9月18日　第八回和解交渉、確認書の文言の詰めを行う。その後開いた原告団、弁護団、支援者の会合で弁護団は、支援者は和解をじゃまする存在だと激しく批判。支援者は、責任と謝罪を明確にしなければ和解後に悪影響が生じると主張。大論争となる。

9月28日　原告団、「父母の会」と意見交換。

10月1日　和解のための作業委員会で長期継続補償（年金）が三年据え置き、支給期間は六〇年、Aランクに二〇〇〇万円コース設定で合意。

10月4日　大筋合意とマスコミ発表。

10月7日　共同通信の野崎記者から原告団が「調印をそんなに急ぐ理由があるのか」と疑問が出る。

10月12日　第九回和解交渉、調印日を一三日と決定。

10月13日　六三原告が出席して原告団会議を開催、弁護団は賠償金の支払い予定など報告。調印、厚生大臣は確認書を誠実に実行、二度と薬害を起こさないと挨拶。

10月21日　判定通知を原告に送付。

10月22日　松下、血液製剤協会の理事長に就任が決まるが、これがＨＩＶミドリ十字ルート加害者の主役となる入り口。

10月25日　平沢正夫が『朝日ジャーナル』で「サリドマイド和解交渉妥結、この屈辱と自戒」を発表、和解内容を批判。

10月26日　東京地裁第六八回口頭弁論、和解。「被告等は連帯して、損害賠償として、金員を支払う」と表現。原告に約束した「責任」は入らず。

12月15日　『ジュリスト』に和解の評価掲載、西田弁護士は「落度」は包括的表現、年金の三年据え置きは一五歳から支給など、都合良く解釈。

12月20日　厚生省第一回申請和解の手続き開始。

12月22日　サリドマイド福祉センター財団法人「いしずえ」発会式、第一回理事会開催、佐藤巌元全国サリドマイド原告団代表幹事が理事長に就任。

12月23日　「市民の会」、杉山博大阪大学教授の告発により阪大生六人に任意出頭を求めた吹田警察署に抗議文を送付。

一九七五年

7月10日　厚生省一九〇人を第一次認定。被害者数は合計二五三人となる。非認定者は置き去りにされた感じを抱いた。「先天性四肢障害児父母の会・野辺明子会長」の設立となる。

9月4日　申請被害者の交渉で厚生省はＤ、Ｅランク者にも年金加入を認める。

一九七六年

1月24日　大日本製薬、台湾の被害者と補償協定を結ぶ。

11月2日　厚生省、第二次申請をこの日から受け開始。

一九七七年

4月29日　宮武社長に勲三等決まる。

6月9日　国税庁直税部長は、「いしずえ」が被害者に支払う年金は、所得税法第九条第一項第二一号による損害賠償金として、所得税は課税されないと通知。

11月14日　厚生省が五〇人を第二次認定。合計三〇三人となる。

一九七九年

4月19日　厚生省が新たに三人認定、合計三〇六人となる。

一九八一年

1月10日　統一原告団、訴訟対策費二億四〇〇〇万円の決算書、元原告に送付。

4月22日　厚生省が更に三人認定、合計三〇九となり、認定者数確定。

二〇〇八年

10月16日　サリドマイド剤「多発性骨髄腫」の治療薬として承認。いしずえは安全性確保を強く要望。

あとがき

「サリドマイド裁判を支援する市民の会」の周辺でささやかな支援活動をしていた私は、当事件が和解で解決した後、「これで良かったのか」と自問していた。そこで、事件のアウトラインを示す年表のようなものを作成して、自己の心覚えにしようとはじめたのが本件研究に取り組むきっかけだった。

当初簡単に考えていたが、進めていくと細かい疑問がいくつも生まれ、次第に詳細になり、噂を聞きつけた元関係者から資料提供の申し出が増え、結局足抜けできない状況に追い詰められた。サリドマイド事件の全記録のデータベース作りを目指すことになり、当時友人たちから「一人では生きているうちに完成できない」等と言われていた。

手始めに「サリドマイド裁判」全四巻のカード作りから開始し、その後一九八五年春にパソコンを導入したが、当時のパソコンは今では考えられない程高価で、しかもソフトウエアも高い上に稚拙だった。そうは言っても、コンピューターの威力は絶大で日付順にデータを整理する、他に引用するなどの点で大いに役立った。

次いで、国会図書館新聞資料室でまとめた各新聞の切り抜き集「睡眠剤による被害」の調査に入ったが、この資料は思いの外収集漏れが多く結局、新聞各社の縮刷版と格闘することになった。その後は被害者団体、原告団、支援の会などの文書、ビラなどに手を伸ばし、最後に和解交渉や原告団会議の録音テープの調査を開始、全体交渉と原告・弁護団会議、支援者との三者会議等をほぼ終了した頃、旧原告団事務局員だった名倉妙子氏から突然「こんなものがあるのよ、良かったらあげるわ」と言って差し出されたのが「名倉ノート」と「名倉日記」で、二〇〇二年春のことだった。

早速、全ページコピーを取らせて貰い検討すると文書・録音テープを補完する第一級の資料で、原告団・弁護団会議、支援者の議論などが事細かに記録されていた。丁度その頃、インターネットで厚生労働省のサイトをサーフィンしていて、偶然サリドマイド事件関係資料が保存されているのを見つけ、直ちに情報公開法に基づき公開請求した。この「サリドマイド訴訟関係綴」の中から、厚生省がレンツ証言終了直後の一九七一年一一月末に和解で解決する意志を固めていた文書を発見した。

原告団・弁護団会議や原告と支援者の会議の多くは、名倉氏が録音していたが、そのテープが紛失や忘却されず巡り巡って私の所に保存されたのは幸運だった。それは取りも直さず関係者がそれぞれ真剣にこの事件と向き合い、少しでも真実に近づこうと記録にとどめる努力を続けたことに他ならない。これらの研究成果を環境社会学会で連続報告し資料集にまとめる予定だったが、発表の内容が同学会の傾向に合わないように思われたので三回で終了した。

二〇〇五年春、概ね調査を完了したと考えた私は、資料集発行に向けて準備を開始したところ、編集者の渡辺義久氏から「これは四〇〇字詰め原稿用紙で八〇〇〇枚以上ある」と現実を告げられ、現在の出版事情と内容から判断して資料集の出版を断念した。そこで当初の、資料集に新書版程度の解説を付けて出版する計画を変更し、原資料を使って事件の全貌、とりわけ本格和解交渉開始前後から合意までの動きを詳しく分析する方針で執筆にとりかかり生まれたのが本書だ。

友人の村串仁三郎氏から、分量は四〇〇字詰め原稿用紙で一〇〇〇枚程度とアドバイスを受け、削除に削除を重ねたにも拘わらずこの分量になった。その結果、非原告で裁判支援に熱心に取り組みながら（この中には認定されると考えていた人と、認定、非認定は関係ないと考えていた人がいた）サリドマイド被害者として認定されず、従って「いしずえ」と関係が築けず再び行政サービスの隙間に引き戻されたいわば切り捨てられた人たちの心情や、社会の偏見を恐れ家に閉じ込められたまま育てられたり、障害が原因で両親の離婚や父親の蒸発、果ては親に見捨てられ長い施設暮らしを余儀なくされた被害者の実情にも触れられなかった。また、子ども達にサッカー教室やキャンプ等を定期的に開き、トレーニング場所までの送り迎え等をしてきたリーダー会、スノーキャンプの原動力になった関西のシグマ・スキーサークル、小谷勤労者スキー学校の活動、「守る会」「市民の会」はじめ各支援グループの活動や厚生省、大日本製薬に対する抗議行動も紹介できなかった。和解の最終場面では、原告と意見が一致しなかったが、孤立しがちな被害者に支援者が果たした役割は決して小さくはなかった。

原告代理人は、事件を引き受けた当初は弁護士の職業倫理から純粋な気持ちで真剣に取り組んだことは間違いない。本当は、専従のようだった更田義彦弁護士に直接話しを聞きたかったが、かなわなかった。

可能なら、原資料の方が面白いし、リアリティーもあるので、今後も資料集の発行を模索したい。

謝辞

先ず、貴重な「名倉ノート」と「名倉日記」を提供してくれただけでなく、再三再四にわたる私の聞き取りに快く応じてくれ、現場に立ち会った人間でなければ知り得ない情報を提供してくれた元全国サリドマイド原告団事務局員の名倉妙子氏には深く深く感謝致します。氏の情報提供がなければ、到底これほどまで真実に近づけなかった。

次に故梅崎左池子氏、文子氏親子には資料提供、岡本満幸氏にはそれに加えてカード作成にも協力してもらった。元東京地裁原告団代表幹事の故佐藤巌氏と元朝日新聞ボン支局長の東野紅一氏はインタビューを快く引き受けてくれた。残念なことに早世した飯田伸一氏には、常に励まされた。財団法人「いしずえ」には、資料の閲覧、コピーで協力を得た。

故平沢正夫氏と井野博満、笠井一夫、渋谷美子、木野恵司の各氏から資料と情報提供を受け、その上温かい励ましの言葉をもらった。学友の後藤勉、小泉雅博、片岡幹雄の各氏及び㈱モダンタイムスからは経済的援助を、また香取京子、斉藤千映美、高瀬彰、故橋本康夫、中川修、太田実の各氏からも暖かい支援を受けた。「市民の会」結成時に、裁判支援の手作りポスターを製作した「二月の風」はこの学友たちの有志だった。

また、スモン薬害被害者で加害者田辺製薬の責任追及を最期まで貫いた古賀照雄氏の信念に敬意を表すると共に、この仕事の評価を氏から聞けなくなったのは大変残念だ。東京高裁の冒頭陳述には、本書のアウトラインを参考にしてくれたが、同高裁は氏をスモン被害者と認定できないと門前払いし、最高裁も同じ判断だった。私は、氏が裁判闘争の続行に悩んでいた頃、被害者と支援者の会議で意見を求められ、裁判続行を主張しただけに高裁、最高裁の判断に怒りを覚える。

結果論だが、古賀氏が可部恒雄裁定を受け入れていれば、晩年は違った人生になっていたかもしれないと思うと、私の意見は氏にとって間違いだったのかもしれないと考えることがある。また、この高裁と最高裁の裁判記録は、「薬害スモン全史」に収載されておらず、氏の孤独な闘いは歴史の闇に埋もれている。氏は元気な頃「薬害・医療被害をなくすための『厚労省交渉』実行委員会」に頻繁に出席し、官僚答弁を繰り返す役人に睨みをきかせていた行動力、糸山敏和「医療報道におけるえん罪の構造」『マスコミ市民』二〇〇六年八月に紹介されているエピソードを思い出すと、氏の意志は揺るぎないものであったと考えたい。

資料の整理等は橋本邦子、関那々子、宏太郎兄妹とその友人の大原聡の各氏に協力してもらった。出版実現には丸山昇、菅井益郎両氏から力強い後押しを頂いた。緑風出版の高須次郎氏は、この膨大な原稿の出版を二つ返事で引き受けてくれた。以上の諸氏に深く感謝いたします。

最後に、私の人生を二毛作にするチャンスをくれた亡父孫一と元気に九一歳を迎えようとする母ヒサに大きな感謝を捧げたい。この様な幸運に恵まれなければ、到底この研究の完成は不可能だった。

二〇一〇年四月一日

[著者略歴]

川俣　修壽（かわまた　しゅうじ）

1971年夏の「サリドマイド裁判を支援する市民の会」設立準備会から支援活動に参加、和解終結後「サリドマイド事件」の検証作業を開始、現在は「公害薬害職業病補償研究会」に参加している。

主な論文著書は「過疎化が進む秋田県阿仁町の観光開発」『大原社会問題研究所雑誌』No.404、「クラフト活動で活性化に取り組む北海道置戸町」『金属鉱山研究』No.72、「万代鉱の湧出ヒ素と八ッ場ダム報告」『鉱山研究』No.86、共著『レジャーと現代社会』、『真昼の街』など。

サリドマイド事件全史《じけんぜんし》

2010年5月15日　初版第1刷発行　　定価8400円＋税

著　者　川俣修壽 ©
発行者　高須次郎
発行所　緑風出版
〒113-0033　東京都文京区本郷2-17-5　ツイン壱岐坂
［電話］03-3812-9420　［FAX］03-3812-7262
［E-mail］info@ryokufu.com
［郵便振替］00100-9-30776
［URL］http://www.ryokufu.com/

装　幀　斎藤あかね
制　作　R 企 画　　印　刷　シナノ・巣鴨美術印刷
製　本　シナノ　　用　紙　大宝紙業　　E500

ISBN978-4-8461-1003-1　C0036